U0199514

北京協和醫院

PEKING UNION MEDICAL COLLEGE HOSPITAL

第 ② 版

外科住院医师手册

主　编　黄久佐　花苏榕

副主编　邓建华　王升儒

人民卫生出版社
·北京·

图书在版编目（CIP）数据

北京协和医院外科住院医师手册 / 黄久佐，花苏榕
主编 . —2 版 . —北京：人民卫生出版社，2021.8（2025.3 重印）
ISBN 978-7-117-31808-2

I. ①北… Ⅱ. ①黄…②花… Ⅲ. ①外科 — 疾病 —
诊疗 — 手册 Ⅳ. ①R6-62

中国版本图书馆 CIP 数据核字（2021）第 139510 号

| 人卫智网 | www.ipmph.com | 医学教育、学术、考试、健康，购书智慧智能综合服务平台 |
| 人卫官网 | www.pmph.com | 人卫官方资讯发布平台 |

北京协和医院外科住院医师手册
Beijing Xiehe Yiyuan Waike Zhuyuan Yishi Shouce
第 2 版

主　　编：黄久佐　花苏榕
出版发行：人民卫生出版社（中继线 010-59780011）
地　　址：北京市朝阳区潘家园南里 19 号
邮　　编：100021
E - mail：pmph @ pmph.com
购书热线：010-59787592　010-59787584　010-65264830
印　　刷：北京华联印刷有限公司
经　　销：新华书店
开　　本：787 × 1092　1/32　印张：23　插页：8
字　　数：525 千字
版　　次：2012 年 4 月第 1 版　2021 年 8 月第 2 版
印　　次：2025 年 3 月第 4 次印刷
标准书号：ISBN 978-7-117-31808-2
定　　价：129.00 元

打击盗版举报电话：010-59787491　E-mail：WQ @ pmph.com
质量问题联系电话：010-59787234　E-mail：zhiliang @ pmph.com

编　委（以姓氏汉语拼音为序）

常　晓	陈伟杰	代从新	丁　欣	东　洁
付　极	郭　超	侯　睿	花苏榕	来志超
李　炎	李智敏	刘　琦	刘剑州	刘小海
马　琳	马璐璐	孙蒙清	王　凯	王升儒
俞楠泽	翟吉良	张　磊	张　笑	周星彤

审稿专家（以姓氏汉语拼音为序）

陈　革	杜顺达	范　彧	范欣荣	冯　铭
高　俊	郭　毅	韩显林	黄　欣	黄久佐
纪志刚	康维明	李小毅	林国乐	刘　暴
刘广华	刘子文	苗　齐	秦应之	王　裕
王任直	文　进	肖　河	徐维锋	张　宁
张秀华	张学斌	张玉石		

第2版总序

规范的住院医师培训体系是百年协和人才培养的"瑰宝",该体系源自 20 世纪初北美医学教育改革产物的"霍普金斯医学教育模式",与中国传统的"大医精诚"道德价值观相融合,强调知识、技能和素质的结合与统一,是医学临床专家形成过程的关键所在。北京协和医院在国内率先建立严格、规范、与国际接轨的住院医师培训制度,始终秉持"三基三严"、住院医师 24 小时负责制等优秀传统,注重素质培养与文化熏陶。

2012 年,由北京协和医院住院医师编写的北京协和医院住院医师手册系列书第 1 版正式出版,深受住院医师、主治医师及医学生们的喜爱,成为住院医师培训的重要参考书籍。在过去的 8 年时间里,医学知识更迭加速,循证医学理念已植根于青年医师心中,大量国内外诊治指南和共识不断更新,对于疾病发病机制的研究,以及新治疗技术的开展都取得了新进展。同时,全国住院医师培训制度逐渐成熟,培训体系不断完善,北京协和医院牵头成立"中国住院医师培训精英教学医院联盟",推出"临床医学博士后培养"项目,发布我国首部"住院医师核心胜任力框架共识",积极推进全国住院医师规范化培训水平的提升。

北京协和医院青年医师们怀揣对医学的热爱和对

科学的敬畏,对北京协和医院住院医师手册系列书进行了第 2 版修订,聚焦常见病的规范化诊治,从住院医师培训的角度阐述基本理论、基本知识及基本技能,融入了青年医师在北京协和医院临床工作中接触到的疑难、罕见及危重症病例的诊疗心得,是"严谨、求精、勤奋、奉献"的协和精神在青年一代传承的生动写照。

2020 年,在抗击新冠肺炎疫情的战斗中。北京协和医院作为医疗卫生领域的"国家队",第一时间派出 186 名队员出征武汉。战"疫"初期,在对新发疾病认识不清、没有特效药的情况下,北京协和医院援鄂抗疫医疗队的队员们抗击疫情的武器就是"基本功",就是"三基三严",这正是北京协和医院医学教育和人才培养的准则。我们相信本套书将成为广大住院医师必备的案头书,帮助他们成长为优秀的青年医师。

2021 年,北京协和医院即将迎来百年华诞,本套书也是向协和百年献礼的书籍之一。作为中国住院医师规范化培训的实践者和先行者,北京协和医院将继续坚持高标准、高起点和严要求,搭建实践育人平台,不断探索,传承精进,竭力培养医学顶尖人才。我们非常欣慰地看到协和青年们始终朝气蓬勃、奋发有为,期待他们在迈向协和新百年的新征程中,不负韶华,砥砺奋进,为国家医学事业发展、服务人民百姓健康、实现中国梦贡献青春力量!

北京协和医院院长　　　北京协和医院党委书记
赵玉沛院士　　　　　　张抒扬教授

2020 年 10 月

第 2 版序

今年是北京协和医院的百年华诞,而协和百年来坚持的传统之一,就是住院医师的规范化培训。"协和三宝"中的病案,离不开住院医师的书写、凝练和升华,而协和的老教授,也终生难忘他们在住院医师阶段所经受的种种锤炼。住院医师是每一名医师成长的必经之路。做好住院医师的管理和培训工作,是保证医疗安全、提高医疗质量、推进医学进步的基石。因此,协和坚持了"高标准、严要求"的培训原则,为医院乃至全国医疗行业培养了一大批优秀的医学人才。高质量的住院医师管理培训是我院在国内业界长期名列前茅的重要原因之一。

北京协和医院外科学系在 1921 年伴随着医院一同成立,建科伊始就有了成文的住院医师培训细则,更重要的是严格遵照执行,并在实践过程中不断完善提高。在百年的风雨中,形成了理论学习、操作培训、总值班制度、各专科培训、绩效考核制度等住院医师培训的完整体系。近年来,随着国家住院医师规范化培训制度的逐步开展,北京协和医院外科学系作为首批北京市外科住院医师培训基地,高质量的管理培训体系受到了选送单位和社会的高度评价。

本书的第 1 版,是由一批来自住院医师委员会的年轻人倡议并担任编者完成的。我院住院医师委员会成立于 2010 年，由住院医师组成并进行自我管理。同年，外科学系也迅速组建了外科住院医师委员会，并授权其直接参与住院医师培训、考核和管理的各项工作。当年这些编者还是处于被培养阶段的年轻人，他们通过自身的实践与体会，编写了这本针对在陪住院医师的手册，在 2012 年成功出版并获得了广大读者的好评。

九年弹指一挥间，医学的发展日新月异，过去很多主流术式现已消失于历史的长河中，而过去高大上的微创手术现已成为常规术式。昔日本书第 1 版的读者们也渐渐成长为高年住院医师或年轻的主治医师，萌生了撰写本书第 2 版的想法。经过数十名年轻医师组成的编委会近一年的编写，以及数十名高年资医师的仔细审校，本书终于成稿。本书体现了年轻一代积极探索、不断进取的精神，他们更加懂得年轻人培训中的困惑和需求。鉴于编者们非常年轻，实践经验有限，难免有错漏之处，但是值得鼓励。本人很高兴，也非常荣幸能应邀为本书作序。

学医的道路从来都是充满艰辛的。希望本书能陪伴广大年轻医师的成长，无问西东，不负韶华。同时也衷心希望广大读者对本书的不足之处提出宝贵意见，让我们不忘初心、牢记使命，为推动我国的医疗事业进步做出自己的努力。

北京协和医院外科学系主任　翁习生教授

2021 年 1 月

第 2 版前言

2012 年第 1 版《北京协和医院外科住院医师手册》出版之后，获得了广大住院医师的认可。在第 1 版手册出版九年之后，外科各个领域的进展日新月异，需要对第 1 版的内容进行更新和修订。

本书延续第 1 版的编排，按照我院外科学系专科设置进行分类，按照"三基三严"的住院医师培训指导思想，选择各科常见病、重点病种，从"背景知识""接诊要点""治疗"等三个方面进行论述，涵盖住院医师轮转所需掌握的知识和基本操作。特别对于手术部分，重点介绍手术适应证、禁忌证、围手术期处理等与住院医师关系密切的部分。参加编写人员都是参照经典文献，结合自身参与轮转培训的实践经验，写出了心得体会，每章节里的"Tips"部分即为心得写照。

本书作为一本外科住院医师的参考书，其主要对象为全国范围内接受外科轮转培训的住院医师、研究生、进修医师等，也可供临床见习、实习医学生参考。希望能帮助广大年轻外科医师更好地完成培训任务。

值本书即将出版之际，我们非常感谢院领导、外科学系及各专科领导的大力支持，感谢参与审校的各位老师。

　　本书编者均为我院年轻医师,虽然阅读了大量参考文献,竭尽全力,但是书中一定还有不少缺点,甚至疏漏,我们诚恳希望广大读者随时提出建议,给予指正。

编者

2021 年 1 月

第1版总序

　　"住院医师制"是现代医学发展的必然结果。该制度最初发轫于欧洲，后传入美国，20世纪初美国约翰·霍普金斯大学医学院加以改革和完善，使之成为现代医师培养体系不可或缺的一环。1921年北京协和医院以约翰·霍普金斯医学院为模板，建立了正规化的住院医师培训体系，成为该领域的国内先行者。90年过去了，目前协和仍然保留了这一宝贵传统，其要旨在于帮助住院医师打下坚实全面的临床基础，掌握独立工作的临床经验，使之初步具备一定的科研和教学能力，从而为各三级学科输送优秀人才。在历史上，住院医师培训始终是协和人才培养的核心内容，一代医学大师如张孝骞、林巧稚、曾宪九等都脱胎于该体系。

　　当前，全国范围内正探索建立住院医师培训制度。但由于各地区发展水平存在差异，目前还处于摸索阶段，缺少成熟的范例，更难以做到全国的整齐划一。有鉴于此，我们有心将协和多年来的经验和成果作初步总结，以就教于医界同道。展现在读者面前的这四本《北京协和医院住院医师手册》，正是我们的住院医师们自发编写，并由上级医师审阅修订后的成果。协和年轻的住院医师们在辛勤工作之余,总结自己的临床心得,结合医学领域的最新进展,借鉴医界前辈的宝贵经验,聚沙成塔,集腋成裘,终于完成了这一丛书的编著,展现了他们的临床能力和学术水平。

该丛书可用于相关专业住院医师的培训教材,也可作为高年资医师的参考读物。由于经验和学识尚有不足,住院医师们的著述可能会有一定的瑕疵,但他们代表着临床医学事业的未来。在这些年轻人身上,我们看到了热情、专注、纯粹和奉献的职业精神。我们期待着他们不断提高,继续传承和发扬协和传统,为人民健康事业作出更大贡献,将来在世界舞台上奏响中国医学的华彩乐章!

敬请国内同道不吝指正。

北京协和医院院长　　　北京协和医院党委书记
赵玉沛院士　　　　　　姜玉新教授

2012 年 2 月

第1版序

　　住院医师承担着医院中最基础、最繁杂的重要工作，也是每一名医师成长的必经之路。做好住院医师的管理和培训工作，是医院管理中的重要组成部分，也是保证医疗安全、提高服务质量、推进医学进步的基石。

　　北京协和医院建院90年以来，一直非常重视住院医师的规范化培训。"协和三宝"中的病案，离不开住院医师的书写、凝练和升华，而协和的老教授，也都终生难忘他们在住院医师阶段所经受的种种锤炼。因此，协和坚持"高标准、严要求"的培训原则，为医院乃至全国医疗行业培养了一大批优秀的医学人才。高质量的住院医师管理培训体系是我院在国内业界长期名列前茅的重要原因之一。

　　北京协和医院外科学系在住院医师管理培训方面具有优良的传统，在历任学系领导的重视下，建院之初就有了成文的住院医师培训细则，更重要的是严格遵照执行，并在实践过程中不断完善提高。时至今日，已经形成了理论学习、操作培训、总值班制度、各专科培训、绩效考核制度等住院医师培训的完整体系，并严格秉承"三基三严"的原则进行规范化培训。近年来，随着国家住院医师规范化培训制度的逐步开展，外科学系作为首批北京市外科住院医师培训基地，已完成了三十余名外科医师的培训工作，均顺利通过考核，我学系高质量的管理培训体系受到了选送医院的高度评价。

为了进一步提高我院住院医师规范化培训水平，于2010年在全院成立了由住院医师组成的住院医师委员会。外科学系也迅速组建了住院医师委员会外科组，并授权其直接参与住院医师管理培训和考核的各项工作。经过沟通交流，住院医师们提出，外科学系范围内轮转时，专科跨度大，操作多，各专科虽都有各自的诊疗常规或者诊治规范，但缺乏一本专门针对外科轮转住院医师的规范的指导手册，希望编写并正式出版一本类似手册。外科学系对此高度重视，从人员配备、经费等方面都予以大力支持。

经过16名高年住院医师组成的编委会近半年的编写，以及十余名高年主治医师或副主任医师的仔细审校，这本共15章约40万字的手册终于成稿。这是外科学系住院医师培训的一项重要成果，同时也是一次大胆的尝试。这些编者还是处于培养阶段的年轻人，他们通过自身的实践与体会，通过在实践中发现问题，对前人总结凝练的东西，进行补充和修正，鉴于他们的实践经验有限，难免有错漏之处，但本书更能反映出年轻一代勇于承担、积极探索、不断进取的精神，更符合年轻人培训的要求，是值得鼓励的。本人很高兴，也非常荣幸能应邀为本书作序。

"路漫漫其修远兮，吾将上下而求索"。医学的道路从来都是充满艰辛的。希望本书能为广大年轻医师在临床实践中提供一些指导和帮助，同时也衷心希望广大读者对本书的不足之处提出宝贵意见，为推动我国的医疗事业进步做出自己的努力。

中国工程院院士

北京协和医院外科学系主任

2012 年 2 月

第 1 版前言

近年来，住院医师规范化培训正在全国各地逐步开展，广大住院医师自参加工作后都要接受 3~5 年的轮转培训。北京协和医院的住院医师规范化培训工作已开展数年，结合本院实际情况并总结培训工作的经验后发现，对于外科住院医师而言，轮转培训具有科室专业跨度大，病种繁多，各科临床操作有差异等特点，目前尚缺乏一本可以指导住院医师轮转培训的手册。

恰逢其时，2010 年下半年，北京协和医院成立了住院医师委员会，委员会成立后首先提出了要为住院医师规范化培训编写指导手册，并立即着手相关工作。外科组很快成立了由 17 名外科住院医师组成的编委会，确立了"简洁、高效、重点突出、注重操作"的编写宗旨，并于 2011 年初开始编写工作。编写过程中，大家坚持每周举行一次讨论会，对每一章节均进行充分探讨、反复斟酌，力求完善。为了保证质量，编委会邀请了本院各专科高年资医师对相应章节进行了认真审校，最终于 2011 年 10 月底成稿。

本书按照北京协和医院外科学系专科设置进行分类，按照"三基三严"的住院医师培训指导思想，选择各科常见病、重点病种,从"背景知识""接诊要点""治疗"等三个方面进行论述,涵盖住院医师轮转所需掌握知识和基本操作。特别对于手术部分,重点介绍手术适应证、禁忌证、围手术期处理等与住院医师关系密切的部分。参加编写人员都是参照经典文献,结合自身参与轮转培训的实践经验,写出了心得体会,每章节里的"Tips"部分即为心得写照。

本书作为一本外科住院医师的参考书,其主要对象为全国范围内接受外科轮转培训的住院医师、研究生、进修医师等,也可供临床见习、实习医学生参考。希望能帮助广大年轻外科医师更好地完成培训任务。

临本书即将出版之际,我们非常感谢院领导、外科学系及各专科领导的大力支持,感谢参与审校的各位老师。

本书编者均为北京协和医院年轻住院医师,虽然阅读了大量参考文献,竭尽全力,但是书中一定还有不少缺点,甚至疏漏,我们诚恳希望广大读者随时提出建议,给予指正。

本书编者

2012 年 2 月

目　录

第一章

如何成为优秀的
外科住院医师

住院医师承担着医院里最基础的医疗工作,是医疗过程中非常重要的一环,在当前的医疗环境下,住院医师任务重、压力大,对体力和心理都有极高的要求,但这是每位医师成长的必经阶段,宝剑锋从磨砺出,梅花香自苦寒来,众多医学前辈无一不是从住院医师这个起点出发的,只有经过住院医师培训阶段的历练,才能成为一名合格的医师。如何成为一名优秀的外科住院医师?本章将从以下几方面予以浅述。

一、爱岗敬业

热爱是最好的老师,相信所有选择学医这条道路的年轻人都是对医师这个救死扶伤的职业充满向往,期待自己在医学事业上有所建树。作为住院医师,面对纷繁复杂的医疗环境,面对形形色色的患者及家属,必须坚定自己的信仰,保持对这份工作的热爱,牢记自己的职责。如果不能接受医学的局限性带来的挫折感,不能耐受白班夜班连轴转没有休假的工作强度,不能忍受低收入带来的清贫,你可以选择离开,相信你在别的领域可以做得很出色。如果选择坚守,只要身披白大褂,你就是医师,必须热爱自己的工作,对自己高标准、严要求,全身心投入到工作当中,只有这样才能充分享受救治患者成功后的那种成就感。

当前社会的医疗环境形势较严峻,患者对医师、对整个医疗行业的期望值很高,年轻的住院医师担负的各种压力会很大,心生抱怨是难免的,但是抱怨的前提是一定要踏实做好自己的本职工作,让患者满意,让上级医师满意,然后才是通过沟通协调解决工作中不合理的环节,让自己的抱怨是有意义、有导向的。作为外科病房里最基础的住院医师,可能每天做的都是伤口换药、带患者做检查等“没有技术含量”的琐碎工作,每天都期待自己能早日像教授们一样主刀手术,但是外科医师的成长本身即为漫长的过程，"饭要一口一口吃，路要一步一步走"，脚踏实地做好自己"当前而今眼目下"的工作(哪怕只是给一个感染伤口连续换药 1 个月)才是最重要的。好比登山，我们可以间断仰望山顶，但是到达山顶的前提是低头走好脚下的每一步。

二、遵守纪律

医师是一个对自身修养及自律性要求极高的职业，我们看到的都是医师们早到晚走，随叫随到，风雨无阻。作为与患者接触最密切的外科住院医师，必须严格要求自己，每天都"比上级医师早到，比上级医师晚走"。每天都应在早交班前巡视完自己的患者，清楚前一天夜里的状况，牢记引流情况、体温、化验结果等各项指标，以便在查房时及时清楚地向上级医师汇报。每天下班前都应再次巡视自己的患者，完成当天必须完成的各项工作，安排好第二天的检查，向值班医师交代自己患者的情况。离开医院后应保持联系方式通畅，以便值班医师或护士可以随时联系到自己。遇有紧急情况，最好返院亲自处理。自己值班时，必须坚守岗位，不得离开医院，离开病房时要向当班护士告知自己的去向，保持值班手机通畅。遇到自己不能处理的问题及时向上级医师请示，及时请相关科室会诊，"当你不知道做什么好的时候就什么都别做"。

作为医师，随时可能面对各种诱惑，要想拥有内心的坦荡，就必须高度自律，坚决抵制各种不良风气，洁身自好，耐得住寂寞，守得住清贫，坚持自己最初的梦想。

三、刻苦学习

医学博大精深，浩如烟海，作为接受培训的外科住院医师，必须在各个专科之间轮转，专业跨度很大。我们不能满足于能应付日常的患者管理工作就忘记了学习,相反,住院医师阶段是一个学习和实践相辅相成、相互促进的重要时期,通过自身学习提高来解决临床中遇到的问题是住院医师必须掌握的技能。如果早早地给自己定下专科方向,在其他科室轮转时应付了事,会使自己失去很好的完善自己知识体系的机会。一名优秀的外科住院医师应当认真完成各项轮转计划和任务,不断学习充实自己,为今后的专科工作打下坚实的基础。

住院医师工作中很重要的一部分就是病历书写,每一次书写病历就是一个学习的过程,而绝不是无意义的重复劳动。"优秀的病历里可以看出医师的思想",住院医师必须通过学习将自己的想法、自己的思路融入病历中,完整记录医疗活动中的每个环节。与此同时,病历作为明确的法律文件,无数的事例已经证明,如果你忽视了它的重要性,最后你可能需要付出高昂的代价。病历除了是法律文件、医疗文书之外,也是很重要的科研资料。比如一些少见病,大家都不太熟悉诊断和治疗,就需要在写病历之前仔细查阅相关文献,对该病的诊断治疗有较深的认识。在对病情的讨论中可以把文献上的内容反映在病历中。这样的病历略加总结,就可以作为个案报道发表在医学杂志上。

实践是最好的老师,要成为优秀的外科住院医师必须在实践中不断总结、思考,使自己的工作高效、出色。一名住院医师可能管理8~10名患者,这些患者每人每天的治疗各不相同,有的需要伤口换药,有的需要安排检查,有的需要谈话签字等,这些纷繁的工作需要我们高效率地管理好自己的时间,比如可以在头天下班前安排好自己第二天工作的初步计划,把一天的时间分割成几块,交班前做什么? 第一台手术前做什么? 接台手术时做什么? 晚查房以后做什么? 当然,实际中往往"计划不如变化",但是管理好自己的时间,合理安排计划并尽量按照计划执行才能使自己的工作井井有条、从容应对,而不是整天一团乱麻。

住院医师在各个专科进行轮转培训,面对各种病种及各科的上级医师,自己一定要抓住重点,包括患者治疗的重点及上级医师关注的重点(这两个重点经常一致),如开胸手术患者术前心肺功能的评估就是重点,胰腺术后患者上级医师一定很关注引流情况。在有限的查房时间里,理清思路,抓住重点向上级医师汇报,既可以提高查房效率,同时更容易让自己的工作得到上级医师的首肯。

住院医师都是经过了多年医学教育后积累了较丰富的理论知识,参加工作后很重要的一点就是理论和实践结合,遇到的每一例患者都是自己一次学习的机会,将自己的理论知识与不同患者的特点有机融合起来,带着问题去接诊患者、安排检查、处理并发症等,这样才能避免机械的简单重复,不但使水平得到进步,还能使工作更加愉悦。学习手术及围手术期的管理是外科住院医师很重要的任务,理论实践结合的道理同样适用于此,上手术之前,应该先仔细复习手术图谱和相关部位的解剖,还可以观摩一下手术录像,首先要做到看懂手术。如果遇到实际操作与手术图谱不太一致的地方,还可以请教上级医师。如果平日的常规手术动手机会不多,可以主动参加门诊手术、急诊手术和每天的最后一台手术——在缺少人手的地方总会有更多的机会。总之,年轻外科住院医师动手机会非常珍贵,只有自己在平时多锻炼、多积累,当上级医师给你机会时才能很好地把握住,一旦你能用自己的行动证明"我能",自然可以得到更多更好的锻炼机会。

另外,在工作学习中,要坚持"循证医学"精神,遇到了疑问,要从文献中去找寻答案,而不是自己想当然,临床上有的问题可能不同的医师有不同的看法,都会有相应的文献支持。这个时候,就需要我们仔细搜索文献，并且批判性地阅读文献，对研究方法和研究数据有较深入地分析，才能得出是否接受文献的结论。而不是打开文献就把目光跳到最后，单纯地接受文献的结论。

四、构筑良好医患关系

住院医师同患者接触最密切、最频繁，设身处地地为患者着想，积极充分地同患者及家属沟通是构筑良好医患关系的基础，医患和谐才能为整个医疗行为制造良好氛围，杜绝各种医患矛盾。作为患者及家属，一旦进入医院这个相对紧张压抑的环境，或多或少都会产生焦虑情绪，再加上复杂多变的病情，总会有很多问题希望向医师询问，此时，作为医师的我们不能对患者的问题不屑一顾，而是应该尽量安排出时间来耐心地向患者解释，对于患者关注的病情、诊治计划都应该一一作答，特别是诊治有变动时更需及时向患者解释沟通，消除疑虑。要知道，多一次沟通可能就消除了一次医患矛盾隐患。

在实际工作中，相信很多外科医师都遇到过患者家属提问："如果这个患者是你的家属，你做何选择？"当前的医疗环境决定了医师很难回答这个问题，大多数医师也会回避这个问题，让家属自己最终选择，但如果指征非常明确、不违反医疗原则的情况下，也许我们可以设身处地接受这个假设，提供我们的建议，也能在一定程度上巩固医患的良好关系。

五、医护和谐

护士是医疗行为中重要的不可或缺的组成部分，同医师处于完全平等的地位，我们和护士就是一条战壕里的战友，战友之间密切配合、精诚合作才能使病房的工作顺利运行。作为住院医师，工作中往往会发生大大小小的纰漏，而护士在帮助我们弥补疏漏方面发挥了重要的屏障作用,如果护士及时发现自己医嘱的漏洞首先要表示感谢,而不是埋怨。所以,要实现真正医护和谐,首先要尊重护士,认识到护理工作的重要性,其次需充分沟通,相互了解各自工作中的特点、流程,互相帮衬,同心协力。同护士建立良好的合作关系,会让你的工作更出色、更轻松。特别是新到某个病房的时候,一定要主动向护士了解病房工作的特点,如医嘱的时间有什么要求,病房备药大概有哪些,换药有没有特殊的要求等。换药后随手把腹带打上,把换药盘收拾干净,完成这些自己分内的工作,"不让别人给你擦屁股",不但可以减少护士的负担,同时也会让你赢得护士的尊重。和护士建立良好关系的好处在值班时会得到很好的体现。

六、教学相长

作为住院医师,在带教医学生的时候,不应该把医学生仅仅作为"劳动力",让医学生只干些杂活,而是应该言传身教。首先让医学生体会到自己对于医学的热情、对患者的责任心,然后要让医学生养成良好的工作和学习习惯,对时间有明确的规划,明白工作的重点。在适当的时候,启发性地讲授医学知识而不是一味灌输;在实践中,通过观摩手术、给医学生讲解手术,使医学生体会到手术的魅力,并且提高动手能力。一旦遇到自己也不能解答的问题时,既要发动医学生自己去查书、查文献,自己更需要去学习资料或者请教上级医师,直到将问题解决,做到真正意义上的"教学相长"。

七、勿忘科研

目前,临床型研究生、临床博士后均参加住院医师规范化培训。在完成临床和教学工作的同时,还需要增强科研意识,开展科研工作。时刻保持科研的嗅觉,在日常工作中找到可以闪光的科研亮点。住院医师的临床工作比较忙碌,很难有专门的时间来从事科研,可以通过日常医疗工作发现问题、搜索文献、查找相关病历之后,发表一些个案报道和病例总结方面的论文,作为研究的起步。住院医师阶段也是很好的积累阶段,可以在业余时间参加一些研究项目的工作,积累研究基础,为自己今后独立申请研究基金做准备。

医学的道路是充满曲折和坎坷的漫长征程,住院医师只是站在了这条道路的起点,未来必定是艰辛的,坚定信仰的我们必须以优秀住院医师的标准要求自己,尽善尽美,完善自我,在探索医学的道路上不断前进。

(韩显林 黄久佐)

第二章

手术部位感染

手术部位感染(surgical site infection, SSI)是指围手术期(无植入物者在术后30天内,有人工植入物者在术后1年内)发生在切口或手术深部器官或腔隙的感染,如切口感染、脑脓肿、腹膜炎等。SSI较常见,约占全部医院感染的15%,占外科患者医院感染的35%~40%。本章主要讲解SSI的各种重要预防措施。

【手术切口分类】

SSI的发生与手术野所受污染的程度有关。既往将手术切口分为三类:Ⅰ类为清洁切口、Ⅱ类为可能污染的切口、Ⅲ类为污染切口。在实践中发现这种分类方法不够完善。为了更好地评估手术切口的污染情况,目前普遍将切口分为4类(表2-0-1)。确切分类一般在手术后做出,但外科医师在术前应进行预测,作为决定是否需要预防性使用抗生素的重要依据。

表2-0-1 手术切口分类

切口类别	标准
Ⅰ类(清洁)	人体无菌部位,未进入炎症区,未进入呼吸道、消化道及泌尿生殖道,以及闭合性创伤手术符合上述条件者
Ⅱ类(清洁-污染)	手术进入呼吸道、消化道或泌尿生殖道但无明显污染,如无感染且顺利完成的胃肠道、阴道、口咽部手术
Ⅲ类(污染)	新鲜开放创伤手术;手术进入急性炎症但未化脓区域;胃肠道内容有明显溢出污染;术中无菌技术有明显缺陷(如紧急开胸心脏按压)者
Ⅳ类(严重污染-感染)	有失活组织的陈旧创伤手术;已有临床感染或脏器穿孔的手术

【细菌学】

最常见的病原菌是葡萄球菌(金黄色葡萄球菌和凝固酶阴性葡萄球菌),其次是肠道杆菌科细菌(大肠埃希菌、肠杆菌属、克雷伯菌属等)。SSI 的病原菌大多数是内源性的,即来自患者本身的皮肤、黏膜及空腔脏器内的细菌。

皮肤携带的致病菌多数是革兰氏阳性球菌,但在会阴及腹股沟区,皮肤常被粪便污染而带有革兰氏阴性杆菌及厌氧菌。手术切开胃肠道、胆道、泌尿道、女性生殖道时,典型的致病菌是革兰氏阴性肠道杆菌,在结直肠和阴道还有厌氧菌(主要是脆弱类杆菌),它们是这些部位官/腔隙感染的主要病原菌。在任何部位,手术切口感染大多由葡萄球菌引起。

【抗生素】

抗生素对 SSI 的预防作用无可置疑,但并非所有手术都需要。一般的Ⅰ类切口手术,如头、颈、躯干、四肢的体表手术,无人工植入物的腹股沟疝修补术、甲状腺腺瘤切除术、乳腺纤维腺瘤切除术等,大多无须使用抗生素。

预防应用抗生素主要适用于Ⅱ类切口,及部分污染较轻的Ⅲ类切口手术。已有严重污染的多数Ⅲ类切口及Ⅳ类切口手术(如陈旧性开放创伤、消化道穿孔等),以及术前已存在细菌性感染,如化脓性腹膜炎、气性坏疽截肢术等,应根据需要在手术前后应用抗菌药物,不属于预防用药范畴。

1. **适应证**

(1)Ⅱ类(清洁-污染)切口及部分Ⅲ类(污染)切口手术,主要是进入胃肠道(从口咽部开始)、呼吸道、女性生殖道的手术。

(2)使用人工材料或人工装置的手术,如心脏人工瓣膜置换术、人工血管移植术、人工关节置换术、腹壁切口疝大块人工材料修补术。

（3）清洁切口手术，手术时间长，创伤较大，或涉及重要器官，一旦感染后果严重者，如开颅手术、心脏和大血管手术、门体静脉分流术或断流术、脾切除术、眼内手术等。

（4）患者有感染高危因素，如高龄（>70 岁）、糖尿病、免疫功能低下（尤其是接受器官移植者）、营养不良等。

2. 抗生素选择　选择抗生素时要根据手术种类的常见病原菌、切口类别和患者有无易感因素等综合考虑。原则上应选择相对广谱、效果肯定（杀菌剂而非抑菌剂）、安全及价格相对低廉的抗菌药物。头孢菌素是最符合上述条件的。

心血管、头颈、胸腹壁、四肢软组织手术和骨科手术，主要感染病原菌是葡萄球菌，一般首选第一代头孢菌素，如头孢唑林、头孢拉定。

进入腹腔、盆腔空腔脏器的手术，主要感染病原菌是革兰氏阴性杆菌，则多使用第二代头孢菌素，如头孢呋辛，复杂、易引起感染的大手术可用第三代头孢菌素，如头孢曲松、头孢噻肟。

下消化道手术、涉及阴道的妇产科手术及经口咽部黏膜的头颈部手术多有厌氧菌污染，须同时覆盖厌氧菌，一般是在第二、三代头孢菌素基础上加用针对厌氧菌的甲硝唑。

肝、胆系手术，可选用能在肝、胆组织和胆汁中形成较高浓度的头孢曲松、头孢哌酮或头孢哌酮/舒巴坦等。

患者对青霉素过敏不宜使用头孢菌素时，针对葡萄球菌、链球菌可用克林霉素，针对革兰氏阴性杆菌可用氨曲南，大多二者联合应用。氨基糖苷类抗生素具有耳、肾毒性，不是理想的预防药物。万古霉素一般不作预防用药，除非有特殊适应证，如已证明有抗甲氧西林金黄色葡萄球菌（methicillin resistant Staphylococcus aureus, MRSA）所致的 SSI 流行时。喹诺酮类由于其在国内的滥用，革兰氏阴性杆菌耐药率高，一般不宜用作预防，除非药物敏感试验证明有效。

3. 给药时机 应在切开皮肤（黏膜）前 30 分钟~1 小时，或在麻醉诱导时开始给药，以保证在发生细菌污染之前血清及组织中的药物已达到有效浓度，不应在病房给药而应在手术室给药。应静脉给药，快速滴完。若术中应用止血带，给药时间可适当提前。

4. 疗程 血清和组织内抗菌药物有效浓度必须能够覆盖手术全过程。常用的头孢菌素血清半衰期为 1~2 小时。因此，如手术延长到 3 小时以上，或失血量超过 1 500ml，应补充一个剂量，必要时还可用第三次。如果选用半衰期长达 7~8 小时的头孢曲松，则一般无须追加剂量。

一般应短程使用，择期手术结束后不必再用。若患者有明显感染高危因素，或应用人工植入物，或术前已发生细菌污染（如开放性创伤）时，可用至术后 24 小时。连续用药多日，甚至用到拆线或用到拔除引流管是没有必要的，并不能进一步降低 SSI 发生率，反而会带来细菌耐药、假膜性肠炎等问题。

【预防 SSI 的其他措施】

尽量缩短手术前住院时间，降低医院内固有致病菌定植于患者的机会。

做好手术前准备工作，使患者处于最佳状态，如控制糖尿病、改善营养不良状况、积极治疗原有感染等。

传统的术前 1 天备皮（剃毛）已被证明是外科领域的一个误区。剃毛后细菌会在表皮创面上定植，成倍增加 SSI 的机会。在毛发稀疏部位无须剃毛。毛发稠密区可以在手术当天剪毛或用电动剃刀去毛。尽量不用剃刀去毛。必须用剃刀剃毛时（如开颅手术），应在手术开始前在手术室即时剃毛。

严格遵守手术中的无菌原则,仔细刷手、手术部位严格消毒、正确铺巾,细致操作、爱护组织、彻底止血。切口的感染与失活组织多,残留有异物、血块、死腔等关系密切。推荐戴双层手套,术中手套破损后应立即更换。

可放可不放的引流物尽量不放,能用密闭式引流的不用开放式引流,不起作用的引流物尽早拔除。长时间放置引流物不是持续应用预防性抗菌药物的指征。引流管不应放在原来的手术切口中,而应该单独切口。

提倡局部用生理盐水冲洗创腔或伤口,有助于清除血块、异物碎屑和残存细菌。但抗生素溶液冲洗创腔或伤口并无确切预防效果,不予提倡。

缝线的种类,如可吸收缝线、不可吸收缝线、抗菌薇乔缝线等,对 SSI 的发生率无明显影响。

污染伤口和感染伤口可以延迟 4~5 天缝合,有利于减少 SSI。

Tips:

1. 手术部位感染(SSI)是指围手术期发生在切口或手术深部器官或腔隙的感染。

2. SSI 的重点在于预防,术前应用抗生素是预防 SSI 的重要措施之一。

3. 预防性抗生素大多选择头孢菌素,应在切皮前30 分钟~1 小时给药,大多给药一次即可。

4. 手术当天备皮、手术严格遵守无菌原则、生理盐水冲洗创面、尽早拔除引流管均可降低 SSI 发生率。

(黄久佐)

参考文献

[1] MCHUGH S, HILL ARNOLD, HUMPHREYS H. Intraoperative

technique as a factor in the prevention of surgical site infection [J]. J Hosp Infect, 2011, 78 (1): 1-4.

[2] DAVID LEAPER, SHONA BURMAN-ROY, ANA PALANCA, et al. Prevention and treatment of surgical site infection: summary of NICE guidance [J]. BMJ, 2008, 337: a1924.

[3] 中华医学会外科学分会 . 围手术期预防应用抗菌药物指南 [J]. 中华外科杂志 , 2006, 44 (23): 1594-1596.

第三章

外科营养支持

【背景知识】

外科营养支持包括肠外营养(parenteral nutrition，PN)和肠内营养(enteral nutrition，EN)。这两种营养支持的内容，包括均衡的多种氨基酸成分、长链及中链脂肪、糖类、均衡的多种维生素、均衡的多种微量元素等成分。**只要肠道有功能，就该充分利用 EN。**长期应用 PN 时，强烈建议使用经外周静脉穿刺的中心静脉导管(peripherally inserted central venous catheter，PICC)。

营养液内支链氨基酸(branched chain amino acid，BCAA)含量在 21% 时，氮平衡是较好水平，目前常用的氨基酸输液的 BCAA 含量在 21%~25%。长期肠外营养时需补充谷氨酰胺，否则谷氨酰胺缺乏可引起肠黏膜萎缩，导致细菌移位和肠道毒素入血。

【接诊要点】

1. 重点了解原发病情况，起病时间，病程进展，治疗经过。

2. 评估消化道的完整性，功能如何，可否行 EN。

3. 目前的营养状况，有无脏器功能不全，能否耐受 PN。

【治疗】

1. **适应证、禁忌证和并发症** 见表 3-0-1。

2. **肠外营养要点**

(1)重症患者应避开应激的不应期，因为此时机体处于分解代谢亢进的状态，负氮平衡不可能被逆转，不宜进行积极的营养支持，治疗重点应是维持患者的生命体征及内环境稳定。

(2)提倡"低热量供给"或"允许性摄入不足(permissive underfeeding)"，注意控制输入的热氮比，不宜过大，以减轻负荷，保护器官功能。

表 3-0-1 肠外、肠内营养的适应证、禁忌证和并发症

	适应证	禁忌证	并发症
肠外营养	胃肠道麻痹及梗阻 需要禁食治疗的疾病: 急性消化道出血、消化道穿孔、肠道炎性疾病、胆道感染、腹膜炎等 高代谢状态(大面积烧伤,多发骨折等) 短肠综合征 肿瘤患者接受大面积放疗和大剂量化疗 术前术后准备及营养补充	心力衰竭 肾衰竭	导管性并发症: 气胸、导管栓子、静脉栓塞、导管性感染等 代谢性并发症: 电解质紊乱、酸碱代谢失调、糖代谢紊乱、高糖高渗非酮性昏迷、氮质血症等 肝损害和胆汁淤积
肠内营养	不能经口摄食:上消化道梗阻、咽反射丧失、胃瘫、胰腺炎等 不愿经口进食:神经性厌食和重度抑郁症等 经口摄食不足:大面积烧伤、放化疗时 短肠综合征 术前术后准备及营养补充	肠麻痹、肠梗阻 需要禁食治疗的疾病:急性消化道出血、消化道穿孔、肠道炎性疾病、胆道感染、腹膜炎等	误吸 腹泻(最常见) 水和电解质平衡紊乱 血糖紊乱 其他:经鼻置管、造口并发症、吸入性肺炎

(3)患者状况、手术类型及大小不同,肠外营养的配制也有区别。推荐每日营养支持非蛋白热量为 15~25kcal/kg,总热量中脂肪占 30%~50%。蛋白质(或氨基酸)0.5~1.5g/kg,热氮比(100~180)kcal:1g。见表 3-0-3。

(4)注意水和电解质平衡,及时补充微量元素。

3. 肠内营养要点

(1)根据原发病的性质、合并症情况及个体胃肠道的具体适应能力来选择适宜的肠内营养制剂。

(2)开始时给予剂量不能贸然过大,可用葡萄糖氯化钠溶液过渡。尤其是胃肠功能障碍及重症体弱患者,宜从低浓度、小剂量并缓慢给予的方法开始,然后依患者耐受情况逐渐增加制剂浓度和输注速度。

4. 常用肠内营养制剂 见表 3-0-2。

表 3-0-2 常用肠内营养制剂

	分类	特点	举例
均衡制剂型	氨基酸供氮制剂	不需消化液即可充分吸收,不含乳糖,粪便产量极少	维沃(vivonex TEN)
	短肽供氮制剂	不需消化液的作用可由小肠黏膜细胞直接吸收,在细胞内分解为氨基酸后入血,不含乳糖,粪便产量很少	百普力短肽型(peptisorb)
	整蛋白供氮制剂	以提纯的整蛋白为氮源,多数不含乳糖,口感好,可口服,使用方便	安素(ensure)和能全力(nutrison)
	匀浆蛋白供氮制剂	系天然食物的匀浆制品	匀浆膳(compleat)
疾病导向型制剂	免疫增强制剂	富含精氨酸、核苷酸及ω-3脂肪酸,适用于术后患者及其他免疫功能受抑制者	茚沛(impact)
	肺病患者制剂	脂肪含量较高,糖类含量较低,二氧化碳产量较少,适用于肺功能不良患者	益肺能(pulmocare)

续表

	分类	特点	举例
疾病导向型制剂	糖尿病制剂	富含缓释糖,适用于糖尿病及手术后患者	瑞代(fresubin diabetic)
	婴儿制剂	仿母乳设计配方,渗透压不高	小儿维沃(vivonex pediatric)
	其他制剂	肿瘤患者、肝肾功能不全患者的专用制剂	瑞高(肿瘤患者)

Tips:

1. 机体利用了多少营养素比肠内吸收或静脉输入了多少营养素更重要,而临床结局比机体利用了多少营养素更重要。

2. 只要肠道有功能,就该尽量想办法利用 EN。

3. 手术类型及大小不同,肠外营养的配制也有区别。推荐每日营养支持非蛋白热量为 15~25kcal/kg,总热量中脂肪占 30%~50%(表 3-0-3)。

4. 大手术后是否提倡"允许性摄入不足"尚存争议。

表 3-0-3　术后患者早期液体治疗常规

	术后前 3~4 天低热量 /(18kcal·kg⁻¹·d⁻¹)		术前或术后正常热量 /(25kcal·kg⁻¹·d⁻¹)	
体重	<65kg	>65kg	<65kg	>65kg
10% GS	1 000ml	1 500ml	1 500ml	1 500ml
5% GNS	1 000ml	1 000ml	1 000ml	1 000ml
50% GS	—	—	150ml	200ml
10% NaCl	40ml	40ml	60ml	60ml
15% KCl	30ml	30ml	40ml	40ml
维生素 C	2.0g	2.0g	2.0g	2.0g

续表

	术后前 3~4 天低热量 /(18kcal·kg⁻¹·d⁻¹)		术前或术后正常热量 /(25kcal·kg⁻¹·d⁻¹)	
10% 葡萄糖酸钙	20ml	20ml	20ml	20ml
20% 脂肪乳	250ml	250ml	250ml	250ml
乐凡命	250ml	250ml	250ml	250ml
水乐维他	10ml	10ml	10ml	10ml
维他利匹特	10ml	10ml	10ml	10ml
安达美	1 支	1 支	1 支	1 支
格列福斯	1 支	1 支	1 支	1 支

　　GS. 葡萄糖溶液;GNS. 葡萄糖生理盐水溶液。

　　①上述数值仅供参考,应根据患者具体情况而定;②上述液体治疗方案尽量用三升袋配合应用,如分瓶滴注不用维他利匹特;③肝功能异常患者用中长链脂肪乳(Mct/Lct);④输血较多的患者加用 10% 葡萄糖酸钙至 20~30ml;⑤肝脏手术后可以适当增加 Na^+ 和 / 或 K^+ 的补充。

(陈伟杰　审校:康维明)

参考文献

[1] 吴孟超, 吴在德. 黄家驷外科学 [M]. 7 版. 北京:人民卫生出版社, 2008.
[2] 中华医学会. 临床诊疗指南外科学分册 [M]. 北京:人民卫生出版社, 2006.

第四章

围手术期评估

　　术前评估的目的是了解患者的病情,判断围手术期风险,优化患者的临床状况并制订合适的麻醉方案。

【重要脏器功能的评估】

1. 心血管系统评估　心脏风险的评估是围手术期评估的重要组成部分,用于评估手术的风险和利弊,以确定最佳的手术时间。

　　(1)冠心病:术前应明确心绞痛的类型(稳定型心绞痛或不稳定型心绞痛)、既往心肌梗死史、心功能状况及心肌缺血的诱发阈值等。不稳定型心绞痛患者围手术期心肌梗死的风险明显增加。对于择期手术而言,建议在心肌梗死后6个月再进行手术,以显著降低再次发生心肌梗死的风险。

　　(2)心力衰竭:其典型症状包括肺水肿、夜间阵发性呼吸困难、水肿、双肺啰音等,术前可以通过运动耐量(如代谢当量 METS)评估心功能。心力衰竭患者心脏功能失代偿,围手术期严重心血管事件的发生率显著升高,病死率也显著升高。

　　(3)心脏瓣膜病变:应了解瓣膜狭窄或反流程度、受累的瓣膜、是否发生相关临床症状、是否引起心力衰竭和肺动脉高压。心脏瓣膜患者常并发心力衰竭、心房颤动、心房血栓等。接受过机械瓣膜置换者长期服用抗凝血药,如华法林,术前应改用短效抗凝血药,如低分子肝素。

　　(4)心律失常:心律失常对麻醉和手术耐受性的影响决定于其发生频率、性质及是否影响循环,必要时进行 HOLTER 动态监测。

　　(5)高血压:术前了解高血压对患者心脏血管、脑、肾等靶器官的损害程度(如脑血管意外的发生,心肌肥厚、心律失常或心力衰竭,以及肾动脉狭窄、肾衰竭等)。某些降压药物(如氨氯地平、利血平)与麻醉药物协同作用可导致顽固性低血压,对升压药反应差,术前应停用,更换为其他降压药。

2. 呼吸系统评估 围手术期肺部并发症的危险因素可分为患者因素和手术因素两类。患者因素包括：年龄、慢阻肺病史、哮喘、吸烟、肥胖、睡眠呼吸暂停、肺动脉高压、心力衰竭、上呼吸道感染、美国麻醉医师协会（American Society of Anesthesiologists，ASA）分级Ⅲ/Ⅳ级；手术因素包括：手术部位（胸部或上腹部）、手术时间、全身麻醉等。

术前呼吸系统的评估除了要了解患者的基础疾病，还应评估运动耐量，进行肺功能检查和血气检查等。

（1）哮喘患者：了解患者的病史、是否曾因哮喘发作住院、目前双肺听诊是否存在哮鸣音、发作哮喘时对药物的反应性、是否使用激素及是否合并肺部感染或心血管病变。精神紧张、寒冷、环境变化、各种穿刺、气管插管、拔管及术后疼痛等均可诱发哮喘发作。对于哮喘没有得到控制的患者（双肺明显哮鸣音）或频繁发作哮喘的患者，在外科情况允许的条件下，应首先接受内科治疗，改善肺功能，然后再接受手术。

（2）慢性阻塞性肺疾病（chronic obstructive pulmonary disease，COPD）患者：COPD 患者常合并心血管疾病（肺心病），$FEV_{1\%}$ 和 FEV_1/FVC 均有助了解 COPD 的严重程度。

（3）OSAS 患者：有困难气道的可能，术前应评估气道。

（4）吸烟患者术前至少戒烟 8 周，有呼吸道感染者应积极控制感染，必要时延期手术。

3. 内分泌系统评估

（1）糖尿病：应了解病程、靶器官受累情况、目前用药方案和血糖控制情况，空腹血糖应控制于（140mg/dl）以内，餐后 2 小时血糖应低于（200mg/dl），酮体阴性。

（2）甲状腺功能亢进：控制不佳的甲亢患者有发生

围手术期甲状腺危象的可能,病死率很高,术前应了解甲亢控制情况。甲状腺的肿大可能压迫气管或使气管移位,应结合体检、是否存在憋气症状及气管像进行气道评估。

(3)甲状旁腺功能亢进症:术前应给予低钙饮食、水化治疗纠正脱水和电解质紊乱。评估肾功能,避免骨折的发生。

(4)嗜铬细胞瘤:术前准备非常重要,应通过以下主要指标评估术前准备是否充分:①头痛、冷汗和心悸"三联症"的发作是否有显著减少;②血压和心率是否得到有效控制;③直立性低血压症状是否有减轻;④体重是否增长;⑤血细胞比容(HCT)是否降低;⑥是否出现鼻塞症状。

4. 肝功能评估　肝功能异常将影响药代动力学,导致麻醉药物起效时间和作用时间的变化。术前应通过胆红素、白蛋白、凝血功能、有无腹水等评估肝功能的损害程度和储备功能。

5. 肾功能评估　了解肾病的类型、用药情况(如利尿药、激素、免疫抑制药等)、电解质和肌酐情况、有无贫血等。透析患者应了解透析的日程。肾功能的异常也会导致药物代谢特点的变化,应根据肾功能的损害程度选择用药和剂量。同时应注意电解质平衡和液体管理。

6. 神经系统功能评估　神经系统功能障碍和有相关病史的患者围手术期发生心血管意外和认知功能障碍的风险显著增加。术前应仔细记录神经系统障碍情况,麻醉恢复后进行比较。

【气道的评估】

1. 术前评估的重要内容,判断患者有无通气/插管困难,并制订相应的方案。

2. 评估内容包括张口度、甲颏距离、颈部活动度、下颌前移活动度、牙齿(牙齿活动、缺齿)等。

3. 对于拟行鼻插管的患者应了解其鼻中隔是否有偏移或其他异常,同时应了解哪侧鼻孔更为通畅。

4. 肢端肥大患者可能伴有咽部软组织增生,导致面罩通气和插管困难。

5. 了解患者是否存在睡眠呼吸暂停和严重打鼾史有助于了解气道梗阻情况。

6. 对于有气道肿物、胸腔肿物或巨大腹部肿物而影响呼吸的患者,应询问最舒适的体位,以便在诱导前或必要时采取该体位,减轻气道压迫。

【术前禁食水】

为了防止反流误吸,择期手术术前需要禁食水。由于胃液酸性很强,误吸可导致严重的肺损伤和很高的死亡率。延长胃排空时间的因素包括代谢因素(如未能良好控制的糖尿病、肾衰竭)、机械因素(如各种原因引起的消化道阻、妊娠、肥胖、腹水和腹部肿物)、药物因素、应激反应等。减少误吸风险的预防方法包括药物抑制胃酸的分泌(如 H_2 受体拮抗剂 / 质子泵抑制剂)、枸橼酸盐、甲氧氯普胺促进胃排空等。

对于小儿尤其是婴幼儿的禁食应考虑到其代谢率高而糖原储备低和易脱水的特点,应向家属仔细交代禁食的重要性和具体的禁食方法,避免过长时间禁食禁水导致脱水和低血糖。常见食物的禁食时间见表 4-0-1。

表 4-0-1 常见食物的禁食时间

食物种类	禁食时间 /h
清淡的液体*	>2
母乳	>4
婴幼儿配方奶	>6
牛奶	>6

续表

食物种类	禁食时间 /h
便餐	>6
油腻饱餐	>8

参考美国麻醉医师协会(American Society of Anesthesiologists, ASA)禁食指南。

*清淡的液体指饮用水、不含果肉的果汁、碳酸饮料、清茶和黑咖啡,不包括酒精饮料。

【术前用药】

术前应详细了解患者服用的处方药和非处方药。表 4-0-2 和表 4-0-3 分别列出了常用药物围手术期停药时间和过渡方案。

表 4-0-2 常用药物的围手术期停药时间和过渡方案

药物	围手术期短暂禁食水患者	围手术期长时间禁食水患者
心血管药物		
β 受体拮抗药	口服用药直至手术日清晨	口服用药直至手术日清晨;禁食水时,可考虑静脉给普萘洛尔、美托洛尔或拉贝洛尔
α₂ 受体激动药	口服用药直至手术日清晨	口服用药直至手术日清晨;禁食水时,可使用可乐定透皮贴剂
钙通道阻滞药	口服用药直至手术日清晨	口服用药直至手术日清晨,无须静脉替代,除非血流动力学不稳定,如高血压或心律失常

药物	围手术期短暂禁食水患者	围手术期长时间禁食水患者
血管紧张素转换酶抑制药和血管紧张素受体拮抗药	手术前1天晚上停药,控制心力衰竭或基础血压高者例外	手术前1天晚上停药,控制心力衰竭或基础血压高者例外。术后必要时静脉给依那普利
利尿药	手术当日停药	手术当日停药,术后根据情况静脉给药
消化科用药		
H_2 受体拮抗剂	口服用药直至手术日清晨	口服用药直至手术日清晨,长时间禁食水患者术后可以静脉用药
质子泵抑制剂	口服用药直至手术日清晨	口服用药直至手术日清晨,长时间禁食水患者术后可以静脉使用 H_2 受体拮抗剂或质子泵抑制剂
呼吸科用药		
吸入支气管扩张药(β 受体激动剂或抗胆碱药)	用药直至手术日清晨	口服用药直至手术日清晨。若患者术后无法配合吸入,可改为雾化治疗
茶碱类	手术前1天晚上停药	手术前1天晚上停药,恢复进食水后继续口服。必要时雾化吸入 β 受体激动药或抗胆碱药
白三烯受体抑制剂	用药至手术日清晨	用药至手术日清晨,恢复进食水后继续口服

表 4-0-3 抗凝血药、抗血小板药物、
激素和降糖药的围手术期应用

抗凝血药或抗血小板药物

阿司匹林	非心脏手术术前 7 天停药,恢复进食水后即恢复服用
P2Y12 受体拮抗剂(如氯吡格雷)	长期服用者,术前停药 7~10 天。对于心脏支架患者,停药可能会增加围手术期心肌缺血的风险,而继续使用会增加出血的风险,因此,需要和心内科医师沟通 恢复进食水后即恢复服用
华法林	以下患者停用华法林时,围手术期需使用低分子肝素皮下注射或肝素持续泵注过渡:①3 个月内发生脑栓塞或全身栓塞;②二尖瓣机械瓣置换术后;③主动脉瓣机械瓣置换术后并有其他卒中的危险因素;④高危的房颤患者(CHADS 2 评分 5 分或 6 分、12 周内发生脑栓塞或全身栓塞、风湿性心脏病合并二尖瓣狭窄);⑤3 个月内的静脉血栓;⑥12 周内心脏支架植入术 通常在华法林停药 2 天后,即 PT/INR 降至治疗范围以下时开始给予肝素 / 低分子肝素过渡。低分子肝素在术前 24 小时停药。肝素在术前 4~5 小时停止泵注。对于大手术或出血高风险的手术,术后 48 小时或 72 小时恢复肝素或低分子肝素治疗。小手术或低出血风险的手术,术后 24 小时恢复肝素或低分子肝素治疗

续表

激素	对于长期口服激素的患者，围手术期应根据手术应激的大小进行激素补充。①小手术或局麻手术(如疝气修补术)：手术日清晨继续口服常规激素剂量，无须额外补充；②中等应激手术(如下肢血管造影或支架植入术、全膝关节置换术)，手术日清晨继续口服常规激素剂量，术前静脉补充 50mg 氢化可的松，术后 24 小时内静脉滴注 25mg 氢化可的松，每 8 小时 1 次。术后 24 小时恢复术前用药方案；③重大应激手术(如食管胃切除术、全结直肠切除术、开胸心脏手术)，手术日清晨继续口服常规激素剂量，术前静脉补充 100mg 氢化可的松，术后 24 小时内静脉滴注 50mg 氢化可的松，每 8 小时 1 次。此后每日减半直至术前剂量
口服降糖药	手术日清晨停止服用口服降糖药，术后早期采用胰岛素控制血糖，直至患者进食水改为口服

其他术前用药：术前用药可缓解患者的焦虑情绪、减少唾液分泌、止吐、抑制胃酸分泌等。常用的药物包括苯二氮䓬类药物、阿片类药物、抗胆碱能药物、H_2 受体拮抗剂、质子泵抑制剂等。

【常规术前检查】

术前检查的目的是在手术和麻醉前提供必需的信息，帮助了解患者主要脏器功能，以便评估风险并针对病情设计麻醉和手术方案。术前检查应根据患者的基础疾病和所行手术来进行针对性检查。

1. **运动试验(运动心电图)** 多用于静态心电图正常但有运动时心肌缺血症状的患者，以明确是否存在心肌缺血。运动试验阳性提示心肌对缺血缺氧的耐受性差，发生心血管意外的风险较大。

2. 超声心动图（UCG）　能确定心脏解剖改变，了解心室功能（射血分数）、局部心肌运动情况、瓣膜功能、肺动脉压力等。

3. 术前冠状动脉造影指征

（1）无创检查结果提示大面积心肌梗死。

（2）充分药物治疗下仍有不稳定型心绞痛。

（3）Ⅲ级和Ⅳ级心绞痛。

（4）拟行中、高危手术的不稳定型心绞痛患者。

（5）急性心肌梗死恢复期内拟行急诊非心脏手术。

4. 肺功能检查

（1）对较严重肺部疾病患者应进行肺功能检查，$FEV_{1\%}$ 和 FEV/FVC 是用来评估气道阻塞程度的主要指标，同时还提供弥散功能指标。

（2）对于接受肺叶和一侧肺切除的患者，肺功能检查有助于评估术后耐受，决定是否能拔管。

（3）动脉血气的测量可帮助了解肺功能代偿情况，与单纯指氧饱和度比较还可提供二氧化碳浓度及酸碱平衡情况。

【根据患者病情和手术性质判断围手术期风险】

1. 患者体格情况分级（ASA 分级）

Ⅰ级：患者重要脏器无器质性病变。

Ⅱ级：有轻度系统性疾病，但处于功能代偿阶段；如吸烟者、妊娠妇女、肥胖（BMI 为 $30\sim40kg/m^2$）、控制好的高血压/糖尿病、轻度肺疾病。

Ⅲ级：有严重系统性疾病，功能处于早期失代偿阶段；如一种或多种中重度疾病、控制不佳的糖尿病或高血压、COPD、病态肥胖（$BMI>40kg/m^2$）、急性肝炎、酒精依赖或酗酒、起搏器植入、射血分数中度降低、规律偷袭患者、早产儿（孕龄 <60 周）、病史超过 3 个月的脑梗死、脑血管事件、TIA 或冠心病/支架植入术后。

Ⅳ级：有严重系统性疾病，危及生命；如 3 个月内的脑梗死、脑血管事件、短暂性脑缺血发作(transient ischemic attacks,TIA)或冠心病/支架植入术后;心肌缺血或严重的瓣膜功能不全、射血分数重度降低、败血症、DIC、ARDS、终末期肾病(未规律透析)。

Ⅴ级:濒临死亡,如果不进行手术,无法存活,如胸腹主动脉瘤破裂、严重外伤、颅内出血且占位效应明显、心源性的肠缺血或多器官功能衰竭。

Ⅵ级:脑死亡患者,器官捐献。

数字后面加上E,代表急诊,即如果延误治疗,将严重危及患者生命或器官功能。

2. 手术风险分级 根据手术死亡率的高低将手术分为高风险、中风险和低风险三类(表4-0-4)。

表 4-0-4 手术风险分级

高风险手术(死亡率>5%)
大的急诊手术
主动脉及其他大血管手术
预期有大量失血的手术
长时间手术
中风险手术(死亡率<5%)
颈动脉内膜剥脱术
头、颈部手术
腹腔镜和胸内手术
矫形手术
前列腺手术
低风险手术(死亡率<1%)
内镜手术
体表手术
白内障手术
乳腺手术

【重要脏器功能的改善】

术前通过全面评估后进行补液、药物治疗、支持疗法等改善重要脏器的功能,可提高患者对手术和麻醉的耐受性。对于有严重心血管疾病或呼吸系统疾病的高危患者,尤其是接受高危手术者,术前脏器功能的改善尤为重要,将显著降低患者围手术期风险。

1. 支持治疗

(1)液体治疗、输血:改善氧供。

(2)吸氧、戒烟、雾化排痰:改善肺功能,增加氧储备,降低呼吸道反应性。

(3)耐心的解释和安慰:减轻应激反应。

2. 病因治疗 对重要脏器的病变进行除手术外的其他治疗,如药物治疗、放疗、化疗、血滤等。

(马璐璐 审校:张秀华)

参考文献

[1] 邓小明,姚尚龙,于布为,等.现代麻醉学[M].4版.北京:人民卫生出版社,2014.

[2] RICHARD R PINO. 麻省总医院临床麻醉手册[M].9版.王俊科,马虹,张铁铮,译.北京:科学出版社,2018.

[3] RONALD D MILLER, NEAL H COHEN, LARS I ERIKSSON, et al. 米勒麻醉学[M].8版.邓小明,曾因明,黄宇光,译.北京:北京大学医学出版社,2016.

第五章

外科病房中的重症医学

一、重症患者的识别

普通疾病的医疗诊治模式通常要求按照一定的顺序进行,包括采集完整的病史,详细的体格检查,辅助检查,诊断与鉴别诊断,然后再开始治疗,这种模式显然不适合重症患者。早期发现可赢得时间、明确诊断,从而早期给予干预治疗,因此,对一般状况及生命体征的判断,病史的采集及体格检查往往需要同时进行,尽快明确危及生命的异常情况,并予以简单的处理,从而为下一步的检查治疗争取时间。

1. **提示病情危重的生命体征** 生命体征的变化往往是患者病情恶化的重要表现。英国国家医疗服务系统及伦敦皇家医学院推荐的早期预警评分系统(early warning score,EWS)及改良评分(modified early warning score,MEWS)目前已经在急诊和 ICU 领域普遍使用(表 5-0-1)。

表 5-0-1 改良早期危险评分

项目	0分	1分	2分	3分
收缩压 /mmHg	101~199	81~100	≥ 200 或 71~80	<70
心率 /(次·min^{-1})	51~100	41~50 或 101~110	≤ 40 或 111~129	≥ 130
呼吸 /(次·min^{-1})	9~14	15~20	21~29 或 <9	≥ 30
体温 /℃	35~38.4		<35 或 ≥ 38.5	
意识状态	警醒	对声音有反应	对疼痛有反应	无反应

MEWS 是对患者心率、收缩压、呼吸频率、体温和意识 5 项生理指标进行综合评分,MEWS 评分 ≥ 5 分,应考虑患者处于不稳定状态,应呼叫上级医师或 ICU 进行进一步评估。

2. 提示病情危重的常见临床表现

(1)心血管系统:心律失常,心动过速,低血压,末梢湿冷,皮肤花斑、发绀等,而心率减慢通常提示病情极其危重的临终状态。

(2)呼吸系统:呼吸频数、辅助呼吸肌做功明显、呼吸困难、三凹征等,呼吸浅慢常常是呼吸停止的前兆。

(3)消化系统:呕血及咖啡样物(包括胃管引流)、黑粪、黄疸。

(4)泌尿系统:少尿、无尿。

(5)神经系统:意识障碍、嗜睡、昏睡、昏迷、谵妄、躁动、异常行为。

(6)代谢指标:酸中毒、严重电解质紊乱(尤其是高钾及低钠)、严重血糖异常、严重贫血、血小板减少、凝血功能异常、乳酸升高。

3. 提示病情危重的常见体检发现

(1)A:airway。出现鼾音、喉鸣,如果合并吸气三凹征高度提示上气道梗阻。

(2)B:breath。呼吸运动增强及呼吸频率增快是呼吸困难的早期表现,可以远早于氧合下降出现。

(3)C:circulation。

1)末梢灌注:末梢湿冷、毛细血管充盈时间延长是循环灌注不良的表现。

2)心率:心率增快是循环功能异常的敏感指标,但不只提示循环异常。

3)血压:升高或降低都应引起重视。慎重给予降压、降心率药物。

(4)D:disability。

1）觉醒程度：嗜睡、昏睡、昏迷。

2）意识内容：谵妄、躁动。

3）神经系统查体：瞳孔变化、肢体运动及神经系统定位体征。

（5）E：exposure。应当尽可能做到暴露查体，对于发现潜在问题有重要意义。

4. 重症感染（sepsis）患者的识别　根据最新的重症感染的定义，当患者对感染的异常反应引起了危及生命的器官功能障碍，即可以诊断为重症感染。器官功能的障碍可以通过 qSOFA 评分进行判断，如果患者存在以下三项中的两项以上，即可诊断。

（1）呼吸频率 ≥ 22 次 /min。

（2）收缩压 ≤ 100mmHg。

（3）神志的急性改变。

二、休克的临床评估与管理初步

休克是临床常见危重症，早期发现与积极复苏是休克治疗最为重要的环节。由于休克患者不可能只出现在 ICU，在外科病房的初始发现与复苏就显得极为重要。

1. 休克患者的早期发现　休克的核心是组织缺氧，其诊断主要以临床、血流动力学及生化指标等多个方面为基础，大致可以总结为三个部分。

（1）血压下降：一般情况下，收缩压 <90mmHg 或平均动脉压 <70mmHg，且合并心率增快时，需怀疑休克。需要注意的是，有些既往高血压的患者，可能低血压并不明显。

（2）身体的三个"窗口"出现组织低灌注的表现。

1）皮肤：湿冷、花斑和发绀。

2）肾脏：尿量减少，$<0.5ml/(kg \cdot h)$。

3）神志：意识改变，包括迟钝、混乱及定向力改变。

（3）高乳酸血症，通常 >2mmol/L。

2. 休克病因的初步筛查及初始治疗　休克按血流动力学特点分为四类，即低容量性休克、分布性休克、梗阻性休克及心源性休克。通常情况下，这四类休克可以有下列临床表现的异同（表 5-0-2）。

表 5-0-2　休克的分类及临床表现

休克类型	心率	中心静脉压力或肘正中静脉压力	末梢
心源性休克	通常情况下增快，其程度根据心脏病变程度及代偿能力而不同。缓慢性心律失常或快速心律失常也能引起休克	升高或正常	冷
低血容量性休克	增快	降低	冷
分布性休克	增快	降低	暖。早期在容量不足的情况下仍可以是湿冷的
梗阻性休克	增快	显著升高	冷

其中在病房仍以感染性休克（分布性休克）及低容量性休克最为常见。

应完善的检查包括：血气分析（包括乳酸）［动脉及中心静脉（如果可能）］、血常规、血生化（肝肾功能电解质)、心肌酶、Pro-BNP、凝血功能及 D- 二聚体、心电图等。根据情况完善影像学检查,如胸片、B 超、CT 等。超声(包括心脏超声)对于休克的类型鉴别具有极其重要的意义。

3. 初步处理 休克早期,必须保证给予患者足够的血流动力学支持,以避免器官功能的恶化和衰竭。在休克原因还没明确时就应该进行液体复苏治疗。一旦明确休克的原因,必须马上对症处理。

休克治疗的三个重要复苏步骤(VIP)如下。

(1)V:ventilation,**通气**。休克的早期需要增加氧输送,预防肺动脉高压。脉氧饱和度有时并不可靠,通常需要进行血气监测。尽快给予面罩给氧,必要时请 ICU 建立人工气道给氧保证氧输送。

(2)I:infusion,**补液**。无论何种类型的休克,容量治疗都是支持治疗的第一步。容量治疗的目的在于调整心脏前负荷达到最佳,使心脏处于最佳做功状态。液体复苏需要考虑以下几个方面的问题:①选择补液的种类,首选晶体,白蛋白在某些低蛋白血症的患者中也许有效;②输液的速度,20~30 分钟内输完 300~500ml 液体;③明确容量负荷试验的目标,通常包括血压升高,心率下降,尿量增加;④明确补液的安全目标,急性肺水肿是最严重的并发症,中心静脉压也许是一个可以使用的目标。

(3)P:pump,**泵入血管活性药物**。如果液体复苏后,低血压仍持续存在,则需要使用血管活性药物。

1)去甲肾上腺素:是升压药物的首选,它兼具 α 肾上腺素受体激动作用和温和的 β 肾上腺素受体激动作用。

2)多巴胺:目前不建议多巴胺用于休克患者的治疗,也不推荐为了保护肾脏而使用小剂量的多巴胺。

3)肾上腺素:因为其可以引发心律失常和内脏血流

减少,增加血乳酸水平,目前建议将其作为休克的二线治疗药物。

4)血管升压素:一般只在心排血量较高的患者中使用。

5)多巴酚丁胺:作为强心药物可以选择性增加心排血量,可以改善感染性休克患者毛细血管的灌注。

6)米力农:兼具正性肌力作用和血管扩张作用,有时会出现血压的降低。

4. 血流动力学初步监测与管理 在休克的治疗及复苏过程中,需要连续及动态监测相关的指标,包括血流动力学指标及组织灌注指标。

(1)容量负荷试验:容量负荷试验是床旁判断患者容量反应性的简便手段,对于血流动力学不稳定的患者,容量负荷试验可以定量反映输液过程中心血管的反应,能够快速纠正液体缺乏,并避免液体负荷过多的风险。

容量负荷试验需要在较短时间内输入一定量的液体,输入液体速度越快,作出容量状态判断所需要的液体总量就越少。

容量负荷试验的结果判断需要监测中心静脉压力,一般认为,输液后中心静脉压(central venous pressure,CVP)增加超过 5mmHg,提示应停止补液,而 <2mmHg 提示应继续补液,而介于二者之间的应当继续评估。如果没有 CVP 的监测,心率下降是可以替代的指标。

(2)血气分析:动脉血气分析中,提示组织代谢的主要指标有 BE 和乳酸。在休克早期,即使血流动力学尚稳定,BE 降低及乳酸升高仍然提示存在组织灌注不良,即存在休克,因此是休克早期发现及指导复苏的重要指标。应当注意的是,虽然 BE 受到的影响因素比乳酸大,但 BE 较乳酸更加灵敏;即使血气分析结果提示呼吸性碱中毒合并代谢性酸中毒,亦应提高警惕,结合其他临床指标综合判断患者是否处于休克状态。

在休克治疗过程中,监测动脉血气乳酸的变化,尤其是乳酸清除率,能够一定程度上反映复苏的效果。

有很多外科患者术后为输液留置颈内静脉或锁骨下静脉置管,除了监测中心静脉压力之外,还能够取血监测中心静脉血气,主要是中心静脉血氧饱和度。中心静脉血氧饱和度在一定程度上反映氧供与氧耗的平衡结果,如果中心静脉血氧饱和度降低,多提示氧供不足或氧耗增加。而在无明显贫血、呼吸困难、高热和低氧的情况下,中心静脉血氧饱和度可以间接反映心排血量的情况。一般认为,中心静脉血氧饱和度应当在 70%以上。

(3)末梢灌注指数(perfusion index,PI):通过末梢脉氧监测可以在很多监护仪上找到末梢灌注指数这一指标。这是一个反映末梢局部灌注情况的指标,受到末梢血流量、末梢血管收缩程度、末梢肢体温度等多种因素影响,在早期发现休克及休克复苏方面仍具有一定的作用,由于其十分简便无创,在外科病房可以进行常规监测。有研究表明,低 PI 常提示组织灌注不良,在初始复苏之后,PI 值未恢复正常通常表明患者出现脏器功能恶化的概率更高。PI 的正常值争议较大,一般认为至少应在 0.6 以上。

三、危重患者的院内转运

院内转运主要是将患者转运至 ICU、手术室、检查科室等。危重患者的转运是一个容易忽略但存在极大隐患的环节,转运之前,转运的团队需要安排以下事项:转运前的安排包括目的地的情况、目的地的人员准备等;参加转运的人员;转运需要的器械与药物;转运过程中患者需要的监测。

转运之前,目的地的人员需要做好接收危重患者的准备,如果是病房,需要了解患者的大致情况,安排好人员、床位、相应的监护治疗设施及药物,患者转运到后要医师与护士面对面的交接班。如果是检查科室,需要做好随时进行检查的安排。参加转运的人员需要有一定的转运经验,对患者的情况要有所了解。

(一)转运前

1. **病情告知**　向患者或家属交代转运的利弊、转运途中的风险,签署知情同意书、授权委托书等。

2. **气道的管理**　如果考虑到患者存在气道梗阻、窒息的风险,氧合通过一般吸氧很难维持的,应当在转运之前进行气管插管,并确保固定牢靠,痰液清除干净。如果在转运过程中的支持力度不及在病房,比如,氧气瓶所提供的氧气很难达到墙壁氧 10L/min 以上流量,一定要在转运之前按照转运时的支持治疗条件进行一定时间的尝试。

3. **药物治疗**　应当尽量精简,泵入药物可以仅携带维持心率血压等关键生命体征的药物。

4. **患者情况**　如果存在气胸或因肋骨骨折可能导致气胸,应行胸腔引流。对于不稳定的长骨骨折应予固定,以保护血管和神经。对于不能确定是否存在的脊柱损伤要按存在损伤处理,在转运过程中要稳妥固定。

5. **其他细节问题**　转运之前要充分考虑到每一个细节,包括氧气余量、电池余量、电梯是否已经有人值守、转运的平车或病床能否进入电梯、转运途中所有带锁的门是否都能打开等。

转运前需要核对的清单总结如下。

(1)参加转运人员的经验、对患者的了解程度。

(2)必需的设备和药品。

(3)检查电池。

(4) 充足的氧气。

(5) 转运工具。

(6) 目的地确切的位置、病房床位。

(7) 病历、X线片。

(8) 转运路线,路途中有无障碍。

(9) 可能需要联系的人员的电话。

(10) 是否通知预计到达的时间,目的地科室是否已经做好接收的准备。

(11) 是否已通知家属,知情同意、授权委托。

(12) 各种导管是否固定妥当。

(13) 仪器设备、药品、输液泵、管线确保可用。

(14) 适当的镇静,必要的束缚。

(15) 改变支持条件后,患者是否可以耐受。

(16) 有无遗漏。

(二) 转运中

1. 生命体征的监测　转运过程中,血压、心率、脉氧监测是必不可少的。

2. 仪器及设备的维护

(1) 维持循环、心率的设施:包括除颤器及维护气道的设备(如口咽通气道、吸引器等)要根据需要携带。

(2) 氧气:在转运途中的氧气储备要至少有30分钟额外储量。转运过程中如需要注射泵、便携式呼吸机均要确定电池电量充足。

3. 静脉通路的维持　转运途中需要药物治疗的患者要维持静脉通路,通常还需要一些维持通路的液体,最好是不含糖的、塑料包装的液体。

4. 管路的管理　转运过程中,患者可能带有很多管路,如气管插管、中心静脉导管、导尿管、胃管、胸腔引流管、经心内膜心脏临时起搏器及漂浮导管等,除一些特殊情况时需要经过这些导管进行监测外,主要是以固定防脱落、观察是否通畅为主。

转运的流程可以大致总结为图 5-0-1。

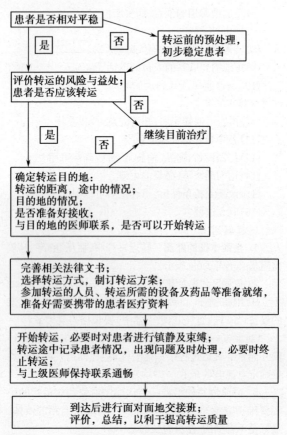

图 5-0-1 危重患者转运流程

四、ICU 患者的降阶梯治疗

ICU 患者在病情基本稳定之后需要转出 ICU，回到外科病房进行针对原发疾病的进一步治疗。但是，由于患者病情本身具有较高的风险,这种风险并不因为从 ICU 转出而消除,从 ICU 转出之后,无论是治疗还是监测的强度都有降低,但仍然需要给予相当程度的重视。

1. 气道及呼吸　经口腔及鼻腔吸痰是一种不得已的、刺激极强的气道干预手段,通常会在患者出现气道梗阻之后作为一种抢救措施使用,很难作为一种常规的气道干预手段在外科病房实施。因此,在难以进行吸痰操作的情况下,依靠患者自主咳痰能力、充分气道湿化及化痰药物的使用就是维护气道的重要手段。

术后急性肺损伤(acute lung injury,ALI)并不少见,尤其是对于术前存在感染、全身炎症反应综合征(systemic inflammatory response syndrome,SIRS)反应较重、术中出入量较大、手术本身创伤较大的患者更需要注意。患者表现为呼吸浅促,主诉呼吸困难,听诊可以发现双下肺呼吸音降低,可合并湿啰音,血气分析表现为低氧合并二氧化碳分压的降低,通常查血 BNP 不升高。在胸片上通常会表现为典型的"小肺",并呈现一定程度肺水肿的表现,行 CT 检查,多发现双肺重力依赖区的实变。

应当鼓励患者积极下地活动,进行呼吸功能锻炼,多拍背咳痰,尽量避免大量正平衡,对于既往存在阻塞性通气功能障碍或长期吸烟的患者,可适当使用支气管扩张药。必要时可予无创机械通气支持治疗。

2. 容量、循环、营养　患者从 ICU 转回外科病房之后仍然应当注意容量的监测,尤其是对于心肺功能、肾功能不全的患者。液体管理与术后营养的给予密切相关。ICU 的危重患者通常采用限制性热量支持的策略,通常为 20~25kcal/(kg·d),甚至 18~20kcal/(kg·d),而在外科病房治疗时,则应当根据疾病所处的阶段进行适当的营养支持。在每天给患者肠内肠外营养时,应当注意液体总量。尤其是患者需要输血、白蛋白、有静脉使用抗生素、保肝药、激素等需要额外液体输入时尤其要注意控制全天的入液总量。

血压的监测仍应当进行。对于基础有高血压病的患者，有些在术后血压会低于平时，应注意不要把术前服用的降压药物贸然全部加用，造成医源性低血压，甚至会引起脏器灌注不良与功能障碍。

3. 发热与感染 医院获得性肺炎（hospital acquired pneumonia，HAP）是比较重要的院内感染，在 ICU 内，呼吸机相关性肺炎（ventilator-associated pneumonia，VAP）的发生率已较前大大降低，术后患者的抗生素使用时间也较前减少，这都有利于减少 HAP 的发生。转回外科病房后的患者，通常已经不需使用抗生素或最多使用 1~2 天。预防性抗生素使用并不能阻止 HAP 的发生。怀疑 HAP 的患者，可以进行临床肺部感染评分（clinical pulmonary infection score，CPIS，表 5-0-3）评估。同时注意留取痰的病原学资料指导抗生素的使用，监测 PCT 有助于评价感染控制的情况。CPIS 评分更多用于 VAP，也可以作为 HAP 的参考。

通常，CPIS 评分超过 6 分提示存在感染，而治疗后 CPIS 评分 <6 分则可以停用抗生素。

导管及血管内植入物感染往往病情急剧加重，常出现寒战、高热及感染性休克。外科患者带有中心静脉导管及外周中心静脉导管（peripherally inserted central venous catheter，PICC）的有很多，符合下述三条之一即可诊断导管相关性感染：①静脉穿刺部位有脓液排出，或有弥散性红斑（蜂窝织炎的表现）。②沿导管的皮下走行部位出现疼痛性弥散性红斑并除外理化因素所致。③经血管介入性操作，发热 >38℃，局部有压痛，无其他原因可解释。如果患者出现寒战、高热，继而出现血压下降，提示血行性感染的可能更大。

表 5-0-3 临床 CPIS 系统

项目	0分	1分	2分
体温 (12 小时平均值)/℃	36.5~38.4	38.5~38.9	≥ 39 或 <36.5
白细胞计数/(×10⁹·L⁻¹)	4.0~11.0	<4.0 或 >11.0	<4.0 或 >11.0,且杆状核中性粒细胞 >500
分泌物 (24 小时吸出物性状数量)	无痰或少许	中~大量,非脓性	中~大量,脓性
氧合指数 (PaO₂/FiO₂)/kPa	>240 或 ARDS		≤240 且排除 ARDS
X 线胸片浸润影	无	斑片状	融合片状

怀疑导管相关性血流感染(catheter-related blood stream infection,CRBSI)应当留取血培养。**至少应留取2套,即导管及外周各留取需氧及厌氧培养各一瓶,每瓶留取10ml血。**如需要拔除导管,应留取导管尖端5cm送细菌培养。其结果解释如下:①如果两套血培养阳性且为同一种细菌,如果缺乏其他感染证据,提示可能为CRBSI;②如果两套血培养阳性且为同一种细菌,而且来自导管的血培养报阳时间比外周静脉血培养早120分钟,提示为CRBSI;③如果报阳差异时间小于120分钟,而两套血培养阳性为同一种细菌且耐药谱一致,同时缺乏其他感染证据,也提示可能为CRBSI;④如果两套血培养均阳性,而且来自导管血培养的细菌数量至少5倍于外周静脉血培养的CFUs/ml,如果缺乏其他感染证据,提示可能为CRBSI(适用于手工定量血培养系统);⑤如果仅是来自导管的血培养为阳性,不能定为CRBSI,可能为导管寄生菌或采集时污染;⑥如果仅是来自外周静脉的血培养为阳性,不能定为CRBSI,但如培养结果为金黄色葡萄球菌或念珠菌属,在缺乏其他感染证据时则提示可能为CRBSI;⑦如果两套血培养均阴性,不是CRBSI。

留取血培养的同时应当留取PCT,并监测PCT的变化。患者出现严重的感染性休克而PCT不升高应考虑非细菌感染。抗生素应当优先覆盖革兰氏阳性球菌,推荐使用万古霉素,对于免疫抑制患者、中性粒细胞减少的患者、体内已知有耐药铜绿假单胞菌、鲍曼不动杆菌定植的患者应当联合用药覆盖耐药革兰氏阴性杆菌。怀疑念珠菌血症者,应当选用棘白菌素类抗真菌药,对于没有进行过抗真菌治疗,所在医院克柔念珠菌、光滑念珠菌感染风险较低的患者可以使用氟康唑。

4. **心理** 有研究表明,相当多的患者从ICU转出后会对ICU的治疗过程留下负性记忆,ICU相关焦虑的发生并不少见。另外,阿片类及苯二氮䓬类药物的使用对于患者的神经精神系统功能可能造成一定的影响,如药物依赖、戒断症状等。因此,在外科病房,对于这部分患者,情况严重的应当请心理医学科会诊。

(丁欣)

参考文献

［1］刘大为.实用重症医学[M].2版.北京:人民卫生出版社,2017.

［2］VINCENT J L, D DE BACKER. Circulatory shock [J]. N Engl J Med, 2013, 369 (18): 1726-1734.

［3］GOMERSALL CHARLES D, JOYNT G, CHENG C, et al. Basic Assessment and Support in Intensive Care [M]. Hong Kong: Chinese University of Hong Kong, 2006.

［4］ANDREW RHODES, LAURA E EVANS, WALEED ALHAZZANI, et al. Surviving Sepsis Campaign: International Guidelines for Management of Sepsis and Septic Shock: 2016 [J]. Intensive Care Medicine, 2017, 43: 304-377.

［5］ANAND KUMAR, DANIEL ROBERTS, KENNETH WOOD, et al. Duration of Hypotension Before Initiation of Effective Antimicrobial Therapy is the Critical Determinant of Survival in Human Septic Shock [J]. Critical Care Medicine, 2006, 34 (6): 1589-1596.

［6］LIMA A, JANSEN T C, VAN BOMMEL J, et al. The Prognostic Value of the Subjective Assessment of Peripheral Perfusion in Critically Ill Patients [J]. Critical Care Medicine, 2009, 37 (3): 934-938.

基本外科

第一节　外科急腹症

【背景知识】

急腹症是指腹腔内病变,包括腹外、胸部和系统性疾病引起的急性腹痛。急腹症并非单一疾病,而是以急性腹痛为主要表现的一组临床综合征。其病因繁多,表现复杂,病情重,变化快,除了外科疾病,内科、妇产科、神经科,甚至全身性疾病都可引起或表现为急性腹痛。

急腹症的常见病因包括急性阑尾炎、胆石症、小肠梗阻、输尿管结石、胃肠炎、空腔脏器穿孔、消化道溃疡、急性胰腺炎、憩室炎、妇产科疾病。除既往常见的急腹症外,近些年因血管性疾病导致的急腹症明显增多,如腹主动脉瘤、肠系膜动脉闭塞、非阻塞性肠系膜缺血、主动脉夹层破裂等,并且病死率较高。其中一部分急腹症属于外科急腹症,需要外科手段的干预。因此,外科医师对急腹症必须给予足够重视,对每一例急腹症患者都应周密思考、认真解答并注意总结经验,不断提高诊治水平。

【接诊要点】

急腹症是急诊外科接诊中最常见的疾病之一,指南推荐采用两步法进行初步处理(图 6-1-1)。

详细而准确的病史、全面而细致的体格检查、辅以必要的实验室或特殊检查是正确诊断、处理的基础!

1. **病史**　病史询问不能拘泥于常规、泛泛而论。应根据具体情况,有所侧重,做到不遗漏重要病史。询问病史同时仔细观察患者,便能获得许多重要信息,如体位、疼痛时的面部表情、腹部外形等,并遵循时间先后记录各症状的演变规律。问诊时应注意以下要点。

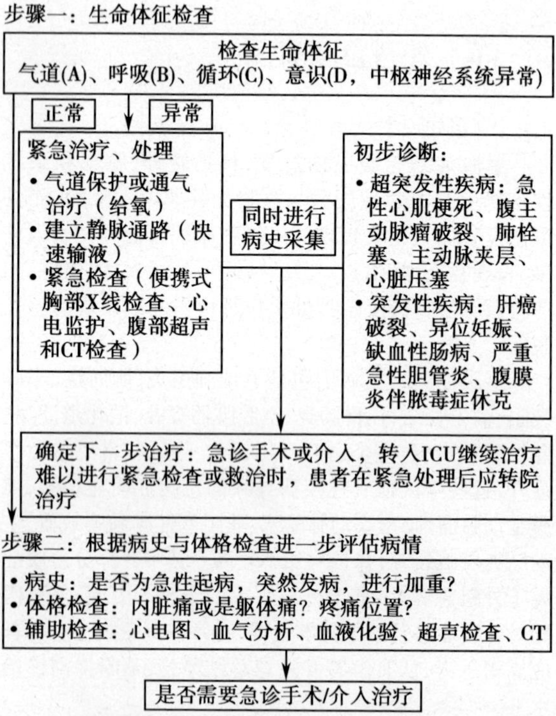

步骤一：生命体征检查

```
┌─────────────────────────────────────────────────────┐
│                  检查生命体征                          │
│  气道(A)、呼吸(B)、循环(C)、意识(D，中枢神经系统异常)    │
└─────────────────────────────────────────────────────┘
```

┌─────────┐ ┌─────────┐
│ 正常   │ │ 异常   │
└─────────┘ └─────────┘

紧急治疗、处理
- 气道保护或通气治疗（给氧）
- 建立静脉通路（快速输液）
- 紧急检查（便携式胸部X线检查、心电监护、腹部超声和CT检查）

┌──────────┐
│ 同时进行 │
│ 病史采集 │
└──────────┘

初步诊断：
- 超突发性疾病：急性心肌梗死、腹主动脉瘤破裂、肺栓塞、主动脉夹层、心脏压塞
- 突发性疾病：肝癌破裂、异位妊娠、缺血性肠病、严重急性胆管炎、腹膜炎伴脓毒症休克

┌───┐
│ 确定下一步治疗：急诊手术或介入，转入ICU继续治疗   │
│ 难以进行紧急检查或救治时，患者在紧急处理后应转院   │
│ 治疗   │
└───┘

步骤二：根据病史与体格检查进一步评估病情

- **病史**：是否为急性起病，突然发病，进行加重？
- **体格检查**：内脏痛或是躯体痛？疼痛位置？
- **辅助检查**：心电图、血气分析、血液化验、超声检查、CT

┌─────────────────────────────────┐
│ 是否需要急诊手术/介入治疗   │
└─────────────────────────────────┘

图 6-1-1 急腹症的两步法处理路径

　　（1）年龄：某些病症多局限在特定年龄段。如急性肠套叠多发生在 2 岁内的婴儿，结肠癌引起肠梗阻很少发生在 40 岁之前，急性胰腺炎 20 岁前发病并不多见，消化道穿孔在 15 岁前并不多见，卵巢囊肿扭转和胆囊炎在青少年中相对少见。

　　（2）发病诱因：注意了解腹痛前有无饮酒、剧烈活动、饱餐、外伤等。暴饮暴食是急性胰腺炎、急性胃扭转或胃扩张的诱因，饱食后剧烈活动可导致肠扭转的发生。

（3）腹痛开始时间及进展情况：准确的起病时间对诊断帮助很大，急性突发剧烈的腹痛多见于动脉瘤破裂、消化道穿孔、异位妊娠或脓肿破裂等，数小时内逐渐加重的腹痛多见于急性胰腺炎或胆囊炎、肠系膜血管闭塞、肾或输尿管绞痛、高位小肠梗阻等。某些腹痛起病较缓，6~12小时后才逐渐进展，常见于阑尾炎（特别是盲肠或回肠后位）、低位肠梗阻、疝绞窄、形成包裹的腹腔脏器穿孔（多见于肿瘤性）及某些泌尿生殖系统病变等。

（4）腹痛开始的部位及其演变：腹痛起始多呈区域性，胃、十二指肠、胆道、胰腺的病变一般表现在上腹部正中；小肠、阑尾及升结肠引起的腹痛多在脐周；降结肠、盆腔器官引起的腹痛主要在下腹部。随着病情进展，腹痛部位会出现变化，大多转移至病变所在位置，如阑尾炎转移至右下腹、胆囊炎在右上腹、胰腺炎在上腹正中或略偏左等。消化道穿孔的患者，因胃内容物可沿右结肠旁沟流下，腹痛可由上腹部转移至右下腹，且程度更加剧烈。某些特殊的牵涉痛对诊断很有帮助，如急性胆囊炎牵涉右肩痛、输尿管结石牵涉大腿内侧或会阴部疼痛、急性胰腺炎牵涉左肩及左腰背部疼痛等。

（5）腹痛的性质：腹痛的性质可反映病变类型。阵发性绞痛是空腔脏器痉挛或梗阻的典型表现，如肠梗阻、胆石症或泌尿系结石等；持续性疼痛多为见于内脏炎症、壁腹膜炎症和内脏急性缺血等，有时会出现持续性疼痛伴阵发加重的情况，如绞窄性肠梗阻、胆囊结石合并急性胆囊炎等。肠梗阻绞痛早期呈深在、模糊和进行性加重；腹膜刺激性疼痛多浅表而锐利；夹层动脉瘤有典型的撕裂样剧痛，溃疡穿孔多表现为烧灼样全腹痛，胰腺炎多为突发的刀割样剧痛，胆道蛔虫病多呈钻顶样疼痛。

（6）促使腹痛缓解或加重的因素：患者进食后腹痛加重多见于肠梗阻、胆绞痛、胰腺炎、憩室炎及消化道穿孔等,相反,未穿孔的溃疡病或胃炎进食后腹痛可有所缓解;空腔脏器痉挛性疼痛,患者常喜辗转翻身和按摩腹部;如有器官或腹膜的炎症时,上述动作反而加重疼痛,固定体位、屈膝蜷缩则可减轻。急性阑尾炎患者时有便意,但便后腹痛多不缓解,而急性肠炎者则相反。

(7)腹痛的伴随症状。

1)恶心和呕吐:除急性胃炎外,呕吐的主要原因主要是严重的肠系膜或腹膜刺激(如溃疡穿孔、阑尾坏疽、急性胰腺炎、卵巢囊肿蒂扭转等)含有平滑肌的空腔脏器梗阻(如胆管、输尿管、尿道、小肠、阑尾等)。呕吐与腹痛的时间关系有一定鉴别意义,阑尾炎患者常腹痛后3~4小时出现呕吐,有时可达12~24小时;突发剧烈的腹膜或系膜刺激时(尿路结石、胆道结石、卵巢囊肿蒂扭转、肠祥绞窄等)呕吐常紧跟腹痛出现;肠梗阻呕吐出现的时间与梗阻部位及程度相关,一般而言,梗阻部位越高,梗阻越完全,呕吐出现越早。

2)排便状况:包括腹泻、便秘及停止排气排便等。肛门坠胀和里急后重是盆腔炎或积血刺激直肠的表现;水样泻多见于胃肠炎等内科急腹症;含血腹泻常见于炎性肠病,细菌或阿米巴痢疾,缺血性结肠炎等;黏液血便是肠套叠的典型表现。对于便秘,首先应了解患者既往的排便习惯,单纯的便秘并无特殊意义,但停止排气排便强烈提示肠梗阻。

3)发热:一般而言,外科急腹症多为腹痛在前,后有体温升高,详见体格检查部分;如腹痛前即有高热,更多地应想到内科疾病。

(8)既往病史:许多患者都对自己既往病史有所了解,应注意仔细询问,往往对诊断很有帮助。如溃疡病急性穿孔患者多有溃疡病史,特别是近期症状加重或饮食不规律;胆石症患者常有类似腹痛发作的经历;有腹部手术史的患者应想到粘连性肠梗阻的可能;既往有阑尾或胆囊切除术的患者,可以除外相关诊断。

(9)既往用药史:抗凝血药与腹膜后或十二指肠或空肠血肿相关;口服避孕药与良性肝腺瘤和肠系膜静脉缺血相关;糖皮质激素可能会掩盖临床征象;大剂量麻醉镇痛药会影响肠蠕动,甚至导致排气排便停止,麻醉性药物可能引起 Oddi 括约肌痉挛,加重胆源或胰源性疼痛。

(10)月经史:可借此与妇科相关疾病鉴别,如异位妊娠常有近期停经史,卵巢滤泡破裂出血多发生在月经周期的中期,卵巢黄体破裂多发生在下次月经之前,急性盆腔炎常有月经量过多,卵巢囊肿扭转可有少量不规则出血史。

2. 体格检查

(1)首先应注意检查患者全身一般情况,包括体位、面部表情、神志、皮肤苍白、黄染、湿冷等。急性弥漫性腹膜炎常表现为固定体位,如侧卧、卷曲等;痉挛性绞痛常表现为辗转不安、坐卧不宁、屈膝弓腰等;出血性疾病常可见皮肤苍白;胰腺或后腹膜来源的疼痛者更倾向于采取坐位。需要注意,有时主诉并非完全真实准确,面部表情、神态、体位等表现可供参考。

(2)了解患者的心率、血压、呼吸及体温等。急腹症早期大多数患者心率正常,心率快可见于进展期的腹膜炎、失血性疾病等。脉率细弱、快速往往提示腹膜炎晚期、严重感染性休克。呼吸情况有助于与胸部病变相鉴别,如发病早期呼吸频率增快明显,多提示胸部病变。但有时严重的肠梗阻、腹腔内出血甚至患者紧张都可以导致呼吸增快。起病早期发热 39~40℃,应考虑胸部或肾脏疾病!除非重症胰腺炎,否则急腹症早期极少有高热(>40℃)出现;重度腹源性休克或毒血症皆可导致体温偏低(35~36℃)。

(3)腹部查体(表 6-1-1)

表 6-1-1　外科急腹症常见病因的体征

急腹症病因	有帮助的体征
内脏穿孔	舟状腹,腹腔张力高,肠鸣音减弱(后期),肝浊音界较小或消失,肌卫或肌紧张
腹膜炎	腹壁活动减弱,缺乏肠鸣音(后期),咳嗽及反跳痛,肌卫或肌紧张
炎症或脓肿	痛性包块(腹腔、直肠或盆腔),压痛阳性,特殊体征(Murphy 征,腰大肌或闭孔内肌试验)
肠梗阻	腹胀,可见蠕动波(后期),蠕动亢进(早期),肠鸣音消失(后期),弥漫性腹痛但无反跳痛,可及疝或直肠肿物(部分有)
麻痹性肠梗阻	腹胀,肠鸣音减弱,无局限性压痛
肠缺血或绞窄	无腹胀(早中期),肠鸣音多变,疼痛明显但压痛较轻,便血(部分有)
出血	苍白,休克,腹胀,搏动性(动脉瘤)或痛性包块(如异位妊娠),便血

1) 视诊:触诊前,需仔细视诊腹部。皮肤红肿提示腹壁蜂窝织炎。所有腹部瘢痕均应留意,鼓胀的腹部伴腹壁陈旧性手术瘢痕,往往提示粘连性肠梗阻。收缩的舟状腹提示溃疡穿孔。胃型见于急性胃扩张的患者,肠型及蠕动波多见于体形偏瘦的完全性肠梗阻患者。应留意腹部的呼吸动度,如弥漫性腹膜炎患者,全腹呼吸动度很小。相反,胸膜痛的患者,腹式呼吸明显,胸廓起伏减小。另外,腹壁相关疝孔的位置均应视诊检查。

2) 听诊:主要是了解肠蠕动及腹部血管的情况。肠鸣音的听诊至少选取两个部位,共持续 1 分钟以上。肠蠕动的情况需根据肠鸣音的频率及音质来判断,肠鸣音基本连续不断称为活跃,听诊 1 分钟以上仅出现一次称为减弱,每个部位听诊 2~3 分钟仍听不见可判断为消失。肠鸣音减弱或消失说明有弥漫性腹膜炎存在;肠蠕动活跃、高亢或有气过水声为急性肠梗阻的特征;麻痹性肠梗阻时可听见断续的轻敲金属声。血管杂音往往提示较重度的动脉狭窄或动静脉瘘。

3) 叩诊: 主要用于判断腹部胀气的肠管、腹腔游离气体、腹水及腹膜炎的范围。肝浊音界减小或消失提示腹腔内游离气体,移动性浊音提示腹腔内大量积液或积血。腹部局限隆起,叩诊可帮助判断是胀气的空腔脏器还是实质性器官。**值得一提的是,浅叩痛比传统反跳痛的检查法对腹膜刺激的判断更为准确,而且痛苦较小!**

4) 触诊: 获得准确触诊信息的关键是使患者放松,检查者动作轻柔。触诊应由可疑病变或疼痛最重部位的对侧开始,主要包括肌紧张、压痛、反跳痛(Blumberg 征)及腹部包块四方面。肌紧张和自主性肌肉绷紧需要区别,与患者交谈或嘱其平静深吸气时检查,多可避免自主性肌紧张。除罕见的神经疾病及肾绞痛外,肌紧张都是由腹膜炎所致,主要集中在腹直肌。对于腹部压痛需要记录其程度及范围,急性阑尾炎、胆囊炎、憩室炎及输卵管炎等压痛部位多较明确,相反,胃肠炎或早期的空腔脏器梗阻往往往压痛部位不明确。对于弥漫性压痛的患者,找出压痛最明显的部位很重要,它往往能提示潜在的病因。反跳痛是重要的腹膜炎体征之一,传统检查法给患者带来的痛苦极大,轻柔的腹部叩诊可以作为替代,如出现疼痛说明存在反跳痛。最后,触诊时应注意有无包块,如能触及则对诊断有帮助,如肿大的胆囊、扭转的卵巢囊肿或闭袢的肠管等。**在触诊年老体弱或休克的患者时,应注意其体征往往比腹腔内实际病变程度轻!**

(4) 直肠指检。**非常重要,不可遗漏!** 直肠右侧壁触痛提示盆腔盲肠后位阑尾炎;老年人结肠梗阻如摸到坚实粪块,可考虑粪块堵塞;妇科急症如急性盆腔炎、卵巢囊肿扭转可有宫颈举痛或触及包块。盆腔脓肿或积血,直肠前壁触痛明显或有波动感;指套带血及黏液则可能为肠套叠、直肠癌、肠炎。

(5)盆腔检查。主要包括阴道窥具检查、双合诊或三合诊。**尤其对于年轻育龄女性,左下腹痛、阴道有分泌物或月经不调的患者而言,盆腔检查更加必要! 应请妇科会诊!**

3. 辅助检查

(1)实验室检查:包括血常规,尿、便常规,肝、肾、胰功能,血气分析,血型等。白细胞显著升高伴核左移往往提示重症感染;中等程度的白细胞升高提示各类炎症,但不特异;白细胞不升高多提示病毒性感染,如肠系膜淋巴结炎、胃肠炎及非特异性腹痛等。应注意,老年或虚弱的患者感染时血常规升高可能不明显。肝肾功能有助于了解肝、胆、泌尿系统及电解质情况。血淀粉酶和脂肪酶升高提示胰腺炎,但是淀粉酶正常不能除外胰腺炎。而许多其他疾病,如肠缺血、卵巢囊肿扭转、溃疡穿孔等常有淀粉酶轻、中度升高。动脉血气及乳酸检查有助于肠缺血或梗死的诊断,并判断患者呼吸及循环状况。

(2)诊断性腹腔穿刺或灌洗:对于诊断困难患者,如有腹部移动性浊音存在,可做腹腔穿刺,穿刺点选在右或左下腹部移动性浊音处。患者腹水不多时,可侧卧片刻再于靠床一侧穿刺。血性穿刺液说明腹腔内出血;淡血性提示有绞窄性肠梗阻或肠系膜血管栓塞;混浊液体说明有化脓性腹膜炎,多为消化道穿孔引起;胆汁性液体可能是上消化道穿孔或胆道(胆囊)穿孔。对于怀疑异位妊娠、卵巢黄体破裂等患者,可行后穹隆穿刺,抽出不凝血即可诊断。如穿刺无阳性发现,可行腹腔灌洗,即注入等渗盐水 500ml,再抽吸做涂片,如红细胞计数

$>0.1 \times 10^{12}/L$ 或白细胞计数 $>0.5 \times 10^9/L$，有诊断意义。无移动性浊音或肠管明显胀气时不宜做腹腔穿刺。

(3)影像学检查

1)胸部 X 线片：立位胸片有助于评估膈上情况（肺下叶肺炎或食管破裂等），同时它是术前评估的重要内容之一。若有一侧膈肌抬高或胸腔积液往往提示膈下炎性病变。另外，胸片还可发现有无膈下游离气体。

2)腹部 X 线片：立位腹部平片评估内容包括有无腹腔游离气体、积气积液的肠管、结石钙化影等。如膈下发现游离气体一般可确定有上消化道穿孔，约 50ml 的气体逸出即可见。肠梗阻时可见积气的肠管及液平，包括结肠在内的广泛肠管积气多提示麻痹性肠梗阻，孤立性扩张伴液平应想到闭袢性肠梗阻的可能。尿路结石若含有足量的钙，为 X 线阳性结石，可通过 KUB 发现。

3)腹部超声：超声检查被推荐用于急腹症的筛查，尤其在怀疑腹主动脉瘤破裂或胆囊炎时。在妊娠妇女、青年女性或儿童等不宜接受放射线暴露的人群中推荐。当生命体征不稳定的患者搬运存在风险，不能行 CT 检查时，可以行床边超声检查。超声可用于急性阑尾炎、憩室炎、主动脉瘤破裂、胆道疾病（如胆石症、急性胆囊炎）、急性尿道疾病（如肾积水或肾结石）、妇产科疾病的诊断。超声还可能用于腹水及腹腔积血的快速评价，以及下腔静脉血管内容量的评估。对于治疗后病情趋于稳定的急腹症患者，超声作为无创影像学检查，可用于定期随诊。但超声受检查者技术及经验的影响较大，当腹腔内游离气体较多或肠管积气严重时，检查常受限。

4)腹盆部 CT 检查：随着 CT 检查的广泛开展，腹盆部 CT 已替代腹部平片，成为急腹症诊断中最为重要的影像学手段。CT 检查可用于所有急腹症患者，CT 在急腹症诊断中的敏感性为 90%。CT 对肠缺血、胃肠道穿孔、急性阑尾炎、憩室炎、胆道结石与急性胰腺炎等诊断价值高。CT 检查结果没有异常时，上述大多数疾病均可基本排除。增强 CT 用于评估成人疑似急性胰腺炎与消化道疾病，如憩室炎、胃肠道穿孔、肠梗阻、肠缺血时。

不同影像学手段对于各种原因急腹症的诊断价值见表 6-1-2。

表 6-1-2 不同影像学手段对于各种急腹症的相对有效性

怀疑的情况	XR	GI	US	CT	MRI
急性阑尾炎	+	+	++	+++	++
穿孔	+++	++	±	+++	
胰腺炎	+	+	++	+++	
憩室炎	+	++	±	+++	+
胆囊炎	+	HIDA	+++	++	++
脓肿			+++	+++	+++
小肠源性	+++	+++		++	
梗阻	+++	++	+	+++	
炎症	+	+++	±	+++	+++
缺血	+	+	±	+++	++
主动脉动脉瘤	+		+++	+++	+++
破裂	+	+	++	+++	+++
肾绞痛	++		++	+++	
妇产科相关性	+	+	+++	++	
卵泡破裂			+++	+	
异位妊娠			+++	+	
输卵管卵巢脓肿	+	+	+++	++	

XR，X 线片；GI，钡剂；US，超声；CT，计算机断层扫描；HIDA，放射性核素显像；MRI，磁共振成像。

引自 WILLIAM SILEN.Cope's Early Diagnosis of the Acute Abdomen.22nd.New York：Oxford University Press，2010.

5) 血管造影检查: 怀疑腹腔内血管病变, 如肠系膜血管栓塞、缺血性小肠或结肠炎时可采用。主动脉瘤破裂、脾动脉瘤破裂、肝癌或腺瘤破裂引起的急腹症也可采用, 胆道出血急性腹痛时, 该检查也有帮助。对确认腹腔内大出血、病情危重的患者, 不宜行血管造影, 应直接行开腹探查, 以免延误病情。

6) 腹腔镜检查: 诊断性腹腔镜检查对于疑难急腹症的作用已广被证实。它可以肯定或排除某些诊断, 并同时进行治疗, 如急性胆囊炎、急性阑尾炎、肝囊肿破裂、异位妊娠等。由于需要全麻及腹腔内充气, 同时需要一定的硬件条件及手术技术, 使用受到一定限制。

【治疗】

外科急腹症多数发病很急, 发展快, 病情常很危重, 处理应及时、正确和有效。在作出诊断的同时, 首先要对患者的全身情况做估计, 再对腹部情况进行判断, 系统地考虑各项问题。无论诊断是否明确, 均应考虑患者有无急诊手术的适应证。对于保守治疗的患者, 应掌握中转手术的指征。对于手术患者, 合理妥善的术前准备、术中探查技巧及术后管理都直接影响患者的预后。

1. **一般处理及危重监测** 首先应综合判断病情的危重情况。所有患者均应密切观察症状、体征变化, 动态监测生命体征、血常规及各项生化指标的变化。无论手术与否, 明确诊断前均应禁食禁水。如有腹膜炎表现、呕血、大量呕吐、怀疑肠梗阻或准备行上腹部手术, 应放置鼻胃肠管减压。有脱水表现者应予补液治疗。有感染征象或准备行手术探查的患者, 应酌情口服或静脉给予抗生素, 主要依赖经验性用药。

对于危重患者, 需进行重症监护。如有休克表现, 应尽快去除诱因, 维持血流动力学稳定。同时监测心、肺、肝、肾等重要脏器功能, 积极对症支持。对于需要急诊探查的患者, 应竭尽所能, 争分夺秒, 为介入治疗及手术创造有利条件。

2. **介入治疗** 随着介入医学在临床的广泛应用,许多急腹症患者,尤其是临床诊断不清或需先行有创检查(血管造影等)的患者,可在检查的同时行介入治疗(表6-1-3)。

表 6-1-3 可行介入治疗的疾病

炎症性疾病
急性梗阻性胆管炎——PTCD、胆道支架置入
急性胆囊炎——PTBD
腹腔脓肿——穿刺引流
梗阻性疾病
肠梗阻——肠梗阻导管置入、肠道支架置入
输尿管梗阻——D-J 管置入
出血性疾病
出血动脉栓塞
血栓性疾病
血管穿刺取栓、溶栓、支架置入

PTCD.经皮肝穿刺胆道引流;PTBD.经皮肝穿刺胆管引流。

3. **手术治疗**

(1)手术指征

1)对于诊断明确的急腹症患者,如药物、介入等非手术治疗不能遏制病情发展,均应急诊手术。常见的有急性阑尾炎化脓或坏疽性胆囊炎、溃疡病急性穿孔伴腹膜炎、绞窄性肠梗阻、肝癌破裂出血等。

2)对于诊断不明的患者,如果出现感染中毒表现、弥漫性腹膜炎、血压不稳定或有腹腔内活动性出血表现,评估无法行介入明确诊断或治疗,在患者条件允许的情况下,应进行腹腔镜探查或开腹探查。某些体征或检查发现常有提示作用(表 6-1-4)。

3)对于采取非手术治疗的患者,除给予各种积极治疗外,密切观察病情非常重要,每隔数小时查看患者,注意全身情况及腹部体征变化。**对于病情加重(症状或实验室、影像学检查)、出现弥漫性腹膜炎、感染性休克,或仍未确诊者,应考虑急诊手术探查!**

表 6-1-4　需要考虑手术的征象

体格检查发现
非自主性肌卫或肌紧张,尤其逐渐进展者
严重或进行性加重的腹痛
腹腔张力高或进展性腹胀
便血伴休克或酸中毒
出血(不明原因的休克或酸中毒,血细胞比容下降,无法行介入栓塞止血)
可疑的缺血(酸中毒、发热、心动过速)
保守治疗后情况恶化
影像学检查发现
腹腔内游离气体
全腹或进展性肠胀气
造影剂外渗
占位性病变伴发热
血管造影发现肠系膜血管阻塞
内镜发现
穿孔或难以控制的出血灶
腹腔穿刺发现
血、胆汁、脓液、肠内容物、尿液

（2）术前准备：充分的术前准备必须与延误手术带来的风险相权衡！某些感染严重或出血难以控制等情况下，手术甚至优先于稳定生命体征和纠正酸碱平衡。

除抢救外的大多数情况下，术前准备应包括完善术前常规化验、配血；建立静脉通路、保持循环稳定、纠正酸碱平衡及电解质紊乱；放置鼻胃肠管及尿管，静脉使用抗生素，纠正贫血等。

（3）手术要点：诊断明确时可根据医院及医师经验情况选择腹腔镜探查，如已广泛应用的腹腔镜阑尾切除术。若条件不允许进行腔镜手术，应采用相应的常规切口，如阑尾切除使用麦氏切口、胆囊切除或胆总管探查使用右上腹直肌切口或右肋缘下切口、溃疡病穿孔缝合或胃大部切除用上腹正中切口、乙状结肠扭转用左下腹切口等。急性胰腺炎坏死灶清除术多用上腹横切口。诊断不明的探查术，除非肯定病变位于左侧，一般采用右侧旁正中切口，因右侧内脏发病机会较多，且便于上下延长。急性阑尾炎而又不完全肯定时，最好不要采用麦氏切口，采用右下腹直肌切口为宜。

开腹明确诊断后，原则上应做较为彻底的手术，如溃疡病急性穿孔行胃大部切除术、急性胆囊炎行胆囊切除术、肠坏死行肠切除术、胆总管结石行胆总管切开取石及T管引流术等。结肠梗阻患者如情况较好，在尽可能清除结肠内容物后，切除相应病变，考虑行一期吻合，同时加强局部灭菌、引流及抗感染治疗。如果患者情况较差，麻醉后血压不稳定，或腹腔内感染严重，则不宜做复杂手术，只行姑息或分期手术，待病情好转后再根据情况择期行二次手术。

关腹前应妥善处理腹腔，一定要尽量吸净脓液或渗液，如已扩散至全腹，可用温生理盐水反复冲洗再吸净，但如为局限性，不宜广泛冲洗，避免感染扩散。引流管可酌情放置。腹腔内一般不用抗生素，但感染严重时可用稀释 10~20 倍的碘附原液冲洗。年老体弱、营养不良、高度肥胖或腹腔感染严重的患者,应采用减张线加固缝合切口,防止术后切口裂开。

Tips:

1. 时刻牢记"diagnose now(及时诊断)",切忌拖延! 充分利用已有的临床资料进行鉴别诊断! 早诊断、早处理胜过一切!

2. 不要过分依赖实验室检查和影像学检查,它们并不比你的临床评估更加可靠。相反,它们往往会误导你,尤其在病史采集及体格检查不充分的情况下。

3. 超声有助于除外某些情况,尤其对于女性! 壁增厚的阑尾往往提示急性阑尾炎。但看不到阑尾并不能除外阑尾炎!

4. 镇痛并非绝对禁忌! 在有经验的医师完善病史及体格检查,作出病情判断后,可以考虑给予镇痛。适当镇痛不会掩盖体征及疾病发展,相反,足量镇痛无效往往提示病情严重。

(马琳 花苏榕 审校:李小毅)

第二节 甲状腺疾病

【背景知识】

甲状腺位于甲状软骨下方,第 2 至第 4 气管环水平,分为左右二叶及中间的峡部相连。峡部常有向上发出锥状叶。甲状腺有两层包膜,内层为甲状腺固有被膜(真被膜),外层为甲状腺假被膜,手术分离甲状腺应在真假被膜间进行;甲状旁腺位于两层被膜间隙内,多在甲状腺上下极的背侧,上旁腺位置相对固定,下旁腺变异较多。

1. **血供** 双侧甲状腺上、下动脉(颈外动脉第一支);静脉主要有甲状腺上、中、下静脉。

2. **神经** 喉上神经起自迷走神经,与甲状腺上动脉伴行,舌骨平面发出内支、外支;喉返神经亦起自迷走神经,左侧绕主动脉弓,右侧绕右锁骨下动脉,向上行于气管食管沟内,上行至甲状软骨下角入喉。

3. **颈部淋巴结** 美国头颈外科协会将颈部淋巴结分为6组(图 6-2-1)。Ⅰ组:包括颏下群(ⅠA)与下颌下群(ⅠB),两者以二腹肌前腹为界;Ⅱ、Ⅲ、Ⅳ组(侧方淋巴结):颈内静脉上群、中群、下群(三者间分别以舌骨及环状软骨水平为界);Ⅴ组:颈后群(斜方肌前缘到胸锁乳突肌后缘);Ⅵ组(即中央组):包括喉前、气管旁、气管前淋巴结等(上至舌骨,下至胸骨上窝,两侧至颈血管鞘)。Ⅶ组:为胸骨上缘至主动脉弓上缘的上纵隔区。

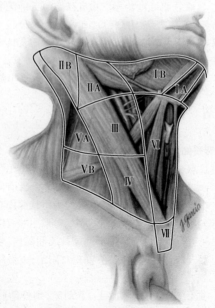

图 6-2-1 颈部淋巴结分组

临床中需要外科治疗的常见甲状腺病症主要包括两类：甲状腺结节及甲状腺功能亢进症（简称甲亢）。

甲状腺结节是最常见的外科临床问题，发病率约4%，其发生率与性别（男女比约 1:4）、年龄（发病率随年龄升高）、放射暴露及碘摄入异常相关。甲状腺结节大多数为良性（95%），主要包括结节性甲状腺肿、甲状腺腺瘤等，而甲状腺恶性病变仅占 3%~5%。此类患者临床诊治要点是，通过详细的临床评估，发现其中恶性或怀疑恶性者。

甲亢是循环中甲状腺素过多导致基础代谢增高、自主神经兴奋的一类临床综合征，其病因多样。需要外科解决的甲亢主要是毒性弥漫性甲状腺肿（Graves disease 或 toxic diffuse goiter，即原发性甲亢）和毒性结节性甲状腺肿（toxic nodular goiter，即继发性甲亢），其中后者又分为结节性甲状腺肿继发甲亢（toxic multinodular goiter）及高功能腺瘤（toxic adenoma）两类。此类患者诊断多不困难，重要的是准确把握手术指征，充分术前准备，防止甲状腺危象。

【接诊要点】

1. 病史

（1）年龄和性别：甲状腺癌在青年及老年（<30 岁或 >60 岁）患者中更多见。尽管甲状腺结节在女性中更多见，但男性甲状腺结节的恶性率更高。

（2）仔细询问结节的起病时间及进展速度（进展以周、月计时，应怀疑恶性可能，如进展更迅速则应考虑未分化癌及甲状腺淋巴瘤可能）。

（3）尽管多数甲状腺结节患者无特殊症状，询问相关症状仍十分必要：有无呼吸困难（压迫气管）、吞咽困难（压迫食管）、声音改变（侵犯喉返神经）、疼痛（良性肿瘤囊内出血、甲状腺炎或恶性结节）、霍纳综合征（Horner syndrome）等。

(4)询问有无甲亢相关症状,包括燥热、出汗、消瘦、心悸、易怒、乏力、震颤、腹泻、突眼等,女性患者注意询问有无闭经、月经不规律、不明原因流产等。老年患者应注意有无心房颤动及心力衰竭等病史。有无甲状腺功能减退相关症状,包括疲乏、体重增加、畏寒、便秘、经量增加、面部及胫前水肿、皮肤粗糙干燥、毛发干枯等。

(5)既往史:①有无头颈部或全身放射史,此类患者甲状腺癌发病率可达40%。②有无其他内分泌疾病病史,如原发性甲状旁腺功能亢进症、胰岛细胞瘤、垂体瘤、乳腺癌及肾上腺肿瘤等。甲状腺癌发病率会因此增加。③询问有无其他恶性肿瘤病史,警惕甲状腺转移癌的可能。

(6)家族史:①有无单纯的甲状腺癌家族史(如滤泡状癌、髓样癌、乳头状癌)。②有无家族性肿瘤综合征[如多发性内分泌肿瘤Ⅱ型(MEN-Ⅱ)、家族性腺瘤样息肉病、加德纳综合征(Gardner syndrome)、考登综合征(Cowden syndrome)等]。

2. 体格检查

(1)首先应视诊颈部,甲状腺肿或结节是否可见,颈部中线结构是否有偏移等。

(2)其次触诊甲状腺及颈部淋巴结。临床上仅约40%的结节可触及。触诊时需注意结节的数量、大小、形态、质地、位置、活动度及有无压痛。同时注意有无气管移位、甲状腺下界是否可及,颈前颈后三角及锁骨上淋巴结有无肿大。

(3)结节单发、质地硬、边界不清、形态不规则、活动度低、同侧颈淋巴结肿大、声音嘶哑(喉镜下同侧声带麻痹)等往往需警惕恶性。压痛多是甲状腺炎的表现,多结节或弥漫性结节多为良性。

(4)对于怀疑甲亢者,应注意有无心动过速、脉率不齐、脉压增宽、突眼相关表现、面色潮红、皮肤湿热、纤细震颤、肌肉消耗、近端肌力减弱及腱反射亢进等。

3. 辅助检查

(1)甲状腺功能：包括 T_3、T_4，游离 T_3、T_4 和促甲状腺激素（TSH）。TSH 一般足以反映甲状腺功能。对于甲状腺结节的患者，TSH 水平越高，甲状腺癌的发生概率相对越大。对于甲亢患者，T_3 在早期上升较早而快，较 T_4 相对敏感。

(2)甲状腺球蛋白（thyroglobulin，Tg）及甲状腺相关抗体（TGAb、TPOAb、TRAb）：两者对于术前判断结节良恶性均并无帮助。Tg 多用于分化型甲状腺癌术后随诊。抗甲状腺球蛋白抗体（TGAb）、抗甲状腺过氧化物酶抗体（TPOAb）与甲状腺功能无关，其升高多见于慢性淋巴细胞性甲状腺炎。促甲状腺激素受体抗体（TSH receptor antibody，TRAb）在 90%~95% 未经治疗的原发性甲亢患者中呈阳性，且特异性较高。

(3)癌胚抗原（carcinoembryonic antigen，CEA）及血清降钙素：非术前常规检查。家族性髓样癌或 MEN-Ⅱ患者需查降钙素及 CEA，降钙素超过 100pg/ml 或 CEA 升高应高度怀疑甲状腺髓样癌。

(4)B 超：临床首选的影像学检查及术前常规检查，准确性与操作者经验密切相关。与恶性相关的超声特征：回声减低（多为低或极低回声），边界不清或模糊，结节内细小钙化，纵横比 >1，结节内血流杂乱，同侧可疑淋巴结（近圆形、皮髓质分界不清、钙化及囊性变），浸透甲状腺包膜，侵犯周围结构。

(5)细针抽吸活检（fine-needle aspiration biopsy，FNAB）：美国甲状腺学会（American Thyroid Association，ATA）推荐其作为一种诊断甲状腺结节及评估手术指征的重要方法。FNAB 可在触诊或 B 超引导下进行，安全性良好。其假阳性率为 1%~2%，假阴性率为 2%~5%。

(6)术前声音评估和喉镜检查：术前喉镜检查声带

活动度,评估手术风险、手术范围、术中技术。美国国立综合癌症网络(National Comprehensive Cancer Network, NCCN)建议包括甲状腺恶性肿瘤患者术前行喉镜检查,英国甲状腺协会推荐怀疑恶性或颈部手术史者行术前喉镜检查。

(7)放射性核素扫描:主要用于判断甲状腺结节的功能,多用于甲亢及甲状腺癌患者术后随诊及治疗。

(8)放射性碘摄取试验:甲亢诊断的重要手段之一。如果在 2 小时甲状腺碘摄取率在 25% 以上,或 24 小时在 50% 以上,以及吸碘高峰提前,都表示甲状腺功能亢进。但是,摄取速度及程度并不能反映甲亢的严重程度。

(9)CT 或 MRI:不作为常规检查,但对局部侵犯明显的结节或胸骨后甲状腺有帮助,可显示结节与气管、食管及血管等结构的关系。

【治疗】

1. 甲状腺结节的外科治疗

(1)手术指征:对于甲状腺结节,除 FNAB 外,手术切除活检也是获得诊断的主要手段。甲状腺结节的手术指征包括:①结节产生压迫症状者(如压迫器官、食管、喉返神经或交感神经等);②胸骨后甲状腺肿;③结节巨大影响美观或影响工作生活者;④结节怀疑或确认有癌变者(症状、体格检查或超声特点怀疑恶变或 FNAB 确认恶性);⑤结节继发甲状腺功能亢进者。根据结节的大小、位置、分布及恶性可能性,可行患侧甲状腺部分切除术、大部切除术、近全切除术及全切除术。术中进行冷冻病理检查,根据冷冻病理结果,决定进一步手术方式。

(2)良性甲状腺结节:具备手术指征者,如冷冻病理为良性(结节性甲状腺肿、甲状腺腺瘤、桥本甲状腺炎等),无须进一步手术治疗。术后一般需监测甲状腺功能、定期复查甲状腺超声,并根据 TSH 水平对甲低者进行甲状腺素替代治疗。

对于不需要手术治疗的甲状腺结节,一般也无须药物治疗(包括甲状腺素抑制性治疗),但需要通过甲状腺超声做定期随访。随访中,结节大小、超声特点及患者症状出现明显变化时,应提高警惕,对该结节进行重新评估。

(3)恶性甲状腺结节:主要包括乳头状癌、滤泡状癌、髓样癌、未分化癌及少见的淋巴瘤、转移癌等。对于 FNAB 或术中冷冻病理证实为甲状腺癌的患者,应根据组织学类型、肿瘤分期、患者一般情况等选择相应治疗方法,主要包括手术、甲状腺素抑制治疗、放射性碘治疗等。

手术方式的选择如下。

1)分化型甲状腺癌(differentiated thyroid cancer, DTC,主要指乳头状癌、滤泡状癌):尽管尚有争议,但一般认为对于高危患者应行全甲状腺切除,对于低危患者也可以选择患侧腺叶全切除(需包括峡部和锥状叶)。全甲状腺切除可以减少肿瘤局部复发率,有利于术后根据血清 Tg 及放射性碘监测肿瘤复发,而患侧腺叶切除则有利于保护对侧喉返神经和甲状旁腺,提高术后生活质量。2015 ATA 指南建议:癌灶 >4cm,明显的腺体外侵犯(cT_4),临床上有明确的淋巴结转移(cN_1)或远处转移(cM_1)者(出现上述任意一条),应行腺体全切或近全切;癌灶 >1cm 并且 <4cm、无腺体外侵犯、cN_0 者可以采取腺体全切除、近全切除或单侧腺叶切除;对于癌灶 <1cm、没有腺体外侵犯、cN_0 的患者(以上条件需全部满足),若行手术治疗应采取腺叶切除,除非有明确的对侧切除指征。

一般认为,分化型甲状腺癌患者推荐行预防性患侧中央组淋巴结清扫(清扫Ⅵ组),对于临床证实有侧方颈部淋巴结转移的患者,应行改良的功能性颈淋巴结清扫术(清扫患侧 II、III、IV、V 及 VI 组,同时保留胸锁乳突肌、颈内静脉及副神经)。

由于甲状腺癌手术所致喉返神经或甲状旁腺损伤可能给患者带来长期严重的影响,因此常规的全甲状腺切除＋颈部淋巴结清扫术应建议由专科医师完成,以获得更好的手术效果、减少手术并发症。

术中喉返神经监测(intraoperative neuro-monitoring, IONM):喉返神经损伤是甲状腺手术最严重的并发症之一。据统计,甲状腺手术喉返神经的损伤率为 0.3%~18.9%,喉返神经的保护问题一直都是甲状腺外科医师关注的热点。术中神经监测技术将功能学与解剖紧密结合,具有术中导航、快速识别喉返神经走行、预测变异、保护喉返神经功能完整、阐明机制、降低喉返神经损伤发生率、操作简便等特点,是复杂手术的有效辅助工具。成功的喉返神经监测需要麻醉医师合作。重要的是要告知麻醉前声带检查结果,明确监测程序启动前的麻醉医师监测,告知麻醉医师监测中不使用肌肉松弛药及监测结束的时间。

围手术期甲状旁腺功能的保护:甲状旁腺功能低下是甲状腺手术后的常见并发症,即使经验丰富的医师进行规范操作,仍有少数患者不可避免地发生术后永久性甲状旁腺功能低下。术前合理控制各种并发症(控制中重度甲亢和严重甲减),术中在"1+X+1"(即:在原位保留至少 1 枚具有良好血供的甲状旁腺,对于具有中央区复发高危因素的患者,可策略性移植至少 1 枚甲状旁腺)总原则下,选择合理的手术方案,采用精细化被膜解剖技术,结合各种辨认甲状旁腺的方法及合理应用高级能量器械,提高甲状旁腺辨认率,降低意外切除率,提高自体移植成功率,术后选择合理的治疗方式,才能有效预防术后甲状旁腺功能低下的发生。甲状腺术后检测血清PTH及钙水平,有利于判断是否存在甲状旁腺功能低下及低钙血症,指导临床补钙。甲状腺全切除术后预防性补钙有利于减少低钙症状的发生。

2)髓样癌:髓样癌的治疗以手术为主。ATA指南建议所有髓样癌患者均应行全甲状腺切除治疗。同时,对于无明确淋巴结转移的患者,行中央组淋巴结清扫;对于已有颈部淋巴结转移的患者,则行改良的功能性颈淋巴结清扫术。

3)未分化癌:未分化癌发展甚快,发病后2~3个月即可出现压迫症状或远处转移,强行手术非但无益,反而容易加速其血行扩散。手术主要用于诊断或解除压迫症状。

(4)术后治疗

1)分化型甲状腺癌,主要包括放射性碘治疗(radioactive iodine therapy)以及甲状腺素抑制性治疗(thyroxine suppressive therapy)。对于复发高危患者(肿瘤直径>4.0cm、肿瘤未完整切除、甲状腺外肿瘤播散、淋巴结转移或远处转移及侵袭性组织学类型),推荐使用术后放射性碘治疗。

术后甲状腺素抑制性治疗的目的在于负反馈抑制TSH水平,降低其促肿瘤生长的作用,证据表明其可有效降低术后复发率及肿瘤相关性病死率。对于有转移等高危患者,TSH应维持在0.1mU/L以下。对于低危者,TSH应持在正常下限水平。

分化型甲状腺癌的术后随诊主要包括体格检查、TSH、Tg、TGAb、颈部超声及放射性碘全身显像等。一般要求术后前2年每半年复查1次,此后间隔可逐渐增加。

2)髓样癌患者术后可行甲状腺素替代治疗,但无须放射性碘或甲状腺素抑制性治疗。术后随访内容应包括体格检查、血CEA及降钙素、颈部超声等。

3)对于未分化癌,治疗主要依赖传统的放疗及化疗(多柔比星、紫杉醇等)。分子靶向治疗药物,如吉非替尼(gefitinib)、阿西替尼(axitinib)等,目前尚在临床试验阶段。

2. 甲亢的外科治疗

(1)Graves病:Graves病非手术治疗包括药物治疗及放射性碘治疗。甲亢药物主要包括丙硫氧嘧啶和甲巯咪唑,约90%的甲亢患者在口服3~4周后可获得缓解,但停药后易复发(40%~80%)。

放射性碘治疗对绝大多数Graves病患者非常有效,可作为成年人原发性甲亢的首选治疗手段。妊娠、哺乳为放射性碘治疗禁忌。部分患者治疗后会出现甲状腺功能减低的情况。

手术治疗指征包括:①甲亢合并甲状腺结节;②巨大甲状腺产生压迫症状或影响美观等;③抗甲状腺药物效果不佳或不耐受副作用;④拒绝行 ^{131}I 治疗或禁忌。

甲亢的术前准备对于提高手术安全性至关重要。主要的准备是口服碘剂,常用复方碘溶液(含碘酊及碘化钾,又称为 Lugol 液),一般在抗甲状腺药物控制甲状腺功能正常后(fT_3、fT_4 正常即可),在术前14天开始口服,每次10滴,每日3次,术后即可停用。抗甲状腺药物易引起甲状腺肿大充血,故一旦基础代谢率接近正常,应立即停服(一般在应用碘剂1周后),之后继续服用碘剂至术前。对于心动过速、高血压、震颤及出汗的患者,可考虑加用 β 受体拮抗药。手术方式以甲状腺大部切除或近全切除为主,仅保留少量甲状腺组织以期保护喉返神经及甲状旁腺组织。

(2)结节性甲状腺肿继发甲亢(toxic multinodular goiter,TMNG):TMNG 多见于50岁以上人群,继发于长期的结节性甲状腺肿,在碘缺乏地区相对多见。治疗方法包括抗甲状腺药物、放射性碘治疗及手术。抗甲状腺药物对于 TMNG 效果较差且易于复发,故不作推荐,仅用于术前准备。放射性碘治疗可用于 TMNG 患者,但仅对手术禁忌或轻症者推荐。手术适用于大多数 TMNG 患者,尤其是结节较大,有压迫症状者。手术方式以甲状腺大部切除或近全切除为主。术前准备多依赖抗甲状腺药物及 β 受体拮抗药。需注意的是,对于自主动能结节功能患者,碘剂可能会加重甲亢的症状(Jod-Basedow 效应)。

(3) 高功能腺瘤(toxic adenoma):高功能腺瘤绝大多数为良性单克隆性腺瘤。手术是高功能腺瘤的主要治疗手段。手术方式以患侧腺叶部分或大部切除为宜。术前准备同 TMNG。

(孙蒙清　审校:陈革)

第三节　胰腺癌

【背景知识】

近年来,胰腺癌(pancreatic cancer)的发病率逐年上升,在我国,胰腺癌位列中国城市男性恶性肿瘤发病率第 8 位,居大城市(北京、上海)人群恶性肿瘤病死率的第 5 位。胰腺癌发病隐匿、进展迅速,是一种治疗效果及预后极差的消化道恶性肿瘤。手术切除是唯一有望根治胰腺癌的治疗方式,但 80% 以上的患者在诊断时已经无法通过手术切除治愈。且即使在最佳条件下,接受切除术的患者中位生存期为 15~19 个月,5 年生存率约为 20%。而对于无法手术的患者,中位生存期仅为 6 个月左右。

胰腺癌的临床分期对手术选择及治疗方法的优劣具有重要的意义,具体分期见附 1。

【接诊要点】

1. **病史**　绝大多数胰腺癌在早期没有任何自觉症

状,只有在肿瘤发展增大到一定程度时才开始出现症状,所以绝大多数胰腺癌在就诊时已为晚期,致使患者丧失了手术机会。

(1)腹痛:为胰腺癌的早期症状。疼痛位于上腹部、脐周或右上腹,大多向腰背部放射。较典型的腹痛是仰卧位时加重、弯腰或屈膝位时可减轻疼痛,且以夜间尤为明显。

(2)黄疸:一般以胰头癌患者黄疸较多见,且出现较早。大多是因为胰头癌压迫胆总管引起,少数是由于胰体尾癌转移至肝内或肝/胆总管淋巴结所致。黄疸多属阻塞性,呈进行性加深,伴有皮肤瘙痒,尿色如浓茶,粪便呈陶土色。

(3)体重下降:约90%患者有迅速而显著发展的体重减轻,在胰腺癌晚期常伴有恶病质。消瘦原因包括癌的消耗、食欲缺乏、焦虑、失眠、消化和吸收障碍等。

(4)消化道症状:常见的消化道症状是食欲缺乏和消化不良,其他消化道症状包括恶心、呕吐、腹胀、腹泻、便秘等。消化道症状原因可能与胃排空延迟、胰腺外分泌功能不全等因素有关。

(5)糖尿病:胰腺癌与糖尿病的关系密切。在老年人中,突然发生的糖尿病可能是中晚期胰腺癌的信号,特别是糖尿病合并有食欲下降和体重减轻者更高度提示可能存在胰腺癌。

(6)精神神经症状:部分胰腺癌患者表现有抑郁、焦虑、个性躁狂等精神神经症状,其中以抑郁最为常见。机制暂不明确。

有研究者认为,40岁或40岁以上的有下列任何临床表现的患者应该怀疑有胰腺癌:①梗阻性黄疸;②近期出现的无法解释的体重下降超过10%;③近期出现的不能解释的上腹或腰背部疼痛;④近期出现的不能解释的消化不良;⑤突发糖尿病而又没有使之发病的因素,如家庭史或肥胖；⑥突发无法解释的脂肪泻；⑦自发性的胰腺炎的发作。如果患者是嗜烟者应加倍怀疑。

2. 体格检查 体格检查早期一般无明显体征。典型者可见消瘦、黄疸、上腹部压痛。晚期可于上腹部触及结节状、质硬之肿块。如黄疸伴有胆囊肿大，则为胰头癌的重要依据。由于胆汁淤积，常可扪及肝大。如癌肿压迫脾静脉或脾静脉血栓形成时，可扪及脾大。晚期胰腺癌病例可出现腹水，并可在左锁骨上或直肠前陷凹扪及坚硬及肿大的转移淋巴结。

3. 辅助检查

(1)生化检查

1)血、尿、便常规：早期无明显异常。部分患者有贫血、尿糖升高、便潜血阳性。

2)血淀粉酶、脂肪酶：早期胰腺癌或胰腺癌继发胰腺炎时可升高。

3)肝功能：胰腺癌累及胆肝时可发生肝脏转移和胆道梗阻，出现总胆红素、结合胆红素和转氨酶的异常升高。肝脏合成蛋白功能下降，可导致白蛋白、前白蛋白降低。

4)血糖：由于胰岛细胞被肿瘤破坏，约40%的患者可出现血糖升高，糖耐量异常。

(2)肿瘤标志物：临床较为常用的胰腺癌肿瘤标志物包括 CA19-9、CA242、CA50、CA72-4、CEA 等。其中 CA19-9 最为常用，发现 CA19-9 升高者，排除胆道梗阻或胆系感染等因素后则高度怀疑胰腺癌。

(3)影像学检查

1)CT：腹部增强 CT＋胰腺薄扫＋三维重建是目前诊断胰腺癌最常用的手段。能清晰显示肿瘤大小、位置、密度及血供情况，并依此判断肿瘤与血管、邻近器官的毗邻关系，用于术前评估肿瘤的可切除性。

2)MRI：除显示胰腺肿瘤解剖学特征外，还可以清晰地显示胰腺旁淋巴结和肝脏内有无转移病灶。

3)超声内镜(EUS)及超声内镜引导细针穿刺活检(EUS-FNA):定位和定性最准确的方法,也有助于肿瘤分期的判断。

4)PET/CT:其不可替代胰腺 CT 或 MRI,作为补充,在排除及检测远处转移方面具有优势。

4. 鉴别诊断

(1)胰腺炎:包括急性胰腺炎、慢性胰腺炎和自身免疫性胰腺炎(autoimmune pancreatitis, AIP)。急性胰腺炎为急性起病,血白细胞、淀粉酶明显升高。慢性胰腺炎可有胰腺肿块(包括假性囊肿)和黄疸,表现易与胰腺癌混淆。腹部 CT 发现胰腺钙化或结石对诊断慢性胰腺炎有帮助,细针穿刺胰腺活检亦可帮助鉴别。AIP 也可出现胰腺肿块、梗阻性黄疸,其血清学检查可见多个异常指标,临床最常见也最典型的是 IgG4 升高。此外,AIP 在 CT 或 MRI 上以胰腺弥漫性肿大为主要表现,呈"腊肠样",可用于与胰腺癌鉴别。

(2)壶腹周围癌:壶腹周围癌亦有黄疸、消瘦、皮肤瘙痒、消化道出血等症状。壶腹癌引起的黄疸常呈波动性;腹痛不显著,常并发胆道感染,反复寒战、发热较多见。但两者鉴别仍较困难,要结合超声和 CT 来提高确诊率。壶腹癌的切除率在 75% 以上,术后 5 年存活率较胰头癌高。

(3)慢性胃炎、消化性溃疡:亦有腹痛,但多与饮食有关,少有黄疸,胃镜检查可以进行鉴别。

(4)胆石症、胆囊炎:慢性胆囊炎为慢性迁延性疾病,反复复发,需与胰腺癌鉴别。其主要表现为右上腹钝痛、胀痛,急性期伴发热及血 WBC 增高。胆石症并发胆管结石时可出现梗阻性黄疸,并可发生急性胆管炎,出现腹痛、寒战、高热、WBC 增高。影像学检查可与胰腺癌鉴别。

【治疗】

胰腺癌手术成功率低,病情恶变快,患者疼痛剧烈,目前治疗以缓解症状,延长生命为主。根治性切除(R_0)仍是目前治疗胰腺癌最有效的方法。术前依据影像学评估将胰腺癌分为:①可切除胰腺癌;②交界可切除胰腺癌;③局部进展期胰腺癌;④合并远处转移的胰腺癌(表 6-3-1)

表 6-3-1　胰腺癌可切除性的评估(NCCN 指南,2018 年)

可切除状态	动脉	静脉
可切除胰腺癌	肿瘤未侵犯腹腔干动脉、肠系膜上动脉和肝总动脉	肿瘤未侵犯肠系膜上静脉,或侵犯但没有超过 180°,且静脉轮廓规则
交界可切除胰腺癌	胰头和钩突肿瘤: 肿瘤侵犯肝总动脉,但未累及腹腔干或左右肝动脉起始部,可以被完全切除并重建 肿瘤侵犯肠系膜上动脉,但没有超过 180° 若存在变异的动脉解剖(如副右肝动脉、替代右肝动脉、替代肝总动脉,以及替代或副动脉的起源动脉),应注意明确是否肿瘤侵犯及侵犯程度,可能影响手术决策 胰体 / 尾部肿瘤: 肿瘤侵犯腹腔干未超过 180° 肿瘤侵犯腹腔干超过 180°,但未侵犯腹主动脉,且胃十二指肠动脉完整不受侵犯	肿瘤侵犯肠系膜上静脉或门静脉超过 180°,或侵犯虽未超过 180°,但存在静脉轮廓不规则;或存在静脉血栓,切除后可进行安全的静脉重建;肿瘤触及下腔静脉

续表

可切除状态	动脉	静脉
不可切除胰腺癌	胰头和钩突肿瘤： 肿瘤侵犯肠系膜上动脉超过180° 肿瘤侵犯腹腔干超过180°	胰头和钩突肿瘤： 肿瘤侵犯或栓塞（瘤栓或血栓）导致肠系膜上静脉或门静脉不可切除重建 肿瘤侵犯大部分肠系膜上静脉的近端空肠引流支
	胰体/尾部肿瘤： 肿瘤侵犯肠系膜上动脉或腹腔干超过180° 肿瘤侵犯腹腔干和腹主动脉	胰体/尾部肿瘤： 肿瘤侵犯或栓塞（可能是瘤栓或血栓）导致肠系膜上静脉或门静脉不可切除重建
	远处转移（包括非区域淋巴结转移）	

1. 手术治疗

（1）术前准备

1）减黄：术前胆道引流解除梗阻性黄疸的必要性存在争论，利与弊均存在。高龄或体能状态较差的患者，若梗阻性黄疸时间较长，合并肝功能明显异常、发热及胆管炎等感染表现，推荐术前减黄。术前拟行新辅助的患者，亦应首先减黄。术前减黄的具体方式，主要包括经内镜胆道引流术（包括内镜鼻胆管引流术、内镜胆道支架置入术等）和经皮肝穿刺胆道引流（PTCD）。

2）保肝：肝功能异常者口服保肝药物、维生素 B 等。

3）纠正凝血：梗阻性黄疸患者常规补充维生素 K，以免术中、术后发生出血及弥散性血管内凝血（DIC）事件。

4)营养支持:对出现梗阻无法进食,或局部炎症较重的患者,术前需给予肠内营养支持,必要时肠外营养,同时纠正水电解质失衡、贫血、低蛋白血症。

(2)手术方法(对可切除胰腺癌)

1)胰头癌:推荐根治性胰十二指肠切除术(图6-3-1)。切除胰头、十二指肠、远端胃、近端空肠、胆管下段、胆囊,

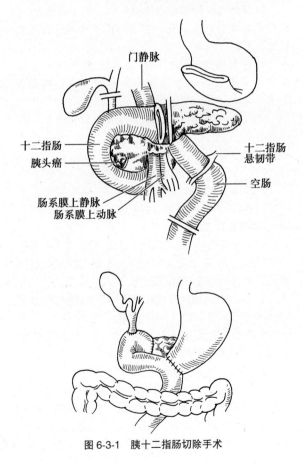

门静脉

十二指肠

胰头癌

肠系膜上静脉
肠系膜上动脉

十二指肠
悬韧带

空肠

图6-3-1 胰十二指肠切除手术

行胰肠吻合、胆肠吻合、胃肠吻合。包括完整切除胰头部及钩突，并行区域淋巴清扫。要求胆管、胃或十二指肠、胰颈和胰系膜上动脉切缘阴性。术后一般留置胆肠、胰肠引流管各一根。

2) 胰体尾癌：推荐根治性胰体尾联合脾脏切除术。术后一般留置胰腺断端和脾窝引流管各一根。

3) 部分胰腺颈部癌或胰腺多中心病灶的患者，可考虑行全胰切除术。此类患者的围手术期处理更加复杂。

4) 扩大淋巴结清扫或神经丛切除，以及联合动静脉或多器官切除对胰腺癌患者的预后改善存在争论。

(3) 术后处理：胰腺术后处理个体差异非常大，不可教条主义。以下流程仅供参考。

1) 术后第 1 天停用抗生素，撤除心电监护，拔除导尿管并下地活动，鼓励患者呼吸功能锻炼。

2) 术后常规医嘱：禁食禁水、抑酸、生长抑素、肠外营养支持、补充人血白蛋白 20g 每日 1 次、呋塞米适当利尿、胰岛素泵、镇痛。

3) 引流管的处理：术后第 1、3、5、7 天，查引流液淀粉酶；根据引流量、性状和淀粉酶情况退或拔引流管；一般连续 3 天 <10ml 可逐渐退管，见到引流管侧孔后拔除。如出现胰瘘，预计带管时间较长者务必注意引流管的护理，必要时加固缝线，防止脱落。

4) 逐步恢复饮食，一旦开始流食，停用生长抑素、抑酸药改口服，并加用胰酶替代制剂。

(4) 术后常见并发症及处理

1) 胰瘘：胰十二指肠术后最常见的并发症，如术后 5~10 天腹腔引流液增多，淀粉酶明显升高，可能出现胰瘘。其处理方法为必须保持腹腔引流通畅，充分引流。必要时可嘱患者禁食禁水并应用生长抑素。

2)胆瘘:主要表现为腹腔引流管中引流液含有胆汁,严重者可出现化学性腹膜炎。需维持引流管通畅,以便充分引流胆汁,降低胆道内压力。

3)出血:包括腹腔内出血和消化道出血,是胰腺癌术后的严重并发症,围手术期死亡的主要原因之一。患者可从腹腔引流或胃管内引流出血性液,出血量大时可出现面色苍白、脉细数、血压下降等失血性休克表现,应积极抗休克并输血。条件允许时可行消化内镜、CT血管成像(CTA)或血管介入明确出血部位并尝试止血,必要时需二次手术。

4)腹腔内感染:多由胰瘘、胆瘘或腹腔渗血所致。可有腹痛、高热、身体消耗等。加强全身支持治疗,应用高效广谱抗生素,并通畅引流。

2. 非手术治疗

(1)适应证:根治性手术切除前后辅助治疗;胰腺癌伴转移;局部进展无法切除胰腺癌、手术或其他治疗后复发转移。

(2)措施

1)化疗:胰腺癌化疗主要用于术前降低肿瘤分期、术后预防局部复发和远期转移,以及晚期胰腺癌患者的姑息治疗。吉西他滨单药治疗晚期胰腺癌效果显著,是晚期胰腺癌治疗的一线方案。

2)放疗:胰腺癌多数对放射治疗不敏感,而且其周围小肠、胃、肝、脾等均属于对放疗敏感器官,因此以往胰腺癌放射治疗多用于姑息镇痛治疗。近年来,由于放疗技术的发展,三维适形放疗、调强放疗、放射增敏剂和放化疗综合方法的应用,部分胰腺癌可以通过包括放疗在内的综合治疗取得较好的疗效。

附 1

美国癌症联合委员会（AJCC）胰腺癌 TNM 分期（第 8 版）

原发肿瘤（T）

T_X　原发肿瘤无法评估

T_0　没有原发肿瘤证据

T_{is}　原位癌（包括 PanIN-3）

T_1　肿瘤最大直径 ≤ 2cm

T_2　肿瘤最大直径 >2cm 且 ≤ 4cm

T_3　肿瘤最大径 >4cm

T_4　肿瘤不论大小，累及腹腔干、肠系膜上动脉和 / 或肝总动脉

区域淋巴结（N）

N_X　区域淋巴结无法评估

N_0　无区域淋巴结转移

N_1　1~3 个区域淋巴结转移

N_2　≥ 4 个区域淋巴结转移

远处转移（M）

M_0　无远处转移

M_1　有远处转移

分期分组

0 期	T_{is}	N_0	M_0
Ⅰ A 期	T_1	N_0	M_0
Ⅰ B 期	T_2	N_0	M_0
Ⅱ A 期	T_3	N_0	M_0
Ⅱ B 期	T_1	N_1	M_0
	T_2	N_1	M_0
	T_3	N_1	M_0
Ⅲ 期	任何 T	N_2	M_0
	T_4	任何 N	M_0
Ⅳ 期	任何 T	任何 N	M_1

（孙蒙清　审校：韩显林）

第四节 胰腺囊性疾病

【背景知识】

胰腺囊性疾病指由胰腺上皮和/或间质组织形成的肿瘤或非肿瘤性(单发或多发的肿瘤样)含囊腔的病变,主要包括胰腺假性囊肿和胰腺囊性肿瘤(pancreatic cystic neoplasm,PCN)。常见部分胰腺囊性疾病分类见表 6-4-1。

表 6-4-1 常见部分胰腺囊性疾病的分类

类别	疾病名称
上皮源性肿瘤	导管内乳头状黏液性肿瘤
	黏液性囊性肿瘤
	浆液性囊腺瘤
	浆液性囊腺癌
	实性假乳头状瘤
	囊性神经内分泌肿瘤(G_1、G_2)
	囊性导管腺癌
非上皮源性肿瘤	良性非上皮肿瘤
	恶性非上皮肿瘤
上皮源性非肿瘤性疾病	淋巴上皮囊肿
	潴留性囊肿
非上皮源性、非肿瘤性疾病	胰腺炎相关的假性囊肿

各类 PCN 性质不同,预后不同,癌变率也存在较大差异。因此,准确的定性诊断对选择治疗策略意义极大。不同的 PCN 虽有各自好发年龄及影像学特点,但对于不典型患者的鉴别诊断往往非常困难。四种主要 PCN 的主要特点见表 6-4-2。

表 6-4-2 胰腺囊性肿瘤的主要特点

肿瘤类型	年龄段	发病率	好发部位	囊液特征	影像学特征	恶变倾向
浆液性囊性肿瘤 (SCN)	老年	女 > 男	约 50% 胰体尾	清亮, 稀薄, CEA ↓, AMY ↓	多微囊, 蜂窝状, 囊壁薄, 中心星芒状瘢痕及钙化	很低
黏液性囊性肿瘤 (MCN)	中年	女 > 男	80%~90% 胰体尾	黏液, CEA ↑, AMY ↓	多单发, 分隔, 可见壁结节, 蛋壳样钙化	中等至高等
导管内乳头状黏液性肿瘤 (IPMN)	老年	女≈男	胰头、钩突	黏液, CEA 中或 ↑, AMY ↑	胰管扩张, 囊实性混合	主胰管型为高等, 分支胰管型为中等
实性假乳头状肿瘤 (SPN)	青年	女 > 男	胰头、体、尾相当	血性, CEA ↓	囊实性占位	低度恶性

CEA. 癌胚抗原; AMY. 淀粉酶。

一、浆液性囊性肿瘤

【背景知识】

胰腺浆液性囊性肿瘤（serous cystic neoplasm，SCN）占胰腺囊性肿瘤的 32%~39%，多见于老年患者，女性稍多，胰体尾部多见，恶变率 <3%。根据其形态特点，可进一步分为微囊型、寡囊型、混合型及实性型。以微囊型最为多见。囊壁菲薄，内含浆液，囊泡叠加排列，内部有呈辐射状的分隔，30% 此型患者可见中央钙化。

【接诊要点】

1. **病史** 胰腺 SCN 生长缓慢，患者多无症状，随肿瘤的逐渐增大可压迫邻近脏器或因肿瘤囊内压力增高导致上腹部疼痛不适，或表现为腹部肿物。少数患者可有梗阻性黄疸、消化道出血、急性胰腺炎等表现。

2. **辅助检查** 包括定性和定位诊断两个方面。首先需明确是否源于胰腺，其次要排除胰腺假性囊肿可能，最后明确此囊性肿瘤是否为恶性或潜在恶性。主要手段有以下方面。

（1）腹部超声：胰腺位于后腹膜，容易受肠气干扰。超声用于初筛，对明确诊断的价值相对有限。

（2）腹部 CT：特征性表现为肿瘤的中心瘢痕与蜂窝样囊肿，可合并中央区钙化。

（3）MRI 和 MRCP：对 PCN 的定位诊断特别是与胰管的关系等意义较大，胰腺 SCN 与主胰管不通。

（4）PET/CT：不作为常规检查。

（5）超声内镜（EUS）：除了可对占位的形态进行描述，还可以在其引导下穿刺（EUS-FNA），进行细胞学及囊内容物淀粉酶、CA19-9、CEA 测定。胰腺假性囊肿的囊内容物淀粉酶显著增高，而胰腺 SCN 则 <250U/L。囊内容物 CEA 有重要价值，用于鉴别黏液性与非黏液性肿瘤。

3. **鉴别诊断** 主要包括胰腺假性囊肿、黏液性囊性肿瘤、导管内乳头状黏液性肿瘤、实性假乳头状瘤等,见本节其他部分内容。

【治疗】

胰腺 SCN 恶变率极低,仅为个案报告。对于影像学检查较为明确、直径 <4cm,且无症状者的胰腺 SCN,可选择随诊观察。手术指征包括:①出现相关症状(如腹痛、肿块、黄疸、呕吐等);②肿瘤直径 ≥ 6cm 或短时间内生长迅速,出现侵袭性表现,如累及周围组织、血管、胰周淋巴结等;③无法完全排除恶变。

手术方式:鉴于胰腺 SCN 的良性生物学行为,对于瘤体较大的胰腺 SCN,可行保留十二指肠的胰头切除(Berger 手术)、胰腺节段性切除或保留脾脏的胰体尾切除术等。诊断不够明确者可行术中冷冻病理活检。对不排除恶性病变者宜行根治性切除。

二、胰腺黏液性囊性肿瘤

【背景知识】

胰腺黏液性囊性肿瘤(mucinous cystic neoplasm,MCN)患者绝大多数为围绝经期女性(95%),少数为男性,中位发病年龄为 45 岁左右。胰腺 MCN 在组织病理学上具有明显的异质性,即在一个肿瘤中可能存在良性至不同级别的异型上皮细胞,甚至浸润性腺癌细胞,故其具有一定的恶性潜能,被认为可能是一种癌前病变。

大体上,胰腺 MCN 多发生于胰腺体尾部,多单发,为一圆形或类圆形含有黏液性囊液的肿块。大体切面上,胰腺 MCN 可为单房或多房结构,囊腔较大,囊壁较厚,各囊腔之间存在较厚的纤维分隔,一般情况下不与主胰管或分支胰管相通。胰腺 MCN 囊壁多光滑,部分胰腺 MCN 囊壁可存在局部钙化结构,或形成乳头、壁内结节向囊腔内凸起,在胰腺 MCN 中观察到这些结构,需警惕该胰腺 MCN 是否有恶变可能。

【接诊要点】

1. 病史 胰腺 MCN 患者多无特异的临床表现,其症状多由肿瘤体积增大引起或肿瘤恶变而向周围组织结构侵袭而引起。包括:中上腹不适、腹胀、腹部隐痛或后背部疼痛、恶心、呕吐、食欲缺乏、腹泻、体重减轻等。肿瘤体积较大者可触及腹部包块。少数患者可发生急性胰腺炎,或反复发作胰腺炎而继发胰腺内外分泌功能不全。极少数胰头部 MCN 患者可发生梗阻性黄疸。临床上对有症状,尤其是体重减轻、腹痛或背痛明显的患者,应高度警惕其恶性的可能性。此外,年龄较大患者(>55 岁)、肿瘤体积较大(>4cm)也同样需要警惕恶性的可能。

2. 辅助检查

(1)实验室检查:多无阳性发现。胰腺炎或梗阻性黄疸患者可有对应的血清淀粉酶、脂肪酶及总胆红素、结合胆红素升高。CA19-9、CEA 等血清肿瘤标志物的升高可在胰腺 MCN 伴浸润性癌的患者中见到。

(2)影像学检查

1)腹部超声:单房或多房囊性结构,囊性部分透声不如假性囊肿。用于初筛,诊断价值相有限。

2)腹部 CT:多见于胰体尾部的、单发的圆形或类圆形囊性肿块,内部可有纤维分隔,形成单房或多房状结构,囊壁光滑。囊壁较胰腺 SCN 厚,切面呈"橘子"样外观。周边可有"蛋壳样"钙化,如出现则预示胰腺 MCN 可能已经恶变。其他 CT 上预示胰腺 MCN 恶变的结构和特征主要有:肿瘤直径 ≥ 4cm;囊壁或囊内纤维分隔不对称性或不规则性增厚;囊壁上出现实性壁节或多发乳头样凸起;肿瘤囊内出现不规则的实性成分,且多靠近肿瘤边缘;增强后肿瘤囊壁、分隔或肿瘤内实性部分明显强化;肿瘤向胰腺周围血管侵犯;胰管与肝外胆管扩张呈"双管征"等。

3) MRI 和 MRCP：MRCP 上肿瘤是否与胰管相通，是术前鉴别胰腺 MCN 和 IPMN 的重要依据。其余特点同 CT。

4) 超声内镜（EUS）及 EUS-FNA：细胞学主要用于区分良恶性，伴浸润性癌者可能找到恶性肿瘤细胞。黏液性肿瘤（包括胰腺 MCN 和 IPMN）的囊内容物 CEA 水平明显升高，鉴别的阈值一般为 192ng/ml。胰腺 MCN 囊液淀粉酶一般 <250U/L。

5) PET/CT：可用于区分肿瘤良恶性。

3. 鉴别诊断 主要包括胰腺假性囊肿、浆液性囊性肿瘤、导管内乳头状黏液性肿瘤、实性假乳头状瘤等，见本节其他部分内容。

【治疗】

胰腺 MCN 具有恶变潜能，因此术前明确诊断的胰腺 MCN 患者均建议手术治疗，尤其是肿瘤形态出现预示恶变的特征，或患者出现临床症状时。

手术方式：因胰腺 MCN 多发于胰体尾，故胰体尾切除术联合脾脏切除术常被作为首选术式。对于肿瘤 <4cm 且无恶性特征的胰腺 MCN，可以选择保留脾脏的胰体尾切除术、胰腺中段切除术等手术方式。术中应仔细操作，避免囊肿破裂、囊液外溢而导致肿瘤在腹腔内播散。

三、胰腺导管内乳头状黏液性肿瘤

【背景知识】

胰腺导管内乳头状黏液性肿瘤（intraductal papillary mucinous neoplasm, IPMN）是一种起源于胰腺主胰管和 / 或分支胰管上皮的乳头状产黏液肿瘤，占胰腺囊性肿瘤的 10%~20%。根据其累及胰腺的部位和胰管扩张情况，可分将 IPMN 分为主胰管型（main duct IPMN，MD-IPMN）、分支胰管型（branch duct IPMN，BD-IPMN）和混合型（mixed type IPMN，MT-IPMN）。在排除其他原因导致的梗阻后，MD-IPMN 表现为主胰管呈节段性或弥漫性扩张（>5mm）伴胰管内黏液分泌，可存在主胰管内乳头状突起或结节。BD-IPMN 表现为单个或多个分支胰管囊性扩张、直径 >5mm，并且与主胰管交通，可形成典型的葡萄状外观。

IPMN 具有恶性进展为侵袭性癌的可能，是胰腺导管腺癌（pancreatic ductal adenocarcinoma，PDAC）的重要癌前病变之一。IPMN 恶变的相对危险因素为：囊肿直径 ≥ 3cm、囊壁增厚增强、主胰管直径 5~9mm、非强化附壁结节、胰管内不连续改变伴远端胰腺萎缩、淋巴结肿大。IPMN 恶变的绝对危险因素为：胰头部囊肿伴梗阻性黄疸、囊腔内强化附壁结节、主胰管直径 ≥ 10mm。

【接诊要点】

1. 病史 IPMN 患者的临床表现以腹痛、体重下降、黄疸、腹泻、腹胀、恶心、呕吐等较为常见，部分患者为体检偶然发现。腹痛主要因肿瘤分泌黏液导致胰管梗阻、胰管内压力增高所致，可继发急性或慢性胰腺炎，如发展为浸润性癌则出现持续性腹痛伴背痛。因影响胰腺外分泌功能导致消化功能受损，出现腹泻、脂肪泻、体重下降。良恶性 IPMN 均可发生梗阻性黄疸。

2. 辅助检查

（1）实验室检查：胰腺炎或梗阻性黄疸患者可有对应的血清淀粉酶、脂肪酶及总胆红素、结合胆红素升高。CA19-9、CEA 等血清肿瘤标志物的升高可见于侵袭性 IPMN。

（2）影像学检查

1）腹部超声：主要用于筛查，难以明确囊性肿瘤的类型。

2)腹部 CT:MD-IPMN 典型的 CT 征象为主胰管呈节段性或弥漫性扩张,可合并其周围胰腺实质的萎缩,部分主胰管内出现附壁结节。BD-IPMN 典型的 CT 征象为胰头钩突部位的分支胰管扩张,局部有多个互相交通的囊腔形成"葡萄串状"结构,肿瘤周围可见不同程度扩张的胰管。MT-IPMN 典型的 CT 征象为分支胰管扩张延伸至主胰管。

3)MRI 和 MRCP:能无创地显示与胰管系统的交通情况,确定病变类型、病变累及范围、显示分支胰管,鉴别诊断中有较强的优势。其余特点同 CT。

4)内镜逆行胰胆管造影(ERCP):十二指肠镜直视下可见十二指肠乳头开口内有大量黏冻样液体。造影可评估胰管系统的情况。

5)超声内镜(EUS)及 EUS-FNA:对囊性肿瘤的评估价值优于 ERCP,对发现囊性肿瘤内附壁结节、评估肿瘤侵袭性和恶性特征有一定优势。可行细胞学和囊液检查。IPMN 囊内容物 CEA 水平明显升高,因囊液与胰管系统相通,囊液淀粉酶亦显著升高。

6)PET/CT:主要价值在于鉴别肿瘤的良恶性。

3. 鉴别诊断 主要包括胰腺假性囊肿、浆液性囊性肿瘤、黏液性囊性肿瘤、实性假乳头状瘤等,见本节其他部分内容。

【治疗】

主胰管型 IPMN 因具有较高的恶变概率,均建议手术治疗。主胰管型及混合型 IPMN,由于肿瘤在胰管内纵向生长,为保证肿瘤的完整切除,建议常规行术中快速冷冻病理证实切缘阴性。对于分支胰管型 IPMN,由于不侵犯主胰管且恶变倾向较低,因此,最大径 <3cm 者可随访观察。但具有恶变高危因素时,需积极手术处理。

手术方式:主要依据 IPMN 的部位、良恶性、单 / 多发、患者对手术耐受程度等。胰头部 IPMN 如高度怀疑恶变,需行胰十二指肠切除术或保留幽门的胰十二指肠切除术,并清扫周围淋巴结。胰体尾部 IPMN 可行远端胰腺切除术,如高度怀疑恶变,需行胰体尾联合脾脏切除,同时切除周围淋巴结。所有 IPMN 患者,应常规送术中冷冻病理保证手术切缘阴性,否则应根据患者整体情况扩大切除范围,必要时甚至可行全胰切除术。

四、胰腺实性假乳头状肿瘤

【背景知识】

胰腺实性假乳头状肿瘤(solid-pseudopapillary neoplasm,SPN)是一种低度恶性肿瘤,发病率低,多见于年轻女性。可发生于胰腺的任何部位,且胰腺头、体、尾的发生率无差异。多为单发,瘤体呈膨胀性生长,大多包膜完整,与周围正常胰腺组织的界限清晰,可推挤压迫周围血管、胰管,但很少直接侵犯。随着肿瘤的增大,内部可发生退变、坏死、出血,形成囊性结构。

【接诊要点】

1. 病史　胰腺实性假乳头状肿瘤无特征性的症状和体征。增大的瘤体压迫、推挤周围器官和组织,可引起上腹不适、隐痛、胀痛等症状,可伴有食欲缺乏、早饱、消化不良、恶心、呕吐等。即使是胰头部肿瘤也很少出现梗阻性黄疸、胰管梗阻、胰腺炎等表现。

2. 辅助检查

(1)实验室检查:血清肿瘤标志物均正常,临床表现和实验室检查对本病诊断无明显价值。

(2)影像学检查

1)腹部超声:表现为胰腺外生性肿块,呈囊实性混合回声。超声仅仅用于发现病灶,诊断价值相对有限。

2)腹部 CT:是胰腺 SPN 的主要检查方法。囊实性占位,与正常胰腺组织分界清楚,30% 肿瘤可见细条状、斑点状或沿包膜的环状钙化。增强扫描可见肿瘤实性部分延迟强化,即渐进性强化、填充,且整个瘤体不均一强化,这是 SPN 与神经内分泌肿瘤的一个鉴别点。胰腺 SPN 很少出现胰管和胆管梗阻扩张或血管受侵。

3)MRI 和 MRCP:与 CT 相比在显示病灶成分方面更有优势。囊性成分部位有出血征象,且囊内无明显分隔。

4)超声内镜(EUS)及 EUS-FNA:可取得病理学结果,进一步与神经内分泌肿瘤、腺泡细胞癌等疾病进行鉴别。胰腺 SPN 囊性成分多为坏死与出血,对诊断意义不大。

3. 鉴别诊断 主要包括胰腺假性囊肿、胰腺囊性肿瘤、无功能神经内分泌肿瘤等,见本节其他部分内容及本章第六节。

【治疗】

手术治疗是胰腺 SPN 的首选治疗方法,也是唯一可根治的手段。即使肿瘤发生了转移,通过手术切除治疗后患者仍可获得较好的预后。

手术方式:根据肿瘤的大小、位置及有无远处转移选择具体的术式。包膜完整、瘤体局限且体积较小的肿瘤可行剜除术。对于胰头部的肿瘤,包膜不完整、肿瘤侵犯十二指肠、剜除术难以将肿瘤整块切除的,可行胰十二指肠切除术,或保留幽门的胰十二指肠切除术(PPPD 术)、保留十二指肠的胰头切除术(Berger 术)等。肿瘤局限于胰体部或体尾部又不能单纯剜除时,可选的术式有胰腺中段切除术、胰体尾切除术或胰体尾脾脏切除术。对于胰腺 SPN 伴肝转移的患者,在其身体状况允许的前提下均应积极地手术治疗,完整地切除原发灶和转移灶仍可获得良好预后。

(孙蒙清 审校:韩显林)

第五节　胰腺神经内分泌肿瘤

【背景知识】

胰腺神经内分泌肿瘤(pancreatic neuroendocrine tumor,pNETs)是发生于胰腺内分泌组织的一类罕见肿瘤,约占原发性胰腺肿瘤的 3%。依据激素的分泌状态和患者的临床表现,分为功能性和无功能性胰腺神经内分泌肿瘤。无功能性 pNETs 占 pNETs 的 75%~85%,功能性 pNETs 约占 20%。功能性 pNETs 根据发病率从高到低,大致排序为:胰岛素瘤、胃泌素瘤、胰高血糖素瘤、血管活性肠肽瘤、生长抑素瘤、其他类型胰腺内分泌肿瘤。除胰岛素瘤和胃泌素瘤外,其余的功能性 pNETs 均少见,统称为罕见功能性胰腺神经内分泌肿瘤(rare functional pancreatic neuroendocrine tumors,RFTs)。

2017 年 WHO 神经内分泌肿瘤分级将原发于消化道的 NET 分成两大类:分化良好的 NET 和分化不良的 NET(表 6-5-1)。

表 6-5-1　胰腺内分泌肿瘤特点及其临床表现

分化	分级	核分裂象数 /10HPF^{-1}	Ki-67 阳性指数 /%
分化良好	G_1	<2	<3
	G_2	2~20	3~20
	G_3	>20	>20
分化不良	G_3	>20	>20

①核分裂活跃区至少计数 50 个高倍视野;②用 MIBI 抗体,在核标记最强的区域计数 500~2 000 个细胞的阳性百分比,核分裂象和 Ki-67 指数分级不一致时,采用分级高的参数。

【接诊要点】

1. **病史** 大部分 pNETs 是散发和无功能性的,多因肿瘤局部压迫症状或体检时发现,部分因肝脏及其他部位的转移,进一步检查发现原发 pNETs 病灶。功能性 pNETs 常表现为激素相关的症状,临床上通常较早发现。少部分 pNETs 是遗传性神经内分泌肿瘤综合征的表现之一,如多发性内分泌肿瘤 Ⅰ 型(MEN-Ⅰ)和希佩尔 - 林道病(von Hippel-Lindau disease)。功能性 pNETs 分泌的激素和由此产生的临床症状见表 6-5-2。

2. **术前检查** 胰腺神经内分泌肿瘤的术前诊断包括定性诊断和定位诊断。

(1)定性诊断:即明确病变的性质,穿刺活检是常用的手段,但对可切除胰腺肿瘤,不要求术前一定取得病理学证据。胰腺神经内分泌肿瘤常用的血清学指标有嗜铬粒蛋白 A(CgA)和神经特异性烯酸化酶(NSE)。对于功能性胰腺神经内分泌肿瘤,依据激素分泌的相关症状和血清激素的水平,可判断肿瘤的功能状态,并指导对激素相关症状的对症治疗。

(2)定位诊断:主要指影像学检查,如增强 CT 和 MRI,多表现为动脉像早期强化的富血供病灶。对于胰腺神经内分泌肿瘤的手术治疗,定位诊断是关键步骤。常用的手段有:①胰腺增强 CT 和 / 或 MRI;②内镜超声检查;③生长抑素受体显像和 ^{68}Ga-PET/CT;④经皮肝穿刺脾静脉分段取血;⑤动脉造影;⑥术中超声。

【治疗】

1. **手术治疗** 手术是 pNETs 的主要治疗手段,也是目前唯一可能治愈 pNETs 的方法,手术的目的是争取 R_0 切除。

(1)局部可切除 pNETs 的手术治疗:①胰岛素瘤和直径 ≤ 2cm 的无功能性 pNETs,可考虑行肿瘤摘除术或局部切除术。直径 >2cm 或有恶性倾向的 pNETs,无论

表 6-5-2 胰腺内分泌肿瘤特点及其临床表现

肿瘤名称	细胞类型	分泌激素	临床表现	恶性比例/%	合并MEN/%
胰岛素瘤	B	胰岛素	低血糖	10~15	5
胃泌素瘤	G	促胃液素	佐林格-埃利森综合征 (Zollinger-Ellison syndrome)	60~90	25
胰高血糖素瘤	A	胰高血糖素	糖尿病、坏死性游走性红斑	60	5
血管活性肠肽瘤	D1	VIP	胰源性腹泻、胰性霍乱、弗纳-莫里森综合征 (Verner-Morrison syndrome)	80	5
生长抑素瘤	D	生长抑素	抑制综合征	—	5
胰多肽瘤	PP	胰多肽	无症状或有腹泻	>60	15
神经降压素瘤	NT	神经降压素	低血压、血管舒张等	—	10
生长激素释放激素 (GRF) 肿瘤	GRF 分泌细胞	GRF	肢端肥大症	30	—
促肾上腺皮质激素释放激素 (ACTH) 瘤	ACTH 分泌细胞	ACTH	异位库欣综合征 (Cushing syndrome)	>95 (皆发生于腺瘤的 ACTH 瘤)	—

是否有功能,均建议行手术切除,必要时可包括相邻器官并清扫区域淋巴结。胰头部的 pNETs 建议行胰十二指肠切除术,亦可根据病灶大小、局部浸润范围等行保留器官的各种胰头切除术;胰体尾部的 pNETs 应行远端胰腺切除术,可保留或联合脾切除;位于胰体的肿瘤可行节段性胰腺切除术。②对于可切除的局部复发病灶、孤立的远处转移灶,或初始不可切除的 pNETs,经综合治疗后转化为可切除的病灶时,如果患者一般状况允许,应考虑行手术切除。③偶然发现的直径 ≤ 2cm 的无功能 pNETs,是否均需手术切除尚有争议。

(2)局部进展期和转移性 pNETs 的手术治疗:目前认为,减瘤术或姑息性原发灶切除不能延长患者的生存,但在下列情况下可考虑。①局部晚期或转移性 G_1/G_2 级无功能 pNETs 患者,为预防或治疗出血、急性胰腺炎、黄疸、消化道梗阻等严重危及生命和生活质量的并发症,可行姑息性原发灶切除术。②功能性 pNETs 的减瘤术:对功能性 pNETs 患者,减瘤手术(切除 >90% 的病灶,含转移灶)有助于控制激素的分泌,缓解激素过量分泌的相关症状。减瘤术时应尽可能保留正常的组织和脏器。③无功能性肿瘤的减瘤术:对无功能转移性 pNETs,如仅存在不可切除的肝转移灶,原发灶切除可能有利于对肝转移灶的处理,可考虑行原发灶切除。

(3)家族性神经内分泌肿瘤综合征患者胰腺病灶的处理:其胰腺内常存在多个病灶,术前需仔细判断手术时机及手术方式。术中需结合超声检查,尽可能发现所有病灶。推荐施行远端胰腺切除 + 胰头部的病灶剜除术,以尽量保留一部分胰腺功能。

(4)胆囊切除术:术后若需要长期接受长效生长抑素治疗,建议在手术时同时切除胆囊。

2. 非手术治疗

(1)pNETs 肝转移的治疗:如果手术能切除绝大部

分(>90% 的病灶)转移灶,可考虑行原发灶和肝转移灶同期或分期切除。射频消融、动脉栓塞化疗、选择性内放射治疗等局部治疗手段也可用于控制肝转移灶,这些局部治疗通常会与全身治疗联合应用。肝移植是治疗 pNETs 肝转移的手段之一,但须严格掌握手术指征。

(2)转移性 pNETs 的药物治疗:包括生长抑素类药物、分子靶向药物(如舒尼替尼、依维莫司)、化疗(链佐星联合 5- 氟尿嘧啶和 / 或表柔比星)等。

一、胰岛素瘤

【背景知识】

胰岛素瘤(insulinoma)是胰岛素分泌型 pNET,以维持胰岛素高分泌水平、导致阵发性低血糖为特点。胰岛素瘤是最常见的功能性 pNET,可发生于任何年龄组,但 20 岁以下少见,平均发病年龄约 50 岁。其中 90% 以上为良性,男女发病比例为 2∶1。

【接诊要点】

1. **病史** 胰岛素瘤的临床症状与低血糖发作的程度有关。主要有:①低血糖造成的脑部症状,表现为头痛、复视、焦虑、饥饿、行为异常、神志不清、昏睡,甚至昏迷,或一过性惊厥,癫痫发作,导致永久性中枢神经系统障碍。②低血糖之后儿茶酚胺代偿释放进入血流的表现,如出汗、心悸、震颤、面色苍白、脉速等。本病临床表现复杂多样,常易误诊。约 20% 患者由于依靠进食缓解症状而体重增加。

2. **术前诊断**

(1)定性诊断

1)血糖测定:符合惠普尔(Whipple)三联征:①空腹时低血糖症状发作;②空腹或发作时血糖低于 2.8mmol/L(50mg/dl);③进食或静脉注射葡萄糖可迅速缓解症状。90% 患者根据 Whipple 三联征可得到正确诊断。

2)72 小时饥饿实验：胰岛素瘤患者禁食 12~18 小时后，约有 2/3 的病例血糖可降至 3.3mmol/L 以下，24~36 小时后绝大部分患者发生低血糖症（血糖 <2.8mmol/L，而胰岛素水平不下降）。如禁食 72 小时不发生低血糖症者，可排除本病。

3)血清胰岛素及胰岛素原水平：正常情况下空腹免疫反应性胰岛素（IRI）水平很低，几乎测不到，而 90% 的胰岛素瘤患者 IRI 水平 >15~20U/ml。IRI（µU/ml）与血糖（mg/dl）比例，正常人 <0.3，胰岛素瘤患者可在 1.0 以上。

(2)定位诊断：是手术成败的关键，主要包括以下方面。

1)术前非侵入性检查：如腹部 BUS、CT 和 MRI 等，常规影像学检查阳性率较低，主要是由于 80% 以上的胰岛素瘤直径 <2cm，位于胰腺实质内。胰腺薄层扫描、增强及三维重建的胰腺 CT 和早期灌注等技术使术前定位诊断率进一步提高，并能提供肿瘤与血管、胰管的关系。^{68}Ga-PET/CT 是专门针对神经内分泌肿瘤的检查，尤其对 G_1/G_2 的检出率是目前所有检查中最高的，在胰岛素瘤的术前定位诊断中有重要的作用。

2)术前侵入性检查：主要有超声内镜、选择性血管造影（DSA）、经皮经肝门静脉采血测定胰岛素（PTPC）及选择性动脉内葡萄糖酸钙激惹试验（ASVS）。其中超声内镜最为常用，有学者曾报道 EUS 阳性率可达 90%，是敏感而价廉实用的技术。由于无创检查手段的发展，其他有创项目均因创伤大、操作复杂而很少使用。

3)术中定位诊断：主要有术者触诊及术中超声（IOUS）检查。有经验的外科医师术中探查准确率在 90% 以上，术中超声除可发现隐匿的胰岛素瘤外，还可探查肿瘤与血管，特别是与主胰管的关系。

【治疗】

胰岛素瘤的诊断一经明确,均应及早手术治疗,切除肿瘤。因为长期共存反复发作低血糖昏迷,可使脑组织,尤其是大脑造成不可逆的损害。

1. 手术治疗 手术切除胰岛素瘤是首选治疗!

(1)手术指征:手术是胰岛素瘤的唯一根治手段,只要没有手术禁忌证,诊断明确的胰岛素瘤患者均应接受手术治疗。

(2)术前准备:定期加餐,使血糖达到期望的水平,即在 0 时之后不加餐的情况下,清晨空腹血糖维持在 4mmol/L 左右。

(3)手术方法:临床上常用的切除胰岛素瘤的方法有单纯摘除、包括肿瘤周围一部分正常胰腺组织的局部切除、一般常同时切脾的胰体尾切除及胰十二指肠切除。90% 的胰岛素瘤在 2cm 以下,边界清楚,适于单纯剥离摘除。

(4)术中血糖监测:一般在手术当日晨先测空腹血糖,待手术探查找到肿瘤后再测血糖,以此二值为基础值,然后再切除肿瘤。肿瘤切除后分别在 30 分钟、45 分钟、60 分钟等不同时间内测定血糖,如血糖升高达术前基础值的 1 倍或上升到 5.6mmol/L,则可认为切除完全。

(5)术后并发症

1)胰瘘:最为常见,可引起腹腔内感染、组织坏死、延迟愈合。胰瘘发生后应保持引流管通畅,保护好引流管周围皮肤,不宜过早拔除引流。同时给予抑制胰腺分泌的药物。

2)出血:由于胰液腐蚀手术区血管,可出现术后大出血。当出血导致患者生命体征发生改变时,应给予及时止血处理。

3)高血糖:胰岛素瘤患者由于肿瘤细胞分泌大量胰岛素,正常胰岛 B 细胞长期被抑制,加上手术创伤刺激,容易出现术后"反跳性高血糖"。对术后患者应常规应用胰岛素。

2. 非手术治疗

(1)适应证:恶性胰岛素瘤患者、已有肝转移的胰岛素瘤患者,及少数不能承受手术打击的患者。

(2)措施:定期加餐,以维持血糖稳定在正常水平。肝转移及恶性胰岛素瘤患者,治疗手段同前述。

二、胃泌素瘤

【背景知识】

胃泌素瘤(gastrinoma)是胰腺 G 细胞来源的肿瘤。1955 年,Zollinger 和 Ellison 首先描述了一种以空肠近端溃疡、胃酸过量分泌和非胰岛 B 细胞来源肿瘤为临床特点的疾病。与典型的消化性溃疡疾病不同,这个疾病通常具有进展性和顽固性,并且常常可以威胁生命。国内文献报道本病多发于 30~50 岁的人群,男女比例为(1.5~2):1。在患有消化性溃疡的患者中,胃泌素瘤的患病率为 0.1%~1%。胃泌素瘤可以是散发的,也可以与 I 型 MEN 相关。

【接诊要点】

1. 病史 胃泌素瘤患者中,有超过 90% 的患者出现消化性溃疡的症状(佐林格-埃利森综合征),且对正规溃疡病治疗反应欠佳。其病变通常表现为直径 <1cm 的独立性溃疡。大多数溃疡(75%)位于十二指肠的第一部分,14% 位于十二指肠远端,还有 11% 位于空肠。腹泻是胃泌素瘤的另一个突出的临床特征。

对于出现高胃酸分泌相关症状(如多发性溃疡、顽固性溃疡、十二指肠远端溃疡)、腹泻,以及既往或家族中有 I 型 MEN 病史的患者,应该考虑到胃泌素瘤的可能。

2. 辅助检查

(1)定性诊断:有三种激素测定实验可以用于诊断

胃泌素瘤,分别是空腹促胃液素测定、促胰液素激发实验和胃酸分泌实验。这其中,空腹促胃液素测定最为常用。

(2)定位诊断:所有的胃泌素瘤均具有潜在的转移倾向,而完整切除肿瘤是治愈患者的唯一机会。目前胃泌素瘤的定位方法包括腹部超声、CT、腹部动脉造影、超声内镜(EUS)、生长抑素受体放射性核素显像(SRS)等。其中生长抑素受体放射性核素显像和超声内镜较为常用。在目前所有的检测方法中,生长抑素受体放射性核素显像具有最高的敏感性,并且特别适合对肝转移和骨转移灶进行检测。超声内镜对体积较小的胰腺内分泌肿瘤的成像意义较大,并且能够协助进行肿瘤穿刺活检。当临床上高度怀疑胃泌素瘤,而上述定位检查手段却没有找到瘤体,有些时候仍然只能通过剖腹探查、直接触诊、十二指肠透照,以及术中超声对肿瘤进行定位。

【治疗】

胃泌素瘤的治疗方式包括手术治疗和药物治疗。一般而言,对所有的胃泌素瘤患者,药物治疗都可以在一定程度上减轻其临床症状,但只有手术治疗,才有可能治愈疾病。

1. 非手术治疗

(1)目的:控制临床症状和消化性溃疡所产生的并发症。

(2)适应证:临床症状不重,药物治疗可以较好控制的患者;Ⅰ型 MEN 起病的胃泌素瘤患者;肿瘤已发生转移者;或手术治疗的前期准备。

(3)措施:最常用的药物为质子泵抑制剂类药物(PPI),此外,也可以应用 H_2 受体拮抗剂及奥曲肽。对恶性胃泌素瘤的患者可以采用包括链佐星(链脲霉素)、链佐星(链脲霉素)加 5- 氟尿嘧啶,或两者合用再加多柔比星等方案在内的化疗。

2. 手术治疗

（1）手术指征：对于散发的，且没有转移迹象的胃泌素瘤患者，应该采用剖腹探查手术，切除肿瘤组织，以期达到彻底治疗的目的。

（2）手术方法：胃泌素瘤的常规术式包括肿瘤局部切除、胰体尾切除和胰腺节段切除等。

（孙蒙清　审校：韩显林）

第六节　慢性胰腺炎

【背景知识】

慢性胰腺炎（chronic pancreatitis）是各种病因引起胰腺组织和功能不可逆改变的慢性炎症性疾病。基本病理特征包括胰腺实质慢性炎症损害和间质纤维化、胰腺实质钙化、胰管扩张及胰管结石等改变。临床主要表现为反复发作的上腹部疼痛和胰腺内外分泌功能不全。国内发病率有逐年增高的趋势，但尚缺乏确切的流行病学资料。

慢性胰腺炎致病因素中，酗酒是主要因素，其他病因包括胆道疾病、高脂血症、高钙血症、胰腺先天性异常、胰腺外伤或手术、急性胰腺炎导致胰管狭窄、自身免疫性疾病等。

【接诊要点】

1. 病史　腹痛、体重下降、糖尿病、腹泻并称为慢性胰腺炎四联症。

（1）腹痛：出现在 90% 左右的慢性胰腺炎患者中，多呈间歇性发作，少数为持续性，疼痛多位于上腹部，可向胸部、季肋部、背部、肩胛等处放射，进食后腹痛出现，仰卧位时加重，前倾、坐位、屈膝可减轻，这种蜷缩状可称为"胰腺体位"。随着疾病进展，胰腺外分泌功能不断下降，胰腺组织完全破坏、纤维化，疼痛会逐渐减轻，甚至消失。不同患者在腹痛程度、性质和发生频率方面个体差异性较大。

(2)体重下降：由于进餐可诱发或加重腹痛，患者常限制饮食。加之胰腺外分泌功能受损，影响蛋白和脂肪的消化吸收，患者出现不同程度体重下降。

(3)腹泻：为胰腺外分泌不足的表现。典型腹泻为脂肪泻，恶臭或酸臭，粪便不成形，可见油滴。严重时导致患者维生素 A、维生素 D、维生素 E、维生素 K 缺乏。由此可出现夜盲症、皮肤粗糙、肌肉无力和出血倾向等。

(4)糖尿病：为胰腺内分泌不足的表现。10%~20% 患者出现显著糖尿病症状，约 50% 患者表现为隐性糖尿病，仅葡萄糖耐量试验结果异常。

2. 常见并发症

(1)胰腺假性囊肿：由于胰管狭窄或结石引起胰管压力增高，小胰管破裂导致假性囊肿形成，多为单发。

(2)胰源性门静脉高压：由胰腺长期炎症或假性囊肿压迫引起门静脉受压、扭曲致使脾静脉回流受阻，以上消化道出血为主要表现，伴脾大和脾亢。

(3)消化道出血。

(4)营养不良、免疫力低下。

3. 辅助检查

(1)生化检查

1)血、尿淀粉酶测定：在慢性胰腺炎急性发作时，可出现此两项指标的明显升高。

2)胰腺外分泌功能检查：如粪便苏丹Ⅲ染色检查。苏丹Ⅲ酒精溶液染色后，粪便中的脂肪被染色成红色、圆形、大小不等的小球。如果脂肪滴 >100 个 / 高倍视野，则可视为异常。敏感性和特异性均较低，对早期患者诊断价值有限。

3)胰腺内分泌功能检查：包括空腹血糖、糖化血红蛋白等，只有胰腺功能严重受损时才有阳性结果。

（2）影像学检查

1）腹部 B 超：初筛检查。可见①胰腺弥漫性或局限性肿大；②胰腺内部回声不均，可见不均的光点、光斑；③胰管扩张；④胰腺囊肿；⑤合并胆道梗阻者可见胆管扩张。

2）CT 检查：与超声相比，CT 检查不受消化道内气体影响，可清晰显示胰腺形态及慢性胰腺炎的继发病理改变。阳性表现基本同 B 超，可见主胰管扩张、胰管结石、胰管钙化、胰腺弥漫性或局限性肿大、胰腺囊肿。

3）超声内镜（EUS）：除显示形态特征外，还可以辅助穿刺活检组织学诊断。

4）MRCP 检查：安全、无创、不需造影剂、不受脏器功能影响，可清晰显示梗阻近、远端胰胆管形态，并了解胆、胰管全貌。

5）ERCP 检查：目前多已被 MRCP 和 EUS 所替代，多用于诊断困难或需要同时接受治疗的患者。

4. 诊断标准 中华医学会外科学分会在《慢性胰腺炎诊治指南(2014)》中制订了我国慢性胰腺炎临床诊断标准，条件包括：①一种及一种以上影像学检查结果显示慢性胰腺炎特征性形态改变；②组织病理学检查结果显示慢性胰腺炎特征性改变；③患者有典型上腹部疼痛，或其他疾病不能解释的腹痛，伴或不伴体重减轻；④血清或尿胰酶水平异常；⑤胰腺外分泌功能异常。①或②任何一项典型表现，或者①或②疑似表现加③、④和⑤中任何两项可以确诊。①或②任何一项疑似表现考虑为可疑患者，需要进一步临床观察和评估。

5. 鉴别诊断

（1）急性胰腺炎：其发作期与慢性复发性胰腺炎的发作期症状相似，但前者在发作期血清淀粉酶显著增高，胰腺分泌功能试验多无异常，发作过后，急性胰腺炎无组织学或胰腺功能上的改变，预后良好。

(2)胰腺癌:胰头肿块型慢性胰腺炎与胰腺癌鉴别时也存在困难。对于40岁以上、无烟酒不良嗜好的患者,在诊断慢性胰腺炎前应先除外胰腺癌可能。两者影像学表现有所不同,CA19-9升高对诊断胰腺癌有意义,穿刺活检组织细胞学检查可明确诊断。

(3)其他疾病:消化性溃疡、胆道疾病、小肠性吸收不良综合征等,也会出现慢性胰腺炎的一些症状,但无胰腺内、外分泌功能障碍的表现。

【治疗】

治疗的基本原则是:去除病因,并以控制症状、改善胰腺功能和治疗并发症为重点。

1. 非手术治疗

(1)病因治疗:治疗胆道疾病,戒烟戒酒。

(2)一般治疗:包括镇痛、调整饮食结构。

(3)胰腺内、外分泌功能补充治疗:应用胰岛素,应用胰酶制剂替代治疗。

2. 内镜治疗 主要适用于Oddi括约肌狭窄、胆总管下段狭窄、胰管狭窄、胰管结石及胰腺假性囊肿等。治疗方法包括内镜下Oddi括约肌切开成形(endoscopic sphincterotomy,EST)、鼻胆管和鼻胰管引流、胰胆管支架置入、假性囊肿引流及EST联合体外冲击波碎石术(extracorporeal shock wave lithotripsy,ESWL)等,其远期效果较手术治疗差。

3. 手术治疗

(1)手术指征:①保守治疗不能缓解的顽固性疼痛;②胰管狭窄、胰管结石伴胰管梗阻;③并发胆道梗阻、十二指肠梗阻,胰源性门静脉高压,胰源性胸腔积液、腹水及假性囊肿等;④不能排除恶性病变。

(2)手术方式

1)去神经术:主要在胸腔镜下行内脏神经切断术。开展较少,短期效果较好,但远期镇痛效果不理想。

2）引流术：Partington 术（胰管空肠侧 - 侧吻合术）适用于主胰管扩张、主胰管结石为主、胰头部无炎性肿块者。沿主胰管纵形切开，清除结石，行胰管空肠侧 - 侧 Roux-en-Y 吻合。

3）切除术：包括全胰切除术、胰头十二指肠切除术、保留十二指肠的胰头切除术、胰腺中段切除术、胰体尾部切除术。

4）联合术：在保留十二指肠和胆道完整性基础上，切除胰头部病变组织，解除胰管及胆管的梗阻，同时附加胰管的引流手术。主要手术方法有 Berger 术及改良术式、Frey 术、Izbicki 术（改良 Frey 术）及 Berne 术，各种术式的应用指征应强调个体化原则。

（孙蒙清　审校：韩显林）

第七节　胆囊良性疾病

【背景知识】

胆囊良性疾病是普外科的常见疾病，其中包括胆囊结石、胆囊良性占位、胆囊炎等。大部分胆囊结石无症状，少部分胆囊结石患者可以出现反复发作的胆绞痛，即为慢性胆囊炎。

胆囊良性占位包括胆固醇息肉、胆囊腺肌症、胆囊腺瘤等。胆固醇息肉多为有蒂型，多发，直径多 <10mm。胆囊腺肌症多为胆囊壁局限性增厚，有恶性变的可能。胆囊腺瘤多为无蒂型息肉，直径多 >10mm。腺瘤需要与胆囊癌鉴别，其主要鉴别要点是超声显像中腺瘤缺乏胆囊黏膜外的浸润，而实际工作中这一点往往较难评估。

【接诊要点】

1. **病史**　大部分就诊患者多因腹痛或体检时彩超异常发现而就诊。病史询问方面应着重围绕：腹痛的诱因、部位、性质，腹痛与体位的关系，有无放射，腹痛的缓解过程、发作频率、伴随症状(发热、黄疸等),有无便血及呕血等。既往有无肝脏疾病、上腹部手术史。此外,部分心绞痛患者可表现为腹痛,应注意鉴别。

2. 体格检查 注意皮肤巩膜颜色、有无手术瘢痕、Murphy 征。

3. 辅助检查 应完善入院检查外,注意血常规、胆红素、肝功能、GGT、凝血功能、乙肝相关抗原抗体等结果。必要时查胰腺功能。腹部彩超注意有无胆囊萎缩、胆囊壁增厚,这些均提示胆囊目前有或者既往有炎症,手术难度增大;注意胆囊颈或胆囊管有无嵌顿性结石、胆囊积液;注意胆总管是否增宽。如果可疑并发胆管结石,可行 MRCP 明确。腹部 CT 及 MRI 也具有一定的诊断及鉴别诊断价值。

【治疗】

1. 非手术治疗 对于大多数胆囊良性疾病患者可密切随诊观察,如果出现胆绞痛可以对症解痉镇痛。对于急性胆囊炎,保守治疗一般效果显著,具体见本章第九节。

2. 手术治疗 胆囊切除术是胆囊结石及其他胆囊良性疾病治疗的最佳选择。随着微创技术的发展,腹腔镜胆囊切除术(laparoscopic cholecystectomy,LC)已成为首选。

(1)适应证:胆囊结石反复发作引起临床症状;嵌顿在胆囊颈部的胆囊结石可引起急性胆囊炎,甚至胆囊坏疽穿孔;慢性胆囊炎致使胆囊萎缩,胆囊无功能;充满型胆囊结石。

对于胆囊占位性病变的手术指征为:有症状;合并胆囊结石;病变位于胆囊颈部,影响排空;基底宽,直径 >1cm,有恶变可能;年龄 >60 岁。对于直径 <10mm 的无症状占位病变可随访观察。

慢性胆囊炎因存在腹痛发作,是择期手术的适应证,在等待手术期间注意低脂饮食、避免暴饮暴食。如合并糖尿病,因存在出现急性胆囊炎甚至坏疽性胆囊炎高危,更应积极手术。对于妊娠妇女,如饮食控制无效,可以选择在妊娠的第 4~6 个月手术。如在接诊时发现患者合并胆道情况,请见图 6-7-1。

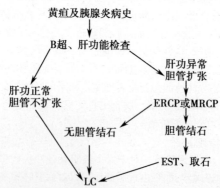

图 6-7-1 胆囊疾病合并胆道情况诊治流程

ERCP. 内镜逆行胰胆管造影;MRCP. 磁共振胆胰管成像;LC. 腹腔镜胆囊切除术;EST. 内镜下十二指肠乳头括约肌切开术。

(2)术后常见并发症:LC 虽然有伤口小、术后恢复快、住院时间短等优点,但是,LC 的严重并发症(血管损伤、出血、胆汁漏和胆道损伤)的发生率高却是事实。特别是在胆囊炎症的急性期。因此,防止并发症、提高安全性仍是 LC 值得高度重视的问题。

胆管损伤的危险因素包括:胆囊三角区粘连严重,结构不清;胆囊壁增厚,界限不清;局部出血致术野显示不清;胆囊颈结石嵌顿,形成 Mirrizzi 综合征或内瘘;胆道解剖学变异。如出现胆管损伤的处理包括早期发现、及时治疗。术中发现者,中转开腹手术;术后早期发现,局部炎症较轻者,一期手术;局部感染较重者,先行腹腔引流,再行二期手术。手术方式包括胆管修补术,胆管端-端吻合,T形管引流术,肝管空肠Roux-en-Y吻合术。如果后期发现胆管狭窄者,则需由胆道专科医师根据患者实际情况进行处理。

胆瘘的处理:轻度胆囊管残端漏可行ENBD或PTBD引流胆道,经B超或CT引导下穿刺引流腹腔;不能除外胆管损伤时,开腹手术引流是最可靠有效的治疗方法。

Tips:

1. 手术适应证的把握及手术时机的选择是胆囊良性疾病治疗的关键。

2. 胆囊结石的手术适应证:反复发作引起临床症状;嵌顿在胆囊颈部的胆囊结石可引起急性胆囊炎,甚至胆囊坏疽穿孔;慢性胆囊炎致使胆囊萎缩,胆囊无功能;充满型胆囊结石。

3. 对于胆囊占位性病变的手术指征为:有症状;合并胆囊结石;病变位于胆囊颈部,影响排空;基底宽,直径>1cm,有恶变可能;年龄>60岁。

(陈伟杰 审校:张宁)

第八节 胆管结石

【背景知识】

胆管结石根据性质可分为原发性与继发性,前者是形成于肝内外胆管的结石,多为胆色素性结石;后者是形成于胆囊通过胆囊管排至胆总管的结石,多为胆固醇结石。胆管结石根据结石所处部位又可分为肝内、肝外胆管结石。

【接诊要点】

1. **病史** 临床上可以无症状,体格检查时偶然发现;部分症状能够提示该病,如胆绞痛、肝区或右侧胸背部隐痛、黄疸、大便颜色浅、小便颜色深。当出现胆管炎时,可表现为发热、畏寒,甚至出现典型的查科三联征(Charcot triad,腹痛、高热寒战、黄疸)或 Reynolds 五联征(腹痛、高热寒战、黄疸、休克、神经中枢系统抑制)。需要指出的是,单侧肝内胆管结石往往不表现为黄疸。此外,长期的肝内胆管结石能够引起肝硬化,导致腹水、门静脉高压等表现;部分肝内胆管结石可合并肝内胆管癌,表现为腹部肿块、腹壁瘘管。

2. 体格检查 首先详细了解患者生命体征,注意有无慢性病变,有无皮肤巩膜黄染,注意右上腹有无包块、压痛、肝区叩痛等,注意肝脾触诊,Murphy 征,有无腹水等。

3. 辅助检查 注意血常规、肝肾功能、凝血功能、胰腺功能等;其中胆红素(尤其是结合胆红素/总胆红素比例升高)、AKP、GGT 的升高多提示胆管梗阻。腹部 B 超是重要的检查手段,用以评估有无胆囊、肝内胆管结石及胆总管宽度。因受肠气影响,B 超在评估胆总管下段结石方面有局限性。CT、MRCP 对于评估肝内外胆管结石具有重要意义,并且不受肠气的影响。ERCP 除可用以诊断外,还可行乳头肌切开取石;PTC 在造影方面的优势是能够清楚显示梗阻近侧胆管,并可留置引流(PTCD),对减黄有重要作用。

【治疗】

1. 非手术治疗 非手术治疗主要是针对胆管炎的治疗及术前准备,包括抗生素的使用、解痉、利胆、保肝及纠正凝血功能异常、维持水电解质稳定、加强营养等治疗。可参考本章第九节。

2. 手术治疗

(1)胆总管探查取石:目前 ERCP 下的经内镜乳头括约肌切开取石(EST)可以解决胆总管下段直径 1cm 以内的结石,不需开腹、创伤小。若结石直径较大,操作困难,则可考虑胆总管切开探查取石、T形管引流。对于部分肝内胆管结石,可切开高位胆管探查取石,如有条件,术中最好常规行纤维胆管镜探查取石。如果术后发现残留结石,也可在术后8周经T形管取石。此外,术中应探明有无狭窄,并行相应处理,常规放置T形管引流。

(2)胆肠引流:结石合并胆总管下段病变难以解除,而上段胆管通畅者可行内引流。胆管空肠 Roux-en-Y 吻合术,操作简单,逆行感染较少,适用范围广,比较常用。

(3)肝部分切除:适用于局限于一叶、段的胆管结石难以取出,或并发相应叶、段胆管明显狭窄、纤维化、萎缩者。

(4)对于复杂的肝内胆管多发结石,常需要多种术式联合应用,根据结石和胆管以及肝脏病变的具体情况分别选择肝部分切除、肝门胆管成形、胆肠 Roux-en-Y 吻合、U形管支撑等形式的联合手术,对于此种手术应常规留置T形管,术后T形管的管理同前。

3. 术后处理　根据患者的不同情况,注意监测患者的生命体征、血常规、肝肾功能、引流情况;警惕出血、胆瘘、胆管炎、腹腔感染、肝功能恶化等并发症。该疾病重要的远期并发症是结石复发,对于复发或残留结石需由胆道专科医师根据具体情况选择相应的治疗措施。

Tips:

1. 收治胆管结石患者应注意评估患者的生命体征及意识状态。

2. B超是重要的检查方法,但易受肠气影响;MRCP 无创、安全,建议使用。

3. 胆管结石非手术治疗效果显著。

4. 胆道探查术后常留置T形管。术后2~3周行T形管造影明确有无结石残留,如有结石残留可于术后6

周窦道形成后经窦道行纤维胆管镜取石;如无结石残留可在估计窦道形成后(术后 4~6 周)拔除 T 形管。

(陈伟杰 审校:张宁)

第九节 急性胆道系统感染

一、急性胆囊炎

【背景知识】

急性胆囊炎是一种常见急腹症,女性居多。多为结石性胆囊炎,非结石性胆囊炎较少见。急性胆囊炎的诊断标准见表 6-9-1。

表 6-9-1 急性胆囊炎的诊断标准

诊断依据	诊断标准
症状和体征	右上腹疼痛(可向右肩背部放射),Murphy 征阳性、右上腹包块/压痛/肌紧张/反跳痛
全身反应	发热,C 反应蛋白升高(≥ 30mg/L),白细胞升高
影像学检查	超声、MRI、CT 检查发现胆囊增大,胆囊壁增厚,胆囊颈部结石嵌顿、胆囊周围积液等表现

确诊急性胆囊炎:症状和体征及全身反应中至少各有 1 项为阳性;疑似急性胆囊炎:仅有影像学证据支持。

【接诊要点】

1. **病史** 注意围绕腹痛进行询问,如部位、性质、诱因、有无肩部放射、有无发热黄疸等伴随症状。还应该注意起病时间,因为胆囊炎的起病时间决定了腹部的粘连情况,从而决定了手术的时机选择。此外还应该注意回顾患者的既往病史,如有无蛔虫感染、肥胖、免疫抑制性疾病,有无激素等特殊用药史。

2. 体格检查 应重视生命体征,肺部听诊,腹部查体(注意 Murphy 征)。

3. 辅助检查 应完善血尿常规、肝肾功能、凝血功能、动脉血气等检查。B 超为最常用的检查方法,此外,CT、MRI 检查也有重要意义,可以直观评估胆囊大小、充盈程度、与周围组织的关系及肝脏、胆道的情况。

【治疗】

1. 非手术治疗 主要包括禁食、解痉镇痛、静脉营养、抗感染治疗。

其中需要强调的是抗感染治疗,对所有急性胆囊炎,尤其是重度患者应进行胆汁和血液培养,应根据药敏试验结果选择合适的抗菌药物进行目标治疗,并定期对疗效进行评估(A 级推荐)。在获得药敏结果前,可采用经验治疗方案,覆盖革兰氏阴性细菌及厌氧菌。急性胆囊炎抗菌治疗 3~5 天后,如果急性感染症状、体征消失,体温和白细胞计数正常可以考虑停药。

2. 手术治疗 任何抗菌治疗都不能替代解除梗阻、充分引流的治疗措施。开腹胆囊切除是针对急性胆囊炎的有效治疗手段,应遵循个体化原则,正确把握手术指征与手术时机。若患者一般情况稳定,应尽早行开腹胆囊切除术。发病时间小于 72 小时,可考虑行 LC。在 LC 施行过程中如发现胆囊壁炎症重、周围组织粘连等,应果断地中转为开腹手术,确保安全。胆囊切除困难时,也可先切开胆囊,吸去脓性胆汁,取出结石,切除大部分胆囊壁,缝合胆囊残端(Pribram 技术)。

随着介入等技术发展,对于老年、一般情况较差、手术风险极高或合并胆囊癌、MODS 的患者,在抗菌药物、对症支持等保守治疗无效时,可行经皮经肝胆囊穿刺术或胆囊造瘘术,待患者一般情况好转后行二期手术切除胆囊(多在 3~4 个月)。

二、急性胆管炎

【背景知识】

急性胆管炎是胆管不同程度梗阻合并不同程度感染而表现出的临床综合征。急性梗阻性化脓性胆管炎(AOSC)是胆道感染疾病中的严重类型,也称急性重症胆管炎(ACST)。急性胆管炎的总病死率为 10%~30%,死因大多是感染性休克及多器官功能衰竭(表 6-9-2 和表 6-9-3)。

表 6-9-2　急性胆管炎的诊断标准

诊断依据	诊断标准
症状和体征	胆道疾病史,高热和 / 或寒战,黄疸,腹痛及腹部压痛(右上腹或中上腹)
全身反应	炎症反应指标(白细胞 /C 反应蛋白升高等),肝功能异常
影像学检查	胆管扩张或狭窄、肿瘤、结石等

确诊急性胆管炎:症状和体征中 ≥ 2 项 + 实验室检查 + 影像学检查;疑似急性胆管炎:仅症状和体征中 ≥ 2 项。

表 6-9-3　急性胆管炎严重程度评估标准

严重程度	评估标准
轻度	对于支持治疗和抗生素治疗有效
中度	对于支持治疗和抗生素治疗无效,但不合并多器官功能障碍综合征(MODS)
重度	1. 低血压,需要使用多巴胺 >5μg/(kg·min) 维持,或需要使用多巴酚丁胺 2. 意识障碍 3. 氧合指数 <300mmHg(1mmHg=0.133kPa)

续表

严重程度	评估标准
重度	4. 凝血酶原时间国际标准化比值 >1.5
	5. 少尿(尿量 <17ml/h),血肌酐 >20mg/L
	6. 血小板 <10×10^9/L

重症胆管炎:符合重度评估标准 1~6 项中任何 1 项。

【接诊要点】

1. **病史** 除了围绕腹痛进行询问,注意有无发热、寒战、黄疸、意识变化。同时关注患者组织灌注情况,如尿量的变化。此外,还应该注意回顾患者的既往病史,如有无蛔虫感染、肿瘤、结石等病史。

2. **体格检查** 应重视生命体征,四肢皮温,肺部听诊,腹部查体。

3. **辅助检查** 应完善血尿常规、肝肾功能、凝血功能、动脉血气等检查。完善超声检查,必要时行 CT、MRI、MRCP、ERCP 明确病因。

【治疗】

1. **非手术治疗** 主要包括解除梗阻、纠正休克、抗感染、禁食、静脉营养。

任何抗菌治疗都不能替代解除胆道梗阻的治疗措施。内镜下十二指肠乳头括约肌切开术(endoscopic sphincterectomy,EST)、内镜下鼻胆管引流(endoscopic nasobiliary drainage,ENBD)可解除胆总管下段梗阻。EST 的优势在于引流的同时可以取石,但凝血功能障碍时,不宜行该操作。ENBD 则没有该禁忌证,引流的同时可以进行胆汁培养。内镜下放置胆道支架引流与 ENBD 的效果没有明显差异,但前者无法观察胆汁引流情况,无法行胆道冲洗和造影。经皮经肝胆道引流(percutaneous transhepatic biliary drainage,PTCD)可用于较高部位胆管梗阻的胆汁引流,如肝门或肝门以上位置肿瘤、结石或狭窄引起胆道梗阻内镜下无法完成通畅引流胆汁。

2. **手术治疗** 如果患者内镜下胆道引流和PTCD失败,或存在禁忌证时,可考虑行开腹胆道引流术,先放置T形管引流解除梗阻,待二期手术解决胆道梗阻病因。手术以减压胆总管并引流胆汁挽救生命为主要目标,力求简单有效,尽量缩短手术时间。胆囊造口术难以达到充分减压和引流胆管目的时,不宜采用,仅在术中难以顺利显露胆总管时方可采用。

肝内胆管结石合并急性肝内胆管炎时,应及时解除胆道梗阻,通畅胆道引流。任何肝叶切除应在急性胆道感染完全控制后方能实施(图 6-9-1)。

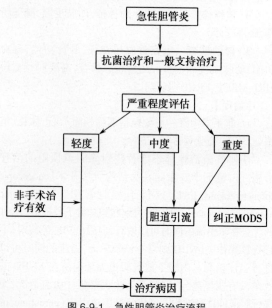

图 6-9-1 急性胆管炎治疗流程
MODS. 多器官功能障碍综合征。

Tips:

1. 急性胆囊炎的并发症主要有胆囊穿孔、胆汁性腹膜炎、胆囊周围脓肿等,一旦出现并发症,往往提示预后不佳。

2. 对于一般情况好的急性胆囊炎,早期(发作 72 小时内)可以行 LC。开腹胆囊切除安全性更高。

3. 任何抗菌治疗都不能替代解除胆道梗阻的治疗措施。

(陈伟杰 审校:张宁)

第十节 胆囊癌

【背景知识】

胆囊癌并不常见,但治疗效果较差,5 年生存率极低,应引起足够重视。其可能的危险因素包括:胆囊结石(>2.5cm)、慢性胆囊炎(病史较长,尤其是超过 40 年的)、陶瓷胆囊,此外,较大的息肉也有恶变的可能。

胆囊癌早期无典型表现,因此早期诊断常不及时,或者多在因胆囊结石行胆囊切除时发现。晚期可表现为右上腹痛、包块、消瘦、黄疸等,如表现为黄疸,多是肿瘤累及肝外胆管或肝十二指肠韧带处淋巴结转移。肿瘤的转移早而广泛,除前述的黄疸,肝脏广泛转移较为多见,还可以直接转移至幽门部位导致梗阻。

美国癌症联合委员会(AJCC)胆囊癌 TNM 分期(2017,第 8 版)见表 6-10-1。

【接诊要点】

1. **病史** 针对病因注重了解患者有无长期胆囊结石或息肉病史;针对局部累及程度,注意了解有无腹痛、包块、黄疸等病史。体格检查方面应注意腹部体征。

表 6-10-1　AJCC 胆囊癌 TNM 分期 (2017, 第 8 版)

T—原发肿瘤

T_x　原发肿瘤无法评估

T_0　无原发肿瘤的证据

T_{is}　原位癌

T_1

T_{1a}　肿瘤侵及固有层

T_{1b}　肿瘤侵及肌层

T_2

T_{2a}　侵及腹膜面的肌周结缔组织，但未穿透浆膜

T_{2b}　或侵及肝脏面的肌周结缔组织，但未进入肝脏

T_3　穿透浆膜和 / 或直接侵入肝脏和 / 或一个邻近器官或结构，如胃、十二指肠、结肠、胰腺、网膜或肝外胆管

T_4　侵及门静脉，或肝动脉，或者两个或更多肝外器官或结构

N—区域淋巴结

N_x　区域淋巴结不能评价

N_0　无区域淋巴结转移

N_1　1~3 个区域淋巴结转移

N_2　4 个以上区域淋巴结转移

M—远处转移

M_0　无远处转移

M_1　有远处转移

续表

分期	T	N	M
0	T_{is}	N_0	M_0
Ⅰ期	T_1	N_0	M_0
ⅡA期	T_{2a}	N_0	M_0
ⅡB期	T_{2b}	N_0	M_0
ⅢA期	T_3	N_0	M_0
ⅢB期	T_{1-3}	N_1	M_0
ⅣA期	T_4	N_{0-1}	M_0
ⅣB期	AnyT	N_2	M_0
ⅣB期	AnyT	AnyN	M_1

2. **辅助检查** 需要完善血常规、肝肾功能、凝血功能检查、肿瘤标志物;B超、腹部CT或MRI为常用检查,用以评估疾病分期。

【治疗】

1. **非手术治疗** 大部分患者发现时,肿瘤已经超出可切除的范围,对此类晚期患者扩大手术切除范围是无意义的,姑息治疗的办法是通过PTCD术解除黄疸及瘙痒。胆管癌对放疗及化疗均不敏感。

2. **手术治疗** 手术切除是胆囊癌唯一有效的治疗。肿瘤局限于黏膜层或黏膜下层,单纯胆囊切除就可达到根治目的。若肿瘤侵及胆囊肌层或全层伴区域性淋巴结转移,需行胆囊癌根治术。其包括切除胆囊、淋巴结廓清、联合肝部分切除,胆囊颈部及胆囊管部癌,甚至需要切除肝外部分胆管,行肝门部胆管空肠吻合。

Tips:

1. 胆囊癌危险因素包括:胆囊结石(>2.5cm)、慢性胆囊炎(病史较长,尤其是超过 40 年的)、陶瓷胆囊,此外较大的息肉也有恶变的可能。

2. 手术切除是胆囊癌唯一有效的治疗。但大部分患者发现时已为晚期无法手术。

(陈伟杰 审校:张宁)

第十一节 胆管癌

【背景知识】

胆管癌传统上指原发于左右肝管至胆总管下端的肝外胆管癌,不包括肝内的胆管细胞癌、胆囊癌和壶腹癌。但 AJCC 将肝内胆管细胞癌也划为胆管癌。胆管癌好发于老年男性,可能与硬化性胆管炎、胆系结石等相关。根据肿瘤部位可分肝门部(肝门至胆囊管开口处,约占 50%,表 6-11-1)、远端(约占 40%)及肝内胆管癌(约占 10%)。三者在 TNM 分期、病理、治疗、预后方面均有差别。此外,直接位于左右肝管汇合处的胆管癌又称克拉茨金瘤(Klatskin tumor)。

表 6-11-1 肝门部胆管癌的 Bismuth 分型

Type Ⅰ	病变局限于肝总管
Type Ⅱ	累及左右肝管汇合处,未累及左右肝管二级分支
Type Ⅲ	累及单侧肝管二级分支
Type Ⅳ	累及双侧肝管二级分支

胆管癌的预后取决于肿瘤的分期及是否行根治性切除。对于可行根治切除的患者,5 年生存率可达 50%。对于不能手术的患者,即使行多种姑息治疗,生存时间也仅 6~7 个月。

【接诊要点】

1. 病史 进行性无痛性黄疸是该病的主要表现,因此需要注意询问有无黄疸、皮肤瘙痒及大小便颜色变化等,并询问黄疸有无波动;针对病因注意询问有无胆管的相关病史,如硬化性胆管炎、胆系结石、胆道寄生虫感染、胆道细菌感染等;因为该病早期表现为腹部隐痛,因此注意询问有无腹痛及其发展过程;此外,还应注意有无呕血、黑粪及胆管炎的表现等。

2. 体格检查 注意有无慢性病容,有无皮肤巩膜黄染,右上腹有无包块、压痛等,注意肝脾触诊,有无腹水等。

3. 辅助检查 完善血尿便常规、肝肾功能全套、凝血功能,评估有无黄疸及是否为梗阻性黄疸,同时查血清 CEA、CA19-9 等指标。B 超对于提示肝内外胆管全部或部分扩张有重要意义。CT、MRI 平扫及增强除评价胆管扩张外,还能用来评估肿瘤大小及有无肝脏转移等。PTC、ERCP、MRCP 均可显示梗阻部位、近端胆管扩张情况,同时可显示肿瘤与周围组织的关系;其中前两者为有创操作,PTC 可放置外引流,对评估近端胆道受累最为可靠,ERCP 可放置内引流,并且可以行活组织检查明确病理,MRCP 为无创操作,可作为常规评估方法。

【治疗】

1. 非手术治疗 胆管癌以手术治疗为主,其非手术治疗主要包括减黄治疗及放化疗。减黄主要针对术前胆红素水平较高的患者($>171\mu mol/L$)。因需行手术较大,黄疸会导致术中、术后并发症较多。主要手段包括 PTCD、ERCP 等,一般来讲远端胆管癌,首选 ERCP,减黄同时还可以行组织检查;若梗阻部位较高,则可选择 PTCD。此外,减黄过程中可以辅以用药,包括熊去氧胆酸、维生素 K_1 等。

2. 手术治疗

(1)肝门部胆管癌:可切除胆管癌行双侧肝内胆管空肠吻合术。首先肝门重要血管要骨骼化,再整块切除病灶和肝门部分肝组织(距离肿瘤5~10mm),最后肝门部肝管开口对拢缝合,将成形的肝管断端与空肠吻合,应彻底清除肝动脉、门静脉周围及肝总动脉周围、胰头后等处的淋巴结(部分学者建议常规切除尾状叶)。肝门部胆管累及肝总管,同时侵犯一侧肝管而另一侧正常者,可同时行左或右半肝切除、肝外胆管根治性切除及右或左肝管空肠Roux-en-Y吻合。如果肿瘤侵犯左、右肝管的Ⅱ、Ⅲ级分支或晚期病例,可置T形管、Y形管等支架作支撑引流,当然为达到根治目的,也有些胆道中心行联合肝段切除或受累门静脉切除。

(2)远端胆管癌:应切除肿瘤,行淋巴结清扫,行肝十二指肠韧带骨骼化,再行肝门胆管空肠Roux-en-Y吻合术。对于胰腺段胆管癌的治疗与壶腹癌的治疗相同,胰十二指肠切除术可作为首选,如果因侵犯血管不能切除者,可行胆囊切除、肿瘤近端肝管空肠吻合、胃空肠吻合(短路手术预防梗阻)。

(3)肝内胆管癌:治疗同肝细胞癌,以手术切除为主。

(4)其他:肝移植作为治疗胆管癌的方法,目前尚存争议;新辅助放化疗在胆管癌中也已有应用,并有报道对早期肝门部胆管癌具有较好效果。

Tips:

1. 肝门部胆管癌又称Klatskin瘤。

2. 对胆红素较高的患者需行减黄治疗。

3. PTCD、ERCP是重要的减黄手段;此外,对于术前患者可辅以熊去氧胆酸减黄,加用维生素K_1纠正凝血。

(陈伟杰　审校:张宁)

第十二节 胃癌

【背景知识】

何为早期胃癌？何为局部进展期胃癌？

胃癌是最常见的胃部恶性肿瘤，是世界范围内最常见的癌症之一。在美国，每年约有 22 220 例患者被诊断为胃癌，其中 10 990 人预计会死亡。胃癌还曾是全世界癌症死亡的首要原因，直到 20 世纪 80 年代才被肺癌超过。

胃癌的发生是多因素长期作用的结果，其中环境因素占据主导。具体而言，胃癌的危险因素包括：遗传因素、饮食因素、化学致癌物摄入、幽门螺杆菌感染、胃大部切除或胃空肠吻合术后、胃腺瘤样息肉、胃溃疡、萎缩性胃炎及吸烟等。

早期胃癌（early gastric cancer，EGC）定义为浸润深度不超过黏膜下层的浸润性胃癌，不论有无淋巴结转移（lymph node metastasis，LNM）（T_1、任意 N）。进展期胃癌指癌组织浸润了黏膜下层，进入肌层或已穿过肌层达浆膜者，不论癌灶大小，或有无转移。其中，无远处转移的称为局部进展期胃癌，是有根治性手术切除可能的一类疾病。

胃部解剖及其毗邻关系相对复杂，胃癌手术也因此相对复杂，主要解剖关系见图 6-12-1。

根据肿瘤病理学类型及临床分期，结合患者一般状况和器官功能状态，采取多学科（multidisciplinary team，MDT）综合治疗，合理应用手术、放化疗及靶向治疗等手段延长患者生存期，改善生活质量是目前胃癌治疗的原则。

【接诊要点】

1. 病史

(1)早期胃癌患者无明显症状或症状不特异!

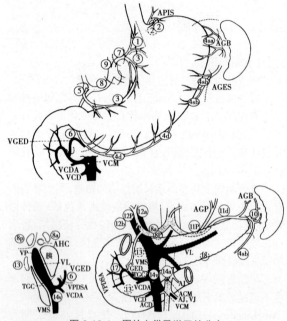

图 6-12-1　胃的血供及淋巴结分布

AGB. 胃短动脉；AJ. 空肠动脉；VJ. 空肠静脉；AHC. 肝总动脉；VP. 门静脉；VL. 脾静脉；AGP. 胃后动脉；VCM. 中结肠静脉；ACM. 中结肠动脉；VCD. 右结肠静脉；APIS. 左膈下动脉；TGC. 胃结肠静脉干；AGES. 胃网膜左动脉；VGED. 胃网膜右静脉；VMS. 肠系膜上静脉；VCDA. 右结肠静脉副支；VPDS. 胰十二指肠上静脉。

（2）注意询问患者有无上腹部不适或疼痛。如有，应详细询问疼痛或不适的部位、性质、程度、持续时间、与进食的关系，是否有放射痛、能否自发或服药后缓解、是否有季节性等。

（3）同时应询问是否伴随食欲减退、消瘦、乏力、恶心、呕吐、呕血、黑粪、吞咽困难、发热等。

(4) 少数患者有癌旁综合征(paraneoplastic syndr-omes),如血栓性静脉炎、黑棘皮病、周围神经病变等。

(5) 是否有胃癌的危险因素。

2. 体格检查

(1) 早期胃癌患者一般无明显阳性发现!

(2) 触诊锁骨上(Virchow)、腋窝、肚脐周围淋巴结(Sister Mary Joseph 结节)。

(3) 腹部查体:上腹部深压痛、振水音(胃远端梗阻)、腹水(癌性腹水或肝转移)、腹部肿块(往往提示 T_4 期肿瘤)等。

(4) 直肠指检:膀胱(子宫)直肠窝内可扪及结节(晚期肿瘤腹腔种植转移)

(5) 三合诊 / 双合诊:附件区增厚或肿物(Krukenberg 肿瘤)。

3. 辅助检查

(1) 实验室检查:血常规、尿便常规、便潜血试验、血生化、血清肿瘤标志物(CEA、CA242、CA19-9、CA72-4、AFP)等。

(2) 胃镜检查:确诊胃癌的必须检查手段,可确定肿瘤位置,获得组织标本以行病理检查。必要时可酌情选用色素内镜或放大内镜。有条件的,可考虑超声内镜(endoscopic ultrasonography,EUS)检查,它有助于评价胃癌浸润深度、判断胃周淋巴结转移状况,推荐用于胃癌的术前分期。对于拟施行内镜下黏膜切除(endoscopic mucosal resection,EMR)、内镜黏膜下剥离术(endoscopic submucosal dissection,ESD)等微创手术者必须进行超声内镜检查。

(3) 计算机断层扫描(CT):CT 平扫及增强扫描在评价胃癌病变范围、局部淋巴结转移和远处转移情况等方面具有重要价值,应当作为胃癌术前分期的常规方法。在无造影剂使用禁忌证的情况下,建议在胃腔呈良好充盈状态下进行增强 CT 扫描。扫描部位应当包括原发部位及可能的转移部位。

(4)磁共振成像(MRI):MRI 是重要的影像学检查手段之一。推荐对 CT 造影剂过敏者或其他影像学检查怀疑转移者使用。MRI 有助于判断腹膜转移状态,可酌情使用。

(5)上消化道造影:有助于判断胃原发病灶的范围及功能状态,由于 CT 和 MRI 的普及,近年来已较少使用。

(6)胸部 X 线正侧位片:可用于评价是否存在肺转移和其他明显的肺部病变,侧位片有助于发现心影后病变。

(7)腹部超声:普通腹部超声并不能提供准确的术前分期,并非术前常规检查。但女性应行子宫双附件超声,了解有无卵巢及盆腔脏器转移。

(8)PET/CT:不作为胃癌的常规检查。但对于进展期肿瘤和经济条件较好的患者,可能可以发现常规影像学检查无法明确的转移性病灶,可酌情使用。

(9)骨扫描:不作为胃癌的常规检查。对怀疑有骨转移的胃癌患者,可考虑骨扫描检查。

【治疗】

1. 治疗原则 胃癌治疗应当采取综合治疗的原则。

(1)早期胃癌且无淋巴结转移证据,可根据肿瘤侵犯深度,考虑内镜下治疗或手术治疗。对于经过精心选择、无已知的淋巴结受累且符合特定标准(肿瘤局限于黏膜层,没有溃疡,直径 <20mm,组织学为分化型,且未发现淋巴血管浸润)的早期胃癌患者,通过内镜下切除是一种选择。不满足该标准的患者应转至接受胃切除术(包括区域淋巴结切除)。若术后病理证实为早期胃癌,则无须辅助放疗或化疗。

(2)局部进展期胃癌或伴有淋巴结转移的早期胃癌,应当采取以手术为主的综合治疗。根据肿瘤侵犯深度及是否伴有淋巴结转移,可考虑直接行根治性手术或术前先行新辅助化疗,再考虑根治性手术。成功实施根治性手术的局部进展期胃癌,需根据手术病理分期决定辅助治疗方案(辅助化疗,必要时考虑辅助化放疗)。

(3)复发/转移性胃癌应当采取以药物治疗为主的综合治疗手段,在恰当的时机给予姑息性手术、放射治疗、介入治疗、射频治疗等局部治疗,同时也应当积极给予镇痛、支架置入、营养支持等最佳支持治疗。

(4)不论采用哪种处理方法,所有患者都应接受幽门螺杆菌感染评估,若有感染证据则给予治疗。

2. 手术治疗

(1)手术治疗原则:手术切除是胃癌的主要治疗手段,也是目前可能治愈胃癌的唯一方法。胃癌手术分为根治性手术与姑息性手术,应当力争根治性切除。胃癌的根治性手术采用 D(dissection)表示淋巴结清除范围,如 D_1 手术指清扫区域淋巴结至第 1 站,D_2 手术指清扫区域淋巴结至第 2 站,如果达不到第 1 站淋巴结清扫则为 D_0 手术。

胃癌根治性手术应当完整切除原发病灶,彻底清扫区域淋巴结。对呈局限性生长的胃癌,切缘距病灶应当至少 3cm;对呈浸润性生长的胃癌,切缘距病灶应当超过 5cm。邻近食管及十二指肠的胃癌,应当尽量完整切除病灶,必要时行术中冷冻病理检查,以保证切缘无癌残留。手术方法包括早期胃癌的 EMR、ESD、D_0 切除术和 D_1 切除术等,部分进展期胃癌行 D_2 切除术及扩大手术(D_{2+})。胃癌姑息性手术包括胃癌姑息性切除术、胃空肠吻合术、空肠营养管置入术等。

腹腔镜是近来发展较快的微创手术技术,腹腔镜下胃癌手术需要结合术者的经验,以选择早期患者为宜。

胃癌术后病理 TNM 分期见附 1 及其中表 6-12-2~表 6-12-4。

(2)术式及适应证

1)缩小手术:切除范围小于标准根治术的各类根治性术式。

①内镜下黏膜切除术(endoscopic mucosal resection,EMR)和内镜黏膜下剥离术(endoscopic submucosal dissection,ESD)适应证:高分化或中分化,无溃疡,直径 <2cm,无淋巴结转移的黏膜内癌。

②胃癌 D_1 切除术适应证:黏膜内癌直径超过 2cm 的,以及侵犯黏膜下层的胃癌。一旦出现淋巴结转移,应当施行 D_2 切除术。

2)标准手术:D_2 根治术是胃癌的标准术式,肿瘤浸润深度超过黏膜下层(肌层或以上),或伴有淋巴结转移但尚未侵犯邻近脏器的,均应行标准手术(D_2 根治术)(表 6-12-1)。胃癌的淋巴结分组标准见附 2。

表 6-12-1 不同部位胃癌 D_1 及 D_2(标准根治术)的淋巴结清扫范围

	远端胃切除	近端胃切除	全胃切除
D_1	1、3、4sb、4d、5、6、7	1、2、3、4sa、4sb、7	1~7
D_2	D_1+8a、9、11p、12a	D_1+8a、9、10、11	D_1+8a、9、10、11、12a

3)标准手术 + 联合脏器切除:肿瘤浸润邻近脏器者。

4)姑息性手术:仅适用于有远处转移或肿瘤侵犯重要脏器无法切除而同时合并出血、穿孔、梗阻等情况者。姑息性手术以解除症状、提高生活质量为目的。

(3)根治性手术在下列情况下无法实施:①全身状况无法耐受手术;②局部浸润广泛无法完整切除;③已有远处转移的确切证据,包括远处淋巴结转移、腹膜广泛播散、肝脏 3 个以上转移灶等情况；④存在心、肺、肝、肾等重要脏器功能明显缺陷、严重的低蛋白血症、贫血、营养不良等情况无法耐受手术者。

3. 放射治疗 放疗或同步放化疗是胃癌综合治疗的重要组成，应在放疗科医师的指导下进行。它主要用于术前或术后辅助治疗、姑息治疗和改善生活质量。术后放化疗的适应证主要针对 T_{3-4} 或 N+（淋巴结阳性）的胃癌；术前放化疗的适应证主要针对不可手术切除的局部晚期或进展期胃癌；姑息性放疗的适应证为肿瘤局部区域复发和 / 或远处转移。

4. 化学治疗 分为姑息化疗、辅助化疗和新辅助化疗，应当严格掌握临床适应证，并在肿瘤内科医师的指导下施行。

常用的化疗方案包括两药联合或三药联合方案，两药方案包括：5-FU/LV+ 顺铂（FP）、卡培他滨 + 顺铂、替吉奥 + 顺铂、卡培他滨 + 奥沙利铂（XELOX）、FOLFOX、卡培他滨 + 紫杉醇、FOLFIRI 等。三药方案适用于体力状况好的晚期胃癌患者，常用者包括：ECF（表柔比星、顺铂和 5-FU）及其衍生方案（EOX、ECX、EOF），DCF 及其改良方案等。对体力状态差、高龄患者，可考虑采用口服氟尿嘧啶类药物或紫杉类药物的单药化疗。对 *HER-2* 表达呈阳性的晚期胃癌患者，可考虑在化疗的基础上，联合使用分子靶向治疗药物曲妥珠单抗。

（1）姑息化疗：目的为缓解肿瘤导致的临床症状，改善生活质量及延长生存期。适用于全身状况良好、主要脏器功能基本正常的无法切除、复发或姑息性切除术后的患者。

（2）辅助化疗：辅助化疗的对象包括术后病理分期为Ⅰb 期伴淋巴结转移者、术后病理分期为Ⅱ期及以上者。辅助化疗始于患者术后体力状况基本恢复正常，一般在术后 3~4 周开始，联合化疗在 6 个月内完成。对临床病理分期为Ⅰb期、体力状况差、高龄、静脉化疗不耐受者,可考虑口服氟尿嘧啶类药物的单药化疗。

(3)新辅助化疗:对无远处转移的局部进展期胃癌($T_{3/4}$,N+),近年来越来越推荐新辅助化疗,应当采用两药或三药联合的化疗方案。新辅助化疗的时限一般不超过3个月,应当及时评估疗效并注意不良反应。

5. 支持治疗 以缓解症状、减轻痛苦、改善生活质量为目的。选择方案时应统筹考虑,包括纠正贫血、改善营养状况、改善食欲、缓解梗阻、镇痛、心理治疗等。

6. 随访 胃癌患者应当通过监测症状、体征和辅助检查进行定期随访。随访目的为监测疾病复发或治疗相关不良反应、评估改善营养状态等。随访应当包括血液学、影像学、内镜等检查项目。推荐的随访频率为治疗后3年内每3~6个月1次,3~5年每6个月1次,5年后每年1次。内镜检查每年1次。对全胃切除术后,发生大细胞性贫血者,应当补充维生素B_{12}和叶酸。

Tips:

1. 采取多学科综合治疗,合理应用手术、放化疗及靶向治疗等手段延长患者生存期,改善生活质量是目前胃癌治疗的原则。

2. 术前应全面评估患者一般状况及胃癌进展程度,应包括腹部增强CT及胃三维重建,有条件的应包括超声内镜等。

3. D_2根治术是标准的胃癌根治性手术,应当完整切除原发病灶,彻底清扫区域淋巴结。

4. 对呈局限性生长的胃癌,切缘距病灶应当至少3cm;对呈浸润性生长的胃癌,切缘距病灶应当超过5cm。必要时行术中冷冻病理检查,保证切缘阴性。

附1

美国癌症联合委员会（AJCC）胃癌 TNM 分期标准
(2017,第8版)

原发肿瘤（T）

T_x　原发肿瘤无法评价

T_0　切除标本中未发现肿瘤

T_{is}　原位癌：肿瘤位于上皮内,未侵犯黏膜固有层

T_1

　　T_{1a}　肿瘤侵犯黏膜固有层或黏膜肌层

　　T_{1b}　肿瘤侵犯黏膜下层

T_2　肿瘤侵犯固有肌层

T_3　肿瘤穿透浆膜下层结缔组织,未侵犯脏腹膜或邻近结构

T_4

　　T_{4a}　肿瘤侵犯浆膜(脏腹膜),未侵犯邻近结构

　　T_{4b}　肿瘤侵犯邻近组织结构和器官

区域淋巴结（N）

N_x　区域淋巴结无法评价

N_0　区域淋巴结无转移

N_1　1~2 个区域淋巴结有转移

N_2　3~6 个区域淋巴结有转移

N_3　7 个及 7 个以上区域淋巴结转移

　　N_{3a}　7~15 个区域淋巴结有转移

　　N_{3b}　16 个(含)以上区域淋巴结有转移

远处转移（M）

M_0　无远处转移

M_1　存在远处转移

表 6-12-2 胃癌的临床分期表

T/M	N_0	N_1	N_2	N_3
T_1	I	II A	II A	II A
T_2	I	II A	II A	II A
T_3	II B	III	III	III
T_{4a}	II B	III	III	III
T_{4b}	IV A	IV A	IV A	IV A
M_1	IV B	IV B	IV B	IV B

表 6-12-3 胃癌新辅助放化疗后分期表

T/M	N_0	N_1	N_2	N_3
T_1	I	I	II	II
T_2	I	II	II	III
T_3	II	II	III	III
T_{4a}	II	III	III	III
T_{4b}	III	III	III	III
M_1	IV	IV	IV	IV

表 6-12-4 胃癌术后病理分期表

T/M	N_0	N_1	N_2	N_{3a}	N_{3b}
T_1	I A	I B	II A	II B	III B
T_2	I B	II A	II B	III A	III B
T_3	II A	II B	III A	III B	III C
T_{4a}	II B	III A	III A	III B	III C
T_{4b}	III A	III B	III B	III C	III C
M_1	IV	IV	IV	IV	IV

附2

日本胃癌学会
(Japanese Gastric Cancer Association, JGCA)
胃癌淋巴结分组、分站标准(第14版)

将胃大弯和胃小弯分别三等分,连接其对应点后将胃分为上、中、下三个部分,分别以U(上部)、M(中部)、L(下部)表示位于不同部分的胃癌,以E(食管)和D(十二指肠)表示胃癌向上或向下浸润。如肿瘤范围达到或超过两个部分时,则以主要部分在前为原则以多个字母表示。

胃癌淋巴结分组标准

第1组(No.1) 贲门右淋巴结

第2组(No.2) 贲门左淋巴结

第3组(No.3) 小弯淋巴结

第4sa组(No.4sa) 大弯淋巴结左组(沿胃短动脉)

第4sb组(No.4sb) 大弯淋巴结左组(沿胃网膜左动脉)

第4d组(No.4d) 大弯淋巴结右组(沿胃网膜右动脉)

第5组(No.5) 幽门上淋巴结

第6组(No.6) 幽门下淋巴结

第7组(No.7) 胃左动脉淋巴结

第8a组(No.8a) 肝总动脉前上部淋巴结

第8b组(No.8b) 肝总动脉后部淋巴结

第9组(No.9) 腹腔动脉周围淋巴结

第10组(No.10) 脾门淋巴结

第11p组(No.11p) 脾动脉近端淋巴结

第11d组(No.11d) 脾动脉远端淋巴结

第12a组(No.12a) 肝十二指肠韧带淋巴结(沿肝动脉)

第 12b 组（No.12b） 肝十二指肠韧带淋巴结(沿胆管)

第 12p 组（No.12p） 肝十二指肠韧带淋巴结(沿门静脉)

第 13 组（No.13） 胰头后淋巴结

第 14v 组（No.14v） 沿肠系膜上静脉淋巴结

第 14a 组（No.14a） 沿肠系膜上动脉淋巴结

第 15 组（No.15） 结肠中动脉周围淋巴结

第 $16a_1$ 组（No.$16a_1$） 腹主动脉周围淋巴结 a_1

第 $16a_2$ 组（No.$16a_2$） 腹主动脉周围淋巴结 a_2

第 $16b_1$ 组（No.$16b_1$） 腹主动脉周围淋巴结 b_1

第 $16b_2$ 组（No.$16b_2$） 腹主动脉周围淋巴结 b_2

第 17 组（No.17） 胰头前淋巴结

第 18 组（No.18） 胰下淋巴结

第 19 组（No.19） 膈下淋巴结

第 20 组（No.20） 食管裂孔淋巴结

第 110 组（No.110） 胸部下食管旁淋巴结

第 111 组（No.111） 膈上淋巴结

第 112 组（No.112） 后纵隔淋巴结

（花苏榕　审校：李小毅）

第十三节　炎性肠病

广义的炎性肠病(IBD)包括各种肠道的炎性疾病，症状一般都是腹泻、腹痛、血便等。狭义的 IBD 主要指溃疡性结肠炎(UC)和克罗恩病(CD)；近十年来有学者主张引入"未定型结肠炎"（indeterminate colitis，IC）以概括病理无法确定为 UC 或 CD 的结肠炎性病变，但尚未广泛采纳。

一、溃疡性结肠炎

【背景知识】

1. 定义　溃疡性结肠炎(UC)是一种慢性炎症性

疾病,其特点为局限于结肠黏膜的炎症,复发与缓解交替出现。该病几乎均会累及直肠,并且向近端连续性蔓延,累及结肠的其他部分。

2. 危险因素 确切病因不明。其明确危险因素有以下几点。

(1)年龄和性别:发病年龄呈双峰分布,为 15~40 岁及 50~80 岁,以第一个峰多见。好发性别方面无显著差异。

(2)人种及族群:白种人好发,黑种人和黄种人总体发病率较低。但在我国 UC 发病呈上升趋势,目前发病率约为 11.6/10 万。

(3)遗传易感性:10%~25% 的患者具有罹患克罗恩病或溃疡性结肠炎的一级亲属。

(4)膳食因素:牛奶蛋白过敏;总脂肪、动物脂肪、多不饱和脂肪酸摄入过多。

(5)感染因素:肠道菌群失调和既往急性胃肠炎患者(特别是沙门菌或弯曲杆菌),UC 发病率升高。

3. 病理学 绝大部分病变累及直肠,并向近端发展累及结肠。部分病例仅累及结肠。早期炎症局限于黏膜及黏膜下,严重者累及肠壁肌层。病变呈连续性多发小溃疡,部分慢性患者有多发炎性息肉。

4. 癌变风险 持续炎症刺激及反复溃疡和修补,使得 UC 患者的结直肠癌(CRC)发病率较正常人群显著增高,且随病程延长风险逐渐增加。

【接诊要点】

1. 症状 首发症状主要是腹泻,可伴有血便或脓血便。伴随症状包括腹痛、便急、失禁、里急后重等。呈慢性病程,反复缓解 - 复发。患者可有全身性表现,包括发热、乏力、营养不良和贫血。全身症状是否存在及其严重程度往往与肠道病变程度正相关,对于指导临床有重要意义,并可预测预后。UC 具体分型见表 6-13-1。

表 6-13-1 UC 疾病的严重程度

UC 疾病的严重程度	
轻度	直肠出血或腹泻 ≤ 4 次 /d,无系统症状
中度	直肠出血或腹泻 4~6 次 /d,可有轻度贫血、低热等轻微系统症状
重度	直肠出血或腹泻 >6 次 /d,伴腹痛及发热、贫血、中-高热、心动过速、体重迅速下降等严重系统症状

2. 严重并发症

(1)暴发性结肠炎和中毒性巨结肠:表现为排便超过 10 次 /d、持续性出血、腹痛、腹胀和包括发热等在内的严重中毒症状。当炎症扩展超出结肠黏膜层而累及肌层时,患者发生中毒性巨结肠的风险较高,其特征为结肠直径 ≥ 6cm 或盲肠直径 ≥ 9cm(以横结肠多见),严重者可引起感染性休克。

(2)穿孔:以中毒性巨结肠病例常见,穿孔致腹膜炎者病死率 >50%。激素可掩盖病情。

(3)严重出血:部分患者会在病程中出现严重出血,甚至大出血,需要急诊行结肠切除术。

3. 辅助检查

(1)结肠镜及活检:为诊断 UC 最重要的检查。其目的:①确定病变部位及严重程度;②明确病理诊断;③监测对治疗的反应;④评估病程较长的患者有无恶变。重度患者急性期行结肠镜检查可致病情加重或穿孔,因此需慎重。

(2)腹盆 CT:合并出血、巨结肠或可疑穿孔时无法行肠镜,可行腹盆 CT 评估病情,并决定手术时机及方式。

4. 肠外表现

IBD 患者肠外表现包括:运动系统受累(主要累及大关节的外周关节炎、强直性脊柱炎、骨质疏松等),皮肤病变(结节性红斑、坏疽性脓皮病等),眼病(虹膜炎、葡萄膜炎、巩膜炎等),肝病(硬化性胆管炎、自身免疫性肝炎),血栓,自身免疫性溶血性贫血等。

【外科治疗】

1. **手术指征**

(1)肠穿孔:应行急诊手术。

(2)严重消化道出血:出血量大且无法保守或内镜治疗者,应行急诊手术。

(3)急性暴发性结肠炎:内科治疗效果不佳者,应限期手术。中毒性巨结肠应行急诊手术。

(4)慢性期患者:对内科治疗反应不佳或无法耐受者,应择期手术。

(5)病程长(>10 年)或肠镜怀疑有恶变者:应择期手术。

2. **术式**

(1)全结直肠切除术 + 回肠端式造口:为 UC 的首选手术方式,可治愈本病,缺点是永久性回肠造口,降低生活质量。

(2)全结直肠切除术 + 回肠贮袋 - 肛管吻合术(ileal pouch-anal anastomosis,IPAA):在治愈 UC 的同时保留了肛门排便功能。全结直肠切除及 IPAA 可视患者情况同期或分期完成。据统计,术后有一半以上的患者可获得完全排便控制力,但平均排便 6 次 /d 甚至更多。全结直肠切除术可能带来的盆腔神经损伤、盆腔粘连、造口等问题,可对患者性功能及生育造成影响。

(3)全结肠切除术 + 回肠端式造口,或单纯回肠造口术:对于急诊患者(如中毒性巨结肠)、一般情况差难以耐受大手术的患者(如重度 UC 导致严重贫血、营养不良等),或年轻有生育要求的患者等可先行全结肠切除术 + 回肠端式造口(远端直肠封闭),或单纯回肠造口术。待缓解期、一般情况改善或生育后,再行后续根治性手术。

Tips:

1. 很多患者通过药物治疗可长期控制病情。但对于内科治疗无反应或无法耐受的患者,全结直肠切除是唯一可能使其治愈的方法。

2. 重度腹痛伴发热的患者必须考虑中毒性巨结肠可能,并应积极手术治疗。一旦病情进展出现结肠穿孔病死率很高。

3. 肛管受累患者不宜行 IPAA。少部分患者行全结直肠切除 +IPAA 后病情复发,表现为炎症自吻合口向近段回肠蔓延(贮袋炎),严重时需再次手术切除并行永久回肠造口。

4. 如患者仍处于激素治疗中,术前需请内科会诊,制订围手术期激素用药方案。

二、克罗恩病

【背景知识】

1. **定义** 克罗恩病(Crohn disease,CD)是一种病因不明、以胃肠道透壁性炎症为特征的疾病,可累及从口腔到肛周的整个消化道,但以末段回肠及回盲部受累最常见。

2. **危险因素** 确切病因不明。其明确危险因素有以下几点。

(1)年龄和性别:发病年龄同 UC,呈双峰分布,以15~40 岁为多。女性患者略多于男性。

(2)人种及族群:好发人种及族群同 UC。我国发病率较西方国家为低,为 1.2~1.5/10 万。

(3)遗传易感性:同 UC。

(4)吸烟:吸烟增加克隆恩病发病及复发的风险。

(5)膳食因素:牛奶蛋白过敏;精糖、总脂肪、动物脂肪、多不饱和脂肪酸摄入过多。

(6)感染因素:同 UC。抗生素暴露(甲硝唑、喹诺酮类等)增加 CD 发病风险。

3. **病理学** 回肠及回盲部病变最常见,达一半以上；约 20% 仅累及结肠，可伴有直肠或肛周病变。口腔、食管、胃和十二指肠受累较少见。病理显示肠壁增厚、纤维化，管腔狭窄。狭窄部位可见深溃疡，溃疡间黏膜水肿，形成鹅卵石样变。跨壁炎症形成粘连、炎性假瘤，可致肠瘘或脓肿形成。长期病变导致肠系膜增厚，肠系膜淋巴结肿大。病变常不连续，呈跳跃性。

4. 癌变风险　长期炎症刺激导致 CD 患者恶变风险增加，以结直肠癌多见。

【接诊要点】

1. 症状　最主要的症状为长期腹泻及间断发作的腹部绞痛，可伴有便血。腹痛部位同 CD 累及部位相对应，如末段回肠及回盲部病变多为右下腹痛。长期炎症导致增生及炎性假瘤形成时，可扪及腹部包块，并可出现恶心、呕吐、腹胀等梗阻表现。肠黏膜炎症及溃疡进展还可导致瘘管形成，如肠内瘘、肠膀胱瘘、肠皮肤瘘、肠阴道瘘等。肛周受累可表现为脓肿及肛瘘。全身表现主要有间断发热、营养不良、贫血和体重下降等。

2. 严重并发症

(1)肠穿孔：可引起腹膜炎甚至感染性休克。

(2)肠梗阻：以小肠梗阻多见，原因为增生性炎症导致管腔狭窄，以及肠袢间形成炎症粘连。

(3)脓肿：肠瘘可致腹盆腔脓肿。严重者可累及腹壁及腹膜后，并引起脓毒症。

(4)中毒性巨结肠：结肠型 CD 亦可出现暴发性结肠炎及中毒性巨结肠。

3. 辅助检查

(1)内镜及活检：目的同 UC，为诊断 CD 最重要的检查，包括结肠镜及小肠镜。重症患者行内镜检查可致病情加重或穿孔，因此需慎重。在条件允许、无明确禁忌的前提下，所有 CD 患者都应于术前行内镜检查，以明确手术切除范围。

（2）腹盆 CT：合并出血、梗阻、巨结肠或可疑穿孔时无法行肠镜，可行腹盆 CT 评估病情，并决定手术时机及方式。

【外科治疗】

1. 手术指征 手术指征大致同 UC。对于穿孔、严重消化道出血、完全性肠梗阻、暴发性结肠炎等情况应行急诊手术。而对于病情反复发作、内科治疗无效、合并肠梗阻 / 肠瘘、怀疑恶变的患者应择期或限期手术治疗。对于有腹盆腔脓肿的患者宜首先行介入穿刺置管和抗生素治疗，待引流充分、病情好转后再行手术治疗。

2. 术式 CD 常为多病灶，累及范围广，且易复发。故为保留功能，避免短肠，应在完整切除病变的前提下，尽可能多地保留肠段。具体切除范围需结合术前肠镜、CT 及术中探查情况而定。常用术式如下。

（1）回盲部切除或右半结肠切除术：是处理回盲部及升结肠病变最常用的术式。回盲部切除的范围包括末段回肠、盲肠及部分升结肠，而右半结肠切除则包括末段回肠、盲肠、升结肠及部分横结肠。切除后行回肠 - 结肠吻合。侧 - 侧吻合效果优于端 - 端吻合。

（2）节段性小肠 / 结肠切除术：仅适用于病变肠段较短的病例。

（3）全结肠切除术：适于病变广泛的结肠型 CD。切除后行回肠 - 直肠吻合。

（4）全直肠或全结直肠切除：分别适用于结肠未受累的直肠炎患者和结直肠均受累的患者。切除后需行永久性端式造口。

Tips:

1. 肠道 - 皮肤瘘较少为自发性，多与手术有关。

2. 手术无法治愈 CD，主要用于治疗 CD 的并发症；术后仍需规范的内科治疗，并定期复查肠镜。

3. 术后复发常见，且大多首先表现为吻合口复发，需再次甚至多次手术治疗。严重者可于多次手术后出现短肠综合征。

（侯睿 审校：林国乐）

第十四节 结直肠癌

【背景知识】

全球范围内,结直肠癌(或大肠癌,colorectal cancer, CRC)的发病率及病死率在所有癌症中均列第三位。欧美国家发病率高于非洲及亚洲国家,男性发病率高于女性。大肠癌从解剖角度可分为结肠癌和直肠癌,后者占约30%,又以中 - 低位直肠癌多见。从遗传角度可分为散发性大肠癌和遗传性大肠癌,前者为体细胞突变,40岁以上患者多见,而50岁以上的中老年患者可占90%;后者为生殖系突变,多见于40岁以下的年轻患者。

1. 危险因素

(1)遗传性CRC综合征:遗传性CRC综合征多为常染色体显性遗传,其家族成员患CRC的风险显著增高。主要包括家族性腺瘤性息肉病(familial adenomatous polyposis,FAP)及其变异型,以及林奇综合征(Lynch syndrome),发生在结直肠称遗传性非息肉病性结直肠癌(hereditary nonpolyposis colorectal cancer,HNPCC)。前者为APC基因(结肠腺瘤性息肉病基因)突变,以全结直肠多发腺瘤性息肉为特征(通常>100个),多于45岁之前演变为大肠癌。后者为MMR基因(错配修复基因)突变,表现为同时性或异时性的多原发CRC及肠外癌(子宫内膜癌,卵巢癌,胃癌,泌尿系癌等)。

(2)散发性CRC家族史:如果某个体的一名一级亲属(父母、兄弟姐妹或子女)患有结直肠癌,则其CRC风险约比普通人群高2倍。

(3)CRC或腺瘤性息肉个人史:有CRC或腺瘤性息肉

(无论是否已行手术或内镜治疗)病史的个体,患 CRC 的风险显著增高。腺瘤性息肉已被认为是 CRC 的癌前病变。

(4)炎症性肠病:慢性 IBD 患者发生 CRC 的风险增加,且随病程延长逐渐增加。

(5)腹部放疗史:接受过腹盆腔放疗的患者患 CRC 的风险显著增加。

2. 筛查 最有效的筛查方式为达回盲部的全程结肠镜检查,不仅能及时发现病变、明确性质,且部分早期病变可直接于内镜下治疗。美国胃肠病学会推荐一般人群 50 岁开始每 10 年进行 1 次结肠镜检查。而有危险因素的人群筛查起始年龄及频率则需行更积极的调整。

3. 病理学 大体观可表现为隆起型、溃疡型、浸润型等。组织学类型包括腺癌、腺鳞癌、梭形细胞癌、鳞状细胞癌、未分化癌等。除腺癌中的印戒细胞癌、未分化癌等少数类型提示预后较差外,组织学类型尚未证实是 CRC 的独立预后因素。

【接诊要点】

1. 临床表现 早期结直肠癌可无明显症状,随疾病进展可出现以下症状。

(1)排便习惯改变:便频、便秘、腹泻、里急后重等,以直肠癌最多见。

(2)大便性状改变:变细、血便、脓血便、黏液便等。

(3)腹痛及腹部肿块:多提示肿瘤分期较晚。

(4)肠梗阻症状:腹胀、排气排便减少或停止,以左半结肠癌常见。

(5)全身消耗性症状:贫血、消瘦、乏力、低热等,以右半结肠癌多见。

2. 体格检查

(1)一般状况(是否营养不良、贫血貌),全身浅表淋巴结情况。

(2)腹部查体:检查有无压痛、肠型、腹部包块。

(3)直肠指检:所有结直肠疾病患者都应常规行肛诊,以了解病灶大小、质地、活动度、累及范围及距肛缘距离,以及是否有出血。多采用胸膝位和截石位。

3. 辅助检查

(1)肠镜检查及活检:所有结直肠肿瘤患者均应行肠镜检查,检查前需充分肠道准备。完整的肠镜检查报告需描述:进镜深度、是否到达回盲部、肿物大小、距肛缘位置、形态、局部浸润范围、活检情况等。注意:①肠镜所示的肿物位置常有偏差,可同时行定位(纳米碳或钛夹标记),以指导手术。②如因活检取材受限,病理不能确定浸润深度,或不能诊断为癌,应结合患者具体情况及意愿确定治疗方案。

(2)胸腹盆 CT 检查:用于明确肿瘤局部侵袭及远处转移情况。

(3)结肠 CT 三维重建:对于肠镜未通过肿瘤或未达回盲瓣的患者,应行结肠 CT,明确肿瘤大小、累及范围,并除外多发病变。

(4)直肠 MRI 或经直肠腔内超声:为直肠癌术前分期的推荐检查,可显示肿瘤的浸润深度及周围淋巴结的情况。

(5)肿瘤标志物:目前临床常用的肿瘤标志物对 CRC 的诊断能力均较低,故不应用作 CRC 的筛查或诊断。但 CEA 对 CRC 患者的随访确有价值,因此应在术前检测血 CEA 水平,以帮助治疗后随访及预后评估。

【治疗】

1. 结肠癌的治疗 手术是治疗结肠癌的最主要方法。结肠癌根治术应遵循 CME(全结肠系膜切除)原则,即在保证足够距离切缘的前提下(肿瘤上下至少各5cm),将肿瘤所在的结肠及其系膜完整切除,以达到彻底清扫肠周、沿系膜血管弓及沿肠系膜大血管分布的淋巴结。化疗已在手术及非手术的结肠癌患者中广泛应用,效果明确。因此,结肠癌患者治疗决策的制订常需多学科协作。

(1)早期结肠癌的治疗:结肠息肉及 $cT_1N_0M_0$ 结肠癌可行内镜下切除。但对于 $cT_1N_0M_0$ 的患者,仅行内镜治疗无法明确区域淋巴结情况,可能因存在淋巴结转移而导致疾病进展。内镜切除后病理出现下列情况之一者,应考虑行根治性手术:①组织学低分化;②淋巴血管浸润;③切缘或蒂缘阳性;④肠壁固有层浸润;⑤伴有黏膜下层下 1/3 浸润的无蒂息肉。

(2)局部可切除结肠癌的治疗:对于 $cT_{1\sim3}N_{0\sim2}$ 的局部可切除结肠癌,首选根治性手术(CME)。大多数患者可一期吻合恢复肠道连续性,无须造口。各型结肠癌的具体手术切除范围见表 6-14-1。

表 6-14-1 结肠癌手术切除范围

	适用范围	切除范围	切除血管
右半结肠癌根治术	盲肠癌、升结肠癌、结肠肝曲癌	末端回肠 10~20cm 至横结肠右半	回结肠动脉、右结肠动脉、结肠中动脉右支及胃结肠干等相应静脉
横结肠癌根治术	横结肠中部癌	横结肠(可包括肝曲、脾曲)	结肠中动脉、左右结肠动脉的升支及相应静脉
左半结肠癌根治术	结肠脾曲癌、降结肠癌	横结肠左半至降乙交界	结肠中动脉左支、左结肠动脉及肠系膜下静脉
乙状结肠癌根治术	乙状结肠癌	乙状结肠,可上至降乙交界,下至上段直肠	乙状结肠动脉及肠系膜下静脉,必要时可包括直肠上动脉

多原发结肠癌可考虑行全结肠切除术或结肠次全切术。遗传性非息肉病性结直肠癌(HNPCC,Lynch综合征)因同时性/异时性多灶癌风险高,故首选全结肠切除术。家族性腺瘤性息肉病(FAP)癌变首选全结直肠切除术。

Ⅲ期结肠癌患者术后应行辅助化疗。高风险患者(T_4、N_2)应接受3~6个月CAPOX或6个月FOLFOX,低风险患者($T_{1-3}N_1$)疗程可相应缩短。Ⅱ期患者术后是否化疗尚有争议,治疗决策须个体化。目前建议,对存在高风险病理特征(标本淋巴结少于12个、T_4期、肿瘤穿孔/梗阻、组织低分化、脉管或神经浸润)的Ⅱ期患者,可考虑行辅助化疗。化疗应于术后6~8周开始。

(3)局部晚期结肠癌的治疗:局部晚期指T_{4a}(肿瘤浸透脏腹膜,并可与周边组织器官形成炎性粘连)或T_{4b}(肿瘤浸透脏腹膜并直接侵袭周边组织器官),N_{0-2}。对于术前评估为潜在可切除的局部晚期结肠癌,可在CME的基础上行联合脏器切除,使结肠及邻近结构切缘阴性,术后需辅助化疗。若预计患者需术后放疗(如无法保证R_0切除),可于术区留置钛夹。

对于一般情况较差、难以耐受手术,或术前评估为不可切除的局部晚期患者,可考虑行新辅助化疗(或放化疗)。待全部疗程结束后重新评估分期,决定下一步是否行手术治疗。结肠癌新辅助放化疗的效果仍有待高级别临床证据支持。

(4)转移性结肠癌(Ⅳ期)的治疗:约20%的结肠癌患者就诊时已有转移,以肝、肺、淋巴结和腹膜转移常见。对于非多发转移的患者,仍应积极手术切除原发灶和转移灶,并联合全身化疗,以期实现长期生存。具体原则为:①对于可能通过切除治愈的有肝/肺转移的结肠癌,应对原发灶和转移灶行手术治疗(同期或分期);②若肝转移无法切除,可先行化疗,若充分缓解再行手术；③对于无法手术切除的Ⅳ期患者，建议仅行化疗及其他姑息治疗。除非出现严重并发症，否则不建议手术治疗。

2. 直肠癌的治疗 手术是治疗直肠癌的最重要方法。根治性切除的原则包括足够的阴性切缘、全直肠系膜切除（total mesorectal excision，TME）及局部淋巴结清扫。原则上，对于腹膜返折以上的中高位直肠癌，应行直肠前切除术（Dixon术）；而腹膜返折以下的低位直肠癌，应行腹会阴联合直肠癌根治术（Miles术）。但目前认为，1~2cm的阴性远切缘在直肠癌根治术中是可以接受的。基于此，TaTME（经肛全直肠系膜切除）、ISR（经括约肌间切除）、Bacon等术式的兴起使得低位保肛成为可能。

以放化疗为主的辅助治疗已成直肠癌治疗的重要组成部分。因此，对直肠癌患者应依靠多学科协作（外科、放射科、肿瘤科等），共同制订治疗策略。

（1）早期直肠癌的治疗：cT_1N_0如符合下列条件，可考虑行TEM（经肛内镜显微手术）、TAMIS（经肛微创手术）等局部切除术：①肿瘤局限于黏膜下层，且直径<3cm，环周<30%，活动度好；②影像学无淋巴结转移；③组织分化良好，无脉管浸润；④切缘阴性（>3mm）。术后病理有高危因素者（低分化、脉管或神经浸润、切缘阳性、pT_2），应再行根治性手术或术后辅助治疗（放疗或放化疗）。无病理高危因素的局切患者可仅行内镜监测。

对于cT_2N_0及不符合局切条件的cT_1N_0，应行根治性手术。具体手术方式及适用范围见表6-14-2。术后病理有高危因素者应行辅助治疗。对于低位癌需Miles术者，可结合患者病情及意愿，选择新辅助放化疗（术前放化疗），以期获得保肛。治疗结束后需再次评估，以决定手术方式。

表 6-14-2 直肠癌常用术式比较

术式	适用范围	切除范围	造口
Dixon 术	中、高位直肠癌	肿瘤上 5cm 至下 2cm 肠管及全部系膜	可行预防性袢式造口
Miles 术	低位直肠癌	直肠及全部系膜、肛管及周围皮肤、皮下组织及肛门括约肌	保留永久性乙状结肠端式造口
Hartmann 术	无法耐受 Miles 术,或切除后无法吻合的直肠癌患者	肿瘤上 5cm 至下 2cm 肠管及全部系膜	保留乙状结肠或降结肠端式造口(永久或临时性)
ISR 术	T_3 以下低位或极低位直肠癌,肿瘤距肛缘 2cm 以上	肿瘤上 5cm 至下 1cm 肠管及全部系膜,部分或全部肛门内括约肌	需行预防性袢式造口
TaTME 术	中低位直肠癌,特别是"困难骨盆"的低位直肠癌	肿瘤上 5cm 至下 1~2cm 肠管及全部系膜,可含部分肛门内括约肌	需行预防性袢式造口

全部术式均需清扫肠系膜下动脉根部淋巴结,并切除肠系膜下动脉,或其位于左结肠动脉以远的全部分支。

(2)局部进展期直肠癌的治疗:局部进展期直肠癌指 $cT_{1-2}N_{1-2}$ 及 $cT_{3-4}N_{0-2}$,目前明确推荐使用以 5-FU 为基础的术前放化疗。与术后放化疗相比,术前放化疗在保证远期生存的同时,还可提高保肛率、降低吻合口狭窄及局部复发率。应于全部疗程结束后 6~8 周评估患者对新辅助放化疗的反应,并行根治性手术及术后辅助化疗。20% 左右的患者在新辅助放化疗后可达完全缓解,除根治性手术外,也可根据该类患者的病情及意愿选择局部切除甚至等待观察,但需告知复发、淋巴结转移等风险。

(3)转移性直肠癌(Ⅳ期)的治疗:Ⅳ期直肠癌的治疗原则同Ⅳ期结肠癌类似。若原发灶和转移灶均可切除(或潜在可切除),可先行新辅助放化疗,再手术切除原发灶及转移灶(同期或分期)。新辅助放化疗的具体方法包括初始化疗、初始化疗后放化疗、初始长程放化疗、初始短程放疗后联合化疗等,各方案优劣尚无定论,需多学科协作并结合患者具体情况而定。而对于转移灶无法切除的患者,应行化疗或放化疗。在原发灶导致穿孔、梗阻等情况或有相应风险时,可考虑姑息性切除或造口术。

3. 肠造口术

(1)适应证

1)直肠手术或结肠手术,考虑吻合口瘘风险较高者,行预防性造口。

2)Miles 术或 Hartmann 术,近端结肠行端式造口。

3)急性完全性肠梗阻或肠穿孔、吻合口瘘,原发病灶无法处理,或切除后无法一期吻合,行造口转流粪便及肠液。

(2)分类

1)依据部位:回肠造口、盲肠造口、横结肠造口、乙状结肠造口。

2)依据用途:永久性造口(人工肛门)、临时性造口(预防性转流造口)。

3)依据形态:端式造口、袢式造口。

(3)造口位置:患者自己能看到,方便护理;粘贴面积足够,避开皮肤皱褶、瘢痕或骨性突起。常用造口位置见图 6-14-1。

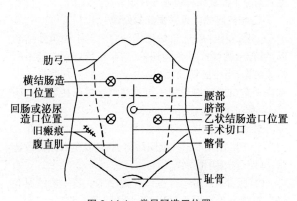

图 6-14-1 常见肠造口位置
(引自:卫生部《结直肠癌诊疗规范(2010 年版)》)

(4)手术原则
1)造口距吻合口或原发病灶越近,效果越好。
2)尽可能少离断系膜,保证造口肠管血供。
3)造口肠管应松弛,避免张力过高。
4)同腹壁固定牢靠,防止回缩及造口旁疝。

(5)袢式造口开放时机:择期手术的预防性造口可于术后 48~72 小时开放,如患者腹胀明显,也可于术后 24 小时开放。肠梗阻或肠穿孔等急诊手术,建议于术中一期开放造口,并将造口肠壁同皮肤缝合固定,避免肠液漏入腹腔。

(6)还纳条件:对于直肠癌手术的预防性造口,一般于术后 3~6 个月还纳。需满足:①辅助放化疗已完成;②吻合口愈合良好,无瘘无狭窄(可行下消化道造影或通畅试验以明确);③控便功能良好(可行直肠肛管测压以明确);④无局部复发(可行肠镜以明确)。对于肠梗阻、穿孔等急诊手术造口,要求原发致病因素已去除,患者全身情况好转。最早可于术后 3~6 周行造口还纳,若患者情况未满足条件可延至 3 个月甚至以上。

4. 结直肠癌常见并发症的处理

(1)肠梗阻:首选急诊手术治疗。对于梗阻性结肠癌,可行根治性或姑息性切除,右半结肠切除一般不必行造口,左半结肠切除可视术中情况选择一期吻合 + 近端袢式造口或远端封闭 + 近端造口。对于梗阻性直肠癌,手术方式首选 Hartmann 术。

对于不适合进行手术的患者,可考虑内镜或介入引导下支架置入术。待梗阻缓解、肠道及全身条件改善后,择期行根治性手术。

(2)肠穿孔:多应行急诊开腹手术。若一般情况允许且腹膜炎为局限性,可行肿瘤切除及一期吻合;若有弥漫性腹膜炎、严重腹腔感染、肠道条件差和 / 或患者病情不稳定,切除后多不行一期吻合,而应行端式造口术;若探查示原发病变无法处理,也可仅行造口术。

若穿孔处有局部积液或脓肿,且患者全身情况较差,可考虑经皮穿刺置管引流。待感染控制、局部炎症消退后,再行手术切除。

5. 结直肠癌术后监测

(1)术后 3 年内每 3~6 个月随访 1 次,第 4 年和第 5 年每 6 个月随访 1 次。

(2)每次随访时检测血 CEA 水平。

(3)每年复查 1 次胸、腹和盆腔 CT,至少复查 3 年。

(4)术后 1 年复查肠镜,以除外复发或新发病灶。如结果正常,每 3~5 年复查 1 次。

Tips:

1. 40 岁以下患者应考虑遗传性大肠癌可能。其中 FAP 及 Lynch 综合征患者亦是胃癌、十二指肠癌及小肠癌的高危人群,因此需筛查胃镜。

2. 大部分结直肠癌由腺瘤样息肉发展而来,且随着息肉增大,癌变率增高。

3. 结直肠癌辅助检查归纳:定性,全结肠镜+活检;定位,腹盆 CT、结肠 CT 三维重建、肠镜下钛夹或纳米碳标记;局部分期,腹盆 CT、直肠超声或 MRI(直肠癌);M 分期,腹部 B 超、胸腹盆 CT。

4. 对于局部晚期结直肠癌,术前应特别注意是否累及输尿管,必要时放置 DJ 管,避免手术损伤。

5. 新辅助放化疗(neoadjuvant chemoradiation therapy,即术前放化疗),主要针对 II / III 期直肠癌,目的是降低局部分期和复发率,提高保肛率和完全缓解率。但仅有约 60% 的患者可通过新辅助放化疗降期,部分患者对新辅助放化疗反应较差或无反应,并可能在治疗过程中出现远处转移。此外,新辅助放化疗还可能带来盆腔粘连、肠道功能障碍及性功能障碍等副损伤。因此,对于 II / III 期直肠癌患者,应充分交代新辅助放化疗的利弊,以帮助其决策。

(侯睿 审校:林国乐)

第十五节 门静脉高压症及脾切除

一、门静脉高压症

【背景知识】

任何造成门静脉血流障碍或血流量增加的疾病,都能引起门静脉高压症,因此门静脉高压症的患者往往表现出门静脉高压及原发病的症状。其中门静脉高压的表现有脾大、食管胃底静脉曲张、腹水,严重时可表现为脾亢、上消化道大出血、门体分流性脑病、自发性细菌性腹膜炎等。

正常的门静脉压力 13~24cmH$_2$O,平均为 18cmH$_2$O。

当门静脉压力超过 $25cmH_2O$ 或高出下腔静脉压 $15cmH_2O$ 便可诊断门静脉高压。

当门静脉压力足够高时,就会向腔静脉分流以代偿过高的门静脉压力,门腔静脉的四大交通区域见表 6-15-1。

表 6-15-1 门腔静脉四大交通区域

区域	门脉属支	交通支	腔静脉系统
胃底及食管下段	胃冠状 v 及胃短 v	食管静脉丛	奇 v(入上腔 v)
肛管及直肠下端	直肠上 v		直肠下 v 及肛管 v(下腔 v)
前腹壁	脐旁 v		腹上深 v(上腔 v); 腹下深 v(下腔 v)
腹膜后	肠系膜上、下 v 分支	Retzius 静脉丛	下腔 v 分支

v. 静脉。

门静脉高压症可分为肝前型、肝内型、肝后型,常见病因见表 6-15-2。

表 6-15-2 门静脉高压症分型及常见病因

分类	常见病因
肝前	感染或创伤所致门静脉系统血栓
	先天性门静脉闭锁、狭窄
肝内	血吸虫病肝硬化(肝血窦前阻塞)
	肝炎后肝硬化(肝血窦和窦后阻塞)
	酒精性肝硬化
	胆汁性肝硬化

续表

分类	常见病因
肝后	巴德 - 基亚里综合征（Budd-Chiari syndrome） 缩窄性心包炎

门静脉高压症患者一般病情复杂，尤其是合并大出血的患者，病情危急，术后并发症多、预后较差，所以应详细评估，目前常用的评估方法为 Child 分级（表 6-15-3）。

表 6-15-3　Child 肝功能分级

肝功能评分	1	2	3
脑病 / 分级	无	1 或 2	3 或 4
腹水	无	轻度	中度
胆红素 /(mg·dl^{-1})	1~2	2.1~3	≥ 3.1
白蛋白 /(g·dl^{-1})	≥ 3.5	2.8~3.4	≤ 2.7
PT 延长 / 秒	1~4	4.1~6	≥ 6

评估后计算总分：A. 5~6 分，围手术期死亡率 2%；B. 7~9分，围手术期死亡率 10%；C. 10~15 分，围手术期死亡率 50%。

【接诊要点】

1. **病史**　尽量寻找病因线索，应重点了解有无肝炎相关病史，具体询问饮酒史（一般男性 160g/d，女性 80g/d，持续 10 年以上，引起酒精性肝硬化可能性大），此外，还有血吸虫病史、心脏病病史、雌激素或非甾体抗炎药使用史、营养不良及肝胆疾病家族史。

2. **体格检查**　应注意患者生命体征，尤其是大出血患者。其他慢性患者需注意有无腹壁静脉曲张、脾大、腹水相关体征，同时注意有无肝掌、蜘蛛痣、黄疸等，务必肛检明确有无痔。

3. 辅助检查 完善血常规、肝肾功能、凝血功能检查;B超、腹部CT或MRI为常用检查,了解肝、脾情况,了解下腔静脉及门静脉情况。钡剂、纤维内镜检查对诊断食管、胃底静脉曲张有重要意义。

【治疗】

消化道出血、脾亢、顽固性腹水是门静脉高压的主要并发症,临床中消化道出血是最常见的需要手术干预的并发症。对于出血的治疗包括非手术及手术治疗两部分,但均为对症缓解,其复发率很高。

1. 非手术治疗 除及时补充血容量、纠正凝血外,还有以下几种。

(1)药物治疗:垂体后叶素可收缩血管,降低门静脉压力,减少血流,但应警惕冠状动脉供血不足,一般20U溶于200ml 10%葡萄糖溶液,20分钟静脉注射完毕,必要时4小时可重复。人工合成生长抑素,首次剂量250μg,此后250μg/h静脉输入,能够有效止血。β受体拮抗药能够使肝静脉楔压、肝血流量、心脏指数、心率明显降低,故也有一定作用。

(2)内镜治疗:硬化剂注射治疗和套扎。无特殊禁忌,可反复使用,止血率90%。

(3)介入栓塞治疗:X线监测下,将导管插入胃冠状静脉,在出血部位的曲张静脉注入栓塞剂止血,紧急止血率可达89%。

(4)三腔两囊管:因患者难以耐受,目前应用较少。应用气囊止血时,首先与患者充分沟通,检查气囊有无漏气,管道是否通畅,涂润滑剂后自鼻孔送入50~60cm,抽出胃内容物为止,向胃气囊注入空气100~200ml,向外牵引至有阻力,固定或悬以0.25kg重物,冷盐水洗胃并吸引减压,如无新鲜血液则不必向食管气囊注气,如有新鲜血液则充气食管气囊压迫,一般放置24~72小时,间断放气观察有无继续出血。75%~85%可以成功止血。但要警惕如下并发症：误吸、食管黏膜坏死甚至穿孔、食管气囊滑脱窒息、胃气囊进入食管造成剧烈疼痛。

(5)经颈静脉肝内门体分流术(transjugular intrahepatic portosystemic shunt, TIPS)：经静脉途径在肝内肝静脉和门静脉主支之间置入支架，建立门体分流。创伤小、成功率低、降低门静脉压力显著，控制食管静脉曲张出血疗效可靠，适用于晚期肝硬化患者。

2. 手术治疗

(1)术前准备：积极保肝治疗、纠正凝血功能、纠正营养状况。此外，注意术前的血小板水平，$50 \times 10^9/L$ 以上通常可以不予处理，$50 \times 10^9/L$ 以下可以酌情输入血小板。

(2)分流术：将门静脉主干或主要分支血管与下腔静脉或其主要分支血管吻合，使高压的门静脉血流经吻合口进入低压的下腔静脉，从而降低门静脉压力，达到预防和止血的目的。难度较大，需要在有条件的医院由专科医师处理，手术前需要评估血管条件、肝脏功能。具体包括：门腔分流术、脾肾静脉分流术、远端脾肾静脉分流术(又称 Warren 手术)、肠腔分流术、冠腔分流术。

(3)断流术：相对容易，手术后保留了向肝血流，可避免肝性脑病的发生。如：贲门食管周围血管离断术(Hassab 手术)、贲门食管周围血管离断＋胃底黏膜下血管缝扎术、贲门食管周围血管离断＋食管下端部分切除术、贲门食管周围血管离断＋食管下段及胃近端切除术(Phemister 手术)。

(4)肝移植。

3. 门静脉高压手术的并发症 创面出血，肠道出血，腹水，腹腔感染，肠系膜静脉血栓形成，肝衰竭，肝性脑病，血小板升高。

Tips：

1. 门静脉高压的表现包括脾大、食管胃底静脉曲张、腹水，严重时可表现为脾亢、上消化道大出血、门体分流性脑病、自发性细菌性腹膜炎等。

2. 门静脉高压的病因可分为肝前型、肝内型、肝后型,我国以肝炎肝硬化性(肝内型)居多,此外,酒精肝硬化性也逐渐增多。

3. Child 分级是肝功能的重要分级标准,要牢记!

4. 急诊手术常处理保守治疗失败的消化道出血。

二、脾切除

【背景知识】

1. **解剖方面** 正常脾脏被第 9、10、11 肋覆盖(体表无法触及),除脾门外均被腹膜覆盖,属腹膜间位器官,其腹膜返折形成重要韧带:脾上极后方与横膈间形成脾膈韧带;脾脏内侧前方与胃大弯形成脾胃韧带,内有胃短动静脉及胃网膜左动静脉;脾脏内侧与左肾前的后腹膜相连形成脾肾韧带,包围着脾蒂;脾蒂表面覆盖着的后腹膜为脾胰韧带;脾下极与结肠脾曲形成脾结肠韧带。

2. **功能方面** 脾是人体最大的淋巴器官,1952 年脾切除后凶险性感染(overwhelming post-splenectomy infection,OPSI)首次提出,近半个世纪,脾的功能被广泛研究,但目前尚无定论。

【适应证】

1. **脾大、脾功能亢进** 血液系统疾病切除脾脏的目的在于去除破坏血细胞的场所,以延长血细胞寿命,减少自身免疫性血液病自身抗体的生成。充血性脾大多见于门静脉高压症,常伴有继发性脾功能亢进,也是脾切除的手术适应证。

2. **脾损伤**

3. **脾占位性病变** 脾囊肿、脾棘球蚴病、良性肿瘤(血管瘤)及恶性肿瘤。

4. **脾感染性疾病** 脾脓肿、脾结核。

5. **其他脾脏疾病** 游走脾。

6. 其他规范性手术的脾切除 胰体尾恶性肿瘤、结肠脾曲癌等的规范术式。

7. 部分脾切除 随着对脾功能的不断认识，越来越多的证据支持在允许情况下，尤其是儿童患者，应尽可能保留脾脏功能。随着微创技术发展，目前脾切除多在腹腔镜下完成。

Tips：

1. 脾胃韧带内走行胃短动静脉、胃网膜左动静脉；脾肾韧带包绕脾蒂。

2. 脾包膜易撕裂，行相邻区域手术应注意保护避免发生医源性损伤，如遇撕裂，勿钳夹止血，可纱布压迫或细线缝扎。

3. 脾切除术后应警惕出血及膈下脓肿两大并发症。

4. 部分血液疾病行脾切除的患者应同时切除副脾。

（陈伟杰 审校：张宁）

第十六节 腹股沟疝

【背景知识】

腹壁强度降低和腹内压力增高两个基本发病因素导致了各种腹外疝的发生。发生在腹股沟区的腹外疝统称为腹股沟疝（inguinal hernia）（图 6-16-1）。常见的包括腹股沟斜疝和腹股沟直疝，其中以斜疝最多见，约占全部腹外疝的 90%，占腹股沟疝的 95%。腹股沟区解剖结构的分布状态使其抗张强度弱于腹壁其他部分，这是导致腹股沟疝发病的重要原因之一，胚胎发育因素及老年、体衰、肥胖、腹肌缺乏锻炼等生理情况均可诱发腹股沟疝。

临床主要表现为腹股沟部出现可复性肿块，较大的斜疝肿块可进入阴囊或阴唇。平卧位后已回纳的肿块处可触及缺损区。斜疝缺损位于腹股沟韧带中点上方，直疝位于耻骨结节上方略外侧，在疝块未出现时，用手置于内环处,嘱患者咳嗽,常可在此有膨胀性冲击感或疝内容物顶出并滑入疝囊之感并出现肿块。肿块在平卧后不能回纳,伴压痛,且变硬常提示嵌顿疝,可合并腹痛、恶心、呕吐等肠梗阻症状。如果肿块已有较长时间不能还纳,但局部和全身症状不明显,则为难复性疝,常为大网膜粘连在疝囊内而不能回纳。

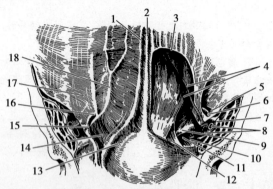

图 6-16-1 腹股沟三角区解剖

1.脐外侧襞;2.脐中襞;3.半环线;4.腹壁下动静脉;5.精索动静脉;6.输精管;7.股神经;8.股动静脉;9.腹股沟韧带;10.股环;11.陷窝韧带;12.联合腱;13.膀胱上窝;14.腹股沟内侧窝;15.精索;16.内环;17.腹股沟外侧窝;18.腹壁动脉襞

嵌顿是指疝内容物滞留在疝囊内,无法回纳到腹腔或盆腔。嵌顿的组织可为肠道(小肠、大肠、阑尾)、网膜、膀胱、卵巢或其他结构,它们会在嵌顿后因静脉和淋巴回流受阻而发生肿胀。水肿不断加重会阻碍疝囊内容物的静脉血流,并最终妨碍动脉血供,导致疝内容物缺血和坏死,即绞窄疝,可致肠穿孔、腹膜炎。嵌顿和绞窄的总体风险较低,估计发生率为每年 0.3%~3%。

【接诊要点】

1. **现病史** 主要了解腹股沟肿块出现的时间、大小、进展情况，与体位、咳嗽、用力等的关系，能否自行回纳或手助回纳，做过何种检查，接受过何种治疗，疾病对身体和生活的影响程度，就诊的原因，希望达到的治疗效果，能否接受补片修补等。

2. **既往史** 有无营养不良、长期便秘、慢性咳嗽、尿路梗阻等慢性病史，有无胶原缺乏的家族史。

3. **体格检查** 重点了解疝块的外形、大小、质地，能否回纳，有无压痛，有无肠鸣音，检查内环缺损程度。指压试验：疝块复位后用手指压住内环投影区，嘱患者直立咳嗽，因疝门被堵，斜疝疝块不能突出；但一旦移去施压的手指，则可见疝块随咳嗽突出。如怀疑嵌顿疝，需了解患者有无肠梗阻症状，有无腹膜炎及全身休克症状，仔细听诊下腹肠鸣音。

4. **鉴别诊断**

(1)斜疝与直疝的鉴别见表 6-16-1。

表 6-16-1 斜疝与直疝的鉴别

鉴别要点	斜疝	直疝
发病年龄	多见于儿童及青壮年	多见于老年
突出途径	经腹股沟管突出，可进阴囊	由直疝三角突出，不进阴囊
疝块外形	椭圆或梨形，上部呈蒂柄状	半球形，基底较宽
回纳疝块后压住深环	疝块不再突出	疝块仍可突出
精索与疝囊的关系	精索在疝囊后方	精索在疝囊前外方
疝囊颈与腹壁下动脉的关系	疝囊颈在腹壁下动脉外侧	疝囊颈在腹壁下动脉内侧
嵌顿机会	较多	极少

　　(2)睾丸鞘膜积液：①完全在阴囊内,肿块上缘可触及,无蒂柄进入腹股沟管内;②发病后,从来不能回纳,透光试验检查呈阳性;③肿块呈囊性弹性感;④睾丸在积液之中,故不能触及,而腹股沟斜疝时,可在肿块后方扪到实质感的睾丸。

　　(3)精索鞘膜积液：肿块位于腹股沟区睾丸上方,无回纳史,肿块较小,边缘清楚,有囊性感,牵拉睾丸时,可随之而上下移动。但无咳嗽冲击感,透光试验阳性。

　　(4)交通性鞘膜积液：肿块于每日起床或站立活动后慢慢出现逐渐增大,平卧和睡觉后逐渐缩小,挤压肿块体积也可缩小,透光试验阳性。

　　(5)睾丸下降不全：隐睾多位于腹股沟管内,肿块小,边缘清楚,用手挤压时有一种特殊的睾丸胀痛感,同时,患侧阴囊内摸不到睾丸。

　　(6)髂窝部冷脓肿：肿块往往较大,位置多偏右腹股沟外侧,边缘不清楚,但质软而有波动感。腰椎或骶髂关节有结核病变。

　　5. 治疗流程　见图 6-16-2。

　　【治疗】

　　1. 非手术治疗

　　(1)1 周岁以内的婴儿可暂不手术,通常用棉织束带捆绑法堵压腹股沟管内环,阻挡疝块突出。

　　(2)年老体弱或其他合并症原因而禁忌手术者,应对合并症予以治疗,可慎重使用医用疝带。长期使用疝带可使疝囊颈逐渐肥厚,有促使疝内容物与疝囊发生粘连和增加疝嵌顿发病率的可能,故应慎用。此外,使用不当还有并发壁间疝的可能。

　　(3)嵌顿性疝原则上应紧急手术,以防止肠管坏死。但在下列少数情况下可试行复位：①如嵌顿时间较短(3~5 小时内),局部压痛不明显,没有腹部压痛和腹膜刺激征,估计尚未形成绞窄。尤其是小儿,因其疝环周围组织富于弹性,可以试行复位。②病史长的巨大疝,估计腹壁缺损较大,而疝环松弛者。

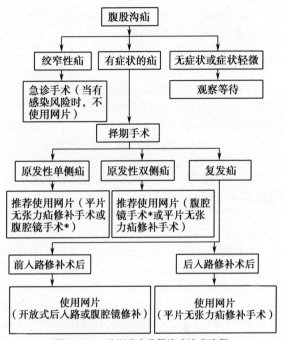

图 6-16-2 欧洲成人腹股沟疝治疗流程
* 如医师经验丰富,内镜手术时完全经腹膜外法(TEA)
优于经腹膜前法(TAPA)。

2. 手术治疗

(1)指征:成人疝是不能自愈的,手术是迄今治疗腹股沟疝最有效的方法。老年人疝由于内科合并症较多和反应能力较差,更易在发生疝内容物血供障碍后出现危急情况,所以应尽可能早地施行择期手术。嵌顿疝应积极手术治疗,除嵌顿时间少于 6 小时和很容易复位的予以手法复位外,都应急诊手术。手法复位成功的也要嘱患者尽早择期手术。

(2)禁忌证

1)不能耐受手术的严重疾患。

2)腹内压增高因素未消除。

3)局部皮肤感染。

(3)术前准备:非急诊手术除一般术前准备外,应着重消除慢性咳嗽、排尿困难、便秘等各种可增加腹内压因素。妊娠者可将手术推迟至分娩后。对于巨大的难复性疝,应在手术前一段时间内采取头低足高位,促使腹腔空间逐渐增大,适应内脏完全回纳的需要。

(4)手术方式

1)疝囊高位结扎:对婴幼儿、儿童疝,或绞窄疝有肠管坏死、局部感染严重,仅做疝囊高位结扎手术。在游离疝囊颈之后,齐疝门水平结扎囊颈,阻断内脏离腹腔的出口。要点是高位!

2)疝修补术:指应用自身组织做腹横筋膜、腹股沟前壁或后壁修补,适用于疝环缺损不大、腹内压增高因素不明显的病例。最常用的是腹股沟管管壁修补(Bassini法):游离并以纱布条提起精索。在其深面用粗丝线将腹横腱膜弓(或联合肌腱)与腹股沟韧带内侧面做间断缝合,自上而下缝合 3~5 针。最后一针应将腹横腱膜弓(或联合肌腱)缝于耻骨结切的骨膜上,以防止最内端残留三角形空隙,术后易引起疝的复发。近内环一针与精索间的距离可通过一小指尖为宜,避免过紧而引起精索血液循环障碍。将精索放置于新位,再次检查无出血后,以粗丝线间断缝合腹外斜肌腱膜。分层缝合皮下及皮肤层。

3)无张力疝修补术:适用于缺损大、腹壁薄弱的老年疝、复发疝和有家族疝病史疑有胶原代谢缺损的病例。用于修补的合成材料主要为聚丙烯。具体方法:分离出疝囊后,将疝囊内翻送入腹腔,无须按传统方法高位结扎疝囊,将网片置于腹肌之后遮盖整个内环和腹股沟三角区(精索通过处可剪孔),也可填补腱膜弓与腹股沟韧带或耻骨梳韧带之间的孔隙以修复缺损和腹壁薄弱区(图6-16-3)。

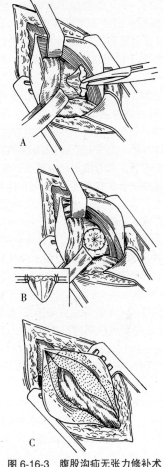

图 6-16-3 腹股沟疝无张力修补术
A. 暴露疝囊;B. 将花瓣状充填物缝合
在疝环周围;C. 缝合网片

4) 腹腔镜疝修补术：主要术式有四种，经腹膜前法(TAPA)、完全经腹膜外法(TEA)、经腹腔内法(IPOM)、单纯疝环缝合法。一般而言，外科医师应当选择自己最擅长、最有经验的手术方法。若腹股沟区域疝患者无腹膜前间隙手术既往史、腹水及有并发症的疝，则开放手术和腹腔镜手术均可进行。学术上近年来逐渐倾向于使用腹腔镜手术修补双侧腹股沟或股疝。

5) 嵌顿性和绞窄性疝的处理原则：嵌顿性疝若无法及时复位，往往需要急诊手术，以防止疝内容物坏死，并解除伴发的肠梗阻。若绞窄性疝的内容物已坏死，则更需手术切除坏死的肠管，避免进入感染性休克。术前应做好必要的准备。如有脱水和电解质紊乱，应迅速补液或输血。这些准备工作极为重要，可直接影响手术效果。手术的主要关键在于正确判断疝内容物的生命力，然后根据病情确定处理方法。

(5) 术后处理：卧床 24 小时，伤口压沙袋；避免可增高腹压的各种因素出现。腹股沟疝术后并发症总发生率为 15%~28%，最常见的术后早期并发症是血肿、血清肿、尿潴留和早期疼痛；晚期并发症主要有复发和慢性疼痛。术后主要的灾难性并发症是感染，尤其是补片感染，常常需要长时期足疗程的抗生素治疗，甚至需要二次手术取出补片。因此，对于嵌顿疝和绞窄疝等潜在感染风险患者，原则上避免使用补片。

Tips：

1. 嵌顿性疝手法复位法：①注射哌替啶以镇静、镇痛、松弛腹肌；②让患者取头低足高位，屈同侧髋关节(不外展)以使外环得以松弛；③医师用手托起阴囊，将突出的疝块向外上方的腹股沟管做均匀缓慢、挤压式还纳，另一手还可轻轻按摩嵌顿的疝环处以协助回纳。回纳后，应反复严密观察 24 小时，注意有无腹痛、腹肌紧张及大便带血现象,也须注意肠梗阻现象是否得到解除。

2. 使用了补片的疝修补术,术中和术后应密切防治感染,避免灾难性并发症的发生。

(花苏榕　审校:刘子文)

第七章

肝 外 科

第一节 肝脏良性肿瘤

【背景知识】

肝脏良性肿瘤占肝脏原发肿瘤的 5%~10%,主要来源于肝脏本身的各种细胞和胚胎发育中残存于肝脏中的各种肌肉、骨骼和软骨组织等,可有囊性肿瘤和实性肿瘤。肝囊肿的 Henson 分类方法如下:①先天性肝囊肿,包括孤立性单腔性囊肿(SUC)、弥漫性多发性囊肿。②创伤性肝囊肿。③炎症性肝囊肿(也称潴留性肝囊肿,分特异性和非特异性)。④肿瘤性囊肿,包括囊腺瘤性、皮样囊肿、囊性畸胎瘤、寄生虫性囊肿。肝脏良性实性肿瘤的 Henson 分类方法如下:①实质肿瘤,包括肝细胞腺瘤、胆管腺病、混合腺病、局灶性结节性增生;②血管源性肿瘤,包括血管瘤、淋巴管瘤;③间质肿瘤,包括纤维瘤、脂肪瘤、平滑肌肿瘤、畸胎瘤、错构瘤、肾上腺残余瘤(Grawitz 肿瘤)。肝脏实性良性占位最常见的为肝海绵状血管瘤(hepatic cavernous hemangioma,约占 88.9%),其次为肝细胞腺瘤(hepatocellular adenoma,HCA)及肝脏局灶性结节性增生(hepatic focal nodular hyperplasia,hFNH)。

一、肝囊肿

肝囊肿是肝脏最常见的良性囊性病变,治疗主要视其大小、性质、有无并发症等决定。囊肿 <5cm,无明显症状、生长缓慢者一般不需要特殊治疗。对于有压迫症状、生长较快的大囊肿应给予适当治疗,对于多发性肝囊肿应注意是否有多囊肝的情况。

【治疗】

肝囊肿的手术治疗方式通常包括以下几种。

1. 囊肿开窗术 适用于囊液澄清且无胆汁成分,

切除肝表面的部分囊壁,吸进囊液,切缘仔细止血,囊液引流至腹腔,若囊肿为多房性,应该逐一开窗,该法适用于单纯性囊肿,也是治疗大多数肝囊肿的主要方法。

2. **囊肿穿刺抽液术** 适用于表浅、直径 >5cm 的肝囊肿,在 B 超定位引导下进行,不需要开腹手术,抽出囊液之后注入无水乙醇或硬化剂,缺点是容易复发且可能需要再次治疗,该法多适用于有手术禁忌或不愿手术者。

3. **囊肿切除术** 适用于肝表面或带蒂的孤立性囊肿,以及局限于肝段或肝脏某一叶的囊肿,可行肝叶或肝段切除术,该法应用不多。

4. **肝切除术** 适用于并发感染,囊内出血,怀疑囊腺瘤、囊腺癌等情况者。

5. **囊肿内引流术** 囊肿空肠 R-Y 内引流术适用于囊壁较厚的囊肿,或者囊肿与肝内胆管相通的病例,目前应用极少。

二、肝血管瘤

肝血管瘤是一种常见的肝脏良性肿瘤,组织学特点为门静脉分支的畸形,病理类型可以分为硬化型、血管内皮细胞型、毛细血管瘤和海绵状血管瘤,其中以海绵状血管瘤最多见,通常所说的肝血管瘤实质上多指最为常见的海绵状血管瘤(cavernous hemangioma),该病发病率女性高于男性。

【临床表现及影像学检查】

1. 临床表现

(1)肝血管瘤生长缓慢,病程长,多在中年之后发病,可单发或多发,大小各异。

(2)一般无临床症状,多为偶发瘤,直径 <4cm 一般无临床症状,直径 >4cm 可能因为压迫引起上腹部出现非特异性症状。

(3)巨大血管瘤瘤体内可能有血栓形成,导致消耗性症状,如贫血、血小板减少、低纤维蛋白原血症[卡萨巴赫 - 梅里特综合征(Kasabach-Merritt syndrome)]。

(4)通常无肝功能损害和恶变倾向。

2. 影像学检查

(1)B 超:血管瘤回声多无特异性;肝血管造影对于血管瘤的诊断有相对高的敏感性和特异性,典型表现可有"爆米花征"及"雪树征"。

(2)ECT 检查:标记的红细胞肝血流池动态显像具有一定的特异性。目前,增强 CT、MRI 和造影超声对于典型海绵状血管瘤的诊断率已经较高,已极少应用血管造影来诊断,ECT 的应用也逐渐减少。

【治疗】

传统上将血管瘤直径 >4cm 或考虑血管瘤有自发破裂出血的风险(通常极少破裂)作为手术指征,但可能造成手术指征的扩大化。治疗主要根据患者年龄、瘤体大小、部位、症状、增长速度综合考虑来决定。一般认为,瘤体直径 >6cm、随访增大或有临床症状者,可以考虑手术治疗;年龄 >55 岁,瘤体直径 5cm 内,手术应该慎重;年龄偏大,随访增大不明显者,可定期观察;对于小血管瘤难以鉴别其病理类型时也可考虑手术探查明确。

随着手术技术的成熟和进步,血管瘤剥除术逐渐成为目前血管瘤治疗的主要手术方式,其他一些可能的手术方式和情况包括以下方面。

1. 血管瘤缝扎术　生长在肝中央部位切除较为困难,可行血管瘤缝扎术。

2. 肝动脉结扎术　适用于多发性肝血管瘤或病变范围极大的病例,对囊状血管瘤的疗效较为满意。

3. 肝叶切除术　直径 >5cm 且伴有临床症状的肝血管瘤,在一些情况下可以考虑行肝叶切除术,根据肿瘤的范围,可行肝叶规则性肝切除、非规则性肝切除术。

4. 巨大血管瘤切除术 直径>10cm 时称为巨大海绵状血管瘤,紧邻下腔静脉和位于肝门处的肝巨大血管瘤切除困难且手术风险较大,需要预备阻断下腔静脉。术中的注意包括以下方面。

(1)充分暴露肿瘤,右半肝切除做可以做"人"字形切口,左三叶肝切除可用上腹正中切口加胸骨正中劈开的联合切口,或者做上腹部"人"字形切口。

(2)阻断或备阻断第一肝门。

(3)预先结扎患侧肝动脉分支使肿瘤变小变软(该方法运用也不多)。

(4)充分游离肿瘤周围的韧带及粘连,以便控制出血。

(5)应该在阻断肝门的情况下切肝,每次阻断时间应控制在 15~20 分钟。

(6)肝血管瘤与肝实质之间有多支交通血管时,分离时应该逐一切断和结扎。

(7)肿瘤外周一般有扩张肝静脉的肝内分支,肝的切线应该尽量靠近正常的肝组织,否则可能引起不可控制的大出血,切忌在瘤体上切瘤或缝扎,特别是对于囊状血管瘤。

(8)巨大血管瘤切除时,注意不要损伤肝静脉分支,以免发生出血和空气栓塞。

三、肝脏局灶性结节增生

肝脏局灶性结节增生,是一种少见的肝细胞来源的良性肿瘤,其发病机制存在争议,多数学者认为它是肝细胞对局部血管异常产生的一种增生性反应,而并非真正意义上的肿瘤。一般认为,避孕药的使用可能不会增加 hFNH 的发病率,但可能会促进 hFNH 的生长。约90% 的 hFNH 无临床症状,多在体检或其他形式的影像学检查时偶尔发现,少部分患者可能有上腹不适、肝大、腹部肿块等表现,hFNH 自发破裂出血极少,一般不恶变。对于有临床症状或诊断不明确的病例可考虑积极手术治疗。

【鉴别诊断】

hFNH 通常需要与肝细胞腺瘤、肝细胞癌相鉴别(通常要注意与肝细胞癌鉴别),因为鉴别可能具有治疗方法选择上的意义,影像学检查并密切结合病史及临床表现有助于进行 hFNH 的鉴别诊断(表 7-1-1)。

表 7-1-1　hFNH 与肝细胞腺瘤的鉴别

	hFNH	肝细胞腺瘤
症状	少见	多见
基础病	血管性疾病	代谢性疾病及需要手术切除的疾病
并发症	极少破裂出血,一般无恶变	容易破裂出血,容易有恶变
影像学	中心或偏心瘢痕,邻近肝细胞被膜(CT)	瘤周低密度环(MRI)
放射性扫描	正常或吸收增加	局灶性分布缺损
肝血管造影	多血管肿块,有毛细血管充盈及瘤内分隔,典型的呈现"辐条状血管影"	肝动脉覆盖的少血管肿块,瘤内可见成串的"血管湖"
病理学表现	由肝细胞、小胆管和 Kupffer 细胞构成,中心或偏心有瘢痕	瘤内无汇管结构及胆管,也没有 Kupffer 细胞

【治疗】

1. 对于确诊的 hFNH 病例,因为其为良性病变,恶变可能性不大,对于无症状的可以定期影像学随访。

2. hFNH 的发生可能与口服避孕药无关,但仍可以考虑停用,对于育龄期妇女,可能需要积极手术,因为妊娠期肝脏可能发生变化,妊娠时的类固醇激素水平变化也可能会对其产生不良作用。

3. 开腹手术时发现的疑似 hFNH,可考虑行楔形切除或摘除并送病理明确。

4. 因为相当一部分的 hFNH 手术前不能明确诊断,对于占位性病变,不能排除肝细胞腺瘤或肝细胞癌,多主张手术切除明确,因 hFNH 多为 <5cm 结节,一般无绝对的切除禁忌。

四、肝细胞腺瘤

肝细胞腺瘤是一种少见的肝脏良性肿瘤,约占肝脏所有肿瘤的 0.6%,占肝良性肿瘤的 10% 左右,多见于育龄妇女(男女比例 1∶7),可表现为单发或多发的良性肿瘤,病理类型分为肝细胞腺瘤(肝腺瘤)、胆管细胞腺瘤(胆管腺瘤与胆管囊腺瘤)、混合腺瘤。

【临床表现】

1. 肝细胞腺瘤进展缓慢,病程较长。

2. 临床表现主要取决于肿瘤大小及有无并存情况。早期体积较小可以无任何症状,多为偶尔发现(偶发瘤),瘤体较大可能有压迫表现(上腹不适、恶心、食欲减退等),瘤体内出血可能发生腹痛、发热、白细胞升高等表现,瘤体外出血可能会出现急腹症表现。

3. 主要并发症为瘤体出血及恶变。

【诊断】

1. **病程特点**　多见于育龄妇女,多有激素等药物使用史(避孕药、雄激素),可伴有能导致肝功能异常的病史[糖尿病、半乳糖血症、范科尼综合征(Fanconi syndrome)],多数缺乏病毒性肝炎及肝硬化病史(和肝癌相鉴别)。

2. **症状不典型** 有症状者多为瘤体较大的压迫症状或瘤内、瘤外出血表现。

3. **实验室检查** AFP一般阴性,可有轻度 γ-GT 及 ALP 等升高。

4. **影像学检查** 有一定鉴别诊断的意义。CT平扫多为低密度,增强后有不同程度强化的混合密度灶,可有瘤周低密度环;放射性核素扫描示放射性分布缺损;肝动脉造影示多血管改变,血管来自瘤周肝动脉,供瘤血管增粗或正常,瘤内可见血管湖,外周有透亮圈。

5. **病理学检查** 肝细胞穿刺可获得病理学证据,且导致瘤体出血和播散的风险较小,可以考虑使用。

【鉴别诊断】

肝细胞腺瘤和肝细胞癌的鉴别诊断见表 7-1-2。

表 7-1-2 肝细胞腺瘤和肝细胞癌的鉴别

鉴别要点	肝细胞腺瘤	肝细胞癌
性别	女性多见	男性多见
病程	较长	一般
一般状态	对全身影响小,一般状态可	全身影响大,晚期一般状态差
HBsAg	阴性	多为良性
AFP	多为阴性,恶变之后阳性	约80%为阳性
CT	瘤周低密度征,肿块坏死、出血	少见
放射性核素显像	可有缺损区	吸收正常或增加

【治疗】

1. 肝细胞腺瘤有破裂出血和恶变风险,如能确诊,可考虑手术治疗,对于有症状的患者,也应该考虑手术治疗。

2. 对于不愿手术的患者或多发腺瘤切除困难的患者,可以保守治疗,予以暂停激素,密切随访,如有 AFP 升高或肿块破裂出血者,也可以手术治疗。

3. 根据肿瘤的大小、数目和部位可能采取肝部分、肝段、肝叶或半肝切除术。

4. 对于糖原代谢病患者,如果合并肝衰竭,可以考虑行肝移植。

Tips:

1. 对于不大且无临床压迫症状的肝囊肿,多可观察随访。

2. 兼有胆瘘的肝囊肿若行囊肿开窗引流,可能引起胆汁性腹膜炎,如果囊内注射硬化剂,可能损伤胆管,注入无水乙醇可能引起广泛的硬化性胆管炎,兼有胆瘘的肝囊肿可以考虑进行经皮囊肿穿刺抽液置管引流术、肝叶切除术或囊肿内引流术。

3. 在尾状叶的良性肿瘤中,以海绵状血管瘤最为常见,但该部位往往暴露困难,手术风险和难度较大。

4. 肝细胞腺瘤生长缓慢,多有明显的包膜,在停用雄激素与避孕药后,有的可能会缩小甚至消失,但某些仍可能会发生癌变,因此需要引起足够的重视。

5. hFNH 是一种良性病变,一般不破裂出血,恶变可能性小,对于无症状的确诊 hFNH 病例可以随访观察,定期进行影像学检查,但就目前的实际情况来讲,有相当一部分 hFNH 术前不能明确诊断,无法排除肝细胞腺瘤和肝细胞癌,故应该积极手术。

(张磊　审校:杜顺达)

第二节 原发性肝癌

【背景知识】

原发性肝癌(primary hepatic carcinoma,PHC)是临床常见的恶性肿瘤,据估计,全球肝癌发病率超过62.6万/年且有逐年增长趋势,位居恶性肿瘤发病率的第五位,死亡病例数接近60万/年,居肿瘤相关死亡的第三位。中国是原发性肝癌大国,发病人数约占全球发病人数的55%,肝癌在中国肿瘤相关死亡中仅次于肺癌居第二位。肝癌和HBV感染、HCV感染及黄曲霉毒素感染等相关,中国肝癌患者血清HBV阳性率高(69.0%~84.7%),而发达国家肝癌患者血清HCV阳性率较高(约占50%以上)。肝癌大体病理分型分为结节型,巨块型(>10cm)和弥漫型(全肝散在分布小癌灶)。组织学分型包括肝细胞型、胆管细胞型、混合型,其中肝细胞癌占85%~90%。肝脏的分段是肝脏外科诊治的重要解剖学基础知识之一(常用的有Couinaud肝脏分段法,图7-2-1)。

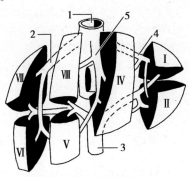

图 7-2-1 Couinaud 肝脏分段法
1. 下腔静脉;2. 肝右静脉;3. 门静脉;
4. 肝左静脉;5. 肝中静脉。

【接诊要点】

1. **病史及早期筛查** 早期肝癌多无临床症状,多为体格检查或偶然发现(偶发癌),临床期可有肝区疼痛、消化道症状(食欲减退、消化不良、恶心、呕吐、腹泻等)、消瘦和乏力、发热等症状,晚期肿瘤可有肝外转移症状(如肺转移、胸膜转移、骨转移等)、黄疸、出血倾向、上消化道出血、肝性脑病及伴癌综合征等。

对肝癌高危人群的筛查,有助于早期发现、早期诊断、早期治疗,是提高肝癌疗效的关键。在我国,肝癌的高危人群主要包括:具有乙型肝炎病毒(hepatitis B virus,HBV)和/或丙型肝炎病毒(hepatitis C virus,HCV)感染、长期酗酒、非酒精性脂肪性肝炎、食用被黄曲霉毒素污染食物、各种原因引起的肝硬化以及有肝癌家族史等的人群,尤其是年龄40岁以上的男性风险更大。血清甲胎蛋白(alpha-fetal protein,AFP)和肝脏超声检查是早期筛查的主要手段,建议高危人群每隔6个月进行至少1次检查。

2. **体格检查** 亚临床期肝癌早期多无阳性体征,临床期(晚期)可有局部症状,包括有肝大或肝区肿块,有梗阻或肝功能异常的症状(黄疸),门静脉高压综合征(腹水、脾大、双下肢水肿等),或者其他伴癌综合征(低血糖、红细胞及白细胞增多症、男性乳房发育)。

3. **辅助检查** 辅助检查的主要目的是进行定性、定位诊断,并进行可切除性评估及残余肝功能评估等。

(1)血清学检查(定性诊断)

1)肝癌相关肿瘤标志物:如 AFP、CA19-9、GP-73 等。

2)感染指标:如 HBV、HCV 等病毒指标及病毒滴度等。

(2)影像学检查(定位 + 定性诊断)

1)B 超:根据病理改变的类型和病程阶段不同,可以有强回声型、弱回声型、等回声型、囊性变型。弥漫型肝癌、结节型肝癌及巨块型肝癌可有各自不同的超声影像学特点，另外还可能具有间接征象，如肝血管改变、梗阻性黄疸的表现及角征和驼峰征。其中，肝脏造影超声可以动态观察病灶的血流动力学情况，有助于提高定性诊断。

2）CT：原发性肝癌多为肝动脉供血，平扫多为低密度，增强期多可以看到不均匀强化以及增粗、扭曲的供血动脉，门脉期多数显示为低密度。

3）MRI：常规采用平扫＋增强扫描方式（常用对比剂 Gd-DTPA），可以多方位、多序列参数成像，并具有形态结合功能（包括弥散加权成像、灌注加权成像和波谱分析）综合成像技术能力，成为临床肝癌检出、诊断和疗效评价的常用影像技术。若结合肝细胞特异性对比剂（Gd-EOB-DTPA）使用，可提高 ≤ 1.0cm 肝癌的检出率和对肝癌诊断及鉴别诊断的准确性。MRI 增强扫描动脉晚期，肝癌呈不均匀明显强化，偶可呈均匀明显强化，尤其是 ≤ 5.0cm 的肝癌，门脉期和 / 或实质平衡期扫描肿瘤强化明显减弱或降低。

其他的检查方法包括 CT 动脉成像（CTA）、经动脉门静脉造影（CTAP）、血管造影等。

4. 临床诊断标准和分期

（1）临床诊断标准：乙型或丙型肝炎及肝硬化是肝癌的高危因素，对于肝脏占位性病变的诊断和鉴别诊断有重要的价值。近年来，非酒精性脂肪性肝炎（NASH）与肝癌的关系越来越引起重视。

AFP 在缺乏敏感的影像学方法的情况下曾用于肝癌的临床诊断，如果 AFP ≥ 400μg/L，在排除妊娠、慢性或活动性肝病及生殖腺胚胎源性肿瘤的情况下，则高度提示肝癌。

1）有乙型肝炎或丙型肝炎，或者有任何原因引起肝硬化者，至少每隔 6 个月进行 1 次超声及 AFP 检测，发现肝内直径≤ 2cm结节,动态增强MRI、动态增强CT、超声造影及普美显动态增强MRI四项检查中至少有两项显示有动脉期病灶明显强化、门脉或延迟期强化下降的"快进快出"的肝癌典型特征,则可做出肝癌的临床诊断;对于发现肝内直径 >2cm 的结节,则上述四种影像学检查中只要有一项有典型的肝癌特征,即可临床诊断为肝癌。

2)有乙型肝炎或丙型肝炎,或者有任何原因引起肝硬化者,随访发现肝内直径≤ 2cm结节,若上述四种影像学检查中无或只有一项检查有典型的肝癌特征,可进行肝穿刺活检或每 2~3 个月密切的影像学随访以确立诊断;对于发现肝内直径 >2cm 的结节,上述四种影像学检查无典型的肝癌特征,则需进行肝穿刺活检以确立诊断。

3)有乙型肝炎或丙型肝炎,或者有任何原因引起肝硬化者,如AFP升高,特别是持续增高,应该进行上述四种影像学检查以确立肝癌诊断,如未发现肝内结节,在排除妊娠、活动性肝病、生殖胚胎源性肿瘤及消化道癌的前提下,应该密切随访AFP水平及每隔 2~3 个月 1 次的影像学复查。

(2)肝癌的分期:肝癌的分期对于预后的评估、合理治疗方案的选择至关重要。影响肝癌患者预后的因素很多,包括肿瘤因素、患者一般情况及肝功能情况,据此国外有多种的分期方案,如BCLC、TNM、JSH、APASL等分期。BCLC分期(表 7-2-1)则比较全面地考虑了肿瘤、肝功能和全身情况,与治疗原则相联系,并且具有循证医学高级别证据的支持,目前已在全球范围被广泛采用,但是不太适合某些亚洲国家特别是中国肝癌的情况(一般认为该标准对于手术指征的控制可能过严)。依据中国的具体国情及实践积累,推荐下述肝癌的分期方案,包括:Ⅰa期、Ⅰb期、Ⅱa期、Ⅱb期、Ⅲa期、Ⅲb期、Ⅳ期(图 7-2-2)

表 7-2-1 PHC 的 BCLC 分期

期别	PS 评分	肿瘤状态		肝功能状态
		肿瘤数目	肿瘤大小	
0 期：极早期	0	单个	<2cm	没有门静脉高压
A 期：早期	0	单个 3 个以内	任何 <3cm	Child-Pugh A~B Child-Pugh A~B
B 期：中期	0	多结节肿瘤	任何	Child-Pugh A~B
C 期：进展期	1~2	门脉侵犯或 N_1、M_1	任何	Child-Pugh A~B
D 期：终末期	3~4	任何	任何	Child-Pugh C

PS：体力活动状态（performance status，PS）。

【治疗】

1. **治疗原则** 肝癌治疗领域的特点是多种方法、多学科共存，而以治疗手段区分的分科诊疗体制与实现有序规范的肝癌治疗之间存在一定的矛盾。因此肝癌诊疗须重视多学科诊疗团队的模式，从而避免单科治疗的局限性，为患者提供一站式医疗服务、促进学科交流，并促进建立在多学科共识基础上的治疗原则和指南。合理治疗方法的选择需要有高级别循证依据支持，但也需要同时考虑地区和经济水平差异。

2. **手术治疗**

（1）肝切除适应证

1）肝脏储备功能良好的Ⅰa 期、Ⅰb 期和Ⅱa 期肝癌是手术切除的首选适应证，尽管有以往研究显示，对于直径 ≤ 3cm 肝癌，切除和射频消融疗效无差异，但最近的研究显示，外科切除的远期疗效更好。

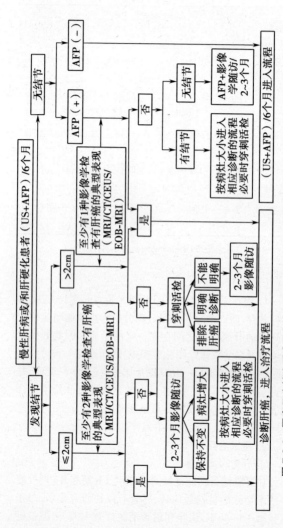

图 7-2-2 国家卫生健康委《原发性肝癌诊疗规范 (2019 年版)》肝癌临床分期及治疗流程图

2) 在部分Ⅱb期和Ⅲa期肝癌患者中,手术切除有可能获得比其他治疗方式更好的效果(证据等级1),但需更为谨慎的术前评估。对于多发性肝癌,相关研究显示,在满足手术安全性的条件下,肿瘤数目≤3枚的多发性肝癌患者可能从手术获益;若肿瘤数目>3枚,即使已手术切除,在多数情况下其疗效也并不优于TACE等非手术治疗。

3) 对于其他Ⅱb期和Ⅲa期肝癌,如有以下情况也可考虑手术切除:肿瘤数目>3枚,但肿瘤局限在同一段或同侧半肝者,或可同时行术中射频消融处理切除范围外的病灶;合并门静脉主干或分支癌栓者,若肿瘤局限于半肝,且预期术中癌栓可完整切除或取净,可考虑手术切除肿瘤并经门静脉取栓,术后再结合TACE、门静脉化疗或其他全身治疗措施;合并胆管癌栓且伴有梗阻性黄疸,肝内病灶亦可切除的患者;伴有肝门部淋巴结转移者,切除肿瘤的同时行淋巴结清扫或术后外放射治疗;周围脏器受侵犯,但可一并切除者。

此外,对于术中探查不适宜切除的肝癌,可考虑术中肝动脉结扎(已少用,有时用于肝癌破裂出血时的手术止血)和/或肝动脉、门静脉插管化疗,或术中其他的局部治疗措施等。

(2) 肝功能储备评估:采用美国东部肿瘤协作组提出的功能状态评分标准(Eastern Cooperative Oncology Group Performance Status,ECOG-PS)来评估患者的全身情况;采用Child-Pugh评分、吲哚菁绿(ICG)清除试验或瞬时弹性成像测定肝脏硬度评价肝功能储备情况;如预期保留肝组织体积较小,则采用CT和/或MRI测定剩余肝的体积,并计算剩余肝体积占标准化肝脏体积的百分比。一般认为,Child-Pugh A级、$ICG_{15}<20\%\sim30\%$是实施手术切除的必要条件;余肝体积须占标准肝体积的40%以上(肝硬化患者)或30%以上(无肝硬化患者)

也是实施手术切除的必要条件。

（3）手术种类和方法：常用的肝切除手术主要包括入肝和出肝血流控制技术、肝脏离断技术及止血技术。手术技术方面，有经验的医师可开展腹腔镜或机器人辅助微创肝切除术。微创手术具有创伤小和术后恢复快等优点，但其长期疗效仍需要与传统的开腹手术进行前瞻性多中心随机对照研究。经腹腔镜行肝癌切除的指征：①病变位于 Couinaud Ⅱ、Ⅲ、Ⅳb、Ⅴ、Ⅵ段；②病变大小以不影响第一和第二肝门的解剖为准，一般不超过10cm；③有丰富经验的医师可逐步开展腹腔镜半肝切除、肝三叶切除和 Couinaud Ⅰ、Ⅶ、Ⅷ段肝切除。切除范围较大导致余肝体积过少或顾忌余肝的功能，是阻碍根治性切除的主要原因。

为了提高肝癌的可切除性，可采用如下方法。

1）术前 TACE 可使部分患者的肿瘤缩小后再切除。

2）经门静脉栓塞（portal vein thrombosis，PVE）或门静脉结扎（portal vein ligation，PVL）主瘤所在半肝，使余肝代偿性增大后再切除。临床报道其并发症不多，因需4~6 周时间等待对侧肝组织体积增大，为减少等待期间肿瘤进展的风险，可考虑与 TACE 联合。

3）联合肝脏分隔和门静脉结扎的二步肝切除术（associating liver partition and portal vein ligation for staged hepatectomy，ALPPS）是近年发展的新技术，适合于预期残余肝脏体积占标准肝体积不足 30%~40% 的患者，经过 Ⅰ 期的肝脏分隔或离断和患侧门静脉分支结扎后，健侧剩余肝脏体积（future liver reserve，FLR）一般在1~2 周后增生 30%~70%，FLR 占标准肝脏体积至少 30%以上，可接受安全的 Ⅱ 期切除。术前评估非常重要，需要考虑肝硬化的程度、患者年龄、短期承受两次手术的能力和肿瘤快速进展的风险。此外，可借助腹腔镜技术或消融技术等降低二次手术的创伤。ALPPS 的禁忌证：

①存在不可切除的肝外转移灶；②严重的门静脉高压症；③全身麻醉高风险患者及一般状况较差不能耐受大手术的患者；④Ⅰ期手术后 FLR 中有肉眼可见肝癌结节。ALPPS 应用可在短期内提高肝癌的切除率，但同时也存在高并发症发生率及病死率，应谨慎、合理地选择手术对象。

4) 对于开腹后探查发现肝硬化较重、肿瘤位置深在、多结节的肿瘤，术中消融可降低手术风险。

解剖性切除与非解剖性切除均为常用的手术技术。对于巨大肿瘤，可采用不游离肝周韧带的前径路肝切除法。对于多发性肿瘤，可采用手术切除结合术中消融（如术中射频等）方式治疗，切除肝脏边缘肿瘤，消融深部肿瘤。对于门静脉癌栓者，行门静脉取栓术时应暂时阻断健侧门静脉血流，防止癌栓播散。对于肝静脉癌栓或腔静脉癌栓者，可行全肝血流阻断，尽可能整块去除癌栓。合并右心房癌栓者，可开胸切开右心房取出癌栓，同时切除肝肿瘤。合并腔静脉或右心房癌栓时手术风险较大，应慎重选择。对于肝癌伴胆管癌栓者，在去除癌栓的同时，若肿瘤已部分侵犯胆管壁，则应同时切除受累胆管并重建胆道，以降低局部复发率。

(4) 围手术期处理：①支持和维持生命体征，补液、扩容、维持水电解质平衡；②营养支持治疗，静脉营养（注意大手术后 3 天不用氨基酸，氨基酸最好选用肝用氨基酸）、白蛋白、血浆等；③抗炎、保肝、降酶治疗等；④其他，纠正出凝血障碍、抗感染治疗等。

(5) 并发症

1) 术后肝功能失代偿、不全或衰竭：由于术前肝功能较差或肝功能处于临界状态，剩余肝储备不足、手术刺激等原因，术后可表现为黄疸、肝酶持续升高、腹水、出凝血障碍、营养状态差等情况，治疗主要采用营养支持、保肝、纠正凝血障碍等方法。肝衰竭时可采用人工肝支持系统、行急诊肝移植等,为肝切除术后较为有特点并发症,处理方法有限且治疗困难,一些情况下预后可能不良。

2)出血:肝脏为富血供器官,脉管系统发达,周围毗邻重要血管,术中、术后出血风险大,发生大出血的比例也较高。术中出血的原因包括:①创面出血;②由于肿瘤和血管解剖关系密切导致的出血,如肿瘤侵犯或与第一肝门门脉主干、第二肝门肝静脉及肝后下腔静脉关系密切等;③大肿瘤破裂出血。术后出血的原因主要为出凝血障碍所致渗血、消化道出血,还可能有肝短静脉结扎脱落出血,少数情况下也可能有肝创面出血。

3)胆管损伤或胆瘘:肝方叶和左肝管关系密切,切除方叶肿瘤容易损伤胆管,术后组织坏死和肝内胆管缝线脱落可发生胆瘘,患者出现胆汁性腹膜炎等。

4)感染:常见为膈下感染,可有高热、腹痛及感染中毒症状,B超或CT可以确诊。

(6)肝移植:肝移植是肝癌根治性治疗手段之一,尤其适用于有失代偿肝硬化背景、不适合切除的小肝癌患者。合适的适应证是提高肝癌肝移植疗效、保证宝贵的供肝资源得到公平合理应用的关键。国家卫生健康委《原发性肝癌诊疗规范(2019年版)》推荐使用UCSF标准。

3. 肝癌的综合治疗

(1)局部消融治疗:局部消融治疗适用于单个肿瘤直径 ≤ 5cm;或肿瘤结节不超过3个、最大肿瘤直径 ≤ 3cm;无血管、胆管和邻近器官侵犯及远处转移,肝功能分级为Child-Pugh A级或B级的肝癌患者,可获得根治性的治疗效果。对于不能手术切除的直径3~7cm的单发肿瘤或多发肿瘤,可联合TACE。常用的消融手段包括RFA、MWA、PEI等。

(2)TACE:目前被公认为肝癌非手术治疗的常用方

法之一。

1)适应证:①Ⅱb期、Ⅲa期和Ⅲb期的部分患者,肝功能分级Child-Pugh A级或B级,ECOG评分0~2分;②可以手术切除,但由于其他原因(如高龄、严重肝硬化等)不能或不愿接受手术的Ⅰb期和Ⅱa期患者;③多发结节型肝癌;④门静脉主干未完全阻塞,或虽完全阻塞但肝动脉与门静脉间代偿性侧支血管形成;⑤肝肿瘤破裂出血或肝动脉-门静脉分流造成门静脉高压出血;⑥控制局部疼痛、出血及栓堵动静脉瘘;⑦肝癌切除术后,DSA造影可以早期发现残癌或复发灶,并给予介入治疗。

2)禁忌证:①肝功能严重障碍(Child-Pugh C级),包括黄疸、肝性脑病、难治性腹水或肝肾综合征;②凝血功能严重减退,且无法纠正;③门静脉主干完全被癌栓栓塞,且侧支血管形成少;④合并活动性肝炎或严重感染且不能同时治疗者;⑤肿瘤远处广泛转移,估计生存期<3个月者;⑥恶病质或多器官功能衰竭者;⑦肿瘤占全肝比例≥70%癌灶(如果肝功能基本正常,可考虑采用少量碘油乳剂分次栓塞);⑧外周血白细胞和血小板显著减少,白细胞<3.0×10⁹/L(非绝对禁忌,如脾功能亢进者,与化疗性白细胞减少有所不同),血小板<50×10⁹/L;⑨肾功能障碍:肌酐>2mg/dl或肌酐清除率<30ml/min。

一般建议第一次TACE治疗后3~6周时复查CT和/或MRI、肿瘤相关标志物、肝肾功能和血常规检查等;若影像学检查显示肝脏瘤灶内的碘油沉积浓密、瘤组织坏死并且无增大和无新病灶,暂时不做TACE治疗。至于后续TACE治疗的频率应依随访结果而定,主要包括患者对上一次治疗的反应、肝功能和体能状况的变化。随访时间可间隔1~3个月或更长时间,依据CT和/或MRI动态增强扫描评价肝脏肿瘤的存活情况,以决定是否需要再次进行TACE治疗。目前主张综合TACE治疗,即 TACE 联合其他治疗方法,目的是控制肿瘤、提高患者生活质量和让患者带瘤长期生存。

(3)放射治疗:对伴有门静脉/下腔静脉癌栓或肝外转移的Ⅲa 期、Ⅲb 期肝癌患者,多属于姑息性放疗,有一部分患者肿瘤缩小或降期,可获得手术切除机会。肝外转移包括淋巴结转移、肺转移、骨转移、肾上腺转移、脑转移、腹膜和胸腔内膜转移等,也可用于等待肝癌肝移植前的治疗。对肝外转移的患者,外放疗可减轻疼痛、梗阻或出血等症状,使肿瘤发展减缓,从而延长生存期。中央型肝癌切缘距肿瘤 ≤ 1cm 的窄切缘术后可以辅助放疗。

放射性粒子植入是局部治疗肝癌的一种有效方法,包括 ^{90}Y 微球疗法、^{131}I 单克隆抗体、放射性碘化油、^{125}I 粒子植入等。

(4)抗肿瘤药物:目前应用于晚期肝癌的经典抗肿瘤药物是索拉非尼,大型国际多中心Ⅲ期临床试验均充分证明了索拉非尼对于不同国家地区、不同肝病背景的晚期肝癌都具有一定的生存获益。经典化疗单药或传统联合用药有效率均不高,且毒副作用大,可重复性差。一个主要原因为化疗药物不但会激活乙肝病毒复制,还会损害患者的肝功能,加重肝炎肝硬化,导致化疗无法带来生存效益。奥沙利铂的 FOLFOX4 方案在整体反应率、疾病控制率、无进展生存期、总生存期方面,均优于传统化疗药物多柔比星,且耐受性和安全性较好。因此,奥沙利铂在我国被批准用于治疗不适合手术切除或局部治疗的局部晚期和转移性肝癌。近年来,一系列新药陆续获批,其中包括小分子酪氨酸激酶抑制剂,如瑞戈非尼(用于索拉非尼治疗进展后的二线治疗)、仑伐替尼;免疫检查点抑制剂如纳武单抗(Nivolumab)等;现代中成药如槐耳颗粒。

对于化疗患者,仍然采用实体瘤疗效评价标准 1.1

版（response evaluation criteria in solid tumors，RECIST Version 1.1），可同时参考血清学肿瘤标志物（AFP）及肿瘤坏死程度的变化，一般在治疗期间每6~8周进行影像学评估，同时通过动态观察患者的症状、体征、治疗相关不良反应进行综合评估。鉴于索拉非尼、TACE治疗很少能改变肿瘤大小，故建议采用以肿瘤血管生成和密度改变为基础的疗效评估标准（mRecist标准）。对于免疫治疗的评价，可参照免疫相关反应标准（immune-related response criteria）。

Tips：

1. 一般而言，肝癌切除无绝对手术禁区，但应该根据肿瘤大小及位置、残余肝功能等综合考虑决定。

2. 术后肝衰竭是肝切除术后较为严重和较难处理的并发症之一，Child-Pugh分类、残肝体积测算对于残余肝功能预测作用可能有限，对于某些病例并不能够准确预测，术前应该充分考虑并向家属做充分交代。

3. 肝癌有自发性破裂的风险，对于住院患者的腹痛应该想到该可能性。

（张磊　审校：杜顺达）

第三节　转移性肝癌

【背景知识】

远离原发癌部位在肝脏产生移位状态的癌称为转移性肝癌（metastatic hepatic carcinoma）或继发性肝癌。肝脏是恶性肿瘤比较常见的转移部位，全身多部位的恶性肿瘤均能转移到肝脏，其中以消化道肿瘤发生转移的比率较高（依次为胆囊癌、结直肠癌、胃癌及胰腺癌），其次为血液系统肿瘤、胸部肿瘤（肺癌及食管癌）以及一些其他类型的肿瘤。消化道肿瘤中结直肠癌的肝转移发生率较高，治疗效果也较好，因而研究也较多，本节的讨论主要以结直肠癌肝转移为主。一般而言,随着年龄增大,转移性肝癌的发生率降低。肝转移的途径包括通过门静脉、肝动脉、淋巴系统途径转移和直接侵犯。肝转移癌的大体病理多呈现弥漫性多发结节,可以散布于肝脏的一叶或全肝,外观多呈灰白色、质硬或边界明显,因肝硬化多数伴有血液循环障碍不利于癌细胞转移,故转移性肝癌很少合并肝硬化。一般认为,转移性肝癌的外科手术预后主要取决于原发癌的生物学特性,同时,肝脏受累的程度也是重要因素,肝切缘阴性可能与患者的长期生存相关。

【接诊要点】

1. **体格检查**　初诊时转移性肝癌的临床表现与原发性肝癌类似,一般早期诊断困难,与原发性肝癌相比,转移性肝癌发展相对缓慢,症状也较轻。肝转移癌通常以下列方式被发现:转移性肝癌与原发病灶同时存在,则主要表现为肝外原发癌引起的症状,如能在原发癌手术前发现肝转移病灶,则此时原发癌和转移癌一般均属于晚期,大多数情况只是在剖腹探查中发现(如胰腺癌肝转移)。少部分人因出现肝癌症状而求诊,如发热、乏力、食欲缺乏、肝区不适、体重减轻及腹胀等,而原发病灶尚较为隐匿,此时关键在于检查原发病灶。原发癌切除之后又出现肝转移灶,则患者多主诉上腹或肝区不适,随着病情进展可以出现一系列症状(早期出现乏力、食欲缺乏、消瘦、发热等,晚期出现贫血、黄疸、腹水及上腹肿块),多数患者可能无任何症状而在随诊中发现。正常人群的健康体检、恶性肿瘤详尽的术前评估、术中充分探查和术后的严密随访是发现肝转移癌的可能办法。

2. **辅助检查**

(1)血清学检查

1)肝脏酶谱:对于肝脏小转移灶,生化指标可以完全正常。多数转移性肝癌患者肝功能检查多属于正常,晚期患者或部分患者的血清胆红素、碱性磷酸酶、乳酸脱氢酶、γ-GT 等可以有升高。凝血异常和白蛋白降低通常提示广泛性肝转移。当血清胆红素不高或排除骨转移时，AKP 升高对诊断转移性肝癌具有参考价值。

2）肿瘤标志物：消化道肿瘤标志物，如 CEA、CA 系列（常用的如 CA242、CA19-9 等）等，对于监测术后肝转移的发生具有一定作用，术后肿瘤标志物较术前升高应警惕复发转移的可能。

(2) 影像学检查

1）超声检查：B 超是目前普查、随访和筛选肝转移癌的首选方法，可以检查出直径 1~2cm 的病灶。肝转移癌的 B 超影像可以表现为无回声、低回声、高回声、"牛眼征"及"靶征"。而术中超声能够降低干扰，可以显著提高诊断的准确性和分辨率。

2）CT：是目前诊断肝转移灶较为精确的方法，CT 的优点是扫描切面固定，在病灶观察中可以动态对比，较为客观，敏感性也高于超声。CT 的缺点是特异性较差，对于弥漫性、小结节、微小癌灶等敏感性欠佳，可能漏诊部分病例。

3）MRI：诊断转移性肝癌的敏感度为 64%~100%，能分辨 <1cm 的病灶，且对明确肿瘤和相邻血管的结构更佳，优点是软组织对比度高，没有放射线照射和不需要造影剂，缺点是费用较高，对于起搏器植入和某些金属植入患者不适合。

4）其他方法包括核医学检查，如 PET、PET/CT 等。

3. **临床分期** 转移性肝癌临床分期的主要目的是有助于制订外科治疗方案及对预后的评估，国外有 Forterner 分级及 Gennari 分期方法。我国有学者提出了转移性肝癌的临床分期并通过其制订外科治疗方案和评估预后，该分期方法把肝转移癌大致分三期。临床一期：通过半肝范围内的肝切除能够获得彻底切除的肝单

发性或 <3 个多发性转移性癌结节,该期可以行根治性肝切除术,有较大的治愈机会。临床二期:可以通过两处以上非同一肝叶内的不规则肝切除而能够获得完全切除的、有限的多发性散在肝转移和 >3 个多发性肝转移而能通过半肝切除完成转移癌切除者,该期术后 5 年生存率可以达到 20% 左右。临床三期(相当于原发癌晚期):无论单发多发及伴肝外转移者等,均难以通过手术切除的肝转移癌,该期中位生存期约半年。

【治疗】

转移性肝癌的治疗,原则上应首先处理原发病灶,当原发癌症能够控制且肝转移灶比较局限时可以考虑行肝转移癌的治疗。发现肝转移通常提示肿瘤进展,表明原发肿瘤呈播散性态势,其治疗方面曾一度存在争议,近年的资料研究证实,转移性肝癌如能够早期发现,手术切除可能获得痊愈或显著延长患者生存率,因而对转移性肝癌特别是来自结直肠的转移性肝癌的治疗应持积极态度。约有 50% 的结直肠癌患者会出现肝转移,初诊时就有 10%~25% 的结直肠癌患者有肝转移,30%~50% 的患者在根治性切除术后出现复发性肝转移,从而成为结肠癌患者死亡的主要原因。另外,结肠癌死亡病例尸检发现肝转移率高达 60%~70%,所以结肠癌肝转移发生率高,同时,治疗开展也较多,治疗效果也较好,研究比较多,治疗经验相对成熟,因而对治疗方面的讨论也主要围绕结直肠癌。结直肠癌肝转移癌的治疗包括手术治疗及非手术治疗,其中,非手术治疗方法包括门静脉栓塞、射频消融、乙醇注射及围手术期化疗。

1. 结直肠癌转移的手术治疗　结直肠癌肝转移治疗包括外科手术切除、全身化疗、局部化疗,其他治疗包括冷冻疗法、射频治疗、无水酒精注射、栓塞等。对仅有肝转移的结直肠癌,手术切除是最可能治愈患者的手段。在进行外科治疗的病例系列研究中,切除术后5年生存率24%~58%,平均40%。

2. 手术指征及禁忌证 适合肝脏切除的患者的最佳选择标准在不断发展中,不同国家、不同医学中心、每个肝脏外科医师对交界性病例的可切除性的判断标准也不同。一项共识声明将下列情况定义为绝对不可切除:无法治疗的肝外转移病变、不适合手术治疗,或受累肝脏超过70%或6个肝段。现代多学科共识将可切除的结直肠癌肝转移简单地定义为,肿瘤能被完全切除且剩余肝脏储备功能足够。考虑切除时,多数外科医师要求影像学上没有侵犯肝动脉、主要胆管、门静脉主干或腹腔/腹主动脉旁淋巴结,并预计有足够的术后肝储备功能。术前肝脏磁共振成像(magnetic resonance imaging,MRI)和术中超声检查是判断病灶数目、大小、肿瘤与关键血管和胆道结构邻近程度的最佳评估手段。完全切除应无肝外不可切除病灶,且原发肿瘤已根治性切除。在一些特定的患者同时进行肝脏和肝外病变切除术,可能带来长时间生存,尤其当肝外病变是手术可切除的肺或卵巢转移瘤时。

3. 术前评估

(1)原发肿瘤的检查和评估:术前应行结直肠镜检查以排除局部复发或异时相发生的原发肿瘤,行血清肿瘤标志物检测(特别应对比手术前和术后)。

(2)影像学检查:胸腹部CT用于排除肺部转移灶或肝外腹腔其他脏器转移的可能,必要时可行MRI检查发现常规检查不能发现的肝脏微小转移灶并定位。

(3)腹腔镜检查或腹腔镜超声检查也有一定意义,术中超声有术中定位和再次明确的作用。

(4)术前穿刺增加出血和流体种植播散的风险,应该慎重。

(5)对于结肠癌肝转移病灶,有学者提出了基于评分而采用相应的治疗：①转移灶直径 >5cm；②结肠癌术后与出现肝转移灶间隔 <12 个月；③转移灶数目超过 3 个；④原发肿瘤病灶有淋巴结转移；⑤术前 CEA>200ng/ml。当达到上述两项指标时，如能手术则预后较佳；当达到 3 项或 4 项指标时预后差；当达到上述 5 项指标时，则在辅助治疗的情况下才可考虑手术治疗。

4. 手术方式和原则

（1）一般而言，简单剜除转移灶与有足够边缘的规则性切除相比具有较高的复发率。

（2）非节段性切除因为要顾及邻近残留的正常肝脏血供增加了技术上的难度，对于较小的病灶采用规则性切除比较容易，但是增加了术后肝功能不全的风险。

（3）手术切除所有病灶并有足够的切缘是至关重要的，对于巨大转移灶采取非解剖段的楔形切除也有一定难度。

（4）对于位置不佳的转移病灶（如位于第Ⅷ段顶端的肝左、肝右静脉之间），需要权衡利弊，局部切除可能是一个明智选择，规则性切除往往需要为了一个小病灶而切除较大正常肝组织。

（5）对于较大的转移灶或多个转移灶宜采用基于 Couinaud 分段行规则性解剖切除。

（6）浅表转移灶的切除应该使用浅表超声仔细探查排除其他转移灶的可能，术中超声是目前术中探查肝脏转移灶最为敏感的方法，能够了解重要的血管结构及其与肿瘤的关系，提高手术的安全性和精确性。

（7）术前化疗可能增加了某些病灶手术切除的可能性，而术后的辅助化疗可能对于某些病灶具有一定意义。

5. 并发症 肝转移癌切除术后并发症的发生比例，部分文献报道可能为 20%~50%。肝衰竭和出血可能是围手术期较为严重的并发症，但发生率不高。而肝周并发症则可能较为常见(包括胆瘘、肝周脓肿),其他并发症包括感染性并发症(切口感染、败血症等)及一些其他情况(肺炎、胸腔积液、心肌梗死、胃肠道出血、深静脉血栓、肺栓塞)等。

Tips:

1. 转移性肝癌的病理组织形态大多数与原发癌相似,但有些病例并不完全如此,可能因为癌细胞分化太差而不能鉴别其原发癌的特征。

2. 一般而言,转移性肝癌切除术后肝内复发率低于原发性肝癌肝切除术后肝内复发率。

3. 直径 >3cm 的肝转移灶主要由肝动脉供血,而非门静脉供血,结肠癌肝转移灶一般为少血供型。

4. 一般认为,影响转移灶切除预后的因素包括转移灶的数目和分布、转移灶的大小、切除的边缘、同时转移和异时转移、是否存在肝外转移病变、切除的方式、患者的年龄和性别、原发肿瘤的位置和分期,以及术前 CEA 的浓度等。

5. 肝叶切除是可切除转移性肝癌的标准治疗方法,但是只有小部分患者的肝脏转移灶适合手术切除,那些不适合手术治疗的患者,如果全身情况耐受、肝功能尚可,均可以考虑合适的非手术治疗方法,这些方法包括全身化疗、肝脏区域灌注化疗、肝动脉栓塞治疗、放射治疗、病灶局部治疗、冷冻治疗等。

(张磊　审校:杜顺达)

第四节　肝内胆管结石

【背景知识】

肝内胆管结石(calculus of intrahepatic duct)也称肝内胆管结石病(hepatolithiasis)或原发性肝内胆管结石(primary intrahepatic stone),一般特指始发于肝内胆管系

统的结石,不包括胆囊排出并上移至肝内胆管的结石,
也不包括继发于损伤性胆管狭窄、胆管囊肿等胆道疾病
所致的肝内胆管结石。肝内胆管结石病多属于胆色素
结石,但也有原发于肝内胆管的胆固醇结石(一般认为
该种情况为另外独立疾病)。肝内结石的形成与胆道慢
性炎症、细菌感染、胆道蛔虫、胆汁淤积、营养不良等因
素有关。胆管内慢性炎症是导致结石形成的重要因素,
胆汁淤积是结石形成的必要条件。肝内胆管结石的基
本病理表现为:①结石沿肝内病变胆管树呈区段性分
布;②结石多并存不同程度的肝内胆管狭窄;③感染可
导致肝内胆管结石病变区域内胆管树、伴行血管及肝实
质弥漫而不可逆性损害;④肝内胆管结石病的病变范围
内肝组织发生萎缩,而正常肝组织增生肥大,形成肝脏
萎缩-增生性改变,即萎缩-增生复合征。根据结石在肝
内的分布、相应肝管和肝脏的病变程度,以及合并肝外胆
管结石的情况分为 2 个主要类型和 1 个附加型(表 7-4-1)。

表 7-4-1 肝内胆管结石的分型

分型		损伤情况
Ⅰ型	区域型	结石沿肝内胆管树局限性分布于一个或几个肝段内,常合并病变区段肝管的狭窄及受累肝段的萎缩
Ⅱ型	弥漫型	结石遍布双侧肝叶胆管内
	Ⅱa型	弥漫型不伴有明显的肝实质纤维化和萎缩
	Ⅱb型	弥漫型伴有区域性肝实质纤维化和萎缩,通常合并萎缩肝脏区段主肝管的狭窄
	Ⅱc型	弥漫型伴有肝实质广泛性纤维化而形成继发性胆汁性肝硬化和门静脉高压症,通常伴有左右肝管或汇合部以下胆管的严重狭窄

续表

分型		损伤情况
E 型	附加型	合并肝外胆管结石
	Ea	Oddi 括约肌正常
	Eb	Oddi 括约肌松弛
	Ec	Oddi 括约肌狭窄

【接诊要点】

1. 症状及体征　肝内胆管结石病的基本临床表现可分为 3 大类型：静止型、梗阻型、胆管炎型，不同类型有不同的症状甚至体征。急性胆管炎型的主要表现是急性胆管炎的症状(上腹部疼痛、寒战、发热及黄疸等)，可表现为多次反复发作。单纯肝内胆管结石常无典型的胆绞痛，可表现为持续隐痛及胀痛，可以牵涉肩背部，也可仅有急性胆管炎发热、腹痛及寒战的表现，但可无黄疸。双侧肝内胆管结石(或合并肝外胆管结石)，可有长期持续性黄疸但无明显的发热、腹痛、寒战表现。若结石局限于一侧叶内可无黄疸，若两侧肝均有结石，可因结石位置不同而其症状也不相同，通常位于左右肝管汇合部或左右肝段主干等，黄疸等表现明显；体格检查可有肝区叩击痛，肝脏常为不对称肿大；多数患者可能有低蛋白血症，也可能有明显贫血，不少患者伴发营养不良及肝硬化、门静脉高压、慢性胰腺炎等，有的患者在住院时可出现多器官功能不全。当发生各种严重并发症时可出现肝脓肿、胆道出血、胆汁性肝硬化、门静脉高压症及肝内胆管癌等相应临床表现。

2. 诊断　肝内胆管结石的诊断并不困难，一般超声检查即能有较好的提示，进一步的检查应了解结石是分散分布还是局限分布，具体的分叶及分段的位置，是否肝内、肝外胆管都有结石，以及结石的大小、多少和结石的形状(块状、铸型或泥沙),还得了解肝内胆管有无狭窄或扩张,了解肝内胆管结石有无并存疾病(如先天性肝内胆管囊性扩张症或乳头旁瘘),是否合并肝组织纤维化及肝叶萎缩或肝硬化,有无门静脉高压症或肝内胆管瘘等。一般临床症状结合一定的辅助检查,多数病例都能确诊。常用的检查方法有 B 超、CT、MRI、ERCP、PTC、术后胆道引流管造影、胆管镜等。各种检查方法的特点如下。

(1)B 超检查:图像表现多样,可表现为沿胆管走行分布的点状或条索状回声,通常作为首选检查,能为临床诊断提供线索,但不能作为外科手术的全部依据。

(2)CT 检查:多为高密度立体影像,还可以有肝脏萎缩、实质性增生代偿等表现,CT 可全面显示肝内胆管结石分布、胆管系统扩张和肝实质的病变,对肝内胆管结石具有重要的诊断价值,CT 与 B 超的联合应用通常能为手术方案的制订提供可靠的依据。

(3)MRI 及 MRCP:可以多方位显示肝内胆管树,可准确判断肝内结石分布、胆管系统狭窄与扩张部位范围,以及有无肝实质病变。

(4)ERCP、PTC、手术中或经手术后胆道引流管造影:是诊断肝内胆管结石的经典方法,能清晰显示结石在肝内外胆管的分布、胆管狭窄和扩张,以及胆管的变异等。

【治疗】

1. 治疗方法和原则 有明显临床症状的肝内胆管结石需要治疗,对于症状不明显的静止型结石是否需要治疗,目前的意见尚未统一。鉴于随病程演进和病变发展,多数肝内胆管结石病例将出现明显症状且受累肝管有恶变可能,对于静止型结石也多主张积极手术治疗或经皮经肝胆道取石治疗。

(1)非手术治疗:非手术治疗主要包括针对肝内胆管结石的非手术治疗措施和肝内胆管围手术期的非手

术治疗措施。传统的中药或一些物理疗法(包括体外震波碎石、激光碎石、超声波碎石等)可能对某些类型的肝内胆管结石具有一定疗效。因为肝内胆管结石常由于急性胆道感染等急性情况入院,围手术期的非手术治疗还应该纠正水电解质紊乱、稳定生命体征及处理并存疾病。

(2)手术治疗:肝内胆管结石手术的总体原则为"解除梗阻、去除病灶、通畅引流",在急诊手术的情况下,则可能主要是解除梗阻,有时可能需要二次手术或二期行胆管镜取石。治疗方法通常包括取出结石、切除病灶、矫正狭窄、畅通引流四个方面。①取出结石:是肝内胆管结石最基本的治疗方法,原则上应该尽量清除全部结石,减少结石残留。合并肝外胆管结石时,通过肝外胆管探查切口取石,一般无困难;对于左右肝管内结石,可以将探查切口延长至左右肝管开口以上取石;对于二级胆管以上的结石,部位深在,取石比较困难,需要肝外手术处理。②肝部分切除术:是治疗肝内胆管结石的重要手术方法,结石在肝内胆管分布常呈节段性,结石位置较深,且容易合并胆管狭窄,同时容易合并肝叶病变。肝叶切除是治疗肝内胆管结石的主要方式。③矫正狭窄:胆管狭窄严重影响取石的彻底性及手术效果,是术后结石复发、胆管恶变等的基础,因而解除胆管狭窄也是手术治疗的一个重要原则。④畅通引流:引流不畅是导致黄疸、感染等的重要原因,故畅通引流是治疗肝内胆管结石的重要目的。

另外,绝大多数的肝内胆管结石患者是因为急性胆道感染而入院治疗,且部分患者已合并严重并发症,如肝脓肿、败血症、休克、胆道出血、肝叶萎缩、肝硬化等,多数患者可能需要施行急诊手术,因为病情较重,故常常影响手术效果,术后并发症的发生率及残留结石率较高,部分患者甚至还需要再次手术。故应该选择合适的时机,避免感染扩散的同时又要兼顾减少结石残留及症状复发的可能性;如果需要行肝脏切除手术,应该注意术前肝功能的评估;对于伴有营养不良、门静脉高压及慢性胰腺炎等情况,需要处理并存的疾病。

2. 手术方法和术式 肝内胆管结石的手术方法主要包括:①胆管切开取石术;②肝部分切除术;③肝门部胆管狭窄修复重建术;④肝移植术。

选择手术方法应遵循的原则包括:①外科治疗应以根治性清除病灶为主要目标。②对于Ⅰ型肝内胆管结石,应首选病变肝段规则性切除以达到治愈目的。对于肝脏和胆道病变广泛的Ⅱa和Ⅱb型结石常需联合多种术式和辅助方法进行治疗,对于其中Ⅱb型结石充分切除区段性病灶是保证联合手术治疗效果的前提条件。对于合并胆汁性肝硬化但肝功能仍处于代偿状态的Ⅱc型结石,应根据胆道病变的复杂性、肝硬化及门静脉高压症的严重程度来考虑,选择同期或分期进行胆道手术与门脉减压手术处理并存的胆道、肝脏和门静脉系统病变。对于肝功能失代偿的Ⅱc型结石,肝移植术可能是唯一有效的治疗方法。③主要肝内胆管的狭窄必须修复矫正,但胆管空肠 Roux-en-Y 吻合术和胆管 - 游离空肠段吻合术的适应证应严格掌握。④对于结石残留或有复发可能的病例,可在术中设置连通胆道的空肠皮下盲袢,作为术后胆管镜取石的通路。

肝内胆管结石可供选择的术式较多,和肝脏外科相关的术式大致总结如下:①经过肝外胆管不能取出的肝内胆管孤立性结石,而且肝内胆管无明显狭窄和肝叶萎缩者,可行经过肝实质切开肝内胆管取石;②左右肝管口环状狭窄,肝方叶不大和肝门部显露良好者,可行左右肝管口狭窄切开取石及胆肠吻合,若肝总管上端狭窄伴肝方叶大,或者右肝管 1~2 级肝管狭窄或左右肝管狭窄伴肝方叶大者,可做肝方叶切除、高位胆管切开、胆肠吻合；③左肝管狭窄、左半肝萎缩，左肝外侧叶萎缩或左外肝管多发性结石不能取出者，可行左半肝或左肝外侧叶切除；④左肝管狭窄，左外叶萎缩，伴胆总管下段狭窄或 Oddi 括约肌松弛及左半肝萎缩伴右肝门口狭窄，可行左半肝或左外叶切除、胆肠吻合术；⑤右肝管狭窄伴右肝内胆管结石至右叶萎缩，或右肝管囊性扩张伴结石怀疑有恶变者，可行右半肝或右肝叶切除；⑥肝脏局限性脓肿或肝管结石并肝管外瘘，也可以行肝叶切除。

(1)左侧肝内胆管结石的处理

1)左肝管的显露及引流：左肝管横行在肝横沟内向左进入肝实质，较长，位置较固定，在发生肝外胆道梗阻时容易发生扩张，可以显露左肝管切口取石之后与 Roux-en-Y 空肠袢行侧 - 侧高位胆管空肠吻合术。

2)左外叶肝管引流术：左外叶肝管位置较为表浅，如果左外叶肝实质无萎缩，可经过肝实质切开胆管取石，清除结石之后行 Roux-en-Y 空肠袢吻合，但该吻合可能较为困难，且存在吻合口狭窄或结石再发等问题。

3)左外叶肝切除术：如左外叶肝管内结石合并左外叶萎缩时，可以施行该项手术，可以行左外叶切除。术中可以探查左肝管，如果左肝管内无结石，可以将胆管残端直接缝闭。如果有胆管狭窄，可将狭窄的上段和下段肝管切开，肝管成形之后形成一个共开口，与 Roux-en-Y 空肠袢吻合。

4)左半肝切除：如结石除位于左外叶胆管外，还位于左内叶肝管或还同时伴有左肝管狭窄时，可行左半肝切除，但术前应该行 MRCP、PTC 或术中胆道造影及 B 超了解左内叶肝管情况。同时还应该了解有无汇合入左肝管的右肝管二级胆管，以免损伤术后发生胆瘘。

(2)右侧肝内胆管结石的处理

1)右侧肝内胆管引流术：肝管的分叉一般靠近肝门的右侧，右肝管的位置较深且短，显露较左肝管困难，且二级肝管汇合变异较多，故右侧肝内胆管结石的处理较困难，右前及右后肝管结石的处理各不相同。①右前肝管引流术：右前肝管为右肝管的延续，右前下段肝管向下走向胆囊床的浅层，暴露较为容易。②右后肝管引流术：典型类型的右肝管是由右前肝管和右后肝管汇合而成，切开左右肝管和肝外胆管时可以看到右后肝管的开口。手术时首先切开肝外胆管，并向右肝管方向延长，寻找右后肝管开口，放入胆道探条进入右后肝管，切开右后肝管，比较容易取出结石，然后扩张狭窄段的胆道，可以放置 U 形管进行支撑引流。

2) 右肝部分切除术。①右半肝切除术：适用于右侧肝内胆管结石、右肝管狭窄、右肝组织明显萎缩者。②右后段肝切除术：由于右前肝管为左肝管的延续部位，右前上段肝管较直，结石容易取除，右前下段肝管位置较浅可以经过右肝管或经过胆囊床实质切开肝管取石，而右后肝管位置较深，结石不易取出，是治疗肝内胆管结石的一个难点，因而可以采用右后段肝切除术。

3. 手术并发症及处理 肝叶切除术后常见并发症包括感染、胆瘘及肝衰竭，术后应该加强对患者的监护，早期处理相关并发症。术后处理应该注意：①血容量不足。肝叶切除术后创伤较大，体液丧失较多，所以应该注意补充足够的血容量，必要时监测中心静脉压（central venous pressure，CVP），根据 CVP 调整输液量。②注意控制感染。由于手术操作是在炎症病变的基础上进行，感染容易扩散，术中术后应该注意运用足量抗生素，同时注意控制厌氧菌感染。③引流管的拔除。应该在引流分泌物逐渐减少的情况下拔除。

肝内胆管结石术后残余结石的发生率很高，是治疗的一个难点，治疗的原则大致如下：积极治疗因残余结石引起的并发症，如胆道感染、肝脓肿、梗阻性黄疸等；术后带 T 形管者，可于术后 1 个月左右经 T 形管行胆管镜碎石和取石;术后无胆道 T 形管者,治疗比较复杂;行胆肠吻合术者,吻合口狭窄致结石再发,可考虑拆除吻合口重新行吻合;或者在第一次行胆肠吻合时行空肠造瘘,经造瘘口胆管镜取石;对于肝内外胆管无狭窄,结石不是很大,位于大胆管或胆总管,可尝试口服排石药物;未行胆肠吻合,结石位于胆总管或左右肝管时,可尝试行 EST+ 网篮取石。

Tips:

1. 肝内胆管结石的主要病理改变为胆道梗阻和感染,但肝内胆管与肝实质关系紧密,常常会使肝脏受到较为严重的损害,常继发肝实质萎缩、纤维化改变,长期可能导致肝硬化及继发性门静脉高压、肝脏恶变,从而增加了治疗难度。

2. 肝内胆管结石合并胆道狭窄与扩张,是造成胆道梗阻和胆汁流体力学改变的根本因素,是发生化脓性胆管炎的基础,结石与胆道狭窄,胆道狭窄与扩张,可以互为因果、相互促进。

(张磊 审校:杜顺达)

第五节 肝脏外伤

【背景知识】

肝脏外伤是常见的腹腔脏器外伤,约占腹部外伤的 25%。在所有的腹部贯通伤中,肝脏外伤发生率居第一位,而在腹部闭合性外伤中,肝脏外伤居第二位。近年来随着交通和建筑事业等的发展,肝外伤的发生率也有所增高。肝脏具有丰富的血供及特殊的解剖结构,导致肝脏外伤的病死率较高,文献报道其总病死率约为 10%。肝脏外伤按照损伤类型可分为开放型(由利刃、锐器、枪弹或弹片等损伤所致)和闭合型两类(车祸、撞击、挤压与高空坠落等所致)。按照损伤的病理类型一般分为包膜下血肿、真性破裂(肝包膜与实质均破裂)和肝中央破裂。也可以根据损伤的复杂程度将其分为 5 型:单处裂伤型、多处裂伤型、星芒状裂伤型、暴裂伤型和肝包膜下血肿型。肝脏外伤通常按照损伤的范围、深度、是否有肝内管道,以及有无合并邻近重要器官及大血管损伤等可供判断伤情严重程度的指标来进行分级,目前存在多个分级方法,较为常见的有美国外科创伤学会(AAST)的 6 级法,该方法被多数创伤中心作为评估肝外伤的标准(表 7-5-1)。

表 7-5-1 肝外伤 AAST 分级

分级		损伤情况
I	血肿	包膜下血肿,表面积 <10%
	裂伤	包膜撕裂,实质深度 1cm
II	血肿	包膜下血肿,占表面 10%~50%
		实质内血肿直径 <10%
	裂伤	实质损伤深度 1~3cm,长度 <10cm
III	血肿	包膜下血肿,大于表面积 50% 或正在扩展
		包膜下或实质内血肿破裂
		实质内血肿 >10cm 或正在扩展
	裂伤	实质深度 >3cm
IV	裂伤	实质破裂累及肝叶 75% 或在一肝叶内累及 3 个肝段以上
V	裂伤	实质破裂累及肝叶或在一肝叶内累及 3 个肝段以上
	血管伤	肝旁静脉损伤,如肝后腔静脉/中央主要肝静脉
VI	血管伤	肝脏撕脱

【接诊要点】

1. 病史和体格检查 主要是通过病史、临床表现和结合一定的检查,判断有无肝脏外伤,进一步了解肝脏外伤的程度和范围。在注意有无肝脏外伤的同时,不可忽视其他并存的外伤,但也不应因为只重视其他合并外伤而忽略了肝脏外伤,闭合伤如有以下情况应想到有肝脏损伤的可能:①合并颅骨和下肢骨折;②昏迷伴有低血容量休克;③右侧多根肋骨骨折。

肝脏外伤根据损伤的类型和严重程度可以有不同的表现。闭合性肝损伤可伴有严重的腹腔内出血表现及腹膜刺激征。中央型肝挫裂伤或贯通伤,多有广泛肝组织碎裂和肝内较大胆管及血管断裂,腹腔内出血和胆汁外溢多,临床上可有不同程度的休克、剧烈腹痛、腹肌紧张、明显压痛,还常伴有恶心、呕吐、脉速、面色苍白等。肝脏严重碎裂伤或合并肝门大血管、下腔静脉破裂时,可发生大出血。如血肿与胆道相通,表现为胆道出血。如因肝包膜张力过大而突然破裂,可出现急性腹痛和内出血等症状,如血肿继发感染则出现肝脓肿的临床表现。

结合病史、体格检查及影像学检查(腹部 B 超及 CT)一般易于明确,应注意鉴别损伤的类型,同时应注意与腹腔其他脏器损伤的鉴别。在急诊条件下对于怀疑肝脏外伤而没有明确证据的应该留院观察,并开通静脉通路积极补液抗休克治疗,必要时应该积极开腹探查,在腹部外伤的急诊探查手术中应该注意探查有无肝脏外伤。

2. 辅助检查

(1)诊断性腹腔穿刺:诊断性腹腔穿刺发现不凝血液通常提示有内脏损伤。但出血量少时可能有假阴性结果,故一次穿刺阴性不能除外内脏损伤。必要时需在不同部位、不同时间做多次穿刺,或做腹腔诊断性灌洗以帮助诊断。诊断性腹穿对于判断有无腹腔内脏器破裂,尤其是实质性器官破裂的价值较大。

(2)动态监测血常规:定时测定红细胞、血红蛋白和血细胞比容,并观察其动态变化,如有进行性贫血表现,提示有内出血。

(3)B超检查:不仅能发现腹腔内积液,而且对肝包膜下血肿和肝内血肿的诊断也有帮助,临床上较常用。

(4)X线检查:如有肝包膜下血肿或肝内血肿时,X线片或透视可见肝脏阴影扩大和膈肌抬高,但是该方法对于诊断肝脏外伤的阳性率不高,通常用于观察有无膈下游离气体来判断是否合并空腔脏器损伤。

(5)CT检查:对病情较为稳定的患者采用CT扫描来检测有无腹腔内实质器官损伤,是较为标准和常用的检查方法,尽管CT扫描对闭合性肝外伤分级与实际手术探查结果可能有一定差异,但CT检测肝外伤仍有较高的敏感性及特异性。

(6)肝放射性核素显像:诊断不明确的闭合性损伤,疑有肝包膜下或肝内血肿者,患者情况允许,可做肝放射性核素显像,肝内血肿通常会有放射性缺损区。

(7)选择性肝动脉造影:对一些诊断困难的闭合性损伤,如怀疑肝内血肿,伤情不很紧急者可选用此法,典型表现可有肝内动脉分支动脉瘤形成或造影剂外溢等的征象,由于造影的同时还可以完成栓塞治疗,现在的运用逐渐增多,尤其适用于一些无法手术或不适合手术的患者。

【治疗】

1. **手术探查指征** 对于怀疑有肝脏损伤的患者进行初步评估及处理至关重要,对于意识清醒的患者,如果血流动力学在发生闭合性创伤之后不稳定,且有弥漫性腹膜炎的表现,可考虑积极行剖腹探查;如果患者意识不清或体征模糊,可进行诊断性腹腔灌洗,如果灌洗液阳性,也可以考虑及时行剖腹探查;如果患者血流动力学稳定,可以考虑进一步做影像学检查评估。按照 ASST 的分级,Ⅰ级及Ⅱ级损伤属于轻伤,占所有病例的 80%~90%,通常只需非手术治疗,Ⅲ级及Ⅳ级损伤属严重肝外伤,常常需要外科治疗,而Ⅵ级损伤通常被认为几乎难以存活,预后很差。一般认为,手术探查的指征可以综合参考以下几点进行考虑:①外伤病史,B 超或 CT 检查提示肝内血肿、有肝实质破坏;②患者血流动力学稳定,则定期复查血常规,监测血红蛋白变化,可在 B 超和 CT 监测下进行非手术治疗;③肝包膜撕裂不一定需要手术治疗;④肝脏损伤合并胸部、大血管、胆管及其他脏器损伤,不需要血压平稳即可考虑积极行剖腹探查;⑤肝内血肿进行性增大、血肿破裂、腹腔内出血增多,可考虑积极进行手术探查。

2. 手术治疗方法

(1)单纯缝合术

1)浅表裂伤:可不予以缝合,单纯做肝周引流。

2)较小的浅裂伤:褥式缝合,对于裂隙特别深者,尽可能缝扎或结扎创面血管及胆管,并于肝裂隙内放置引流,缝合时避免深部残留死腔。

3)有活动性出血的裂伤:应行探查,应尽可能在直视下缝扎每一根血管和胆管。

(2)肝清创修补术:清除失去生机、脱落的肝组织碎片及部分叶段,对创面直接进行止血,不强求将肝创面缝合,术后直接引流肝周区域,适用于肝断裂或粉碎性肝挫裂伤,对于较大的肝被膜下血肿,可以切开肝包膜,吸净淤血和引流。

(3)大网膜填塞附加缝合术:大网膜为腹腔内自然组织,具有生理活性,不需要术后再次剖腹取出,且感染发生率低,对于低压静脉性出血有良好止血效果,可用大网膜覆盖肝脏创面并固定,可以消灭死腔,防止创面出血、胆瘘及感染。

(4)肝周填塞:肝周填塞仅适用于危重患者的抢救,作为特殊情况下运用的应急措施,通常为进一步的治疗赢得时间,常适用于严重损伤,如不能控制的渗血、出血部位难以暴露的较深部位裂伤或血源不充足等。靠近膈面的右肝严重损伤出血通常较多,缝合困难,且患者一般状态差,可以填塞止血。肝周填塞应该用填塞物压迫出血部位,一般应避免压迫肝实质,也不能压迫下腔静脉,以防止肝静脉回流受阻,增加创面出血。肝周填塞可能造成肝组织压迫性坏死、继发感染、胆瘘,取出填塞物可能造成继发性出血。

(5)肝动脉结扎术:肝动脉结扎术适用于直接止血困难的肝外伤,尤其是较大的星状裂伤。可先试行阻断肝动脉,仍不能控制出血,则可以结扎相应的肝动脉(如肝右动脉或肝左动脉)。应结扎损伤侧肝动脉分支,尽可能保留胆囊动脉。若患者合并慢性肝病、肝硬化等,结扎可能导致肝衰竭,应该慎重适用。

(6)清创性肝切除术:包括清创性肝切除术及不规则肝叶切除术、肝部分切除术或肝段切除术。其指征包括:①门静脉分支和肝管撕裂;②深度肝创伤、涉及大血管及胆管,有较大范围的无生机组织,伴有较大的肝静脉或下腔静脉损伤;③肝贯通伤、肝中央破裂活动性出血可行肝动脉结扎术,如果出血不能控制,可做清创肝叶切除术;④粉碎性肝破裂失去血供且无法修复的肝损伤,也可采用清创性肝切除,多不主张行规则性肝切除术,以尽可能多保留健康肝组织,如伴有较大胆管损伤,应行胆管切开并放置 T 形管引流。

(7)规则性肝叶或肝段切除术。

(8)肝外伤并发肝门损伤:肝外伤并发肝门损伤,根据损伤的内容不同处理各不相同。①肝外伤并发门静脉损伤:应做修补缝合或门静脉吻合术,若损伤过多应做血管移植,对于肝组织正常者可考虑做门静脉主干结扎和门腔静脉分流术(但应慎用);②肝外伤并发肝动脉损伤:应尽量做血管修补、吻合和移植,也可以考虑介入栓塞治疗,特别是胆道出血可以考虑行该种方法;③肝外伤合并肝内胆管损伤:应予以修补吻合并放置 T 形管引流;④肝静脉损伤:肝短静脉和肝静脉损伤,可发生大出血从而导致患者很快死亡。肝后下腔静脉和肝静脉破裂,显露和修补都较困难,死亡发生率高。3~5 级较深的肝损伤,常伴有肝静脉或肝后下腔静脉损伤,紧急情况下可以考虑行全肝血流阻断(肝上、肝下下腔静脉阻断)后处理,也可以采用房 - 腔静脉转流止血法,但手术复杂且操作困难,患者病死率也较高。

3. 肝损伤并发症及处理 肝脏外伤最常见的并发症为感染,其次为胆瘘、继发性出血和急性肝肾衰竭等。

(1)感染性并发症:可有肝脓肿、膈下脓肿和切口感染等,治疗方法为彻底清除失去活力的肝组织和污染物,妥善止血,并放置可靠有效的引流,一旦有脓肿形成的证据,应及时引流。

(2)肝创面胆瘘:可致胆汁性腹膜炎或局限性腹腔脓肿,也是一种较严重的并发症。预防胆瘘的方法是手术时细心结扎或缝扎断裂的大小胆管并放置引流管,在发生胆瘘后,可在胆总管放置 T 形管引流,以降低胆道内压力促进愈合,或者穿刺引流,二期手术拔除或处理。

(3)继发性出血:多因创面处理不当,留有死腔或坏死组织继发感染使血管溃破或结扎线脱落而再出血,出血量大时,需再次手术止血,并妥善引流。

(4)急性肝肾肺功能障碍:是较为严重而又难以处理的并发症,预后多不佳。多继发于严重复合性肝损伤、大量失血后长时间休克、阻断肝血流时间过长、严重的腹腔感染等。因此,及时纠正休克、注意控制阻断肝脏血流时间、正确处理肝创面、放置有效的腹腔引流、预防感染是防止多器官功能不全或衰竭的重要措施。

Tips:

1. 鉴于肝脏特殊的解剖结构和损伤的复杂多样性，复杂肝外伤的术中处理对于肝脏外科医师来说是一个挑战，根据大的创伤中心的临床经验，使用较多的手术方法可能是切除清创术、肝脏切开直接缝扎术或肝周填塞。深度肝缝合、解剖切除术、肝动脉结扎和肝后静脉分流术对于某些损伤的作用有限，需谨慎使用。

2. 肝脏外伤手术应该着重强调尽快明确诊断、尽早纠正休克，有效控制低温、纠正出凝血障碍及酸中毒，进而达到改善患者预后的目的。

3. 严重肝脏外伤患者的有效救治，强调多科合作及团队协作，包括有经验的肝脏外科医师、能够熟练行容量等复苏的麻醉科医师、处理出凝血障碍等异常的内科医师、术后有效的 ICU 监护处理，以及肝脏介入医师、内镜医师的配合，还包括专门且有效的治疗设备，如深静脉补液通路、血液回输装置及体外转流装置等。

（张磊 审校：杜顺达）

第六节 肝移植

【背景知识】

世界上第一例人体原位肝移植由 Starzl 教授于 1963 年进行，1983 年美国 NIH 确定肝移植为治疗终末期肝病的最佳治疗方法。20 世纪 80 年代以来，由于免疫抑制药环孢素（CsA）、UV 保存液及生物泵体外转流技术的运用和活体肝移植的开展，肝移植逐渐进入成熟期。肝移植按照供肝的来源分为同种异体肝移植（allotransplantation of the liver）和异种肝移植（xenotransplantation of the liver），按供肝植入位置、供肝体积、供肝来源和供肝植入方式，同种异体肝移植的术式可分为如下几种。①异位肝移植(heterotopic liver transplantation)：保留受体原肝，将供肝植入受体体腔的其他部位，如脾床、盆腔或脊柱旁部位；②原位肝移植(orthotopic liver transplantation)：切除受体肝，将供肝植入受体原肝部位。原位肝移植又可分为以下5种，①标准式肝移植：供肝大小和受体腹腔大小相匹配，按原血管解剖将整个供肝植入受体的原肝部位；②减体积肝移植(reduced-sized liver transplantation)：在受体腹腔较小而供肝体积较大，受体体腔不能容纳的情况下，切除部分供肝后再原位植入；③活体部分肝移植(living related donor liver transplantation)：从活体上切取肝左外叶作为供肝植入受体的原肝部位；④劈离式肝移植(split liver transplantation)：将供肝分成两半，分别移植给两个受体；⑤原位辅助性肝移植(orthotopic auxiliary liver transplantation)：保留受体的部分肝脏，将减体积后的供肝植入病肝切除部分的位置。通常说的背驮式技术(orthotopic auxiliary liver transplantation)则是切除病肝时，保留受体的肝后下腔静脉，将供肝上下腔静脉与受体的3条肝静脉或肝中、肝左静脉所形成的共同开口相吻合，或供、受体肝后下腔静脉侧-侧吻合，重建肝脏的血液流出道，结扎供肝的肝后下腔静脉。按供肝来源的个体性质分为尸体肝移植、脑死亡供体肝移植和活体肝移植。原位肝移植不论是全肝移植或减体积性肝移植均可采用，在活体部分肝移植时则一般采用背驮式肝移植。

【接诊要点】

1. 肝移植适应证

(1)良性终末期肝病：包括原发性胆汁性肝硬化、原发性硬化性胆管炎所致肝硬化、酒精性肝硬化、慢性重症肝炎包括慢性活动性病毒性肝炎、肝炎后肝硬化、自身免疫慢性活动性肝炎和药物性肝炎。对于良性终末期肝病,选择适当的手术时机是手术成功与否的关键问题。最好的手术时机是患者肝功能刚进入失代偿期,此时原发病无治疗机会,而患者又能耐受手术。一般认为,良性终末期肝病当出现下列情况之一时,即应考虑实施肝移植:①出现一种或多种并发症,如食管胃底曲张静脉破裂出血、顽固性腹水、肝肾综合征、肝性脑病、自发性腹膜炎、严重凝血功能障碍等;②严重影响生活质量,如难以控制的瘙痒、严重嗜睡、严重慢性疲劳和进行性营养不良等;③对于乙型病毒性肝炎所致暴发性肝衰竭,由于病死率高,应行紧急肝移植。

(2)急性和亚急性肝衰竭。

(3)儿童先天性胆道闭锁症、Caroli病、胆汁性肝硬化、多囊肝及先天性肝代谢障碍。

(4)早期原发性肝恶性肿瘤。

(5)Budd-Chiari综合征中的某些类型。

2. 肝移植禁忌证 目前认为可能不适合做肝移植手术的情况包括:①存在难以控制的感染(包括细菌、真菌、病毒感染)者;②人类免疫缺陷病毒(HIV)感染者;③难以戒除的酗酒或药物依赖者;④患有不可逆脑组织损害者;⑤肝外存在难以根治的恶性肿瘤;⑥有难以控制的心理障碍或精神疾病。存在以下情况一般也不考虑做肝移植手术:①受体年龄≥65岁或<1岁;②存在外科解剖困难情况;③肝脏进展期恶性肿瘤;④存在严重心、肺、肾等重要器官病变;⑤既往有精神病病史。

3. 术前检查和术前准备

(1)术前检查:①血尿便常规、肝功能、生化、凝血功能、AFP及CEA;②ABO血型Rh因子;③乙型肝炎血清学标志物,HCV-Ab、HIV、CMV,必要时可行HBV-DNA和HCV-RNA检测;④心肺功能和心电图检查;⑤CT或MRI以排除肝内外恶性肿瘤;⑥彩色多普勒超声检查观察门静脉、下腔静脉的直径和有无血栓,以及肝脏的大小;⑦胆汁、腹腔引流液、痰、尿、腋下、腹股沟、鼻腔细菌培养和药敏试验;⑧胆汁、腹腔引流液、痰、尿、腋下、腹股沟、鼻腔查真菌;⑨必要时可行肝脏穿刺活检。

(2)手术前准备。①皮肤准备:上自下颌、下至大腿上 1/3,两侧至腋后线,皮肤准备时要注意不要损伤皮肤;②口服抗生素以抑制肠道细菌,术前一晚及术晨清洁灌肠;③术前感染高危患者必要时予以静脉抗生素,术中可予以抗生素,如手术时间较长应在术后期追加抗生素。

【治疗】

1. 供体及供体手术

(1)器官来源:器官移植的先决条件是有供体器官的来源,在肝移植手术时,获取一个新鲜健康而有功能的移植肝脏是至关重要的。绝大多数致命性脑外伤、自发性颅内出血、致命性的头部枪伤、原发性脑部肿瘤等原因引起的脑死亡者,死前无肝脏疾病和颅脑外恶性肿瘤,都可作为肝移植手术的供体,同时应该充分考虑伦理学的因素及相关法律法规的规定。

(2)供体的评估:在获取供体前,应该全面了解供体的病史,并进行必要的物理和实验室检查。如供体合并有败血症、慢性肝病、艾滋病(AIDS)、病毒性肝炎、病毒性脑炎、近期药物中毒、活动性结核、中枢神经系统之外的恶性肿瘤或严重的肝外伤等情况时,则不宜作为肝移植手术的供体。通常术前需要对供体进行以下评估:①供体的身高、体重和年龄;② ABO 血型和 Rh 因子;③乙型肝炎病毒、丙型肝炎病毒的血清学指标,HIV 抗体和 CMV 抗体;④有无中枢神经系统之外的恶性肿瘤;⑤肝肾功能的检查;⑥肺功能的检查,包括血气分析和肺功能;⑦有无严重的肝脏外伤;⑧既往病史特别是肝胆疾病史;⑨如供体为住院患者,则包括住院期间的心肺情况、血管活性剂使用情况及血压稳定的情况；⑩有无全身的败血症和脓毒血症。

(3)供肝的处理和手术(尸肝移植的修肝原则)：去除多余的脂肪和结缔组织，处理潜在的出血点，最大限度保护胆管血供，处理所有血管的漏口和裂口，注意保护血管内膜，必要时重建肝动脉，肝保养液维持在4℃，避免使用电凝、电切，以免损伤胆道滋养动脉，切断胆管时应该使用剪刀或刀片。主要步骤为肝周动脉、门静脉、胆道系统、肝静脉、肝动脉的修剪。

(4)活体部分供肝获取法：随着儿童肝移植的兴起和操作技术的日臻完善，在行儿童肝移植手术时，越来越多的肝移植中心采用切取活体的部分肝脏(一般为左外叶)作为供肝。在行活体部分供肝切取前，有必要对供体行动脉造影以明确供体的血管解剖，在具体手术操作上，与规则性左外叶切除一致。

(5)供肝的保存和评估：低温是供肝保存的一个重要环节，一旦血液供应停止，应尽快使器官的温度降至0~4℃并保存在该温度范围内。应该进行冷灌注，将器官内的血液成分彻底冲洗干净，并使保存液分布于整个器官，使用合适的器官保存液，如Euro-Collins溶液和UW液，避免细胞肿胀。移植术前可以对供肝进行冷冻切片检查，不仅可以了解有无病变及细胞变性等情况，同时可以进行术后对比。

2. 受体手术

(1)病肝切除术

1)经典肝移植病肝切除术。其主要步骤包括：解剖镰状韧带、三角韧带(游离肝膈顶部并接近肝上下腔静脉)，解剖肝门结构(切开肝十二指肠韧带，游离胆总管)，结扎左肝管，显露尾状叶，处理第一肝门(游离胆总管，至接近左右肝管汇合处，结扎右肝管，解剖肝固有动脉、肝动脉，切断和结扎左右肝动脉)，逆行切除全肝(在第一肝门区,结扎肝固有动脉、门静脉),切断门静脉(在门静脉分叉处切断门静脉),切断下腔静脉,完全游离肝后面及下腔静脉,离断肝上下腔静脉,切除病肝,必要时可以采用体外静脉转流。

2)背驮式肝移植病肝切除术。

A. 缺点:背驮式肝移植病肝切取手术难度大,技术要求高,延长了切肝时间,增加了切肝难度。

B. 优点:完整保留肝后下腔静脉及肝静脉共干,受体肝静脉成形术后将肝静脉共干与供肝的肝上下腔静脉做吻合,减少了一个吻合口,缩短了无肝期。

C. 主要步骤:解剖和离断肝周静脉、肝门结构等同经典肝移植病肝切除术,离断缝扎肝短静脉,离断缝扎右肝静脉,离断缝扎左肝静脉。肝门横断后,将肝脏向上向右翻转,逐根结扎肝短静脉。

(2)供肝植入

1)经典肝移植。主要步骤:肝上下腔静脉吻合,肝下下腔静脉吻合,重建肝动脉,重建肝门静脉及胆道重建等。

2)背驮式肝移植:因移植肝像背驮在受者下腔静脉上,故称背驮式肝移植。

A. 优点:不需要阻断受者下腔静脉,无肝期不需要行静脉转流,不影响肾血流和灌注,血流动力学稳定,对内环境干扰小。该术式无须解剖肝静脉后间隙,出血较少,简化了供肝植入的手术操作,缩短了受体无肝期。

B. 缺点:肝静脉 - 肝静脉吻合操作不便,术后肝静脉易扭曲和血栓形成,受体流出道受阻容易引起急性巴德 - 基亚里综合征,严重时可能需要再次移植。容易发生肝上下腔静脉处血管吻合口的扭转和狭窄,影响流出道,必须注意植入肝脏的位置。

3)减体积肝移植:成人尸体供肝移植给儿童,肝右叶在供肝修整时被切除,肝脏的左外叶或左叶被留作移植用,附带适当长度的肝上下腔静脉,并留有较长的血管蒂,将肝动脉连同附带部分腹主动脉壁的腹腔静脉干一同保留。

A. 手术过程:移植肝的获取,将下腔静脉保留给左叶肝脏,其余类似肝左叶或肝左叶获取过程。因为成人肝静脉较粗,应行下腔静脉修剪成形术。

B. 儿童受体手术步骤:植入供肝,供体肝动脉在靠近腹腔动脉干处与肝动脉做吻合,胆管与空肠做 R-Y 吻合,必要时可以松解皮瓣,扩大患儿腹腔容量。

4)劈裂式肝移植:为了克服供肝的不足,将一个尸体肝脏分割成两半,如左右半肝作为两个移植物,分别植入不同的受体称为劈裂式肝移植,简称"一肝二受"。Couinaud 肝段解剖的研究、手术技术的发展、精细的分割和移植技术是减体积肝移植技术的基础。

3. 术后处理

(1)ICU 期间监护和治疗:肝移植术后一般应该 ICU 观察 24~72 小时。根据以下因素来确定在 ICU 时间的长短:受体术前状态、手术时间和范围、术中失血及液体丢失量。术后应该注意患者的疼痛、容量,选择合适的机械通气方式并行气道管理,选择合适的抗生素、抗真菌药及免疫抑制药。

1)ICU 期间的监测内容:①全身状态评估,包括神经系统、循环系统、胸部、腹部等症状和体征的观察和监测;②循环系统,包括心电监护、动脉压、中心静脉压(central venous pressure,CVP)、血氧饱和度等情况,必要时监测肺动脉楔压(pulmonary wedge pressure,PAWP)等;③呼吸系统,选择合适的呼吸通气模式和参数;④泌尿系统,注意监测尿量,注意尿比重、尿糖及肾功能;⑤腹部,注意腹腔引流量、胆汁的数量和颜色。

2)其他的监测和注意事项:①监测血尿常规;②注意维持水、电解质平衡和正常血糖变化,注意补充白蛋白、血浆和全血；③注意消毒隔离，防止感染，根据培养结果和药敏情况调整抗生素及使用抗真菌药；④乙肝、丙肝病原学免疫学检查，免疫功能监测；⑤影像学检查，胆道造影、选择性腹腔动脉造影或肝脏穿刺活检，监测有无并发症。

（2）普通病房住院期间的监护和处理：患者在 ICU情况稳定之后可转入普通病房治疗，应鼓励患者积极早期下床活动、进食，多数情况并不需要特殊隔离，患者病情稳定且调整免疫抑制药满意之后可以出院门诊随诊。住院期间检查和处理包括常规检查（血常规、血糖、电解质、肝肾功能、凝血功能、血气等）、微生物学检查（根据患者的症状体征，必要时做相应的培养，获取病原微生物证据）、免疫功能检查、免疫抑制药水平检查、特殊感染检查（HBV、CMV、EBV 等）、影像学检查（血管彩超了解肝脏血供情况、腹部 B 超及 CXR 等），应注意营养状态（一般由静脉营养向肠内营养过渡，逐步过渡到正常饮食）、合理处理引流管（观察引流量，退管并逐步拔除引流管）和 T 形管（注意观察性状，逐步抬高、夹闭，造影满意之后可以考虑拔除）。

（3）移植肝功能评价：术后判断移植肝功能主要指标包括胆汁分泌量、水电解质平衡情况、凝血功能、肝肾功能、肝脏病理学检查等。

（4）排斥反应与免疫治疗：控制免疫排斥反应是肝移植取得成功的关键之一，多年的研究促使免疫抑制药不断问世，常用的肝移植免疫抑制药包括环孢素 A（cyclosporin A）、硫唑嘌呤（azathioprine，AZP）、肾上腺皮质激素、他克莫司（tacrolimus，FK-506）、吗替麦考酚酯（mycophenolate mofetil，MMF）、抗人 T 细胞 CD3 鼠单抗（OKT3）、兔抗人胸腺细胞免疫球蛋白（ATG）和抗人T 细胞免疫球蛋白（ALG）等，目前一般采用联合用药的策略来降低单一免疫抑制药的毒性和剂量。常用围手术期免疫抑制治疗方案包括 CsA、Aza、激素三联方案，FK506、激素二联方案，CsA、MMF、激素三联方案等。

急性和慢性排斥则是移植后影响患者和移植物长期存活的最重要因素，一般认为，慢性排斥反应可能是导致后期移植物失活的主要原因，而且急性排斥反应发生的频率、强度及持续时间被认为与慢性排斥反应的发生相关。术后排斥反应的识别和处理包括：①急性排斥反应，常表现为发热，全身不适、胆汁量减少、颜色变浅及肝功能异常。肝细胞细针穿刺活检表现为汇管区 T 淋巴细胞和单核细胞浸润，伴血管内上皮炎和胆道上皮细胞凝集。急性排斥反应一般是可逆的，治疗一般首先采用大剂量激素行冲击治疗，若冲击治疗无效，则改用 OKT3，若无反应则改用 FK-506，对于首次冲击治疗后有一定反应，但效果不佳可以再次冲击，仍无效再改用 OKT3。②慢性排斥反应，常发生于移植术后数月或数年，主要表现为移植肝功能逐渐减退，最终发展成为慢性肝衰竭，其变化通常是不可逆的。器官移植之后活检是最为直接和可靠的方法，主要的病理改变为小叶中央气球样变性、坏死、胆汁淤积、静脉炎及小叶中央纤维化。

(5)术后并发症

1)原发性移植物无功能：原发性移植物无功能（primary graft failure，PGF）文献报道发生率达 5%~10%，PGF 发生后主要表现为胆汁分泌量减少甚至停止，昏迷、凝血功能紊乱、代谢性酸中毒，确诊靠肝细针穿刺活检，该情况治疗困难，若确诊之后唯一有效的治疗方法是再移植。

2)术后出血

A. 腹腔内出血：主要包括吻合口出血（动脉、静脉、门静脉、胆道等）及创面出血等情况，根据患者一般情况、引流量的多少、性状及监测血红蛋白等情况可以发现,如出血量少可以通过保守治疗好转,如出血量大,保守治疗不好转可能需要再次手术探查止血。

B.消化道出血:常见的为消化性溃疡、胆肠吻合口及应激性溃疡出血,目前由于 PPI 等强抑酸制剂的使用,消化性溃疡及应激性溃疡出血发生并不多见,多数可以采用非手术保守治疗的措施来处理,但也有应激性溃疡穿孔的报道。

3)血管性并发症

A.肝动脉血栓形成:肝动脉血栓形成是最严重的并发症,早期可以导致肝大片坏死及肝衰竭,幸存者后期可发生胆道并发症,如胆瘘、胆管狭窄,甚至肝内胆管坏死。故术后应该常规行彩超检查,有怀疑时就行腹腔动脉造影,一旦确诊应该行急诊肝动脉重建手术,有时可能需要再次肝移植。

B.门静脉血栓形成:门静脉血栓形成在早期诊断之后宜行血栓摘除术并修理门静脉,若肝功能不能逆转则需要行再次肝移植,后期门静脉血栓形成者则可仅按照门静脉高压处理。

4)胆道并发症

A.胆瘘:早期胆瘘可能发生胆汁性腹膜炎,若瘘道已经形成或腹膜炎较为局限,可以重置 T 形管或尿管引流,若已经扩散至全腹,则需要手术引流或修补,必要时可采用胆肠引流术。

B.胆管狭窄:可以发生在胆管对端吻合口处,胆管狭窄多发生在手术后 1~4 个月,可以出现黄疸、发热等胆管炎表现。治疗方法可以采用内镜下气囊扩张加支架置入,扩张无效则可考虑手术治疗,若狭窄段局限可切除之后再吻合,若狭窄段较长改行胆管 - 空场 Roux-en-Y 吻合术。

C.胆泥形成:也称胆栓综合征,胆泥可以遍布整个肝内胆管,一般认为肝动脉供血不足可能是主要原因,其次则为急性排斥反应,供肝保存期的热、冷缺血等损害也可能是诱发原因。

5)感染:肝移植患者是感染的高危人群。因该类患者存在各种感染的高危因素,包括:①患者术前肝功能不全或储备差,全身衰竭,机体抵抗力差,容易发生感染;②肝移植手术较大,手术操作时间较长,术中失血量可能较大,可能有出凝血障碍,术后恢复缓慢,防御能力低下,容易发生感染;③术后出现并发症的机会较多,可能有出血、胆瘘、肠瘘、胆道梗阻等,增加了感染的风险;④免疫抑制药的使用。故术前应该行肠道准备,术后予以足量抗感染治疗,适时留取各种培养,根据药敏有针对性地选择抗生素,同时应加强营养支持治疗,合理使用免疫抑制药,积极处理各种术后并发症。除细菌感染之外还可能有真菌感染、病毒感染等情况。

A.真菌感染:真菌感染与全身衰竭、抵抗力差及广谱抗生素的使用关系密切,常见的真菌感染为念珠菌及曲霉菌感染,常见感染部位为皮肤、黏膜及肺部。术前术后常规使用口服制霉菌素及制霉菌素软膏搽涂皮肤褶皱部位有利于预防真菌感染,对于全身衰竭、使用广谱抗生素时间较长或分泌物培养有真菌感染者,应该及时进行全身抗真菌治疗,但应该注意抗真菌药物的肝肾毒性。

B.病毒感染:主要包括巨细胞病毒感染、EB病毒感染及单纯疱疹病毒感染。

C.巨细胞病毒感染:该感染在肝移植患者中较为常见,多发生于术后3个月内或者急性排斥期内。CMV感染可以表现为肝炎、局灶性肺炎、胃肠炎、结肠炎,甚至全身脓毒症,诊断依赖CMV抗原检测或肝活检,治疗可采用抗病毒药物(阿昔洛韦或更昔洛韦)。

D.EB病毒感染:主要表现为淋巴细胞增生,可以表现为典型的单核细胞增多症、B细胞增多症和各种恶性淋巴瘤,多于移植半年之后发病等。EB 病毒感染多数无临床症状,少数可以表现为发热、单核细胞增多症、肺炎、脑炎、肝炎等,查血可见外周非典型淋巴细胞增多,肝活检可见门管区大量淋巴细胞浸润,治疗依靠减少免疫抑制药用量,药物方面抗病毒药物阿昔洛韦或更昔洛韦有一定效果。

E. 单纯疱疹病毒感染:多发生于移植术后 3 周,多表现为口腔或生殖器疱疹,亦可表现为肝炎及肺炎。单纯疱疹病毒肝炎如治疗不及时,可发生大块肝坏死,若能早期诊断,可采用大剂量阿昔洛韦或行再次肝移植,但效果不佳,单纯性疱疹病毒肺炎感染非常严重,治疗困难。

6)原发病的复发

A. 乙型肝炎:乙型肝炎肝硬化患者行肝移植后,有较高的复发率,肝移植后一旦复发则预后很差,一般 2~3 年内即可发展成为肝硬化或肝细胞癌,并发急性重症肝炎的发病率也较高,因此,有效预防乙肝复发是移植术后长期存活的关键。近年来,恩替卡韦、拉米夫定等抗病毒药物的问世为乙肝复发的治疗提供了希望,术后必要时应该积极使用该类抗病毒药物。

B. 丙型肝炎:丙型肝炎在肝移植之后也可能复发,但发生率较低,复发之后肝损害较为轻微,同时缺乏特效药物,目前治疗研究并不多。

C. 肝脏恶性肿瘤:肝脏恶性肿瘤曾经是早期肝移植的主要适应证之一,但后来的随访发现肝移植术后恶性肿瘤复发率也较高,从而一度引起了关于肝移植标准的讨论。国内肝癌发病率较高,且 80%~85% 合并肝硬化,如何确定符合中国肝癌患者特点的肝移植标准是目前面临的一个问题。此外,对肝癌肝移植患者如何通过术前化疗、栓塞、术中无瘤技术及术后措施防止复发也是值得探讨和研究的问题。

Tips:

1. 肝脏移植是较多数终末期肝病的有效治疗措施，是外科发展的重要成就之一，但是鉴于其手术及创伤较大、手术风险大、术后并发症概率较高、术后需要长期治疗，且供肝来源有限，且可能涉及复杂社会伦理、法律法规等问题，需要多方考虑及权衡各方面的因素进行。

2. 临床肝移植是一个复杂的团队协作过程，需要包括外科、内科、麻醉、ICU、护理等科室的协作、多学科的交叉及较多的人员参与，目前仍有较多问题需要进一步研究及总结。

（张磊 审校：杜顺达）

参考文献

［1］黄志强. 肝脏外科手术学 [M]. 北京：人民军医出版社，1996.

［2］严律南. 肝脏外科 [M]. 北京：人民卫生出版社，2002.

［3］杨镇. 肝脏外科手术学图谱 [M]. 上海：上海科学技术出版社，2009.

［4］杨甲梅. 肝脏良性肿瘤的诊断和治疗 [J]. 肝胆外科杂志，1996, 4: 1.

［5］DANIEL CHERQUI, ALAIN RAHMOUNI, FREDERIC CHARLOTTE, et al. Management of focal nodular hyperplasia and hepatocellular adenoma in young women: A series of 41 patients with clinical, radiological, and pathological correlations [J]. Hepatology, 1995, 22: 1674.

［6］杨秉辉，任正刚，汤钊猷. 关于原发性肝癌临床分期的研究和建议 [J]. 中华肝胆外科杂志，1999, 5 (1): 67-68.

［7］马曾辰. 肝癌外科切除治疗以及进展 [J]. 中国临床医学，1999, 6: 87.

［8］BISMUTH H. Surgical anatomy and anatomical surgery of the liver [J]. World J Surg, 1982, 6: 3.

［9］吴孟超. 肝脏外科学 [M]. 上海：上海科学技术出版社，

2000: 305.

[10] 中华人民共和国国家卫生健康委员会医政医管局. 原发性肝癌诊疗规范 (2019 年版)[J]. 中华消化外科杂志, 2020, 19 (1): 1-20.

[11] SCHEELE J. Hepatectomy for liver metastasis [J]. Br J Surg, 1993, 80: 274.

[12] SCHEELE J, SALO J. Surgical therapy of hepatic colorectal metastasis [J]. Sein Oncol, 1999, 26: 514.

[13] 黄洁夫, 吕明德, 彭宝岗. 肝内胆管结石病变分型与治疗方式选择 [J]. 中国实用外科杂志, 1993, 11: 669.

[14] 黄志强, 顾倬云, 张晓卫, 等. 我国肝内胆管结石外科治疗现状——全国 4 912 例手术病例分析 [J]. 中华外科杂志, 1988, 26 (5): 513-522.

[15] GUOZHEN WU, WANG LIANFU. Experence on improvement of surgical treatment of hepatolithiasis [C]. Asian surgical association 9th biennial congress. Philippines manila, 1993: 120.

[16] 董家鸿, 郑树国, 陈平, 等. 肝内胆管结石病诊断和治疗指南 [J]. 中华消化外科杂志, 2007, 6 (2): 156-161.

[17] FELICIANO D V. Surgery for liver trauma [J]. Surg Clin North Am, 1989, 69: 273.

乳腺外科

第一节 乳腺癌

【背景知识】

乳腺癌是全球最常见的恶性肿瘤之一,每年有超过100万人被诊断乳腺癌,是全球女性癌症致死的主要原因。在美国,乳腺癌是最常见的女性癌症,同时也是女性癌症致死的第二大原因。中国乳腺癌发病高峰年龄为45~55岁,但发病年龄逐渐向年轻化发展。虽然乳腺癌发病率逐年上涨,但病死率却在下降,这可能是因为早期诊断和辅助治疗的进步。乳腺癌的预后相对其他恶性肿瘤来说较好,但预后也与病理类型、分期及分子分型相关。手术、化疗、放疗、内分泌治疗、靶向治疗是乳腺癌综合治疗的几大部分,而乳腺癌的诊治要点是基于综合治疗的个体化治疗。

【接诊要点】

1. 病史

(1)发现途径:自查(自行触及乳房肿块),体检(定期体检发现乳腺结节)。

(2)临床症状:结节、肿块、触痛、红肿、乳头溢液、伴随的皮肤改变(皮肤水肿,增厚,变红,破溃)。

(3)既往史

1)乳腺疾病史。①乳腺手术史:乳腺良性肿物/癌手术、穿刺活检、人工假体、副乳手术;②是否曾罹患乳腺癌、乳腺组织不典型增生、卵巢癌/子宫内膜癌;③是否曾受过外伤。

2)月经及婚育史。①月经周期:初潮年龄、末次月经、是否规律、绝经年龄(自然绝经/人工绝经);②初产年龄、孕次、产次、流产史;③哺乳总时长;④长期口服避孕药及雌激素替代治疗史(hormone replacement therapy, HRT)。

3)家族肿瘤史:乳腺癌、卵巢癌、前列腺癌、胰腺癌、黑色素瘤、结直肠癌、子宫内膜癌、胃癌肉瘤等。

(4)病史总结要点:乳腺癌的危险因素

1)激素(暴露在雌激素下时间越长风险越高):①初潮年龄 <12 岁;②绝经年龄 >55 岁;③第一胎足月妊娠年龄 >30 岁或未育;④哺乳时间 <6 个月;⑤长期口服避孕药或雌激素替代治疗史;⑥停经后肥胖。

2)遗传:一级女性亲属乳腺癌 / 卵巢癌病史。以乳腺癌易感基因(breast and ovarian cancer susceptibility gene 1 or 2,BRCA1/BRCA2)突变为主的共 20 个基因与遗传性乳腺癌发病风险相关。

3)环境因素:①饮酒、脂肪与高热量饮食;②电离辐射、烷化剂;③职业,如美容业、药物制造。

4)乳腺癌癌前病变:多发导管内乳头状瘤、乳腺组织不典型增生(atypical ductal hyperplasia,ADH 或 atypical lobular hyperplasia,ALH)、多次良性乳腺疾病史。

5)乳腺癌危险因素模型(gail model)。

2. 体格检查

(1)常规检查

1)肿块:无痛、单发、质硬、不光滑、活动差。

2)乳头:回缩、扁平、凹陷、褪色、溢液(单侧单孔、血性、按压溢液部位)。

3)皮肤:局部隆起 / 溃疡,酒窝征(Cooper 韧带受牵拉),橘皮样变(癌细胞堵塞淋巴管)。

4)淋巴结:部位(腋窝、锁骨上 / 下);性状(质硬、边界不清、活动差、融合)。

5)远处转移:骨、肝、肺、脑。

(2)特殊检查

1)炎性乳腺癌:①乳房弥漫性肿大、坚实;②皮肤红热、水肿,严重时呈丹毒样边缘或斑状色素沉着,皮肤溃疡;③无痛;④边界不清;⑤橘皮征;⑥50%~75% 伴有腋下淋巴结肿大。

2) 乳头湿疹样乳腺癌 (Paget 病)：①乳头乳晕部湿疹样变，伴或不伴肿块；②乳头溢液或溢血；③与湿疹鉴别，病变由乳头向乳晕发展，局部激素治疗无效。

3. 辅助检查

(1) 无创检查：见表 8-1-1。

(2) 有创检查：见表 8-1-2。

(3) 发现转移的检查：胸部 X 线片 (常规)、胸部 CT (肺转移)、头颅增强 MRI (有神经系统症状)、骨扫描 / 骨 CT/ 骨 MRI (骨痛 / 骨折)、腹部超声 /CT (肝功能异常 / 腹部症状)。

4. 乳腺良恶性肿瘤的鉴别　见表 8-1-3。

5. 乳腺结节的诊疗路径　见图 8-1-1。

【病理类型与分子分型】

1. 乳腺癌的病理类型

(1) 非浸润性癌：①导管内癌 / 导管原位癌；②小叶原位癌；③乳头湿疹样乳腺癌。此型预后较好，极少发生淋巴结转移。

(2) 浸润性癌：①浸润性导管癌 (最常见的乳腺癌类型)；②浸润性小叶癌；③髓样癌；④黏液癌；⑤小管癌。

(3) 其他罕见癌。

2. 乳腺癌的分子分型　传统的乳腺癌预后及治疗主要考虑的是肿瘤病理类型及分期，TNM 分期、病理类型、组织学分级等信息是临床上较成熟的风险评估指标。但由于乳腺癌是一种异质性肿瘤，其在免疫表型及生物学行为及治疗反应上存在极大的差异。近年来，对乳腺癌进行分子分型，从而预测乳腺癌的复发转移风险及其对治疗的反应已成为新的评估方式，临床上通常应用 ER、PR、HER-2 及 Ki-67 可将乳腺癌划分为 4 类分子亚型 (表 8-1-4)。由于不同分子亚型乳腺癌的临床治疗反应和生存截然不同，研究乳腺癌分子标志及分子分型对于指导临床治疗与判断预后有重要意义。

表 8-1-1 乳腺癌的无创检查

检查方法	意义	适应证	申请单	恶性征象	良性征象
钼靶 X 线(美国放射学乳腺报告和数据管理系统,BI-RADS 分类,分级*)	预测乳腺癌的准确性更高,<50 岁假阴性率为 25%	>50 岁首选	内外侧斜位(MLO);头足轴位(CC)	肿块(高或等密度);边界不清;钙化[簇状砂粒样钙化(>10~15 个/cm²),钟形钙化];星芒/毛刺征;凹陷(皮肤,乳头)	钙化(中心透亮,爆米花样,粗棒状,蛋壳样);乳腺内肾形淋巴结
超声	中国最常用的乳腺癌检查手段	各年龄群,尤其妊娠哺乳期	双乳,双侧腋窝淋巴结	不均匀低回声,后方回声衰减;无包膜;边界不清(针刺状或蟹足状,锯齿或颗粒状);晕环;血流(周边或穿支);RI>0.7	均匀或低回声,后方回声增强或正常;包膜;边界清;钙化(粗大);血流少;RI<0.7
磁共振成像	不作为常规检查项目	钼靶 X 线难以定性的;乳腺假体;术前分期	平扫+增强	信号(T₁WI 低,T₂WI 高);边缘(弥漫性侵润);强化(不规则环形,"向心式");长毛刺	信号(T₁WI 较低,T₂WI 偏低,错构瘤 T₁WI 及 T₂WI 均较高);强化(均匀,"离心式")

*BI-RADS 分级：美国放射学乳腺报告和数据管理系统

BI-RADS 分级	意义
0 级	需其他影像学检查进一步评估（评估不完全）
I 级	阴性
II 级	良性发现
III 级	可能是良性发现，建议短期随访（6 个月）
IV 级	可疑异常，要考虑活检
V 级	高度怀疑恶性，临床应采取适当措施（95% 以上恶性）
VI 级	已经有病理证实为恶性病变

表 8-1-2 乳腺癌的有创检查

检查方法	适应证	意义	恶性征象	不足
乳腺导管内镜(我院未开展)	乳头溢液的鉴别诊断	可发现导管内瘤及小叶原位癌	不规则新生物;宽基底或蒂;表面多发小结节状新生物;出血	对恶性意义又不大
细针穿刺活检(fine-needle aspiration biopsy,FNAB)	可疑恶性	找到癌细胞,确定雌/孕激素受体(estrogen/progesterone receptor,ER/PR)状态	发现癌细胞	针道播散;无法分期及浸润深度;有时报告发现肿瘤细胞,需注意并不一定是恶性肿瘤细胞
粗针穿刺	可疑恶性	可获得详细病理结果(分期,浸润深度,受体状态)	病理确诊	针道播散
切除活检	可以切除的乳腺肿物	可获得详细病理结果,完整切除,三维定位	病理确诊	警惕过度活检
切开活检(我院未开展,不建议)	巨大肿物(FNAB与粗针穿刺活检均无法评估);炎性乳腺癌侵犯皮肤	病理确诊,炎性乳腺癌侵犯皮肤时可同时获得肿瘤及皮肤病理结果	病理确诊	严格遵循适应证

表 8-1-3 乳腺良恶性肿瘤的鉴别

	乳腺纤维腺瘤	乳腺癌
高发年龄	卵巢功能旺盛期（20~25 岁）	45~55 岁高发
单 / 多发	单发或多发，好发于外上象限	多单发
临床表现	无症状，偶有触痛	无痛性，晚期有淋巴结肿大，橘皮征，酒窝征，皮肤局部隆起 / 溃疡，乳头回缩
体格检查	边界清，形态规则，活动度好，质韧，无痛	边界不清，形态不规则，活动度差，质硬，无痛
超声	边界清，形态规则，无血流或少量血流，侧方回声衰减，纵横比 <1，无钙化	边界不清，形态不规则，血流丰富，后方回声衰减，纵横比 >1，常有钙化，点状强回声
钼靶 X 线	边界光滑，清晰，可有颗粒粗钙化灶	高密度，边界不光滑，毛刺征，簇状砂粒样钙化（>15 个 /cm²），周围透明水肿带（少见）

231

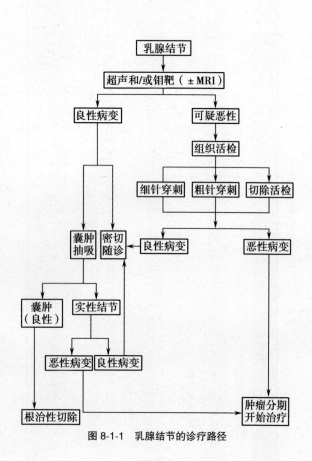

图 8-1-1 乳腺结节的诊疗路径

表 8-1-4 乳腺癌的分子分型

分子亚型	定义	治疗方式	备注
Luminal A	① *ER* 和 / 或 *PR* 阳性 ② *Her-2* 阴性 ③ *Ki-67* 低表达 (<14%)	内分泌治疗为主	本亚型可行 21 基因检测,低 - 中危且淋巴结无转移的患者可只行术后内分泌治疗,无须化疗
Luminal B	Luminal B (*Her-2* 阴性) ① *ER* 和 / 或 *PR* 阳性 ② *Her-2* 阴性 ③ *Ki-67* 高表达 (≥ 14%)	内分泌治疗 ± 化疗	本亚型的中 - 高危患者可选用化疗,具体方案的选择取决于内分泌受体水平表达,危险程度及患者意愿
	Luminal B (*Her-2* 阳性) ① *ER* 和 / 或 *PR* 阳性 ② *Her-2* 过表达 ③ *Ki-67* 任何水平	内分泌治疗 + 抗 *Her-2* 靶向治疗 + 化疗	本亚型的治疗需加用化疗及靶向治疗
Her-2 过表达型	① *Her-2* 阳性 ② *ER* 和 *PR* 阴性 ③ *Ki-67* 任何水平	化疗 + 抗 *Her-2* 靶向治疗	
三阴性 [Basal-like 型]	① *ER* 和 *PR* 缺失 ② *Her-2* 阴性	化疗	三阴性乳腺癌患者预后较其他类型差,化疗是术后有效的辅助治疗手段

233

【治疗】

1. 局部治疗　包括手术治疗及放疗。乳房解剖见图 8-1-2。

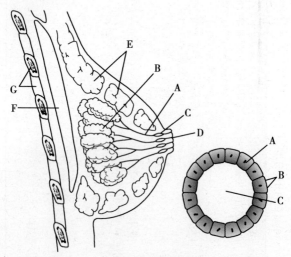

图 8-1-2　乳房解剖

A. 乳腺导管;B. 乳腺小叶;C. 扩张的乳腺导管,内含乳汁;
D. 乳头;E. 脂肪;F. 胸大肌;G. 胸壁 / 胸廓。

(1)手术治疗

1)乳腺癌改良根治术(乳腺全切 + 腋窝淋巴结清扫分期)。

Ⅰ式:保留胸大肌和胸小肌;Ⅱ式:保留胸大肌、切除胸小肌。目前国内大多数采用乳腺癌Ⅰ式改良根治术。

A. 适应证:临床分期为Ⅰ、ⅡA、ⅡB 或ⅢA(仅 T_3、N_1、M_0)期。乳腺癌 TNM 分期见附 1。

B. 术前准备:常规检查 + 乳房的影像学检查(钼靶 X 线 + 超声 ± MRI) ± 穿刺 / 开放活检结果 ± 各专科会

诊(合并基础疾病)+手术常规医嘱+术前谈话签字。

C.手术步骤(Ⅰ式)。①未确诊者,应先行肿块切除,做冷冻病理检查(应完整切除肿瘤及周围部分正常组织,以减少扩散机会)。②切口(图8-1-3):以肿瘤为中心画梭形切口,切口边缘距肿瘤3cm以上,多采用横切口。切口的大小以能充分显露手术视野、便于淋巴结清扫及便于皮肤对拢缝合为宜(注意:设计切口时应将活检切口或穿刺针孔包括在内;只有钙化无肿块时术中应切下钙化灶行钼靶X线检查以确定钙化灶是否已切除及是否已切净,并帮助病理科活检定位)。③分离皮瓣:切开皮肤后距离皮肤约0.5cm在皮肤与浅筋膜之间用乳腺刀或电刀分离皮瓣。皮瓣分离的终点:上至锁骨,下达腹直肌前鞘,内至胸骨,外至背阔肌前缘。④切除乳房(图8-1-4):自内、下方剪开胸大肌肌膜,沿胸大肌肌膜深面,连同胸大肌肌膜一起逐渐分离,切除乳房至胸大肌边缘(尽量减少脂肪液化)。⑤淋巴结清扫(图8-1-5):解剖胸大肌外侧缘,清除胸大肌和胸小肌之间的淋巴结组织。解剖胸小肌外侧缘,剪开喙锁筋膜显露腋静脉和锁骨下静脉;逐一结扎切断腋静脉和锁骨下静脉向前和向下的分支,清除锁骨下区和腋下区的淋巴;向下分离前锯肌筋膜和腋窝后面肩胛下肌、背阔肌表面筋膜。将乳房、胸肌间淋巴结、腋下和锁骨下淋巴结整块切除。⑥皮肤减张缝合,放置腋窝及皮瓣引流各2根,胸部加压包扎。

D.腋窝淋巴结分组(以胸小肌为标志):①Ⅰ组(第1站)即腋下组(胸小肌外侧),包括外侧组(前群)、肩胛下组(后群)、腋静脉淋巴结(外侧群)、中央组(中间群的大部分)、胸大小肌间淋巴结。②Ⅱ组(第2站)即腋中组或胸小肌后组,指胸小肌深面的腋静脉淋巴结组。③Ⅲ组(第3站)即腋上组或锁骨下组,指位于胸小肌内侧的腋淋巴结,即锁骨下淋巴结。

乳腺癌改良根治术中将第 1、2 站淋巴结清扫,探查第 3 站及胸肌间淋巴结(Rotter 淋巴结),如有肿大淋巴结一并清扫。术中注意保护胸长神经及胸背神经(图 8-1-6)。胸长神经:沿胸壁外侧前锯肌表面伴随胸外侧动脉下行,支配前锯肌,损伤会导致"翼状肩";胸背神经:循肩胛骨外侧缘伴肩胛下血管下降,位于腋血管鞘的中部靠外下行走,支配背阔肌,损伤会导致上肢外展功能受限,可嘱患者做"梳头"动作以鉴别。

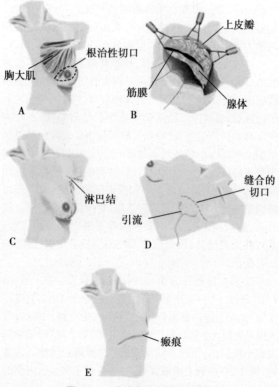

图 8-1-3 乳腺癌改良根治术切口

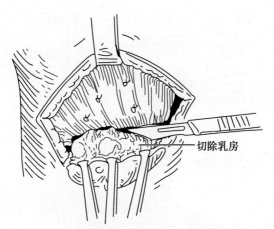

图 8-1-4 乳腺癌改良根治术——切除乳房

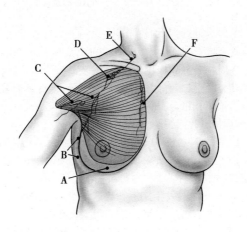

图 8-1-5 乳腺癌改良根治术——淋巴结清扫
A. 切除组织范围;B. 腋窝第 1 组淋巴结;C. 腋窝第 2 组淋巴
结;D. 腋窝第 3 组淋巴结;E. 锁骨上淋巴结;F. 乳内淋巴结。

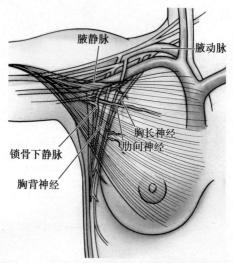

图 8-1-6　乳腺癌改良根治术——重要的血管及神经

E. 术后处理:如引流量不多,术后第 3 天拔除所有引流管。拔管指征:腋窝引流 <20ml,皮瓣引流 <10ml。术后 1 周左右拆除加压包扎,拆除皮肤减张缝合线,伤口换药,注意是否存在皮下血肿或积液,如有需要可用注射器抽出积液,留置引流管,再次加压包扎或拆除皮钉,清理伤口,留置引流条。

F. 术后并发症。①皮瓣积液:我院术后最常见的并发症,发生率为 3%~5%,多发生在腋窝及锁骨下区。预防措施:加压包扎,术中对可疑的淋巴管道予以结扎可降低该并发症的发生率。②皮肤切缘坏死:预防措施有切缘皮肤不可过薄、横向切口可大大降低皮肤缝合张力、皮肤缺损过大时应一期植皮。③患侧上肢淋巴水肿:乳腺癌术后最常见的晚期并发症,我院远期发生率 3% 左右。病因:乳腺癌手术破坏淋巴管的结构或阻塞淋巴管而造成淋巴液聚集,引起肢体持续肿胀。加重术后患侧上肢淋巴水肿的因素：转移的腋窝淋巴结越多、肿块越大、体重越大，术后患侧上肢淋巴水肿越重，其他包括放疗损伤、淋巴侧支循环缺如或变异、淋巴管和胸导管无沟通、术后感染。临床表现：早期出现患侧上肢不同程度的肿胀（"硬肿"），逐渐发展为上肢胀痛、麻木、易疲劳乏力、反复感染、活动受限。治疗措施：保守治疗，抬高患侧上肢、按摩加速淋巴回流；加压包扎，弹力袖套、辅以运动，充气压缩装置，烘绑和微波；手术治疗，保守治疗无效时考虑。首选显微外科的淋巴管吻合、重建淋巴道路术。④切口感染。⑤瘢痕挛缩及上肢活动受限：常见的晚期并发症。上肢活动受限标准为上肢外展 <90°，不能上举摸头，不能行正常的洗脸、梳头行为。预防措施包括早期正确的功能锻炼，患肢避免提重物、干重活，患肢避免测量血压、静脉输液，提高手术技术，预防手术并发症引起的瘢痕愈合。

2）乳腺癌改良根治术 / 乳腺全切术 + Ⅰ期乳房重建术（可Ⅰ期放置扩张器 / 硅胶假体）。

A.适应证：需行全乳切除 + 前哨淋巴结活检或改良根治术的患者，且患者本人有强烈的乳房重建要求。

B.手术注意：①术前联系整形科，评估选择假体（如预计术后需要放疗则选扩张器，不需要放疗可放置硅胶假体，假体型号需术前测量）；②术后常见并发症：近期，乳头乳晕坏死、皮缘坏死、感染；远期，假体破裂、假体移位、包膜挛缩、局部复发；③放置扩张器后需定期注水，待效果满意、治疗完成后可换为硅胶假体。

3）乳腺癌的保乳手术（肿块切除 + 腋窝淋巴结清扫 + 全乳放疗）——"切除干净、成形满意"。

A.适应证：肿瘤较小（肿瘤体积在乳房体积重占比较小）、肿瘤位置为非中心象限（中心象限者不能保留乳头乳晕）、患者有强烈保乳意愿且能配合之后的治疗（**保乳手术后必须放疗！**）、患者有强烈保乳意愿但肿瘤较大,在新辅助放化疗后肿瘤缩小至可保乳范围。

B. 禁忌证:①既往接受过患侧乳腺或胸壁放疗;②活动性结缔组织病,尤其注意硬皮病和 SLE;间质性肺炎患者、心脏器质性病变患者(无法接受放疗);③妊娠、哺乳期患者(哺乳期患者在终止哺乳后可考虑);④分布在两个象限以上的多中心或多灶性病灶;⑤广泛导管内癌成分(钼靶显示广泛微钙化,保乳术后复发率高);⑥肿瘤经局部广泛切除后切缘阳性,再次切除后仍不能保证病理切缘阴性;⑦明确的乳腺癌易感基因突变患者(不止是 *BRCA1/2*)。

4) 前哨淋巴结活检术(sentinel lymph node biopsy, SLNB):前哨淋巴结是乳腺癌转移的第 1 站淋巴结,可以通过亚甲蓝及吲哚菁绿(我院使用,国际常用亚甲蓝及放射性核素显像)的皮内、皮下或腺体内注射示踪前哨淋巴结。通常情况下,前哨淋巴结活检阴性的患者不需要行腋窝淋巴结清扫术,而阳性的患者需继续行腋窝淋巴结清扫(axillary lymph node dissection, ALND)。前哨淋巴结有 10% 左右的假阴性率,即前哨淋巴结活检阴性的患者中,有 10% 可能已存在腋窝淋巴结转移癌。但行 SLNB 不会对患者的上肢功能造成影响,术后并发症少,相比 ALND 可以更好地维持患者术后的生活质量。

A. 术前淋巴结评估:术前临床评估腋窝淋巴结阴性的患者可行 SLNB(超声未见肿大、融合、皮髓质分界不清的淋巴结,体格检查未触及肿大、成团、活动性差的淋巴结,钼靶未见可疑转移淋巴结)。而超声、体格检查或钼靶考虑有淋巴结转移,或穿刺已证实有腋窝淋巴结转移的患者,则需行 ALND。

B. 适应证:临床淋巴结阴性的早期乳腺癌(T_1、T_2)患者;导管内癌(ductal carcinoma in situ, DCIS)患者。

C. 禁忌证:临床腋窝淋巴结阳性患者;炎性乳腺癌患者;局部晚期(T_3、T_4)乳腺癌患者;新辅助放化疗后腋窝淋巴结转阴患者需重新严格评估适应证;妊娠期乳腺癌。

D. 总结:乳腺癌的手术治疗分为乳房肿瘤局部和腋窝淋巴结处理两部分。乳房肿瘤的处理可选择:①局部扩大切除术;②乳腺全切术;③不处理。腋窝淋巴结的处理可选择:①前哨淋巴结切除活检术;②腋窝淋巴结清扫术;③不处理。两部分配对组合联合即为最终患者采取的手术方式。

(2)放疗

1)适应证:术后病理证实转移淋巴结≥4个,或肿瘤≥5cm,或行保乳手术。

2)照射靶区:全乳放疗或胸壁放疗±区域淋巴结;瘤床补充放疗(患者具有复发的高危因素,如年龄<50岁、腋窝淋巴结受累、淋巴血管侵犯和/或肿瘤接近手术切缘或手术切缘阳性)。

3)并发症。近期:手臂水肿、乳房皮肤纤维化、局部皮肤破溃、放疗相关的间质性肺炎、切口感染或不愈合;远期:心脏毒性、肺损伤、肉瘤。

2. 全身辅助治疗 主要包括化疗、内分泌治疗及分子靶向治疗,根据术后复发风险(表8-1-5)选择全身辅助治疗方式(表8-1-6)。

表 8-1-5 乳腺癌术后复发风险分组

危险度	判别要点	
	转移淋巴结	其他
低度	阴性	同时具备以下 5 条:①标本中病灶大小 pT ≤ 2cm;②分级 [a] 1 级;③瘤周脉管未见肿瘤侵犯 [b];④ *Her-2/neu* 基因没有过度表达或扩增 [c];⑤年龄 ≥ 35 岁

续表

危险度	判别要点	
	转移淋巴结	其他
中度	阴性	以下 5 条至少具备 1 条：①标本中病灶大小 [PT]>2cm；②分级 2~3 级；③瘤周脉管存在肿瘤侵犯；④ *Her-2* 基因过度表达或扩增；⑤年龄 <35 岁
	1~3 个阳性	未见 *Her-2* 基因过度表达或扩增
高度	≥ 4 个阳性	*Her-2* 基因过度表达或扩增

[PT] 病理分期；[a] 组织学分级 / 核分级；[b] 瘤周脉管侵犯存在争议，它只影响腋淋巴结阴性患者的危险度分级，但并不影响淋巴结阳性患者的分级；[c] *Her-2* 的测定：免疫组织化学、FISH 法、CISH 法。

表 8-1-6 不同复发风险分组的乳腺癌
术后全身辅助治疗的选择

危险级别	*ER/PgR* 阳性	内分泌治疗反应不确定	*ER* 和 *PgR* 阴性
低危	内分泌治疗或不用	内分泌治疗或不用	不适用内分泌治疗
中危	单用内分泌治疗或化疗 + 内分泌治疗	化疗 + 内分泌治疗	化疗
高危	化疗 + 内分泌治疗	化疗 + 内分泌治疗	化疗

(1)化疗：可在术后行辅助化疗和 / 或在术前行新辅助化疗。

1)适应证：激素受体阴性的乳腺癌患者；淋巴结阳性或肿瘤直径 >2cm；新辅助化疗可提高保乳率，目前并未发现其改善生存率。

2)化疗方案。

A. 以蒽环类为主的方案,如 CAF、A(E)C 等(C,环磷酰胺;A,多柔比星;E,表柔比星;F,氟尿嘧啶)。

B. 蒽环类与紫杉类联合方案,如 TAC(T,多西他赛)。

C. 蒽环类与紫杉醇序贯方案,如 AC → T/P(P,紫杉醇)或 FEC → T。

D. 不含蒽环类的联合化疗方案,如 CMF(C,环磷酰胺;M,甲氨蝶呤;F,氟尿嘧啶)。

3)化疗副作用。

A. 骨髓抑制、胃肠道症状、脱发、疼痛。

B. 蒽环类,心脏毒性;紫杉醇,血液学毒性。

如肿瘤术后病理为 $T_{1b/c}$ 和 T_2、$ER(+)$、$PR(+)$、$Her\text{-}2$ $(-)$,可行 21 基因检测,根据复发风险评分决定是否化疗(表 8-1-7)。

(2)内分泌治疗

1)适应证:激素受体(ER 和 / 或 PR)阳性患者

2)绝经前患者辅助内分泌治疗方案。

A. 首选他莫昔芬(tamoxifen, selective estrogen receptor modulator, SERM 类,选择性雌激素受体调节剂)20mg/d × 5 年(副作用:脂肪肝、潮热、月经不调、子宫内膜癌风险增高)。

B. 高风险女性选用卵巢抑制剂(ovarian suppression, OS)+ 依西美坦或 OS+ 第三代芳香化酶抑制剂(aromatase inhibitors, AI 类)。

3)绝经后患者辅助内分泌治疗方案:第三代芳香化酶抑制剂(aromatase inhibitors, AI 类),来曲唑 / 阿那曲唑 / 依西美坦 × 5 年。

绝经前女性禁用芳香化酶抑制剂,因抑制芳香化酶可刺激卵巢分泌更多雌激素;内分泌治疗应在化疗后使用(同时治疗会降低化疗疗效);内分泌治疗可与放疗及分子靶向治疗同时应用。

表 8-1-7 21 基因检测及评分标准

增殖相关	侵袭相关	ER 相关	其他	参考	评分方法	评分标准
Ki-67	MMP11	ER	GSTM1	B-actin	+0.47 × HER-2 组分数	低危 <18
STK15	CTSL2	PgR	CD68	GAPDH	−0.34 × ER 组分数	
					+1.04 × 增殖组分数	
Survivin	HER-2 相关	Bcl2	BAG1	RPLPO	+0.10 × 侵袭组分数	18 ≤中危 <31
CCNB1	HER-2	SCUBE2		GUS	+0.05 × CD68	
MYBL2	GRB7			TFRC	−0.08 × GSTM1	高危 ≥ 31
					−0.07 × BAG1	

(3)分子靶向治疗

1)判断免疫组织化学结果。

A.*Her-2*(-)/(+)为阴性,不需要使用靶向治疗。

B.*Her-2*(++)行FISH检测进一步判断。

C.*Her-2*(+++)为阳性,需行靶向治疗。

2)使用方法:赫赛汀(曲妥珠单抗)×1年(每3周1次,剂量按体重计算)。

3)其他药物:帕妥珠单抗、拉帕替尼、TDM1(kadcyla)。

4)副作用:心脏毒性(使用中需监测超声心动图)、腹泻、粒细胞减少、贫血等。

Tips:

1.乳腺癌的发病率逐年上升,应引起高度重视。

2.乳腺癌最常见的病理类型为浸润性导管癌,原位癌是非常早期的恶性肿瘤,预后较好。

3.掌握乳腺良恶性结节的鉴别诊断、掌握乳腺癌的分子分型及基本的术后辅助治疗。

4.术前谈话时应详细交代各种术式,包括是否适合保乳手术、前哨淋巴结活检或乳腺再造,严格把握指征,同时关注患者意愿。

5.乳腺癌改良根治术中注意保护胸长神经及胸背神经,注意淋巴结分组及清扫。

6.乳腺癌的治疗注重在综合治疗的基础上讲求个体化治疗。

7.掌握乳腺癌的危险因素,乳腺癌的发病率较高,但较其他肿瘤来说预后较好。

附1

美国癌症联合委员会（AJCC）乳腺癌 TNM 分期

分期	T	N	M	备注
0 期	T_{is}	N_0	M_0	T_x：原发肿瘤无法评估
				T_0：没有原发肿瘤证据
I 期	T_1	N_0	M_0	T_{is}：原位癌［包括小叶原位癌、导管内癌及乳头 Paget 病（不伴有肿块）］
				T_1：≤ 2cm（包括 T_{1mic}：微小浸润癌，最大直径 ≤ 0.1cm）
II A 期	T_0~T_1	N_1	M_0	T_{1a}：≤ 0.5cm；T_{1b}：>0.5cm，≤ 1cm；T_{1c}：>1cm，≤ 2cm
	T_2	N_0	M_0	T_2：>2cm，≤ 5cm
				T_3：>5cm
II B 期	T_2	N_1	M_0	T_4：直接侵犯胸壁或皮肤
	T_3	N_0	M_0	T_{4a}：侵犯胸壁；T_{4b}：患侧皮肤水肿或破溃；T_{4c}：侵犯胸壁和皮肤；T_{4d}：炎性乳腺癌
				N_x：区域淋巴结无法评估
III A 期	T_0~T_2	N_2	M_0	N_0：无区域淋巴结转移
	T_3	N_1~N_2	M_0	N_1：同侧腋窝淋巴结转移，可活动
				N_2：同侧腋窝淋巴结转移，固定
III B 期	T_4	N_0~N_2	M_0	N_3：同侧内乳淋巴结转移
	任何 T	N_3	M_0	M_x：远处转移无法评估
				M_0：无远处转移
IV 期	任何 T	任何 N	M_1	M_1：有远处转移

（周星彤　审校：黄欣）

第二节 急诊乳腺外科

一、急性乳腺炎

【背景知识】

急性乳腺炎（acute mastitis）是指乳腺的急性化脓性感染，98% 发生在哺乳期，80% 以上为初产妇，发病多在产后哺乳期的 3~4 周内。乳房挤压、乳汁淤积、乳头皲裂和擦伤以及乳头发育不良是主要发病原因，因可导致细菌在淤积的乳汁中繁殖。乳头区破损和哺乳时间过长是主要诱因。致病菌主要为金黄色葡萄球菌，少见链球菌。急性乳腺炎的临床特点是发病距产后时间越短，临床表现越明显，炎症进展越快。

临床表现包括全身及局部两个方面。全身表现主要为畏寒、发热及白细胞计数增高；局部表现主要为乳房红、肿、热、痛（压痛及搏动性疼痛）和肿块，患侧乳房体积增大，发病超过 2 天可有患侧腋窝淋巴结肿大，发病超过 10 天可形成脓肿，需切开引流。

【接诊要点】

1. **病史** 产后日期，乳房是否疼痛，目前是否发热，发热时长，最高体温（T_{max}），是否自行处理（产妇局部先疼痛后发热，一般可考虑为乳腺炎）。

2. **既往史** 是否有乳头发育不良（乳头内陷）或急性乳腺炎病史，注意有些患者非初次发病。

3. **除外其他可能引起发热的疾病** 如上呼吸道感染、妇科恶露、泌尿系感染、胃肠炎，尤其注意妇科恶露情况，询问气味、性状，警惕产褥感染，一般产褥感染仅用抗生素无法控制发热。局部症状应注意与炎性乳腺癌、孕产期乳腺癌进行鉴别。

4. **体格检查** 注意局部包块位置、大小、压痛、边界、活动度，注意腋窝淋巴结，注意乳头局部有无破溃、脓点形成，局部是否已形成脓肿(波动感)。

5. 辅助检查　血常规，乳腺 B 超。

6. 鉴别诊断　见表 8-2-1。

表 8-2-1　急性乳腺炎与炎性乳腺癌的鉴别

	急性乳腺炎	炎性乳腺癌
好发人群	初产妇	48~55 岁女性
体温	高且可伴畏寒、寒战	不高
白细胞	升高，中性粒细胞分类升高	正常，分类可正常
乳房局部症状	红、肿、热、痛	暗红，无明显压痛
乳房触诊	体积增大，局部变硬，可触及肿块，可有凹陷性水肿	无凹陷性水肿，触之坚韧，多伴橘皮征
腋窝淋巴结	可见，有压痛	多见，无明显压痛
治疗	抗炎、手术治疗	首选化疗，其次手术治疗

【治疗】

1. 非手术治疗

(1)要点：促使乳汁引流通畅！及时、定时哺乳，避免乳汁淤积。

(2)局部冷敷：将新鲜卷心菜放进 4℃冰箱冷藏，取完整的叶子敷在局部红肿热痛处，可有助于消肿、减轻疼痛；待卷心菜温度与皮肤温度相当后可更换；注意不可长期使用，长期使用会降低乳汁量。

(3)哺乳前需清洗乳头；可加用红外线局部理疗。

(4)指导哺乳，每次哺乳时间 <20 分钟，防止婴儿嘴含乳头睡眠。双乳轮流哺乳，保持哺乳后乳房空虚，不

胀痛。保持乳头及婴儿口腔的清洁。

1)正确的排空乳汁方法。

A.螺旋式按摩法:指腹稍微用力,从乳房上方的胸壁开始,以螺旋方式按摩乳房(图8-2-1)。

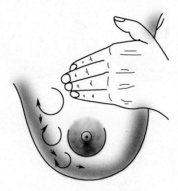

图 8-2-1 螺旋式按摩法

B.垂直式按摩法:手从乳房上方胸壁轻抚至乳头(图8-2-2)。

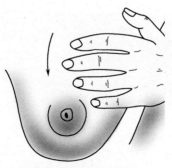

图 8-2-2 垂直式按摩法

C.地心引力法:身体微向前倾,借助地心引力让乳房往下垂,然后用手轻轻晃动乳房(图 8-2-3)。

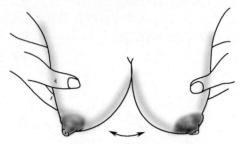

图 8-2-3　地心引力法

2)排出乳汁:用温水清洗乳房,双手加热,拇指与其余四指弯曲呈 "C" 字形置于乳房(图 8-2-4),放在乳晕周围 2~3cm 处,5 个手指轻柔向胸腔方向垂直下压,再逐渐向乳头乳晕方向收拢 5 指(图 8-2-5),通过这两个动作反复配合来有效、无痛地排出乳汁(注意不可滑动或摩擦,应类似于滚动式动作)。反复操作,直到乳汁基本排空,乳房变得柔软,温度降低,乳头疼痛减轻。

(5)一般不主张停止哺乳(除非已有脓肿形成)。

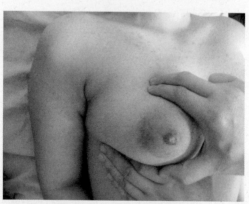

图 8-2-4　"C" 字形法排空乳汁

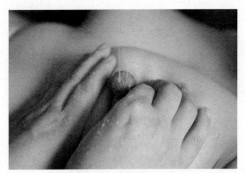

图 8-2-5　刺激喷乳反射

(6)抗生素：选择对革兰氏阳性菌敏感的抗生素，但同时因药物可从乳汁排泄，故使用抗生素期间停止哺乳。但停止哺乳期间需坚持吸奶，以保持排乳通畅及防止回奶。抗生素使用举例如下。

1)巴欣：0.5g 口服，每日 2 次，连服 3 日(血常规不高，局部无体征，可用口服抗生素)。

2)达力新：1.5g+0.9% 生理盐水 100ml 或 250ml，静脉滴注，每日 2 次，连用 3 日(血常规高，感染较重)。

3)罗氏芬：2g+0.9% 生理盐水 100ml 或 250ml，静脉滴注，每日 1 次，连用 3 日(重度感染)。

(7)退热：布洛芬 400mg，每日 3 次(或每日 4 次)，口服；或对乙酰氨基酚 1g，每日 3 次，口服。

(8)断奶。

1)适应证。

A.产妇患先天性乳头凹陷。

B.乳痛超过两处，乳汁转淡。

C.形成乳瘘。

2)处理。

A.己烯雌酚 1~2mg，每日 3 次，口服，连服 2~3 日。

B.甲酸雌二醇 2mg，每日 1 次，肌内注射至停乳。

C. 芒硝外敷。

2. 手术治疗　脓肿切开引流。乳房脓肿发生的部位见图 8-2-6。

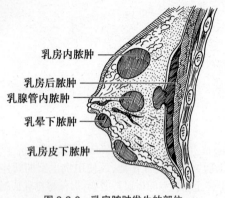

乳房内脓肿

乳房后脓肿

乳腺管内脓肿

乳晕下脓肿

乳房皮下脓肿

图 8-2-6　乳房脓肿发生的部位

（1）适应证。

1）急性乳腺炎治疗不及时，浅表脓肿查体触及波动感或深部脓肿行 B 超检查发现局部液性暗区或经穿刺抽出脓液确诊。

2）炎症局限在局部，尚未引起全身血行感染或感染性休克。

（2）禁忌证：急性蜂窝织炎炎症未控制（因为此时手术可导致感染播散及伤口不愈合）。

（3）术前谈话：①疼痛；②需较长时间开放换药，伤口可能长期不愈合；③影响美观；④影响哺乳；⑤为保证伤口愈合，需溴隐亭退奶；⑥需抗生素抗感染。

（4）手术步骤（如有条件应行超声引导下小切口乳腺脓肿切开引流）。

1）麻醉（图 8-2-7）：0.5% 利多卡因，分别从上方、下方、外侧三个部位乳房基底部（图 8-2-7B），长针头与胸壁平行方向进针（图 8-2-7A），向乳房后方刺入做扇形浸润,然后环绕乳房基底边缘行皮下浸润(图 8-2-7C),预切口皮下亦浸润麻醉。

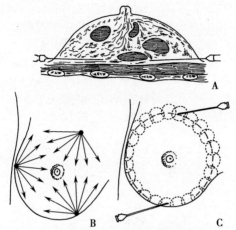

图 8-2-7　乳房脓肿切开引流术的局部麻醉方法

A.乳房基底部浸润麻醉;B.扇形浸润麻醉;

C.切口沿线皮内及皮下浸润麻醉。

2)切口(图 8-2-8):切开引流应遵循对乳腺腺体导管损伤最小原则,引流口位置应保证通畅引流。

A.穿刺定位并行细菌学检查:细菌涂片 + 细菌培养。

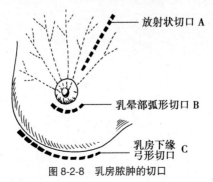

放射状切口 A

乳晕部弧形切口 B

乳房下缘 C
弓形切口

图 8-2-8　乳房脓肿的切口

B. 切口的选择：①乳晕下脓肿在皮肤与乳晕交界处做弧形切口，避免在乳晕上直接切开脓肿以防止切断乳晕平滑肌；②乳晕以外的脓肿做放射状切口；③占据上下象限的大脓肿做对口引流；④乳房后方的深部脓肿沿乳房下缘周边做弧形切口经乳房后间隙引流。

3) 脓肿切开（图 8-2-9）：切开皮肤、皮下组织，用血管钳插入脓肿撑开，尽量吸去脓液（图 8-2-9A），用手指插入脓腔分开脓肿间的结缔组织间隔使引流通畅（注意乳房脓肿可有分房，应消除分隔）（图 8-2-9B）。

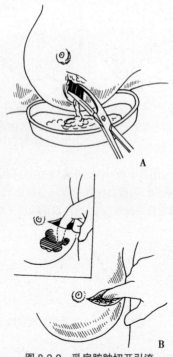

图 8-2-9 乳房脓肿切开引流
A. 用血管钳插入脓肿撑开引流；B. 示指伸入脓腔检查脓肿范围并分离其中间隔。

4)放置引流:凡士林纱条从脓肿基底部逐步向外填塞,每根纱条均应引出切口外,注意记录纱条数目。

5)保留伤口开放,纱布覆盖,前48小时引流多,注意纱布厚度。

(5)术后处理:48小时后换药,改用生理盐水纱条引流。注意定期换药,务必使伤口自底层愈合,保持肉芽组织新鲜,防止脓肿外口过早收缩。

二、化疗后发热

【背景知识】

一部分乳腺癌患者需行术后化疗,而化疗常见的一个并发症就是白细胞/中性粒细胞降低,粒细胞减少易发生在化疗后的第7~14天。中性粒细胞绝对值 $<1.0 \times 10^9$ 称为粒细胞减少,中性粒细胞绝对值 $<0.5 \times 10^9$ 称为粒细胞缺乏。粒细胞减少非常容易导致细菌感染,从而出现高热、寒战及感染部位相关症状。该类患者急诊就诊时需根据血常规及发热程度进行处理,主要处理方式为升白针及抗生素抗感染治疗。

【接诊要点】

1. **病史** 乳腺癌术后多久,第几程何种化疗后第几天,化疗时/后是否有使用长/短效升白措施,体温升高时间,是否有着凉、呼吸道或泌尿道症状、已感染人群密切接触史。

2. **检验** 血常规,目前体温。

【治疗】

1. 重组人粒细胞集落刺激因子(非格司亭/吉赛欣)150μg,每次2支,皮下注射,用3天;如有高热(>38.5℃)及感染症状可使用抗生素抗感染治疗,具体抗生素根据感染部位及症状决定。

2. 注意监测体温,保护性隔离,避免与人群密切接触。

3. 每日复查血常规。

升白针分为以下几种：①长效升白针。新瑞白(聚乙二醇化重组人粒细胞刺激因子注射液)，一般在化疗后1~3日使用，属于预防性用药。②短效升白针。非格司亭(重组人粒细胞集落刺激因子注射液)/吉赛欣(重组人粒细胞刺激因子注射液)，可治疗化疗后的粒细胞减少症，每日使用1次，监测血常规。

Tips：

1. 急性乳腺炎最常发生在哺乳期，是乳腺外科最常见的急诊患者。

2. 急性乳腺炎治疗的重中之重是保证乳汁通畅，尽量以保守治疗为主，严格掌握手术适应证。

3. 注意抗生素使用前需询问过敏史，且抗生素使用期间禁止向婴儿哺乳，停用抗生素24小时后可恢复哺乳。

4. 化疗后粒细胞减少很常见，如合并高热、严重感染，则需积极处理，留院观察体温变化及症状体征，以免造成严重并发症。

(周星彤 审校：黄欣)

第三节 乳头溢液

【背景知识】

1. 乳头溢液是较常见的乳腺疾病，50%~80%的育龄期女性可出现乳头溢液，多数乳头溢液是良性原因造成的。但少数患者是因为导管内乳头状瘤、乳腺癌等产生乳头溢液。评估该类患者的重要目的是区分良性患者与潜在恶性、恶性患者，对后两者需积极行外科处理。

2. 临床病史对鉴别良恶性很有帮助。良性乳头溢液通常是双侧的、多乳腺管性的，颜色为乳汁样或透明等，常在挤压乳腺或热水洗澡后发生。恶性的溢液通常是血性、褐色或潜血阳性、单侧的、单乳腺管性,偶尔伴乳房肿块。而发生于 40 岁以上女性的情况则癌症的风险更高。

3. 乳头溢液可分为生理性溢液及病理性溢液。生理性溢液主要包括泌乳及溢乳,前者是指妊娠期和哺乳期的泌乳现象,后者主要是指口服药物、垂体泌乳素瘤、神经源性刺激等引起的高泌乳素血症而引起泌乳现象(乳腺炎患者也可发生脓性乳头溢液)。

4. 病理性溢液的临床最常见病因是导管内乳头状瘤、乳腺导管扩张及导管内乳头状癌,导管内乳头状癌占 10%~15%。病理性乳头溢液更具有临床意义,以手术治疗为主。

【接诊要点】

1. **病史**

(1)溢液真性还是假性? 前者是指液体从乳腺导管内流出;后者常见于乳头凹陷者,因乳头表皮脱落细胞积存于凹陷处,从而引起少量形似液性豆渣样的渗出,时常有臭味,一旦拉出凹陷乳头,保持局部清洁,"溢液"即会消失。

(2)生理性还是病理性? 全身性疾病还是局部原因? 双侧还是单侧? 单孔还是多孔(注意观察液体从哪一个或几个开口溢出)?

(3)自行溢出或仅在挤压时溢出(注意挤压时溢液的部位以辨别病灶存在的导管)。

(4)溢液颜色:乳白色(提示乳汁)、淡黄色、绿色、红色(提示血性)、褐色。溢液的性状:浆液性、血性、是否血清混合。溢液量的多少。

(5)是否有过乳房外伤史,溢液是否是孕产后出现的。

(6)月经及婚育史:月经史、妊娠次数、生产次数、初育年龄及哺乳时间。

2. **体格检查** 要点见表 8-3-1。

表 8-3-1 病理性溢液常见病因的鉴别

	好发人群	溢液性状	是否合并肿块	其他合并症	细胞学检查
导管内乳头状瘤	40~50 岁	血性	乳晕下包块：樱桃大小、质软、光滑、活动度好	—	瘤细胞
导管扩张	40 岁以上的非哺乳期或绝经期妇女	大多棕色、浆液性，少见血性	乳晕区肿块：直径 <3cm	同侧腋窝淋巴结反应性肿大	大量淋巴细胞、浆细胞
囊性增生症	育龄妇女	黄绿色、棕色或无色浆液性	多发的增生性结节，质软、界不清，月经后缩小	乳房周期性胀痛	无瘤细胞
导管内乳头状癌	45~49 岁 /60~64 岁	血性	肿块：内上象限或外上象限、质硬、无痛	橘皮征、皮肤卫星结节、腋窝淋巴结肿大（无痛、质硬、融合成团）	瘤细胞

(1)溢液性状、量(检查溢液性状时可将溢出的液体挤压在白纸上以区分颜色及性状,术前应避免反复多次体格检查,以免手术时挤压无溢液无法辨认病灶位置)。

(2)能否触及肿物,若能,应检查肿物的位置、大小、质地、活动度、边界、是否触痛。

(3)腋窝及锁骨上淋巴结(见本章第一节)。

3. 辅助检查

(1)术前常规检查。

(2)超声:双乳 + 双侧腋窝淋巴结。

(3)钼靶 X 线。

(4)乳头溢液细胞学检查:将溢液进行涂片,显微镜下观察,阳性率低,目前不推荐。

(5)乳管纤维内镜检查:顺溢液的乳管开口插入,深达一、二级乳管,可观察到乳管内肿物的大小、质地、颜色、触之是否出血,但操作后可能使乳管粘连导致溢液消失无法定位手术,因此目前不推荐。

【治疗】

以局部切除为主!

1. 适应证 乳腺疾病而非全身性疾病或生理性溢液(临床提示乳腺病变的常见症状:单孔、血性或浆液性溢液)。

2. 术前准备 常规检查 + 乳腺专科辅助检查(超声、钼靶 X 线、细胞学检查、乳管内镜)+ 各专科会诊(合并基础疾病)+ 手术常规医嘱 + 术前谈话签字。

3. 手术方式

(1)乳腺病变导管及相应腺叶切除术(最常用):首先挤压乳腺(方向:乳腺外周向乳头挤压),鉴别乳头上溢液的乳孔;沿此乳孔插入导管注入亚甲蓝染色;手术切除病变导管及相应腺叶(亚甲蓝染色部分);送石蜡病理检查,如为良性,区段切除术已足够,如为恶性,则二期按肿瘤分期行相应手术治疗(恶性病变需要切除乳房 ±

腋窝淋巴结清扫分期)。

不行冷冻病理检查,仅行石蜡病理检查的原因:乳头溢液大多为导管内乳头状瘤,病变组织少,冷冻病理无法确诊。

(2)乳管纤维内镜切除导管内病灶:运用直径 1mm 的纤维内镜(硬镜)对乳腺一级导管进行探查,如发现单一导管内病变,可切除单一病变导管,目前运用较少。

(3)扩大乳腺导管切除:适用于乳头的多孔血性溢液(多根导管受累)或绝经后妇女的乳头血性溢液。一般采用环乳晕切口,切除的范围包括所有乳晕下导管及乳头后数厘米组织("圆柱状"切除)。[(2)及(3)术式我院现今未采用]

4. 术后处理 胸部加压包扎,术后 3 天拆除加压包扎,检查切口及有无血肿、积液。

5. 术后影响 由于乳腺病变导管及相应腺叶切除术切除了部分乳腺导管,因此有可能影响哺乳,但并不增加急性乳腺炎的发病率。需注意在术前谈话签字时对以后有哺乳需求的患者交代,可在哺乳期进行尝试,但如无法哺乳不应勉强。

Tips:

1. 因乳头溢液就诊最常见的疾病是导管内乳头状瘤,需警惕导管内乳头状癌。

2. 临床需定位病变导管。

3. 多以局部手术治疗为主。

4. 乳腺病变导管及相应腺叶切除术不增加急性乳腺炎的发病率,但因切除了部分乳腺导管,可能导致无法哺乳,需在术前谈话签字时向患者交代。

(周星彤 审校:黄欣)

第九章

骨 科

第一节 脊柱侧凸

【背景知识】

脊柱侧凸是指脊柱的一个或数个节段向侧方弯曲并伴有椎体旋转和/或矢状面上后凸或前凸增加或减少的脊柱畸形，是一种三维畸形。国际脊柱侧凸研究学会（Scoliosis Research Society，SRS）对脊柱侧凸的定义为：应用 Cobb 法测量站立位脊柱正位 X 线片的脊柱弯曲，角度 >10° 称为脊柱侧凸。脊柱侧凸包括结构性侧凸与非结构性侧凸。非结构性脊柱侧凸包括姿势不正、癔症、神经根刺激等引起的脊柱侧凸，病因清除后，脊柱侧凸能自行矫正。临床常见的结构性脊柱侧凸包括：特发性脊柱侧凸、先天性脊柱侧凸、神经肌肉型脊柱侧凸、神经纤维瘤病合并脊柱侧凸、间充质病变合并脊柱侧凸、骨软骨营养不良合并脊柱侧凸、代谢障碍合并脊柱侧凸、脊柱外组织挛缩导致脊柱侧凸、其他原因导致的脊柱侧凸。

【接诊要点】

1. **病史** 包括所有与脊柱畸形相关的情况，发现脊柱畸形时的情况（如发现畸形的年龄，首发表现为背部畸形或双肩不平或步态异常），腰部疼痛，患者的健康状况、年龄、性别、性成熟情况，既往外伤史、手术史，母亲妊娠时的健康状况，妊娠前三个月有无服药，分娩过程有无并发症，家族史，患者的智力发育情况与活动耐量等。

2. **体格检查** 应兼顾畸形、病因及并发症三个方面。受检者需充分暴露，检查者从前、侧、后三个方向观察，注意双肩是否平齐，骨盆有无倾斜，皮肤情况，是否存在牛奶咖啡斑、皮下组织肿物、毛发或囊性物，胸廓发育情况，乳房发育情况；患者向前弯腰 90°，检查者从正后方观察剃刀背情况。测量躯干偏移距离及侧凸顶椎偏移距离等。然后检查脊柱活动度,仔细进行神经系统查体。怀疑黏多糖病者应注意角膜。马方综合征患者应注意体形、上腭、巩膜及韧带柔韧性,先天性短颈综合征(克利佩尔 - 费尔综合征,Klippel-Feil syndrome)患者应注意短颈、发际线低。

3. 辅助检查

(1)影像学检查:X 线全脊柱正侧位、左右 bending 像,全脊柱 CT 及三维重建,全脊柱磁共振成像。若脊柱弯曲较僵硬或伴有明显后凸畸形,可加做牵引像或支点像。

(2)术前其他检查:心电图、超声心动图、肺功能、腹部 BUS 等。

(3)X 线片阅片要点:测量脊柱正侧位及 bending 像上 Cobb 角、躯干偏移及颈椎偏距、下端固定椎倾斜角、Risser 征,三角软骨(闭合还是开放)Nash-Moe 椎体旋转度。

(4)Cobb 角:在正位 X 线片,先确定侧凸的上端椎及下端椎,在主弯上端其上、下终板线向凹侧倾斜度最大者为上端椎,主弯下端者为下端椎。在上端椎椎体上缘及下端椎椎体下缘各画一平线,对此两横线各做一垂直线,两条垂线的交角即为 Cobb 角(图 9-1-1)。

(5)Risser 征(图 9-1-2):0 级,未见髂骨嵴骨骺;1 级,可见髂骨嵴骨骺初始骨化;2 级,髂骨嵴骨骺骨化达髂骨翼的 1/2;3 级,髂骨嵴骨骺骨化达髂骨翼的 3/4;4 级,髂骨嵴骨骺骨化达整个髂骨翼,但尚未与髂骨融合;5 级,髂骨嵴骨骺骨化达整个髂骨翼,并与髂骨完全融合。

(6)Nash-Moe 旋转度(图 9-1-3)

4. 分类

(1)特发性脊柱侧凸:原因不明的脊柱侧凸,最常见,约 80% 的侧凸患者为特发性脊柱侧凸。

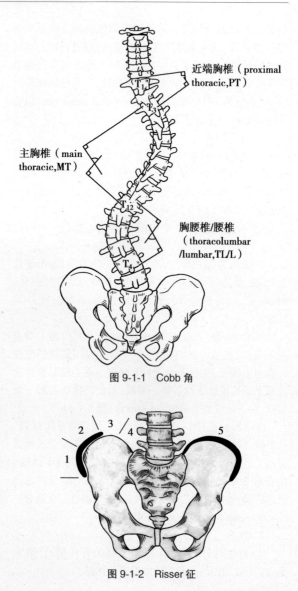

近端胸椎（proximal thoracic,PT）

主胸椎（main thoracic,MT）

胸腰椎/腰椎（thoracolumbar /lumbar,TL/L）

图 9-1-1 Cobb 角

图 9-1-2 Risser 征

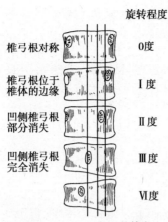

图 9-1-3　Nash-Moe 旋转度

（2）先天性脊柱侧凸：根据脊柱发育障碍分，①形成障碍，有半椎体和楔形椎；②分节不良，有单侧未分节形成骨桥及双侧未分节两种；③混合型。

（3）神经肌肉型脊柱侧凸：包括神经源性疾病和肌源性疾病。神经源性疾病包括上神经元病变［脑瘫、弗里德赖希共济失调（Friedreich ataxia）、脊髓空洞症、脊髓肿瘤、脊髓外伤等］和下运动神经元病变［脊髓灰质炎、其他病毒性脊髓炎、创伤、赖利-戴综合征（Riley-Day syndrome）等］；肌源性疾病包括多发性关节挛缩、肌营养不良、迪谢内肌营养不良（Duchenne muscular dystrophy）、纤维比例失调、先天性肌张力低下、肌萎缩性肌强直病等。

（4）神经纤维瘤病合并脊柱侧凸：高度遗传性，常可见牛奶咖啡斑及神经纤维瘤，畸形常持续进展，甚至术后仍可发展，假关节发生率高，治疗困难。

（5）间充质病变合并脊柱侧凸：马方综合征及埃勒斯-当洛斯综合征（Ehlers-Danlos syndrome）均属此类型。马方综合征常表现为瘦长体形，高腭弓，韧带松弛，巩膜异常,主动脉瓣及二尖瓣异常等;埃勒斯-当洛斯综合征为短颈。

(6)骨软骨营养不良合并脊柱侧凸:包括弯曲变形的侏儒症、黏多糖贮积症、脊柱骨髓发育不良等。

(7)代谢性障碍合并脊柱侧凸:如佝偻病、成骨不全、高半胱氨酸尿酸症等。

(8)脊柱外组织挛缩导致的脊柱侧凸:如脓胸、烧伤后等。

(9)其他:创伤,如骨折、椎板切除术后、胸廓成形术后、放疗后引起脊柱侧凸,脊柱退行性变引起脊柱侧凸。

【治疗】

1. **治疗原则** 控制发展,维持平衡,矫正畸形,保留功能。

2. **非手术治疗**

(1)非手术治疗包括理疗、体疗、电刺激、石膏及支具。最主要且可靠的方法为支具治疗。

(2)支具适应证:20°~40°的脊柱侧凸;婴儿型、早期少儿型特发性脊柱侧凸,极少数40°~60°也可用支具治疗。

(3)支具禁忌证:青少年型脊柱侧凸超过40°,两个结构性弯曲50°或单个弯曲超过45°,合并胸前凸者(支具治疗会加重胸前凸畸形),患者及家长不合作者,均不宜使用支具治疗。

3. **手术治疗**

(1)手术适应证:支具不能控制畸形发展,脊柱侧凸度数继续增加(侧凸>40°,或每年进展>5°);非手术治疗无法矫正的侧凸;先天性脊柱侧凸;神经纤维瘤病性脊柱侧凸;其他结构性后凸。

(2)手术治疗包括矫形与植骨融合两个方面。

(3)矫形的原则为先考虑矢状面矫形,再考虑冠状面矫形,最终考虑三维矫形。

(4)矫形的基本原理:加压产生前凸,撑开产生后凸。

(5)目前矫形常用方法:Moss、Legacy、USS、Pangea等。

(6)常用的植骨方法:Moe式植骨。

4. 围手术期主要并发症

(1)术中脊髓损伤:术中行脊髓监测,可能较早发现脊髓损伤。

(2)内固定物对神经系统的损伤。

(3)血气胸、肠梗阻、肠系膜上动脉综合征、主动脉及下腔静脉损伤、胰腺炎等。

(4)内固定物松动、脱落、断裂等。

(5)植骨不愈合、假关节形成。

(6)矫形丢失。

(7)未融合节段远期易出现退行性变及下腰痛。

(8)内固定物急性感染(术后3个月内)及迟发感染(术后6个月以后)。

附1

特发性脊柱侧凸

青少年特发性脊柱侧凸(adolescent idiopathic scoliosis,AIS)是指原因不明的三维脊柱畸形,是青少年骨骼肌肉系统中最常见的畸形之一,占青少年人口的2%~3%,占整个脊柱侧凸发病率的80%,严重危害着青少年的健康。特发性脊柱侧凸具有多种不同的表现类型,而每个类型的侧凸均有不同的特点,手术治疗方法和融合范围也完全不同。我院骨科通过对近20年来治疗的特发性脊柱侧凸病例的随访和总结,提出了特发性脊柱侧凸的新的分型方法——PUMC(协和)分型系统,并应用此分型方法指导临床治疗特发性脊柱侧凸。

PUMC分型及融合范围选择见表9-1-1。

表 9-1-1 PUMC 分型及融合范围选择

				手术方案
I	I A		侧凸顶点位于 T_2~$T_{11/12}$ 椎间盘	融合单弯
	I B		侧凸顶点位于 T_{12}~L_1 椎间盘	
	I C		侧凸顶点位于 $L_{1/2}$ 椎间盘 ~$L_{4/5}$ 椎间盘	
II	II A 双胸弯	II A$_1$	必须同时满足以下标准,否则为 II A$_2$: 正位 X 线像上胸弯 <30° 凸侧 bending 像上胸弯 <20° 右肩高于左肩	融合主胸弯
		II A$_2$	上胸弯标准不符合 II A$_1$	融合双胸弯
	II B 胸弯-胸腰弯/腰弯 ≥ 10°	II B$_1$	必须同时满足以下标准,否则为 II B$_2$: 胸腰段/腰段侧后凸 <10° 胸腰弯/腰弯 <45° 胸腰弯/腰弯顶椎旋转 <2° 胸腰弯/腰弯柔韧性 >70%	选择性融合胸弯
		II B$_2$	胸腰弯/腰弯不符合 II B$_1$ 条件	融合双弯

续表

					手术方案
Ⅱ	ⅡC	胸腰弯 / 腰弯 - 胸弯 ≥ 10°	ⅡC₁	胸弯凸侧 bending 像 ≤ 25°	选择性融合腰弯
			ⅡC₂	胸弯凸侧 bending 像 > 25°	融合双弯
	ⅡD	胸弯~胸腰弯 / 腰弯（差值 <10°）	ⅡD₁	胸弯柔韧性 < 胸腰弯 / 腰弯柔韧性	参照ⅡB
			ⅡD₂	胸弯柔韧性 > 胸腰弯 / 腰弯柔韧性	参照ⅡC
Ⅲ	ⅢA	腰弯 / 胸腰弯符合ⅡB₁标准	ⅢA₁	上胸弯及双肩平衡符合ⅡA₁标准	融合主胸弯
			ⅢA₂	上胸弯及双肩平衡符合ⅡA₂标准	融合双胸弯
	ⅢB	腰弯 / 胸腰弯符合ⅡB₂标准	ⅢB₁	上胸弯及双肩平衡符合ⅡA₁标准	融合主胸弯 + 胸腰弯 / 腰弯
			ⅢB₂	上胸弯及双肩平衡符合ⅡA₂标准	融合三弯

附 2

先天性脊柱侧凸

1. **先天性脊柱侧凸**（congenital scoliosis, CS） 指通过影像学检查或手术证实的特定的先天性椎体异常而引起的脊柱侧凸。主要分为形成障碍、分节不良和混合畸形(图 9-1-4)。

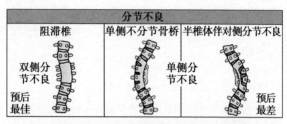

分节不良		
阻滞椎	单侧不分节骨桥	半椎体伴对侧分节不良
双侧分节不良 预后最佳	单侧分节不良	预后最差

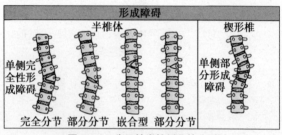

形成障碍				楔形椎
半椎体				
单侧完全性形成障碍				单侧部分形成障碍
完全分节	部分分节	嵌合型	部分分节	

图 9-1-4 先天性脊柱侧凸的分型

(1)形成障碍:包括侧方、前方或后方形成障碍,以侧方形成障碍多见,其严重程度不等,可以是极轻度的楔形变,亦可为一椎体除一侧椎弓根和小关节外其余全部缺如,通称为半椎体畸形。可发生在脊柱的任何部位。由半椎体引起的畸形个体差异很大,进展快慢也很悬殊,Nasca 将半椎体侧凸分为 6 类:①多余的侧方半椎体;②侧方楔形半椎体;③半椎体合并不分节骨桥;④多个不平衡半椎体;⑤多个平衡半椎体;⑥后侧半椎体,可有后凸畸形。以上除多个平衡半椎体外,均有畸形进展趋势。

(2)分节不良:单侧分节不良或称单侧不分节骨桥比较常见,所产生的侧凸易于加重。因为在弯曲的凹侧受累椎骨无生长能力,而凸侧有持续生长能力。双侧分节不良,理论上是产生短矮畸形而无侧凸,但实际常由于多个平面的双侧分节不良,产生额状面生长不平衡而产生侧凸。

(3)混合畸形:该类畸形由于分节不良和形成障碍共同导致。

2. 手术治疗 先天性脊柱侧凸手术治疗的原则是早期阻止畸形进展,避免其进一步加重。手术治疗可以分为两类:第一,阻止侧凸畸形进展;第二,矫正现有畸形。后者又分为逐步矫正和快速矫正两种。

(1)阻止畸形进展:采用原位融合的方法可以用来治疗现有侧弯进行性加重或已加重的患儿病例。此法适合于治疗弯曲度数较小的患儿,先天性脊柱侧凸的融合侧很难再生长。如果患儿侧弯角度较小或失平衡现象不重时,使用手术治疗的方法使弯侧不再生长是最简单、安全的方法之一。手术融合的时机越早越好。在脊柱出现严重的侧弯前尽可能早期行手术治疗,可在保证相同的矫正效果的前提下最大限度地减少融合范围。

(2)矫正现有畸形:畸形矫正可以分为逐步矫正和快速矫正两种。逐步矫正的手术方法为生长棒技术。此技术主要的适应证是处于生长发育期的脊柱侧凸患儿。通过多次生长棒撑开,可以在对患儿的脊柱生长发育影响最小的前提下,保留对脊柱最大的矫正效果。快速矫正手术方法可通过半椎体切除术达到。若畸形较为严重、僵硬,需行截骨术以维持平衡和改善外观。

附3

神经肌肉型脊柱侧凸

1. 神经肌肉型脊柱侧凸 指人体神经-肌肉传导

通路的病变所导致的脊柱冠状面和矢状面的畸形,包括神经源性疾病和肌源性疾病。该型总体特点是生长期发病进展快,骨骼发育成熟后仍持续性、进行性加重,侧弯通常较长,并伴有骨盆倾斜。患者神经肌肉病变出现越早,疾病越严重,侧凸进展可能性越大。虽然患者的病因各不相同,但疾病最终表现为肌肉异常,表现方式为肌张力降低或增高,从而导致头颈或躯干平衡丧失。

2. **治疗** 手术治疗是神经肌肉型脊柱侧凸的主要治疗方法,治疗时需注意冠状面与矢状面脊柱的平衡。

附4

神经纤维瘤病性脊柱侧凸

1. **神经纤维瘤病性脊柱侧凸** 神经纤维瘤病(neurofibromatosis,NF)分为Ⅰ型和Ⅱ型,Ⅰ型主要累及周围神经系统,Ⅱ型主要累及中枢神经系统。周围神经型可引起多种骨骼系统畸形,其中脊柱畸形最为常见。神经纤维瘤病性脊柱侧凸包括非营养不良型与营养不良型,非营养不良型的治疗与预后同特发性脊柱侧凸,而营养不良型预后较差。

2. **神经纤维瘤病Ⅰ型诊断标准** 6个或6个以上牛奶咖啡斑,青春期前最大直径>5mm,青春期后>15mm;腋窝和腹股沟区雀斑;2个或2个以上神经纤维瘤或丛状神经纤维瘤;一级亲属中有NF-Ⅰ患者;2个或2以上Lisch结节;骨损害。符合其中任何两条者,即可诊断。

3. **影像学特点** 主要为骨骼营养不良性改变,可见椎体边缘呈扇形,椎体小关节发育不良、半脱位,椎板、椎弓根发育不良,椎管增宽,神经根孔增大,肋骨呈铅笔样改变,横突呈纺锤样改变。脊柱侧凸表现为短而锐的弯曲,脊柱外骨骼畸形常见为胫骨假关节。部分患者可于 MRI 或 CT 中见脊髓及神经根神经纤维瘤。

4. 治疗 因神经纤维瘤病性脊柱侧凸会不断加重,保守治疗不能控制畸形发展,需进行早期手术治疗以防止畸形进一步加重。既往认为所有神经纤维瘤病的患者均应早期融合,目前也有学者应用生长棒等非融合技术治疗早发性神经纤维瘤病性脊柱侧凸。由于神经纤维瘤血供丰富,术中显露若遇到肿瘤组织出血可能较多,术前应充分备血。由于骨骼营养不良,植骨不易融合,其假关节的发生率极高,术后应常规行石膏或支具固定至植骨融合。术后随访若发现畸形加重或假关节形成,应考虑行二次手术加强植骨并修复假关节。

Tips:

1. 先天性脊柱侧凸多自幼发现畸形;特发性脊柱侧凸多在第二个生长高峰时发现,女性多见,多在月经初潮前后发现。

2. 体格检查时剃刀背越明显提示椎体旋转度大。

3. 特发性脊柱侧凸主弯多凸向右侧,神经纤维瘤病合并侧弯多短且锐,神经肌肉型侧弯多为长弧形弯。

4. 端椎是侧弯头侧与尾侧倾斜角度最大的椎体;中立椎是主弯顶点下方,两侧椎弓根在 X 线片上表现为对称的最头侧椎体;稳定椎是在主弯端椎下方并被骶正中线平分的最头侧椎体。

5. 正位像下端固定椎倾斜角及凹侧 bending 像下端固定椎倾斜角比较可辅助判断术后患者躯干倾斜。

6. 全脊柱 CT 及三维重建可帮助明确是否存在椎体畸形及脊柱发育畸形异常,同时提供椎体、椎弓根横断面,指导术中椎弓根螺钉进钉点及方向选择。全脊柱磁共振成像可提示有无脊髓占位、空洞、中央管扩张、脊髓纵裂、脊髓拴系及神经根肿瘤等异常,对神经肌肉型脊柱侧凸、神经纤维瘤病合并脊柱侧凸有提示作用,合并脊髓拴系手术矫形时应谨慎。

7. 神经纤维瘤病性脊柱侧凸预后不良的主要原因是骨营养不良。

(王升儒 审校:范彧)

第二节 颈椎病

【背景知识】

颈椎病是由于颈椎椎间盘退变及其继发改变,刺激或压迫了周围的脊髓、神经、血管等组织,并由此产生的一系列临床症状和体征。多发生在中年以上,长期低头伏案工作的人群,发病率随着年龄的增加而显著提高,但近年来,颈椎病发病趋于年轻化。

颈椎病发病主要原因包括自身结构的退行性变、颈椎慢性损伤及急性颈椎间盘损伤。

【接诊要点】

颈椎病诊断主要依靠临床表现、详细的神经系统查体及 X 线片、CT、MRI 等影像学检查,并需排除其他疾病引起的类似症状体征之后,才能确诊。

1. **临床表现** 依据累及脊髓、神经、血管等产生的病理表现,颈椎病主要分为以下六型。

(1)神经根型:最常见,由于颈椎退变,导致压迫神经根或被动牵拉产生神经根症状。表现为受累神经根支配区的颈肩部疼痛及上肢放射性疼痛,同时可伴有感觉减退和感觉过敏等,相应神经支配区的感觉障碍,肌力减退,肌肉萎缩。多数患者有患侧上肢沉重无力、麻木、握力减退或持物易坠落现象,部分患者有头痛、耳鸣。体格检查行压头试验(Spurling test)或臂丛牵拉试验(Eaten test)时,颈痛或有上肢放射痛,垂直向上牵拉颈椎时颈痛减轻或消失,X线示颈椎生理前凸减少、椎间隙变窄、骨质增生、椎间孔变窄等。MRI检查有颈椎间盘退变、椎管狭窄、神经根受压。

(2)脊髓型:颈椎退变结构压迫脊髓引起的锥体束征,表现为上下肢麻木、疼痛、僵硬、无力、步态不稳,触觉障碍,双手精细动作笨拙,后期常出现四肢痉挛性瘫痪,大小便障碍。体格检查可有感觉平面,肌力减退,四肢腱反射活跃或亢进,腹壁反射、提睾反射、肛门反射等减弱或消失,病理征阳性。

(3)椎动脉型:颈椎退变结构压迫或刺激椎动脉,致椎动脉狭窄、扭曲或痉挛,造成椎-基底动脉供血不足,表现为头痛、恶心、头晕、耳鸣、听力障碍、视物不清、突发性眩晕及猝倒等,X线检查有颈椎退变的表现,经颅多普勒超声(TCD)及血管彩超或血管造影检查可有椎动脉供血不足的表现。

(4)交感神经型:多见于中年妇女,与长期低头、伏案工作有关,表现极为复杂,症状多,客观体征少。患者可感颈项痛、头痛头晕、心功能紊乱、出汗、恶心呕吐、心动过速等,X线检查示颈椎退行性变或椎间失稳。

(5)颈型:头颈或颈肩部局部不适、疼痛,不沿上肢放射,检查颈部时有明显局限性压痛,X线检查显示颈椎曲度改变及某个颈椎间关节不稳。

(6)混合型:具有上述5种类型中两种或两种以上的表现。

2. 辅助检查

(1)X线片:颈椎正侧位、左右斜位及前屈后伸位,主要了解颈椎曲度、椎间隙及椎间孔狭窄部位与程度、骨赘的部位与大小、各小关节的滑移、观察后纵韧带与项韧带的钙化与骨化,还可测量颈椎椎管的横径和矢径,判断患者是否存在发育性颈椎管狭窄。

(2)CT 及 MRI:能更精确地测出 X 线检查不能测出的数据,更有助于诊断。

(3)脊髓造影:观察是否存在压迹和充盈缺损,为有创性检查,现已基本被磁共振成像所取代。

(4)血管彩超、血管造影、CTA 等:可明确椎动脉有无畸形、狭窄、受压、扭曲阻塞等情况。

(5)肌电图(EMG):可以帮助定位受压的神经根及反映神经的功能状态。

【治疗】

1. 非手术治疗

(1)药物治疗:如消炎镇痛药、营养神经药物、B 族维生素、扩血管药物等。

(2)改善不良的工作体位和睡眠姿势,必要时可采用封闭治疗、针刺疗法、理疗按摩、牵引治疗及佩戴颈托等。

2. 手术治疗

(1)适应证:脊髓型颈椎病脊髓压迫症状进行性加重;神经根型、椎动脉型、交感神经型、混合型颈椎病经系统非手术治疗无效,并严重影响日常工作生活者。

(2)手术方法:前路手术、后路手术及前后路联合手术,必要时加内固定。前路手术主要有经椎间隙减压融合术、椎体次全切除减压融合术和人工椎间盘置换术;后路手术主要为单开门椎管扩大成形术、双开门椎管扩大成形术及椎板切除术等。

Tips

1. 全面的辅助检查能够帮助准确诊断并分型。

2. 注意随访,术后必要时予支具保护。

(王升儒 审校:范彧)

第三节　腰椎间盘突出症

【背景知识】

青春期后髓核逐渐脱水,椎间盘失去正常的弹性和张力,在此基础上由于较重的外伤或多次反复的不明显损伤,造成纤维环软弱或破裂,髓核即由该处突出或脱出(图9-3-1)。髓核多从一侧的侧后方突入椎管,压迫神经根从而产生神经受损征象;也可由中央向后突出,压迫马尾神经,造成大小便障碍。由于下腰部负重较大,活动多,故突出多发生于L_4~S_1。

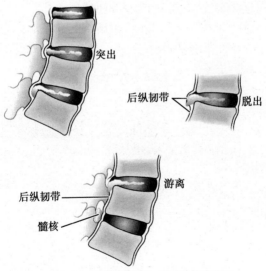

图 9-3-1　腰椎间盘突出 - 脱出 - 髓核游离

【接诊要点】

1. **病史**　腰痛伴一侧下肢放射痛,多有外伤史;

一切使脑脊液压力增高的动作(如咳嗽、排便、打喷嚏等),均可加重腰痛和放射痛;活动后疼痛加剧,休息后减轻,多数患者习惯采用侧卧位并屈曲患肢以减轻疼痛。

2. **体格检查**(表9-3-1,图9-3-2)

(1)脊柱侧凸畸形,主弯在下腰部,前屈时明显,躯干一般向患侧弯。

(2)脊柱活动受限,髓核突出并压迫神经引起腰肌保护性紧张,腰椎前凸减小,脊柱活动受限,前屈后伸时出现一侧的下肢放射痛。

(3)腰部压痛伴放射痛,椎间盘突出部位患侧棘突旁有局限性压痛伴同侧下肢放射痛。

(4)直腿抬高试验阳性(35°~70°)(图9-3-3)。

(5)神经系统查体:相应节段感觉减退、肌力减弱、腱反射及病理反射异常。

表 9-3-1 腰椎间盘突出症体格检查特点

突出部位	$L_{2/3}$	$L_{3/4}$	$L_{4/5}$	L_5/S_1
受累神经	L_3 神经根	L_4 神经根	L_5 神经根	S_1 神经根
感觉改变	大腿前内侧	小腿前内侧	小腿外侧足背踇趾	足背外侧
肌力改变	大腿内收无力	伸膝无力	踇背伸无力	足跖屈及屈踇无力
反射改变	膝反射减弱或消失	膝反射减弱或消失	无改变	踝反射减弱或消失

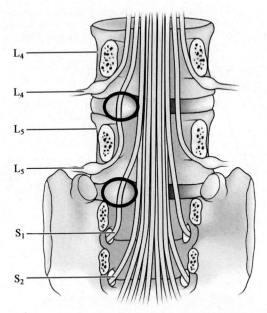

图 9-3-2 中央型椎间盘突出导致下位神经根受损

3. 辅助检查

(1)腰椎正侧位 X 线片：常见脊柱侧凸，椎间隙变窄，椎体骨质增生等。必要时加做腰椎双斜位及前屈后伸像，判断是否存在峡部裂及腰椎不稳。X 线不能作为确诊依据，但能排除腰椎结核、骨关节炎、骨折、肿瘤、腰椎滑脱等疾病。

(2)CT、MRI、脊髓造影：可协助明确诊断及突出部位(手术至少需要 CT、MRI 二者之一)。

4. 诊断 多数患者根据临床症状、体征及影像学即可诊断：腰痛伴下肢放射痛，一切使脑脊液压力增高的动作，均可加重腰痛和放射痛；直腿抬高试验阳性，棘突旁压痛伴放射痛；相应神经体征；X 线、CT 及 MRI 所见。

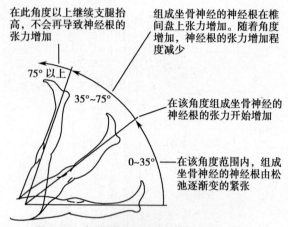

在此角度以上继续支腿抬高，不会再导致神经根的张力增加

组成坐骨神经的神经根在椎间盘上张力增加。随着角度增加，神经根的张力增加程度减少

75°以上

35°~75°

在该角度组成坐骨神经的神经根的张力开始增加

0~35°——在该角度范围内，组成坐骨神经的神经根由松弛逐渐变的紧张

图 9-3-3 直腿抬高试验示意图及不同角度的意义

5. 鉴别诊断

(1)腰椎后关节紊乱：腰椎上下关节突关系不正常时，由于滑膜炎症产生腰痛，有时可伴有放射痛，多数不超过膝关节，不伴神经系统体征。鉴别困难时可对病变小关节突予诊断性封闭治疗。

(2)腰椎管狭窄：间歇性跛行症状明显，前屈位时症状可减轻(骑自行车可无症状)，主诉多而体征少。

(3)腰椎结核：早期局限性腰椎结核可刺激神经根引起下腰痛及下肢放射痛。结核有全身反应，X线或CT可见椎体或椎弓根破坏。

(4)椎体肿瘤：疼痛剧烈，夜间加重，患者体质差，影像学可见椎体溶骨性破坏。

(5)硬脊膜瘤或马尾神经瘤：慢性进行性疾病，无间歇好转或自愈倾向，常有大小便失禁，脑脊液蛋白增高，奎式试验显示梗阻，脊髓造影可明确诊断。

【治疗】

1. 非手术治疗 卧硬板床休息，加强腰背肌锻炼，

辅以理疗、NSAIDs 类药物及牵引治疗。

2. 手术治疗

(1)适应证:非手术治疗无效或复发,症状较重,影响生活和工作;神经症状明显,且有恶化趋势;椎间盘纤维环完全破裂,髓核碎片突出至椎管者;中央型腰椎间盘突出伴有大小便障碍者(为急诊手术指征);合并明显腰椎管狭窄患者。

(2)术前准备:完善常规术前检查,行腰椎正侧位 X 线、CT、MRI,必要时加做腰椎双斜位及前屈后伸像,据体格检查及影像学检查确定病变位置。

(3)经典手术方式:单纯椎间盘突出患者可行髓核摘除术,合并椎管狭窄患者需根据椎管狭窄情况做充分减压,若术前合并脊柱不稳或减压手术后脊柱不稳者需行内固定。

(4)经典手术步骤。切口:背部正中切口,取病变椎间盘上、下各一腰椎范围的切口;定位(术前定位、术中定位);分离腰背软组织;暴露椎板;进入椎管:切除椎体后结构;切除黄韧带;扩大骨窗;进入椎板间隙;椎板开窗,半椎板切除,全椎板切除;单侧椎板及关节突切除;扩大椎间孔;神经根显露;椎间盘切除。

(5)经皮穿刺胶原酶椎间盘髓核溶解术:应用化学药物破坏椎间盘髓核基质结构,使髓核脱水,降低椎间盘内压,达到神经根减压的效果。对于保守治疗无效,伴有神经根刺激症状的腰突症均可选用。由于存在过敏反应、术后剧痛及神经血管并发症,此方治疗后的腰突症二次手术时难度增大,故而已渐被临床淘汰。

(6)经皮激光汽化减压术:通过椎旁穿刺,减低椎间盘内压,解除神经根压迫。对于单纯椎间盘突出经非手术治疗无效或反复发作,或者初发但症状严重,影像学显示纤维环未破裂,突出髓核小于椎管直径 1/2 者均可采用。该法与传统胶原酶椎间盘髓核溶解术相比，具有疗效确切、局部损伤小、手术操作简便、介入治疗可调控性高等特点。

(7)腰椎间盘突出症的内镜手术：利用内镜器械切除突出的椎间盘，甚至切除增生骨赘及关节突关节，通过椎间孔成形、侧隐窝减压等方法直接解除对神经根的压迫。适用于早期单纯的腰突症患者，已逐渐成为治疗腰椎间盘突出症的主流术式。

(8)术后康复：单纯椎间盘突出行髓核摘除术者，术后1天可下地活动；椎管减压内固定患者术后2~3天下地活动；合并脊柱不稳患者术后需佩戴硬支具。术后2~3个月可恢复轻度工作，术后半年应避免重体力劳动。

Tips

1. CT检查可以了解腰椎间盘突出的方向、压迫的程度及与脊髓神经根的关系；MRI可以确定椎间盘与神经根之间的关系，了解椎间盘及椎体本身的退变，排除其他椎管内占位病变。

2. 椎间盘切除术术中须注意减压彻底与否。

（王升儒　审校：范彧）

第四节　腰椎管狭窄症

【背景知识】

1. 分类

(1)发育性椎管狭窄：又称原发性椎管狭窄，由先天发育异常所致，椎管前后、左右径一致狭窄，容量较小，任何诱因都可导致椎管容量进一步狭窄，引起脊髓、马尾或神经根的刺激或压迫症状。

(2)退变型椎管狭窄(图9-4-1)：又称继发性椎管狭窄，由于脊柱退行性病变，引起椎间盘萎缩吸收，椎间隙变窄,环状韧带松弛,脊椎异常活动及增生。凡腰椎退行性变使得椎管容积减小,最终形成椎管狭窄,引起一系列神经压迫或刺激症状,均为腰椎管狭窄。包括:①椎间盘突出;②椎板、黄韧带受刺激增厚(椎板厚度超过 5mm,黄韧带厚度超过 4mm),硬膜外脂肪变性纤维化;③椎体后缘及关节突骨质增生导致侧隐窝狭窄。此外,当脊椎滑脱时,因上下椎管前后移位,可致椎管进一步变窄,同时也促进脊柱退行性变。

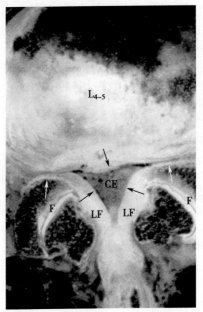

图 9-4-1　L$_{4-5}$ 椎间盘层面腰椎管狭窄轴位切片
CE. 马尾,cauda equina;F. 关节突关节,facets;
LF. 黄韧带,ligamentum flavum。

2. 解剖特点 每一椎体可分为冠状面三层及矢状面三列。冠状面三层从上至下：椎弓根平面(椎弓根的上下界)、椎间孔平面(椎弓根下界至椎体下界)、椎间盘平面(椎体下界至下一椎体椎弓根上界)。矢状面从中间向侧方三列：中央区(无受压的硬膜囊外缘之间的区域)、侧隐窝区(硬膜囊外缘与椎弓根内缘之间的区域)、椎弓根区(椎弓根内外侧缘之间的区域)。

3. 椎管径线测量 根据中央管矢状径(m-s径)及横径(椎弓根最大距离)将椎管狭窄分为三型。①绝对型：椎管中央矢状径(m-s径)≤ 10mm；②相对型：10mm< 椎管中央矢状径(m-s径)≤ 12mm 较多；③混合型。横径平均值为 23mm，下限为 13mm(X线片为 15mm)。中央矢状径 <11.5mm 为病理现象。若头侧与尾侧的中央矢状径比值 >1 则为异常现象。

【接诊要点】

1. 病史

(1)好发于 40~50 岁，以 L_{4-5} 及 L_5~S_1 多见。

(2)主要表现为下腰痛，常伴有一侧或两侧神经根放射性疼痛，严重者可引起双下肢无力及括约肌松弛、二便障碍。

(3)神经源性间歇性跛行，站立或行走时腰腿痛症状加重，坐下休息或弯曲躯干后症状缓解。

2. 体格检查

(1)患者站立行走多取前屈位。

(2)腰椎过伸受限。

(3)腰肌萎缩(少见)。

(4)足趾或足跟行走困难。

(5)直腿抬高试验阴性。

(6)神经查体多为阴性，症状较重者可有神经系统症状。

3. 辅助检查

(1)腰椎正侧位 X 线片：常见脊柱轻度侧弯，椎间隙变窄，椎体及关节突骨质增生，椎间孔变窄，假性脊柱滑脱，椎间关节半脱位等。必要时加做腰椎双斜位及前屈后伸像，判断是否存在峡部裂及腰椎不稳。X 线片椎管中央矢状径 <15mm 就说明有狭窄可能。

(2)脊髓造影：可明确显示硬膜囊及神经根袖的形态和位置的变化。

(3)CT 及 MRI：可见三叶状椎管改变，椎间盘突出，小关节增生，侧隐窝狭窄，硬膜外脂肪减少，黄韧带增厚等改变。

(4)双下肢深静脉超声：椎管狭窄患者多为中老年人且术后需卧床，术前需行超声除外下肢深静脉血栓。

4. 诊断

根据患者病史、体格检查及辅助检查等不难诊断，但需注意与腰椎间盘突出症及血管源性跛行鉴别。

5. 鉴别诊断

见表 9-4-1 和表 9-4-2。

表 9-4-1　神经性跛行与血管源性跛行鉴别

神经性跛行	血管性跛行
行走及站立时加重	站立行走时症状缓解
休息时缓解	卧位休息时加重（静息痛）
骑自行车无症状	骑自行车诱发症状出现

表 9-4-2　腰椎间盘突出症与腰椎管狭窄症鉴别

	腰椎间盘突出症	腰椎管狭窄症
发病年龄	青年	老年人多见
症状	起病急，腰痛伴下肢放射	起病慢，间歇性跛行，逐渐加重

续表

	腰椎间盘突出症	腰椎管狭窄症
体征	典型,直腿抬高试验(+)	少
脊髓造影	单节段神经根袖中断	多节段硬膜囊压迫
X 线	椎间隙变窄,腰椎倾斜	骨质增生,伴不稳或滑脱表现
CT	椎间盘突出	小关节增生内聚
MRI	单一水平硬膜囊压迹	表现同脊髓造影

【治疗】

1. 非手术治疗

(1)卧床休息、理疗、腰背肌锻炼、牵引及支具保护等。

(2)药物治疗:NSAIDs 类药物、肌肉松弛药物。

(3)硬膜囊内注射激素治疗(主要针对神经根性症状患者)。

2. 手术治疗

(1)适应证:非手术治疗无效;体格检查及 MRI、CT 提示有神经根压迫;合并峡部裂或腰椎滑脱。

(2)术前需明确:①椎管狭窄的水平及累及节段;②狭窄位置(中央、侧隐窝、椎间孔);③是否合并其他脊柱病变;④脊柱稳定性。若术前合并脊柱不稳或减压手术后脊柱不稳者需行内固定。

(3)手术方式

1)原则:充分解除神经或神经根压迫,尽量保留骨与软组织,尽量维持脊柱稳定性。

2)减压范围选择:①中央型,全椎板切除减压;②侧隐窝或椎间孔狭窄,半椎板切除减压或扩大开窗等有限减压方法。

3)内固定选择:稳定的脊柱仅需充分加压;若合并脊柱不稳定的因素,需要内固定植骨融合。

3. 术后康复 ①术后 2 天可坐起,术后 3 天可下地活动;注意保持躯干轴线活动,避免下蹲、腰部屈伸、扭转等活动;术后 2~3 个月可恢复轻度工作,术后半年应避免重体力劳动。②术后起床活动需佩戴硬支具,控制躯干活动。③腰椎管狭窄患者多为中老年人,术后注意预防深静脉血栓形成(卧床时活动下肢,穿弹力袜,机械驱动,必要时加用低分子肝素预防性抗凝),注意雾化排痰,预防肺部感染。

Tips:

　　腰椎管狭窄特点:主诉多,体征少。

（王升儒　审校:范彧）

第五节　腰椎滑脱

【背景知识】

1. 腰椎滑脱指因椎体间连接异常导致上位椎体下终板与下位椎体上终板之间部分或全部的滑移。腰椎滑脱一般为前滑脱。

2. 病因

(1)先天性发育不良:多由于骶骨上部或 L_5 椎弓根、关节面发育不良。

(2)峡部异常:包括峡部疲劳性骨折,峡部延长,峡部急性骨折。

(3)退行性变:多由于长时间腰椎不稳或小关节、椎间盘退行性变引起。

(4)创伤性:创伤引起除峡部外椎弓根、小关节等部分骨折造成的滑脱。

(5)肿瘤性:肿瘤病变累及椎弓根、小关节或峡部引起的滑脱。

（6）医源性：医源性破坏小关节、椎间盘、椎弓根或韧带等引起的滑脱。

【接诊要点】

1. 临床表现 长期反复下腰痛，站立或弯腰时疼痛加重，卧床减轻，部分患者有坐骨神经痛，少数严重的患者有下肢肌力减弱、肌萎缩、痛觉减退等，严重时有二便失禁。

2. 体格检查 腰部活动受限，腰椎前凸增大，腰椎可触及台阶感，患椎棘突压痛。

3. 辅助检查 腰椎正侧位、左右斜位、前屈后伸 X 线片；CT 对峡部病变的诊断率较高，椎弓根下层面可见2~9cm 锯齿样裂隙，宽窄不一，走行不定，扫描倾斜时与椎间盘层面正常光滑关节面呈双关节面；椎管前后径延长，可呈"双管征"；滑脱椎体"双边征"；椎间盘于相邻椎体层面以相反方向超出椎体边缘"夹心征"；同时 CT 可明确有无椎管狭窄、椎间盘突出症并发症；必要时行MRI 及脊髓造影检查。

4. X 线片测量

（1）Meyerding 分级：将下椎体的上终板等分为 4 部分，Ⅰ 度为 0~25% 滑脱，Ⅱ 度为 26%~50% 滑脱，Ⅲ 度为51%~75% 滑脱，Ⅳ 度为 76%~99% 滑脱，Ⅴ 度为 100%滑脱或称为脊柱前移。

（2）滑脱角：上椎体下终板与下椎体上终板的夹角，前屈位与后伸位滑脱角差值提示腰椎不稳定程度。

5. 诊断 据患者下腰痛病史及腰椎 X 线片可作出诊断。

【治疗】

1. 非手术治疗 卧床休息，避免参加腰部负重、提重物、扭转、弯腰用力等活动，腰部理疗，腰部硬支具，加强腰背肌锻炼，局部封闭，服用 NSAIDs 类药物等。

2. 手术治疗 对于保守治疗无效、严重滑脱(> Ⅲ度),X 线证实滑脱进展及伴有持续性神经根压迫症状及椎管狭窄者可手术治疗。

3. 手术方式 后路滑脱椎体复位、椎管减压、内固定、横突间植骨融合术。前路椎间盘摘除、椎体间植骨融合术。

(1)滑脱复位:目前,对复位意见仍不统一,同意者认为重建脊柱序列,减轻椎管减窄,不同意者认为复位易牵拉神经根;一般主张部分复位,切除瘢痕、骨赘,先撑开后复位,可以恢复脊柱正常力线,增加接触面积,促进植骨融合。

(2)椎管减压:是否减压决定于有无神经根压迫症状,CT 片有无椎管、神经根管狭窄;减压要求彻底,完全松解神经根;退变性滑脱除骨性结构切除外,肥厚钙化的黄韧带、小关节囊也应彻底切除;但是,又要尽量减少减压范围、尽量保留关节突以维持腰椎稳定。

(3)内固定术:以椎弓根螺钉内固定系统行短节段脊柱融合,同时通过对滑脱椎体提拉使其复位。

(4)植骨融合:内固定物是暂时的,植骨融合才能保持持久稳定。

Tips

1. 腰椎滑脱最多见的是退行性滑脱。

2. 腰椎滑脱的患者要注意峡部病变。

3. 侧位 X 线片可了解滑脱程度,左右斜位 X 线片可显示峡部病变,前屈后伸像可了解腰椎不稳定的程度。

(王凯 审校:范彧)

第六节 腰椎不稳定

【背景知识】

腰椎不稳定是指腰椎在生理负荷下失去控制异常活动的能力,椎体节段的异常移位,使脊髓、神经根受刺激或损伤,出现神经功能障碍、严重畸形和致残性疼痛。

【接诊要点】

1. 临床表现 站立或行走时出现腰痛或下肢症状,平卧消失或明显减轻。

2. 体格检查 腰椎活动受限,患椎棘突压痛,部分患者可触及台阶感。临床试验包括:①不稳试验(instability catch test),让患者尽量向前弯腰,然后直起腰部,如果患者因为突发腰痛而不能直起腰部为阳性;②疼痛试验(painful catch test),让患者平卧做直腿抬高,然后缓慢放下,如果患者因为突发剧烈腰痛而使腿突然放下为阳性;③腰部断裂恐惧试验(apprehension test),活动时突发腰痛,进而产生腰部即将断裂的恐惧感为阳性。

3. 辅助检查

(1) X线检查:包括腰椎正侧位、左右斜位、前屈后伸像等,可明确是否存在椎体移位、椎体旋转、不正常的倾斜、椎间孔变窄、椎间隙不正常等。

(2) CT对峡部病变的诊断率较高,同时可明确有无椎管狭窄及椎间盘突出等并发症;必要时可行MRI及脊髓造影检查。

4. 诊断标准 目前对于腰椎不稳的诊断标准还存在很大争议,腰椎不稳可分为临床不稳定和影像学不稳定。

(1)临床不稳定:久站后腰部有"折断感";腰部屈伸活动时突然发生腰部"受阻感";轻微活动即引起突然的腰痛,平卧后症状明显减轻;站立时"台阶"状棘突;使用支具适当制动或外固定后,疼痛减轻或消失,则强烈提示腰椎不稳。

(2)影像学不稳定:X线动力位腰椎侧位像上,相邻椎体上下终板夹角变化超过 10°,或椎体水平位移 >4mm。

【治疗】

1. **非手术治疗** 避免腰椎过度负重,急性期卧床休息,缓解期加强腰背肌功能锻炼。口服或外用非甾体抗炎药。此外,可辅以理疗或支具外固定等。

2. **手术指征** 有对应节段严重的不稳症状,影像学椎体移位 >4mm 或椎间角变化 >10°,或严格保守治疗症状不缓解或反复发作。

3. **手术治疗** 治疗原则:通过融合术防止不稳定节段畸形的进一步发展;减少不稳定节段的活动;减轻或消除该节段引起的疼痛。

4. **手术方式** 腰椎不稳的融合手术包括后外侧融合、后路椎体间融合、前路椎体间融合及前后路联合椎体间融合等,同时加用或不用内固定器械。

(1)椎弓根螺钉固定、后外侧植骨融合术(posterior lateral fusion,PLF):是腰椎重建最常用的技术,可以增加脊椎的稳定性和提高融合率,但是存在内固定失败、腰椎生理曲度的丢失、假关节形成等风险。

(2)后路腰椎体间融合(posterior lumbar interbody fusion,PLIF):是腰椎融合术中最经典的手术方法,它既稳定脊柱前、中柱,也分载椎体间轴向载荷,又为植骨提供了良好的内环境,同时分散了椎弓根螺钉内置物承担的部分应力,减少了植骨块被吸收、螺钉断裂等并发症的发生率。但 PLIF 比 PLF 创伤大,硬膜囊和神经根牵拉重,手术时间长,出血量大。

(3)前路椎间融合(anterior lumbar interbody fusion,ALIF):具有手术出血少、不易损伤硬膜囊和神经根、可完全切除椎间盘等特点。

Tips

1. 腰椎不稳定疼痛的特点：定位不清的下腰痛，可有放射痛；弯腰后站起时多诱发疼痛；活动时背部交锁感可伴有剧烈疼痛；适当改变体位有时可缓解症状。

2. 单纯影像学改变不能作为手术适应证，需结合病史及体格检查等进行综合判断。

（王升儒　审校：范彧）

第七节　髋关节骨关节炎

【背景知识】

髋关节骨关节炎临床表现主要为髋关节活动时疼痛或活动受限，可分为原发性和继发性。原发性髋骨关节炎发病病因主要为退行性变。继发性骨关节炎的病因有：①股骨颈陈旧性骨折后；②无骨折的髋关节创伤后，如髋关节脱位；③各种原因导致的骨坏死；④关节不稳定或对合差，如髋关节发育不良。

【接诊要点】

1. 病史

(1) 何时出现髋关节疼痛或活动受限，是双下肢还是单下肢。

(2) 病程是缓慢进展抑或是快速进展，目前下肢活动情况如何，是否需要拄拐，单拐还是双拐。

(3) 目前能走多远。

(4) 平时生活，如系鞋带或去卫生间能否自理。

(5) 既往有无下肢外伤、手术史；有无其他内科疾病，是否需服用激素，激素服用多大剂量，服用多长时间；内科疾病控制如何，目前是否同时使用免疫抑制药；既往有无烟酒嗜好，尤其是饮酒习惯。

(6) 膝关节和距小腿关节是否有不适。

2. 体格检查

(1)观察体形、步态,行走时是否需要辅助。

(2)"4"字试验:患者仰卧位,健肢伸直,患侧髋与膝屈曲,大腿外展、外旋,将小腿置于健侧大腿上,一手固定骨盆,另一手下压患肢,出现疼痛为阳性。

(3)髋关节屈曲挛缩试验(Thomas sign):患者仰卧位,充分屈曲健侧髋膝,并使腰部贴于床面,若患者自动抬高离开床面或迫使患肢与床面接触则腰部前凸时,称为阳性。阳性表示有患髋屈曲畸形。

(4)测量髋关节活动度(正常范围为:屈 130°~140°,伸 0°,过伸可达 15°,内收 20°~30°,外展 30°~45°,内旋 40°~50°,外旋 30°~40°)。

(5)检查膝关节(详见本章第八节)。

(6)测量双下肢绝对长度和相对长度(绝对长度:大转子 - 外踝下缘;相对长度:髂前上棘 - 内踝下缘)。

(7)测量双下肢周径(髌上 10cm 和胫骨结节下10cm)。

(8)检查双下肢皮肤感觉、肌力和病理征。

(9)检查双侧足背动脉搏动。

3. 辅助检查 双髋关节正位及患侧 - 侧位 X 线片(若为术前检查,则要求上方以髂前上棘为界,这样 X 线片中可以包括足够长的股骨干,便于术前假体设计)。

4. 诊断标准 临床表现结合 X 线片表现。

【治疗】

1. 非手术治疗

(1)休息、理疗。

(2)减肥,适度活动,减轻负重。

(3)药物:保护软骨药物(如氨基葡萄糖)、非甾体抗炎药(NSAIDs)等。

2. 手术治疗

(1)手术适应证

1)对于 40 岁以下患者,如存在髋臼发育不良,但关节间隙正常,则可以考虑行髋关节周围截骨术,纠正解剖异常(详见本章第九节)。

2)对于 50 岁以上髋关节骨关节炎患者,尤其是继发性骨关节炎患者,如疼痛明显,生活质量低下,保守治疗效果不佳时可行人工全髋关节置换术。

(2)手术禁忌证:化脓性髋关节炎、髋关节周围皮肤感染、下肢其他部位感染、肿瘤晚期、股四头肌瘫痪、神经功能障碍影响髋关节功能等。

(3)术前准备(人工全髋关节置换术)

1)如患者长期口服激素,请内科会诊,调整围手术期激素用量。

2)入院后即开始进行下肢功能锻炼(自主抬高:距小腿关节背屈,直腿抬高下肢,抬高约 45°,保持数秒,再缓慢放下,根据患者耐受程度确定锻炼强度)。

(4)人工全髋关节置换术手术方法

1)体位、切口与显露,选择原则应能便于软组织松解、关节充分显露和假体置入,一般选择后外侧或前方入路。

2)切除关节囊,脱位髋关节。

3)切除股骨头,修整股骨颈,扩大髓腔。

4)清理髋臼。

5)安放髋臼。

6)股骨头置换。

7)放置引流管,分层缝合伤口,加压包扎。

(5)术后处理

1)患者术后平移到平车后,出手术室前核实人工髋关节有无脱位。

2)从手术室至病房过程中,双腿之间夹枕头。

3)抬患者上床时,由医师负责髋关节部分。

4)嘱患者家属一定确保患者双下肢之间放置枕头。

5)嘱患者及家属活动时避免手术髋关节内收、内旋和屈曲超过90°(预防后脱位)或过度外展外旋(避免前脱位)。

6)术后常规预防性抗凝治疗2~5周,常用药物包括低分子肝素或凝血因子X因子抑制剂。

7)术后第1天,嘱患者活动下肢(同术前锻炼)。

8)髋关节术中酌情留置引流管。

9)术后尽早拍双髋正位和手术侧髋关节侧位片(拍片时同样要求上方以髂前上棘为界,最好在拔除尿管和引流管之后)。

10)患者下床时拄双拐或助行器(下床时按暂不负重—部分负重—全部负重顺序进行,一般术后2周可改单拐,术后6周可完全负重),需有专人保护,练习屈髋和外展。

11)术后早期,患者应避免自己穿鞋,由家人辅助;后期可在屈膝、髋外旋位练习穿鞋。

12)3个月后门诊复查。

(6)术后主要并发症

1)人工髋关节脱位:其危险因素包括术中假体放置位置不当;假体大小不当;炎性关节炎,如类风湿关节炎,脱位风险高于骨关节炎;手术切口从后方入路,且未行后方软组织修补;年龄≥80岁;术前宣教不充分。其相关处理请见本章第九节。

2)深静脉血栓(DVT)形成和肺栓塞:DVT可于术后1~4天内发生,最迟可于术后30天时发生。对于下肢疼痛、小腿水肿、腓肠肌和大腿肌肉压痛、低热、脉速患者应提高警惕,及早筛查;肺栓塞多发生于术后1周之后,首发症状可表现为精神异常或低氧血症,此为致命性并发症,应尽早通过肺动脉造影(CTPA)进行确诊并及时请相关科室协助诊疗。

3)感染:早期多为金黄色葡萄球菌,晚期多为非致病性或低毒力菌。术前应详细评估患者,对导致抵抗力下降的因素积极控制,术中严格无菌操作,预防性应用抗生素,防止术后压疮、肺部感染等并发症发生。

Tips:

自始至终警惕人工髋关节脱位,尤其在术后早期,需反复向患者及其家属强调注意事项,指导患者如何进行锻炼和下床活动。

(翟吉良 审校:范彧)

第八节 膝关节骨关节炎

【背景知识】

膝关节退行性变,多发生于 50 岁以上,女性略多于男性,致残率高达 53%。关节软骨变性为最早也是最重要的病理变化,而后逐步出现软骨下骨、滑膜与关节囊病变;病程后期,肌肉可因疼痛长期处于保护性痉挛状态,最终萎缩。危险因素:先天或后天因素所致关节畸形或不稳定、长期膝关节负重用力、肥胖、外伤、遗传等。

【接诊要点】

1. 病史

(1)起病缓慢,早期为关节酸胀不适,后逐步出现关节疼痛(伸直或屈曲时疼痛),活动时明显,休息可缓解,是否同时伴有其他关节疼痛。

(2)因膝关节疼痛,活动量下降,行走距离缩短,逐步发生膝关节畸形,可能需要拄拐活动(单拐或双拐)。

(3)可出现间歇性跛行(休息即可改善症状,与体位不相关)。

(4)少部分患者可出现关节肿胀、关节异响或关节交锁。

(5)保守治疗后,效果不明显,或症状复发时间逐步缩短。

(6)有无腰痛、髋痛、下肢放射痛、下肢皮肤溃疡等。

(7)主要鉴别腰椎、髋关节、动脉粥样硬化症、类风湿关节炎等疾病。

2. 体格检查

(1)观察体形、步态、下蹲,行走时是否需要辅助;站立姿态时双膝关节和双距小腿关节能否靠拢(膝内翻或外翻),临床多见膝内翻。

(2)按前方、后方、两侧和特殊进行检查。

1)前方:①检查股四头肌、髌骨、髌腱、胫骨结节之间的关系。②伸直位时,髌韧带两侧"膝眼"是否明显(消失提示膝关节积液或肿胀)。③股四头肌有无萎缩(注意观察股四头肌内侧头)。④髌骨研磨试验。

2)后方:检查腘窝、股二头肌、半腱肌、半膜肌。

3)两侧:①膝关节内外侧间隙压痛。②侧方应力试验:膝关节完全伸直,进行被动内翻和外翻,检测内外侧副韧带,如外翻则提示内侧副韧带损伤,如内翻则提示外侧副韧带损伤。

4)特殊试验

A.抽屉试验:屈膝90°,固定足背,双手握住小腿上部,先后推,再前拉,检查前后交叉韧带,注意与健侧相比,不对称的情况下,向前方活动0.5cm以上可能为前交叉韧带损伤,向后方活动0.5cm以上可能为后交叉韧带损伤。

B.麦氏试验:膝关节完全屈曲,足踝抵住臀部,而后小腿极度外展外旋或内展内旋,保持这种应力情况下,逐渐伸直,如有响声、疼痛,则为阳性,提示半月板病变。

C.浮髌试验:伸膝,放松股四头肌,一手在髌骨近侧,将髌上囊液体挤向关节腔,另一手快速挤压髌骨,如感觉髌骨撞击股骨髁部,为阳性,一般关节积液>50ml时才呈阳性。

(3) 主动和被动的膝关节活动度(正常为伸 0°,屈 120°~150°,被动活动可过伸 5°~10°),活动时有无异响。

(4) 测量双下肢绝对长度和相对长度(绝对长度:大转子–外踝下缘;相对长度:髂前上棘–内踝下缘)。

(5) 测量双下肢周径(髌上 10cm 和胫骨结节下 10cm)。

(6) 检查髋关节活动度。

(7) 检查双下肢皮肤感觉、肌力和病理征。

(8) 检查双侧足背动脉搏动。

3. 辅助检查

(1) 双膝关节 X 线片(正侧位)、髌骨轴位像。

(2) 双下肢负重全长 X 线片。

(3) 必要时,可进行髋关节或腰椎影像学检查。

(4) C 反应蛋白、红细胞沉降率、蛋白电泳、免疫复合物及血清补体等指标。

4. 诊断标准

(1) 近 1 个月内反复膝关节疼痛。

(2) X 线片(站立或负重位)示关节间隙变窄、软骨下骨硬化和 / 或囊性变、关节缘骨赘形成。

(3) 关节液(至少两次)清亮、黏稠,白细胞 <2 000 个/ml。

(4) 中老年患者(≥ 40 岁)。

(5) 晨僵 ≤ 3 分钟。

(6) 活动时有骨摩擦音(感)。

综合临床、实验室及 X 线检查,符合 1+2 条或 1+ 3+5+6 条或 1+4+5+6 条,可诊断膝关节骨关节炎(osteoarthritis,OA)。

【治疗】

1. 非手术治疗

(1) 休息、理疗。

(2) 自我行为疗法(减少不合理的运动,适量活动,避免不良姿势,避免长时间跑、跳、蹲,减少或避免爬楼梯),减肥,有氧锻炼(如游泳、自行车等),关节功能训练(如膝关节在非负重位下屈伸活动,以保持关节最大活动度),肌力训练等。

(3)药物:保护软骨药物(如氨基葡萄糖)、非甾体抗炎药(NSAIDs)、NSAIDs 类外用搽剂、透明质酸钠(关节腔内注射)。

(4)根据关节形变,选择合适的支具或矫形鞋。

2. 手术治疗

(1)手术适应证:关节疼痛、不稳、畸形,日常生活质量下降,经保守治疗效果不佳的患者。

(2)手术禁忌证:①膝关节周围肌肉瘫痪;②膝关节已融合,无疼痛和畸形。

(3)术前准备

1)适度肌肉锻炼(背屈距小腿关节直腿抬高)。

2)测量 X 线片。

3)股骨机械轴(股骨头中点到股骨髁间窝中点)和解剖轴(梨状窝和大粗隆交界线至股骨髁间窝中点),及其之间的夹角。

4)小腿力线(胫骨平台中点到踝穴中点)。

5)用模板测量假体形号。

6)术前常规检查,根据检查结果,必要时请相关科室会诊。

(4)手术方法

1)测量胫骨平台和股骨远端切除范围。

2)切除股骨远端和胫骨平台表面。

3)安装股骨端假体。

4)安装胫骨平台假体。

5)安装衬垫。

6)松开止血带止血,根据情况放置引流管。

7)严密缝合关节囊,逐层缝合皮下组织和皮肤。

8)术毕膝关节予加压包扎。

9)全麻患者离开手术室前需确认手术侧足可背伸和足背动脉搏动。

(5)术后处理

1)术后常规低分子肝素或凝血 X 因子抑制剂预防性抗凝 2 周。

2)常规应用气压式血液循环驱动器预防血栓。

3)术后应用消肿药。

4)术后注意充分镇痛。

5)术后第 1 天开始抬腿练习,24~36 小时拆除加压包扎后可开始进行膝关节屈伸锻炼。

6)术后患者膝关节可以屈曲后再次拍片(双膝关节正侧位、髌骨像,双下肢全长像),画出双下肢力线。

7)术后注意事项

A.麻醉作用消失后,确认患者手术侧足可背伸。

B.术后需注意询问患者有无下肢麻木感,观察患者足背动脉搏动情况,必要时稍松解加压包扎。

C.每天督促患者功能锻炼。

D.注意隐性失血(尤其拆除加压包扎后),术后 3 天,每天复查血常规。

E.警惕肺栓塞。

Tips:

1.隐性失血可非常严重,注意监测血常规。

2.术后需密切注意患者体温,必要时监测 hsCRP、ESR 和 PCT(降钙素原)。

(翟吉良 审校:范彧)

第九节 发育性髋关节发育不良

【背景知识】

发育性髋关节发育不良既往也称为"发育性髋关节

脱位、先天性髋关节发育不良、先天性髋关节脱位"。该病发病率占存活新生儿的0.1%。病变累及髋臼、股骨头、关节囊和髋关节周围的韧带和肌肉。本病男女比例为1:6,左髋多于右髋,双髋多于单髋,20%的患儿有家族史,臀位产发病率高,第一胎的发生率高于次胎,生活习惯和环境因素可增加发病率。

发育性髋关节发育不良可分为两大类:单纯性髋关节脱位和畸形性髋关节脱位,单纯性最常见,而畸形性髋关节脱位为先天性关节挛缩症,可合并其他骨骼畸形,治疗困难。

单纯性发育性髋关节脱位又可分为以下几种。

1. 髋臼发育不良 早期无症状,影像学提示髋臼指数增大[髋臼指数:从髋臼外缘向髋臼中心连线与两侧髋臼中点连线(H线)相交所形成的锐角,正常值为20°~25°,一般发育性髋关节脱位患者髋臼指数>30°]。

2. 髋关节半脱位 股骨头轻度外移,未完全超出髋臼,影像学提示髋臼指数增大,术中可发现髋臼外侧有隔膜,限制股骨头复位。

3. 髋关节脱位 股骨头完全脱位髋臼,Ⅰ度为股骨头外移,Ⅱ度为股骨头外上方移动,在髋臼外上缘,Ⅲ度为股骨头位于髂骨翼。

该病早发现、早诊断、早治疗效果明显,可治愈。如延误治疗时间,将最终导致不可逆的骨关节炎和不同程度的残疾。

【接诊要点】

1. 病史

(1)何时发现外形或步态异常,哪种异常(大腿内侧皮褶不对称,活动时局部有弹响,一侧下肢活动差或力弱,跛行或鸭步)。

(2)早期无疼痛,随着年龄增长,逐步可出现疼痛。

(3)患儿是第几胎,出生时是否臀位产,婴儿期是否捆绑双下肢。

(4)家里有无类似患者。

2. 体格检查

(1)观察下肢外观是否对称,大腿内侧皮褶是否对称,股动脉搏动是否对称或减弱。

(2)特殊检查

1)膝高低征(Allis' sign):平卧位,屈膝90°,两踝靠拢平放在检查床,双膝高低不等为阳性,髋关节发育不良时阳性。

2)外展试验:屈膝、屈髋后外展受限,为阳性,正常7~9个月,小儿外展可达70°~80°。

3)Barlow试验(弹出试验):患儿仰卧,双髋双膝各屈90°,拇指放在大腿内侧,小转子处加压,向外上方推股骨头,感股骨头从髋臼内滑出髋臼外的弹响,当去掉拇指的压力则股骨头又自然弹回到髋臼内,此为阳性,髋关节存在脱位时Barlow试验和Ortolani征阳性,患儿年龄超过3个月,即使Barlow试验和Ortolani征阴性,也不能除外发育性髋关节脱位。

4)Ortolani试验(弹入试验):患儿仰卧,屈膝屈髋90°,外展至一定角度后突然弹跳为阳性。

5)望远镜试验:患者仰卧,下肢伸直,检查者一手握住患侧小腿,沿身体纵轴上下推拉,另一手触摸同侧大转子,如出现活塞样滑动感为阳性。

6)Trendelenburg征:被检查侧单腿站立,正常时对侧骨盆上升,脱位时对侧骨盆下降,称为阳性。

7)Nelaton线:患者侧卧并半屈髋,在髂前上棘和坐骨结节之间画线,正常时通过大转子尖。

(3)测量双下肢绝对长度和相对长度(绝对长度:大转子–外踝下缘;相对长度:髂前上棘–内踝下缘)。

(4)测量双下肢周径(髌上10cm和胫骨结节下

10cm)。

(5)检查双下肢皮肤感觉、肌力和病理征。

(6)检查双侧足背动脉搏动。

3. 辅助检查 双髋关节正侧位 X 线。

(1)Shenton 线：股骨颈内缘与闭孔上缘的连续线正常为平滑抛物线,脱位者此线中断。

(2)Shoemaker 线：正常时,大转子尖与髂前上棘连线延伸,在脐上与腹中线相交。大转子上移后,该连线与腹中线在脐下相交。

(3)CE 角：股骨头中心点连线的垂线与髋臼外缘 - 股骨中心点连线所形成的夹角对髋臼发育不良、半脱位有价值,正常为 20°。

(4)Sharp 角：两侧泪点的连线同泪点与髋臼外缘连线所形成的夹角不是诊断髋脱位的指标,是随访判定髋臼发育情况的指标。

(5)Perkin 象限：髋臼外缘向 H 线做垂线,股骨头骨骺骨化中心在内下象限为正常,在外下象限为半脱位,在外上象限为脱位。

(6)Bryant 三角：患者仰卧,从髂前上棘垂直向下和向大转子尖各画一线,再从大转子尖向近侧画一水平线,该三线构成三角形,大转子上移时,底边比健侧缩短。

4. 诊断标准 以临床表现和体格检查为主,X 线片检查为辅。

【治疗】

1. 非手术治疗

(1)婴儿期(0~6 个月)：对于 Barlow 试验和 Ortolani 试验阳性的患儿,治疗的目的主要是稳定髋关节,国内采用特制的连体袜套治疗,保持双髋关节屈曲、外展位置 6~8 周。

(2)幼儿期(1~3 岁)：以非手术治疗为主,复位前应做双下肢、髋屈位皮肤悬吊牵引 2~3 周。用支具或石膏外固定在外展 45°、屈髋 95°，时间一般为 6~9 个月，定期更换石膏和复查 X 线片。解除外固定后进行功能锻炼。

2. 手术治疗

(1)手术适应证

1)3 岁以上儿童：一般均采用手术切开复位、骨盆截骨术。

2)6 岁以下，髋臼指数在 45° 以下，以前缘为主的髋臼发育不良，采用 Salter 骨盆截骨术。

3)6 岁以上、Y 形软骨骨骺尚未闭合、髋臼指数 >45° 的患者，用 Pemberton 环髋臼截骨术。

4)大年龄、髋臼指数 >45° 的患儿，采用 Chiari 骨盆内移截骨术。

5)若术中发现股骨前倾角 >60°、脱位较高时，应行转子下旋转、短缩截骨术。

(2)术前准备：如患儿年龄较大，应先行患肢的皮肤或骨骼牵引 2~3 周。

(3)手术方法

1)Salter 手术步骤(图 9-9-1)：从髂骨翼前 1/3 始做皮肤切口，止于大腿前方近端 4~5cm。分开阔筋膜张肌、缝匠肌间隙，保护股外侧皮神经。在髂骨的内外板，放入两个牵开钩，骨膜下充分显露坐骨大切迹，将线锯从大切迹内通过。截骨方向是从后向髂前下棘上方，截骨完成后，用手巾钳夹住上下两个骨端，使截骨远端向下、向前移位并使截骨两端在前侧张开，但要保持截骨两端的后方紧密接触。用全厚楔形髂骨块嵌入断端，用两根螺纹针固定。重叠缝合关节囊，检查髋关节复位是否稳定并摄 X 线片加以证实。

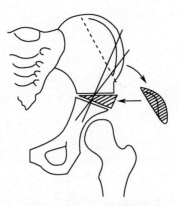

图 9-9-1 Salter 骨盆截骨术

2) Pemberton 手术步骤(图 9-9-2):做髋关节前方切口,在完成髋关节切开复位操作之后,充分显露髂骨前中 1/3 部分的内外板,直抵坐骨大切迹。将板状拉钩从髂骨内外板同时插入坐骨大切迹。髂骨截骨从髂骨前下棘稍上方开始,首先在关节上方 1cm 处弧形截断髂骨外板,直至坐骨大切迹处,但切勿截断坐骨大切迹。完成髂骨外板截骨后即开始深入截骨,在操作中骨刀的推进方向应与外板截骨线一致,止于髋臼 Y 形软骨上半部分(相当于髂骨坐骨支的中部)。完成外板截骨后,再从髂前下棘稍上处开始髂骨内板截骨,其方向、深度与髂骨外板一致。将宽骨刀从截断髂骨的前方插入截骨间隙,用力而缓慢地向下扳压截断的髂骨远端,使髂骨的两端分开距离为 2~3cm。在髂骨截骨面上做一窄的骨沟为嵌入植骨块提供基础。从髂骨取一楔形骨块,根据截骨后髂骨远端向下、前方旋转分开的程度加以修整。用板状撑开器分开截骨两端,将备好的楔形骨块嵌入间隙内,然后放开撑开器,嵌紧植入骨块,若骨块嵌夹不牢固,也可用螺纹针加以固定。牢固缝合关节囊。

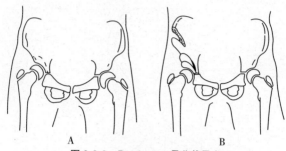

图 9-9-2　Pemberton 骨盆截骨术

A. 术前及截骨部位；B. 术后。

3) Chiari 手术步骤（图 9-9-3）：采用髋关节前方入路，骨膜下显露髂骨内外板及坐骨大切迹。髂骨截骨的位置在髋关节囊与股直肌肌腱斜头之间，为了准确，应在 X 线透视下定位。截骨方向由外向内成 20° 倾斜，截骨完成后，助手牵拉患肢同时外展，术者推压下端髂骨向内充分移位，使髂骨上端骨面完全覆盖股骨头。一般不用内固定，如发现截骨面对合不稳，可用粗骨圆针固定，保持位置。

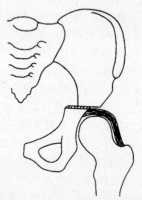

图 9-9-3　Chiari 骨盆内移截骨术

（4）术后处理：术后应用髋"人"字石膏固定 6 周，待截骨愈合后去除，负重时间一般在术后 3~6 个月。

（5）术后主要并发症：股骨头缺血坏死、术后再脱位、髋关节活动受限或僵硬。

Tips：

体格检查可简单记成：四验两征、三线两角、象限三角。

（翟吉良　审校：范彧）

第十节　血友病性关节炎

【背景知识】

血友病是由于先天性缺乏凝血因子（Ⅷ、Ⅸ、Ⅺ）所致。缺乏凝血因子Ⅷ是甲型血友病，缺乏凝血因子Ⅸ是乙型血友病。关节内出血是该病最常见的表现，占总病例数的 2/3。血友病性骨关节炎病理生理变化包括：关节内出血，血液经久不凝，刺激滑膜，引起炎症反应，反复出血后含铁血黄素的沉积，绒毛增生，软骨表面失去光泽性，最终关节软骨退行性变，滑膜纤维性增厚。该病最常见受累关节为膝关节，其次为距小腿关节与肘关节，8 岁以后发病率增加，30 岁以后发病率逐渐下降。该病可分为以下三期。

1. 出血期　关节内突然急性出血伴有剧痛，关节明显肿胀，局部皮肤温度增高，压痛明显，运动受限，关节呈保护性僵直状态。有时体温升高，白细胞增多，易误诊为化脓性关节炎，甚至误进行穿刺或切开。血肿吸收缓慢，需 3~6 周。

2. 炎症期　关节内反复出血，关节囊及滑膜增厚，关节肿胀，运动受限，运动时伴有摩擦音。

3. 退变期　关节运动严重受限，肌肉萎缩，屈曲畸形。

【接诊要点】

1. 病史

(1)何时何种原因发现血友病,是何种类型血友病,目前治疗方案。

(2)主要关节功能如何,对行走、站立和生活的影响。

(3)病程中有无发生其他部位的出血,如脑出血。

2. 体格检查 需仔细检查所有关节,主要为下肢关节。髋关节和膝关节检查见本章第七节和第八节。

3. 辅助检查 凝血因子和凝血因子抗体。余见本章第七节和第八节。

4. 诊断标准

(1)血友病明确,凝血因子缺乏。

(2)反复关节内出血,逐步出现活动障碍。

(3)出血后予凝血因子治疗,可缓解疼痛和肿胀。

(4)体格检查和影像学检查提示关节破坏及退变明显。

【治疗】

1. 非手术治疗

(1)预防:生活中应避免外伤和剧烈运动。早期采用相应的凝血因子,可控制出血,也可预防发生关节畸形。凝血因子Ⅷ应补充到正常值的 25%~50%,凝血因子Ⅸ也应补充到正常值的 15%~25%。

(2)急性出血的处理。①少量出血:卧床休息,抬高患肢并冷敷,弹力绷带加压和制动,3~6 周后积血可吸收,而后进行小范围的自主活动;②大量出血:补充凝血因子,予细针关节抽血减压(多不宜抽尽),如未补充凝血因子,不应关节抽液。

(3)在青少年时期为了预防挛缩畸形,可采用下列方法保持膝关节在伸直位:①被动伸直;②股四头肌锻炼;③夜间使用石膏夹板。

2. 手术治疗

(1) 手术适应证: 关节畸形明显, 生活质量下降, 保守治疗后关节畸形未得到纠正。

(2) 术前准备(以甲型血友病为例)

1) 术前检查凝血功能、Ⅷ因子活性和Ⅷ因子抗体, 结果回报后请血液科会诊。

2) 按血液科要求行Ⅷ因子负荷试验(一次性补充大剂量Ⅷ因子), 按时间间隔行 APTT 和Ⅷ因子活性检查(输注即刻、输注后 0.5 小时、1 小时、3 小时、6 小时、12 小时、24 小时), 输注后 24 小时查Ⅷ因子抗体。结果回报后再次请血液科会诊。

3) 血液科给出围手术期Ⅷ因子补充方案后, 按方案计算 2 周所需量, 联系药剂科, 确保药剂科有充分备药。

4) 术前每个关节备 4U RBC 和 400ml 血浆。

(3) 手术方法

1) 滑膜切除术: 如果关节内反复积血, 即使及时给予有效的治疗, 也很难防止关节病的发展, 最终将发展为关节僵直。可行滑膜切除, 以控制出血, 并有利于关节功能的恢复。在具备充分止血条件的医院, 并具备必要的血液病检验设备与技术能力, 就可在凝血因子控制下施行滑膜切除术, 但手术中应避免使用止血带。

2) Ilizarov 支架牵张技术及股骨髁上截骨术: 适用于膝关节屈曲挛缩畸形超过 25° 的患者。单纯软组织挛缩引起的膝关节屈曲畸形一般采用 Ilizarov 支架牵张技术, 股骨髁上截骨术一般用于骨骼畸形的病例。术中要防止腘窝血管和神经的牵拉损伤。

3) 关节融合术: 是一个可提供不痛、不出血、能承重关节的重要方法, 适用于关节病变晚期不宜关节置换的患者。加压固定法是膝关节固定的最常用方法。

4) 人工膝关节置换术: 适用于屈膝畸形严重、年龄较大而又要求有一个活动无痛的关节患者。对于膝关节强直合并股四头肌和腘绳肌挛缩或纤维化的患者,则不宜施行本手术。

(4)术后处理

1)术后髋关节处理同髋关节骨关节炎,膝关节处理同膝关节骨关节炎术后,但不采用药物预防性抗凝,功能锻炼需在输注凝血因子后进行。

2)术后需按照血液科要求补充Ⅷ因子,每周检查两次Ⅷ因子活性和Ⅷ因子抗体,并每周请血液科会诊,指导下一周用药方案。

3)出院前请血液科会诊,指导出院后凝血因子应用方案。

Tips:

1. 术前一定要检查各个大关节的功能,因为血友病往往累及多关节。如膝关节手术患者,对距小腿关节和髋关节也要进行检查,必要时术前做出处理,因为这些关节都会影响下肢功能。

2. 甲型血友病术后容易出现出血,而乙型血友病患者术后容易发生血栓事件,因此两者凝血因子替代方案有所区别,术后查房重点也存在差别。

3. 血友病患者术后不采用药物预防血栓。

4. 血友病患者关节置换术后远期效果较差,术后感染、假体松动发生率较骨关节炎患者高。

(翟吉良　审校:范彧)

第十一节　骨与关节损伤概述

一、骨与关节损伤的诊断原则

骨折、脱位的患者,局部畸形往往十分明显。但如果仅根据局部明显的外伤表现就下结论,或者只凭 X 线片或报告就作出诊断,则极为容易出现漏诊、误诊。

病史是一切诊断的基础。接诊医师询问病史要抓的三个要点：怎样受的伤、什么地方疼痛、出现何种功能障碍。再结合体格检查、影像学检查，才能及时做出正确的诊断。否则，极易漏诊隐匿损伤或轻微损伤，从而危及患者的安危，或是带来诉讼风险。病理性骨折和应力骨折(疲劳骨折)在病史上往往有所提示，如病理性骨折在发生前有疼痛、骨折与创伤能量不一致，应力骨折多有相关职业情况，以上病史特点有助于与创伤性骨折的鉴别。

骨折的主要体征是固定而局限的压痛。存在压痛点，并不一定就存在骨折，但任何一例骨折，即使所有体征都不存在，也会发现其相应的压痛点。这一体征，非常有利于一些隐匿骨折的发现，也有适用于不合作患者如儿童的检查。

根据病史、症状和体征来做出骨与关节损伤的诊断，然后进行 X 线检查来予以验证或排除，要借助而不是依赖影像学检查。

X 线片要至少从两个不同方向进行投照，一般是正位＋侧位，单从一个方向投射会因为缺乏立体感而造成漏诊。

二、骨与关节损伤的诊断注意事项

诊断骨折时，不要遗漏多发损伤、合并损伤及损伤并发症。

骨折的另一部位或相邻部位，可能也存在有骨折；某些可能不会引起严重症状的骨折，如四肢末端小骨骨折、椎体附件骨折等，也容易被漏诊。

严重骨折可能合并颅脑、胸部、腹部等重要生命脏器的损伤；造成骨折的暴力或骨折本身会造成皮肤、软组织、脊髓、神经、血管损伤。骨折会引起严重并发症，如休克、栓塞、急性肾衰竭、骨筋膜室综合征等。

要牢记：骨折本身的治疗是最简单的，而合并的各种非骨组织的损伤和并发症的治疗，往往是非常困难的。

有些损伤的诊断，需要一定的过程。对于骨关节损伤的诊断有疑点而一时不能确诊时，可以予以暂时保护，进行观察。

要避免漏诊。《骨与关节损伤》中指出，以下情况需要特别注意。

1. 昏迷、休克的患者，不容许进行全面检查或检查不满意。

2. 截瘫水平以下的损伤，局部体征可能很不明显。

3. 多发损伤时的次要损伤，可能被暂时掩盖。

4. 婴儿或不合作的儿童病史不明，检查困难。

5. 早期 X 线片显像不明，而又未随诊。

6. 不易辨认的重叠影像，如某些腕骨骨折。

7. 少见的骨折脱位，如肩锁关节脱位、肩关节后脱位、肱骨小头骨折、腕月骨周围脱位。

8. 对功能无明显影响的损伤，如腓骨骨折、无移位的肋骨骨折、腰椎横突骨折。

三、开放性骨折的诊断和评估

开放性骨折的评估和处理是非常重要的。其诊治包括软组织损伤评价，彻底清创、广泛冲洗及最终牢固的骨折固定。评估损伤的严重性是最关键的一步，是治疗的重要指导，决定了固定的方式。损伤时间和机制、损伤的能量大小、骨折的严重程度、并存的皮肤血管神经损伤和患者的全身状况都要考虑。

低能量损伤造成的开放骨折，可以同闭合性损伤一样治疗，早期清创后内固定骨折。

高能量创伤造成的开放骨折，往往合并有大量软组织损伤和广泛的骨组织破坏，要分级处理，对不同的骨折采取不同的方式,包括合理清创、伤口或创面的闭合、骨折临时固定及再手术固定等。

开放骨折的分型最常用的是 Gustilo-Anderson 分型,如下。

1. Ⅰ型 伤口长度 <1cm,一般为比较干净的穿刺伤,骨折端自皮肤内穿出,软组织损伤轻微,无碾挫伤,骨折较简单,为横断或短斜形,无粉碎。

2. Ⅱ型 伤口超过 1cm,软组织损伤较广泛,但无撕脱伤,亦无形成组织瓣,软组织有轻度或中度碾挫伤,伤口有中度污染,中等程度粉碎性骨折。

3. Ⅲ型 软组织损伤广泛,包括肌肉、皮肤及血管、神经,有严重污染。

(1)ⅢA 型:有广泛的撕脱伤及组织瓣形成,或为高能量损伤,但不管伤口大小,骨折处有适当的软组织覆盖。

(2)ⅢB 型:广泛的软组织损伤和丢失,伴骨膜剥脱和骨外露,伴有严重的污染。

(3)ⅢC 型:伴有需要修复的动脉损伤。

四、骨折治疗概述

骨折的复位、固定和功能锻炼是骨折治疗的三大原则。

1. 骨折的复位 治疗骨折的最终目的是使患肢功能得到最大限度的恢复。功能恢复取决于:骨折愈合、关节和肌肉功能正常、无后遗症出现。理想的骨折复位是骨折治疗的基础。

解剖复位是最理想的,兼顾功能的外观,但往往有各种原因难以达到。由于上下肢功能不同,以及人体具备一定的代偿能力,所以,在达不到解剖复位时,尤其是手法复位时,可以允许有一定畸形存在,称为功能复位。可概括如下。

（1）短缩：下肢 1~2cm，上肢可略多。

（2）成角：具有生理弧度的骨干，允许与其弧度一致的 10° 以内的成角。

（3）侧方移位：肱骨与股骨，允许在其所属关节运动轴平面上出现 1/4 以内的侧方移位；尺桡骨可允许 1/4 以内侧方移位，胫骨尽可能不出现侧方移位。

（4）旋转：上肢各骨干允许 10°~15° 以内的旋转。

（5）关节内骨折和关节邻近骨折应尽可能达到解剖复位。

（6）儿童骨折的复位要求略低于成人。

复位的原则：在不过多增加创伤的条件下，尽可能达到解剖复位，至少不差于功能复位。

绝大多数骨折可通过手法复位，在复位前要进行充分镇痛、牵引，以消除肌肉收缩的移位作用，并分析骨折稳定因素、充分利用软组织铰链来实施手法复位。

对于无法进行手法复位或手法复位失败，以及有特殊情况的骨折，如无禁忌，应当进行切开复位的手术。骨折的部位、软组织损伤的伤情、患者的状况、合并伤情况等，都是决定手术切开复位指征要考虑的方面。

2. 骨折的固定　良好的骨折固定不仅可以镇痛、消肿，更重要的是可以维持复位位置、保障骨折愈合过程正常进行，并能为早期活动创造条件。

在固定方式上，可大体分为外制动装置、内固定、骨外固定技术。

（1）外制动装置：石膏夹板及管型、小夹板、支具、牵引，牵引又分为皮牵引和骨牵引两种。

（2）内固定器材：包括螺钉、接骨板、髓内钉、克氏线、钢丝、钛缆等，而且正处于不断发展中。国际内固定研究协会（AO/ASIF）在螺钉和接骨板的使用方面进行了总结和推广，其原则有较大的影响。

（3）骨外固定技术：采用各种外固定架进行骨折固

定,主要由体内固定调节装置与经皮穿针两部分组成,发展迅猛。主要包括环式外固定架、单侧外固定架和组合式外固定架。

3. 功能锻炼 骨折固定后,功能锻炼能够消除肿胀、减少肌肉萎缩、防止关节粘连,并能够通过促进局部循环和骨折应力来利于骨折的愈合,所以要积极、合理地进行功能锻炼。上肢功能是手的运用,下肢功能是负重和行走,要根据骨折的不同部位进行合理的安排。

功能锻炼应当以主动活动为主、被动活动为辅。引起骨折端间的剪切力、成角或扭转力增加的活动,会影响骨折愈合,要避免。

4. 骨折的愈合、延期愈合及不愈合

(1)骨折的愈合:骨组织是人体内唯一能够不断更新至终身的组织,而且能够完全再生修复,不同于其他结缔组织损伤后的瘢痕修复,骨折的愈合必须依靠自身的修复,任何外界的力量都只能是保障或帮助这一过程,而无法替代。

骨折愈合过程被人为地分为三期。①血肿机化演进期:血肿由肉芽组织、纤维组织取代,此期需2周完成。②原始骨痂形成期:膜内化骨的形成,形成内骨痂和外骨痂;软骨内化骨的形成,形成环状骨痂和髓腔内骨痂。一般需4~8周,骨折基本达到临床愈合,X线片可见骨折处四周有梭形骨痂阴影,但骨折线仍隐约可见。③骨痂改造塑形期:原始骨痂改造成永久骨痂,骨髓腔再通,恢复骨之原形。一般需8~12周。

骨折的愈合方式分为直接愈合和间接愈合两种。前者只发生在对骨折进行坚强内固定时,特点是不产生骨痂,所需重建少;有学者认为这只是一种理论上的愈合方式。间接愈合是骨折的自然愈合过程,特点是骨痂形成。

充分复位、稳定固定、适度应力是促进骨折愈合的主要因素。

生物学固定(biological osteosynthesis,BO)原则:远离骨折部位进行复位,尽量保护骨折局部软组织的附着;不以牺牲骨折部位的血供强求骨折块的解剖复位;应用生物相容性好的低弹性模量内固定物;减少内固定物与骨皮质及骨内膜面的接触。

(2)骨折的延期愈合与不愈合:骨折不愈合指骨折修复完全停止,不经治疗则不能发生骨性连接,临床上以出现骨折端的反常活动为主要体征;延迟愈合指骨折后超过一般正常愈合时间,但骨端无硬化与髓腔闭塞,骨折端也无明显吸收和间隙,周围也无骨痂形成。诊断是延迟愈合还是不愈合,主要根据症状与X线检查,时间只作为参考。

影响骨折愈合的因素:创伤能量大小、骨折的部位、骨折稳定性、感染、全身因素等。

根据X线表现,长骨骨折不愈合可分为两种不同类型,根据具体形态,又可进一步分为以下类型。

1)肥大型:骨端硬化,髓腔闭塞,周围有肥大增生骨痂,但不连续。

2)萎缩型:骨折端萎缩吸收,骨折端有间隙,无明显增生骨痂。

(3)影响骨折愈合的因素:骨折愈合过程可受下列因素的干扰。

1)年龄:儿童生长活跃,骨折愈合较成人快。同样是股骨干骨折,新生儿一般3~4周即可愈合,而成人则需3个月左右。

2)全身健康状况:患者的一般情况不好,如患营养不良、糖尿病、钙磷代谢紊乱、恶性肿瘤,或吸烟、酗酒时,均可使骨折延迟愈合。

3)局部因素

A.引起骨折的原因:电击伤和火器伤等伤害不利于

骨折愈合。

B. 软组织因素：软组织广泛损伤导致骨折处缺乏有效保护而影响骨折的愈合。两骨折段间若有肌肉、肌腱、骨膜、韧带等软组织嵌入，骨折可以不愈合。

C. 骨折部的血供情况：由于解剖原因，导致骨折断端血液供应不佳，使得骨折愈合较差，如胫骨下 1/3 骨折。长骨的两端为骨松质，血液循环好，愈合较骨干快。腕舟骨、距骨和股骨颈的囊内骨折愈合不佳。

D. 骨折的类型：嵌入骨折、斜形骨折、螺旋形骨折因断端接触面积大，较横形骨折、粉碎性骨折愈合快。闭合性骨折愈合快于开放性骨折。

E. 感染：如发生局部感染，可损害骨组织细胞新生，并形成骨髓炎、死骨及软组织坏死，影响骨折愈合。若发生全身感染也不利于骨折愈合。

F. 神经的影响：截瘫、脊髓灰质炎和神经损伤患者的骨折愈合较慢。

4）医源性损害

A. 复位不及时或复位不当：没有及时将骨折复位，复位时方法不当，特别是手法复位粗暴及多次复位，会进一步破坏局部血供，从而影响骨折愈合。

B. 过度牵引：过度的牵引可以使两骨断端间的距离增大，骨痂不能跨越断端，影响骨折愈合，牵引过度也可使机化的毛细血管发生缩窄，影响血供，进而影响骨折的愈合。

C. 不合理的固定：固定范围不够、位置不当、过于松动及时间过短，都会在不同的阶段增加骨折端应力的干扰，从而影响骨折的正常愈合。

D. 手术操作的影响：切开复位内固定时造成骨膜的广泛剥离，不仅影响了骨膜的血供，也可导致感染。在开放骨折中，过多地去除碎骨片，可以造成骨缺损，影响骨折愈合。

E. 不正确的功能锻炼：违反功能锻炼指导原则的治疗，可以使骨端间产生剪力、成角或扭转应力，均可影响骨折的顺利愈合。

5. 骨折的并发症 在发生骨折的同时，可能引起全身或局部的并发症。一部分并发症发病急，可危及患者生命或致残，必须行紧急处理。

(1)早期并发症：对伤员要进行全面的检查，及时发现和处理影响生命的并发症，如休克、颅脑损伤、胸、腹部脏器伤及出血等。

常见的骨折并发症及处理如下。

1)血管伤：邻近骨折的大血管可被刺破或压迫，引起肢体循环障碍，如肱骨髁上骨折可损伤肱动脉；股骨下端骨折及胫骨上端骨折可损伤腘动脉；锁骨骨折可损伤锁骨下动脉。重要的动脉损伤可危及生命，引起肢体坏死或缺血挛缩。重要的静脉损伤也可造成严重的后果。

动脉伤的表现：伤口搏动性出血，或局部有搏动性血肿迅速扩大，并有严重的肿痛。肢体远侧血管摸不到搏动或很微弱，温度低，颜色苍白。对重要的动脉伤要及时发现和处理。

2)神经伤：对骨折伤员，都应检查患肢的运动和感觉，判断有无神经损伤。如肱骨干骨折，可有桡神经损伤。肱骨内髁或上髁骨折，可合并尺神经伤。桡骨下端骨折可伤及正中神经。腓骨颈骨折可伤及腓总神经。骨折合并神经伤，应根据不同情况，决定探查神经或观察一段时间无恢复时再做探查手术。

3)缺血性挛缩：肢体由于严重缺血，造成肌肉坏死或挛缩，因神经缺血和瘢痕压迫，常有神经部分瘫痪，使肢体严重残疾。这种情况多发生在上肢肱骨髁上骨折及尺、桡骨骨折等。造成肌肉缺血的原因，部分由于小夹板或石膏过紧，影响静脉回流和动脉血供，而部分由于肢体动脉受压、血管破裂、血栓形成和血管痉挛。

缺血性挛缩的早期表现：桡动脉搏动变弱或消失，手指和腕屈曲，不能自动伸指(拇)和伸腕，被动活动也受到限制并引起疼痛。手和前臂麻木，发冷或胀痛，如不及时处理，肌肉逐渐坏死，形成瘢痕挛缩。

处理上贯彻"预防为主"的方针，如小夹板或石膏过紧，应立即松解，否则后果严重。如肱动脉损伤，有缺血性挛缩的表现，桡动脉搏动减弱消失，手部发冷疼痛，应立即探查肱动脉，根据情况处理。如有血栓形成，应做切除，修复血管。如为血管痉挛，应用生理盐水扩张血管。如为血管断裂，应做对端吻合或自体静脉移植修复血管。同时应用抗生素预防全身感染，注意坏死物质吸收可引起酸中毒、高钾血症、中毒性休克和急性肾衰竭，给予相应治疗。患肢严禁抬高和热敷，可以做颈交感神经封闭。

晚期屈肌挛缩的处理应根据损害时间、范围和程度而定。6个月以前挛缩畸形尚未稳定，此时可采取主动和被动伸直活动和功能支架固定。晚期畸形稳定后由于手(拇)指及腕关节屈曲畸形，拇指内收畸形，严重影响手的功能。治疗上可考虑做功能重建手术，如尺桡骨短缩、腕关节固定、腕骨切除、前臂屈肌腱起点下移、肌腱延长和肌腱转位等。但是手术效果有限，因此早期诊断、积极治疗至关重要。

4)感染：开放性骨折易发生感染，如化脓性骨髓炎、蜂窝织炎、败血症、破伤风与气性坏疽。要求伤后及时做好清创及使用抗生素，预防和控制感染，已有感染要及时切开引流。

5)内脏损伤：如骨盆骨折，可损伤膀胱、尿道和直肠；肋骨骨折可损伤胸膜和肺引起血气胸；颅骨骨折常合并颅脑损伤、颅内出血等。要优先处理内脏损伤，待伤员全身情况允许时再处理骨折。

6)关节损伤:累及关节的骨折,可引起关节内出血,关节面不平,形成关节内粘连和机械障碍,使关节活动度减少或形成创伤性关节炎等。如处理及时,复位良好,可避免和减轻上述情况。

7)脂肪栓塞:少见,一般认为手法复位骨折时骨髓腔内脂肪进入破裂的血管内,可引起肺或脑血管脂肪栓塞。目前对脂肪栓塞尚无特效疗法,应注意预防,急救时要妥善固定骨折,复位时手法要轻柔。

8)深静脉血栓形成和肺栓塞:深静脉血栓形成多见于骨盆骨折、股骨骨折,以及有静脉血管损伤、高龄、肥胖等病史者,股静脉或髂静脉血栓有脱离导致肺栓塞、猝死的风险,应高度警惕。深静脉血栓形成的临床表现相对隐匿,可为肢体肿胀,侧支循环建立后,肿胀逐渐消退。对于高危患者应采取物理方法和药物方法预防静脉血栓形成。

9)坠积性肺炎:年老体弱的病员,骨折后长期卧床,不能翻身,易发生坠积性肺炎。应注意多翻身,鼓励患者咳嗽和深呼吸运动。如已发生,除上述措施外,应给予抗生素、给氧、雾化吸入等处理。

(2)晚期并发症

1)一般并发症

A.肾结石:长期卧床可引起全身骨骼失用性脱钙,尿中排钙量增加,可引起肾结石及泌尿系感染。应注意早期活动,多饮水,以防止其形成。

B.压疮:多由于长期卧床,自己不能翻身或石膏压迫引起。脊柱骨折合并截瘫时更易发生。压疮的预防方法在于勤检查,勤翻身,勤按摩和保持局部清洁、干燥。

2)局部并发症

A.关节僵硬与骨质脱钙:长期固定可引起关节僵硬、骨质脱钙和肌肉萎缩,造成肢体功能严重障碍。应注意采取动静结合的疗法。如用石膏固定,去固定后加强活动关节恢复功能。

B. 骨化性肌炎:骨折后骨膜被撕裂移位,其下有血肿形成,机化成肉芽组织,然后骨化,并非因肌肉创伤形成骨质,因此又称损伤性骨化。X线片上相当于肌肉位置显示骨化阴影。骨化性肌炎肘部最为多见,如肱骨髁上骨折或肘关节脱位。肘部损伤后如活动过早,尤其是被动活动,血肿扩散,形成广泛的骨膜下血肿骨化,终致关节僵硬。预防方法是对肘关节骨折脱位并延迟处理,或反复手法操作有可能发生骨化性肌炎者,可应用放射治疗。尤其切除骨化块后为预防术后复发更可应用。在骨化未成熟时期,要适当制动,避免进一步损伤,以后在无痛下进行主动锻炼。待到X线检查发现骨化成熟,一般要9~12个月。患者疼痛消失但关节活动明显受限者,可以手术切除骨化部位,以改善关节功能,但是手术后复发率很高。

C. 缺血性骨坏死:又称骨缺血性坏死,即骨折后因循环不足引起骨质坏死,如手舟骨骨折后舟骨坏死、股骨颈骨折后股骨头坏死及距骨骨折后距骨体坏死等。处理方法是早期复位,固定较长时间,在骨坏死现象消失前不负重。若无菌坏死不能治愈,应考虑手术,如手舟骨坏死可考虑关节融合;如股骨头坏死,可考虑做人工股骨头置换术、人工关节置换或关节融合术;距骨体坏死可考虑做距小腿关节及距下关节融合术。

D. 畸形愈合:骨折对位不良,有重叠及成角畸形,如不纠正,将发生畸形连接。预防的方法是争取早期复位。如畸形过大,影响功能,可手术纠正畸形,重新对位固定。

(常晓 审校:范彧)

第十二节 常见上肢骨折

一、锁骨骨折

【损伤机制】

绝大部分锁骨骨折是因为摔倒时肩部触地所致,少部分情况是锁骨遭受直接打击所致。中段 1/3 为生物力学薄弱区,且附着肌肉与韧带少,故发生骨折比例高于近端与远端段。

【临床表现】

1. 明确外伤史。

2. 肩部疼痛、肿胀、活动受限,患者常以健侧手扶持患肢前臂及肘部,保护患肢内收位以缓解疼痛。

3. **体格检查** 可发现锁骨处肿胀、瘀斑,锁骨行径压痛,可触及骨折端的反常活动。

4. **并发症** 皮肤软组织损伤导致骨折开放,锁骨下血管损伤,臂丛损伤,闭合性胸部损伤,胸锁关节或肩锁关节损伤。

【影像学表现】

锁骨骨折,骨折位置不同,移位的方向往往也不同(图 9-12-1)。

【治疗】

1. **保守治疗** 大多数锁骨骨折可以通过制动等非手术方法治疗。吊带制动的方法已经被证实可以取得和 “8” 字绷带固定同样的效果,患者更易于接受(图 9-12-2,图 9-12-3)。虽然通常无法在解剖位置上愈合,但功能多不受影响。通常制动 4~6 周。

2. **手术治疗**

(1)手术指征:开放性骨折、骨折合并神经血管损伤、皮肤受骨折端刺激可能转变为开放骨折、严重移位和短缩(超过 2cm)。

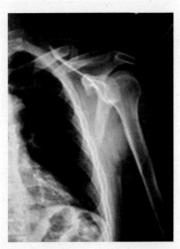

图 9-12-1 肩关节正位 X 线片提示左锁骨中段骨折

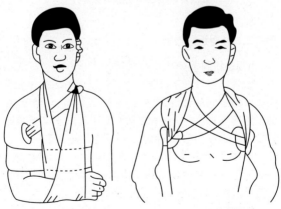

图 9-12-2 上肢吊带制动　　图 9-12-3 "8"字绷带固定

(2)固定方法:接骨板螺钉是最常用的内固定物,髓内针、克氏针也有时有应用(图 9-12-4)。

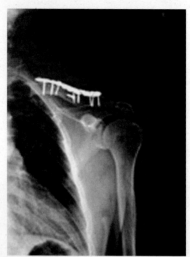

图 9-12-4　图 9-12-1 中所示患者接受手术后
X 线片,可见内固定接骨板螺钉

二、肱骨近端骨折

【损伤机制】

肱骨近端骨折是指肱骨外科颈以远 1~2cm 至肱骨头关节面之间的骨折,包括肱骨头、大结节、小结节、肱骨干近端等的骨折。患者多数为老年人,女性发病率是男性的 2 倍。骨质疏松和跌倒是最大的风险因素。

老年人,尤其是骨质疏松的老年女性,站立位摔倒,同时上肢伸出是最常见的损伤机制。年轻患者多见于高能量损伤,如交通伤。

【临床表现】

1. 明确外伤史。

2. 肩关节疼痛、肿胀、活动受限,肩关节周围可出现皮下瘀斑。患者就诊时常用健侧上肢将患肢固定于胸壁处。

3. 体格检查可于肩关节处触及肿胀、压痛。应特别仔细检查神经血管功能，特别是腋神经。由于疼痛明显无法评估三角肌肌力，所以应当检查肩关节外侧皮肤感觉功能。

【影像学表现及骨折分型】

1. 如肩关节脱位的诊断一样，X线应当进行肩胛骨正位与侧位检查，能更好地评估肱骨头位置与骨折移位程度（图 9-12-5，图 9-12-6）。

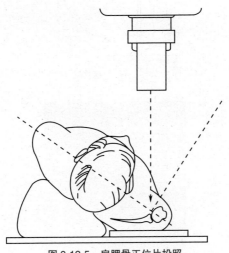

图 9-12-5　肩胛骨正位片投照

2. X线通常能清晰地显示骨折线，必要时可行 CT 扫描 + 三维立体重建（图 9-12-7，图 9-12-8）。

3. 肱骨近端骨折的 Neer 改良分型：肱骨近端有 4 个主要结构，大结节、小结节、肱骨头和肱骨干（图 9-12-9）。当骨折移位 >1cm 或骨折成角 >45° 时定义为某一部分骨折。

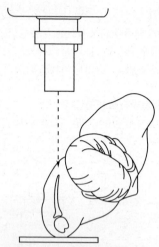

图 9-12-6 肩胛骨侧位片投照

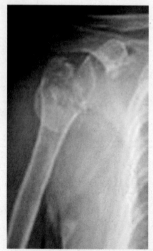

图 9-12-7 X 线片示肱骨外科颈骨折，
明显移位

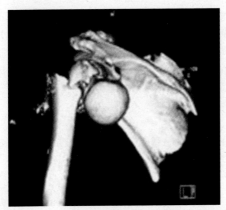

图 9-12-8 CT 三维立体重建示肱骨外科颈、大结节骨折

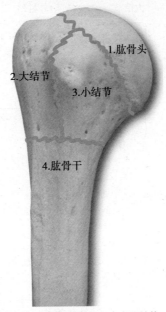

图 9-12-9 肱骨近端的 4 个主要结构

Neer 改良分型可分为(图 9-12-10):一部分骨折,不论骨折线多少,骨折无移位;二部分骨折,解剖颈骨折、外科颈骨折、大结节骨折、小结节骨折;三部分骨折,外科颈合并大结节骨折,外科颈骨折合并小结节骨折;四部分骨折,外科颈合并大、小结节骨折,骨折脱位,关节面骨折。

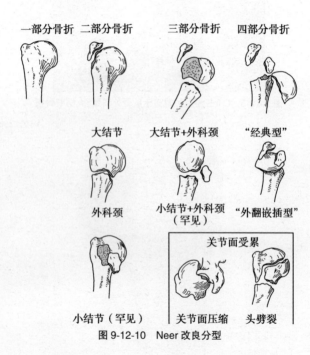

图 9-12-10　Neer 改良分型

【治疗】

1. 非手术治疗　适用于一部分骨折或轻度移位骨折,有手术禁忌或拒绝手术的患者。吊带制动,严格定期复查以及时发现移位。如骨折稳定或嵌插骨折,可于伤后 7~10 天开始肩关节功能锻炼。由钟摆动作开始,逐渐进行全范围活动。

2. 手术治疗

(1)二部分骨折

1)解剖颈骨折:年轻人可考虑切开复位内固定,年老患者可考虑假体置换。

2)外科颈骨折(图 9-12-11):可考虑闭合复位多针经皮固定或切开复位内固定。

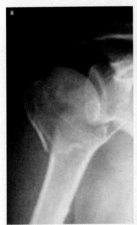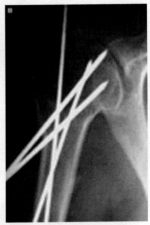

图 9-12-11 肱骨外科颈骨折,闭合复位多针经皮固定

3)大结节骨折:移位 5~10mm,尤其是向上移位者,可导致骨折不愈合和肩峰下撞击,需要手术切开复位内固定,同时修补肩袖损伤。

4)小结节骨折:如影响功能,可考虑切开复位内固定。须警惕伴发的肩关节后脱位。

(2)三部分骨折:往往为不稳定骨折,难以复位或维护复位困难,尽量考虑手术治疗。一般可考虑切开复位内固定(图 9-12-12),年老患者可考虑假体置换。

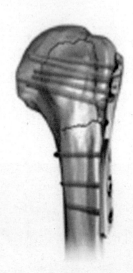

图 9-12-12 肱骨近端骨折的接骨板螺钉固定

(3) 四部分骨折: 除非外展嵌插型, 肱骨头坏死率较高。一般可考虑切开复位内固定, 年老患者可考虑假体置换(图 9-12-13)。

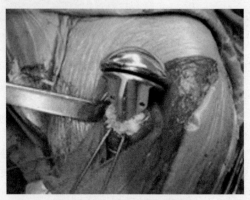

图 9-12-13 人工肱骨头置换术

【并发症】

血管损伤、神经损伤(臂丛和腋神经)、胸部损伤、骨化性肌炎、肩关节活动受限、肱骨头缺血坏死、骨折不愈合和畸形愈合。

三、肘关节周围骨折

(一) 肱骨远端骨折

1. 肱骨远端骨折包括髁上骨折、髁间骨折。

2. 大多数低能量损伤所致肱骨远端骨折是由跌倒时肘部直接受撞击造成,或者是由于跌倒时轴向暴力通过前臂传导至肱骨远端。多见于中老年女性。而年轻人肱骨远端骨折多由于交通伤或运动创伤等高能量损伤造成。

3. 多表现为患侧肘关节肿胀、疼痛。骨性标志常常不易触及。但尺骨鹰嘴和内外髁的相对位置关系变化不大,大致呈等腰三角形。

4. 要仔细进行血管神经检查,髁上骨折的近端可能挫伤或刺穿肱动脉、正中神经或桡神经。严重肿胀者要动态观察血管神经功能,以预防骨筋膜室综合征的发生。

5. 影像学评估包括标准的肘关节正侧位。CT 可以更清晰地显示骨折情况。

6. **治疗原则**

(1)关节面解剖复位。

(2)关节面牢固固定。

(3)恢复关节轴向对位。

(4)将关节面骨块固定于干骺端与骨干。

(5)早期肘关节功能锻炼。

(二) 桡骨头骨折

1. 大部分是由于摔倒所致,高能量损伤包括高处坠落和运动损伤。桡骨头与肱骨小头撞击而骨折,可以是单纯骨折,也可能是肘关节复杂骨折脱位的一部分。常常合并肘关节周围韧带损伤。

2. 典型临床表现为肘部外侧疼痛,肘关节活动尤其是前臂旋转受限,被动旋转前臂可引起明显疼痛。桡骨头处压痛,常合并肿胀。应仔细检查前臂及腕关节,下尺桡关节压痛常常合并 Essext-Lopresti 损伤(桡骨头骨折脱位合并骨间膜及下尺桡关节损伤)。

3. X 线检查包括肘关节正侧位与斜位片。如合并前臂或腕关节疼痛也应摄片检查。CT 检查可进一步明确骨折类型,有助于术前计划的制订,特别是骨折粉碎或移位明显时。

4. 桡骨头骨折常采用 Mason 分型法(图 9-12-14) Ⅰ型,无移位骨折;Ⅱ型,边缘骨折并移位;Ⅲ型,累及整个桡骨头的粉碎性骨折;Ⅳ型,骨折伴有肘关节脱位。

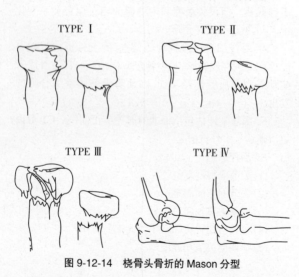

TYPE Ⅰ　　　　　　TYPE Ⅱ

TYPE Ⅲ　　　　　　TYPE Ⅳ

图 9-12-14　桡骨头骨折的 Mason 分型

5. **治疗**　大多数单纯桡骨头骨折都可以采取非手

术治疗,包括吊带制动,疼痛缓解后即可以开始早期功能锻炼。手术切开复位内固定的指征为骨折移位造成前臂旋转受限。对于粉碎严重,无法修复者,有学者使用桡骨头切开或假体置换的方法进行治疗(图9-12-15)。

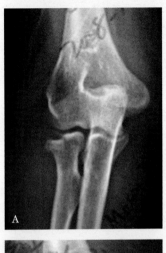

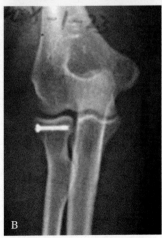

图 9-12-15 桡骨头骨折(A),切开复位螺钉内固定(B)

(三) 尺骨鹰嘴骨折

1. 多见于两种情况,年轻患者多由高能量损伤造成,老年患者则多由轻微暴力所致。直接暴力,如跌倒时肘部触地或直接击打,会造成尺骨鹰嘴的粉碎骨折,相对少见。上肢伸直位跌倒,肱三头肌的突然强力收缩,导致尺骨鹰嘴横形或斜形骨折,相对多见。

2. 临床表现为肘后乃至整个肘关节的肿胀,肘后压痛,骨折部位可触及明显间隙,不能对抗重力主动伸肘,提示肱三头肌伸肘装置连续性丧失。注意检查尺神经功能。

3. X线检查包括标准正侧位 X 线片,其上侧位片上可以显示骨折的范围及粉碎程度、关节面受累程度及是否伴有桡骨头脱位。

4. **治疗**

(1)治疗目标:解剖复位关节面;修复或重建伸肘装置连续性;恢复肘关节功能,防止关节僵硬。

(2)非手术治疗:适用于无移位骨折或无法耐受手术者;一般使用石膏夹板或支具将肘关节制动于屈曲 45°~90° 位 5~7 天,然后开始功能锻炼。功能锻炼时要注意避免主动伸肘,屈肘时不能超过 90°。3 周后可完全去除石膏夹板或支具。

(3)手术治疗:适用于伸肘装置损伤、骨折移位者,切开复位后,可采用张力带钢丝固定,近来也使用接骨板螺钉固定(图 9-12-16,图 9-12-17)。

(四) 复杂肘关节骨折脱位

除了单纯骨折或脱位,对高能量损伤的进一步吸收,还会造成复杂肘关节骨折脱位,会引起肘关节功能的严重障碍,预后较差,需要警惕。这些损伤常需要手术治疗,主要包括以下方面。

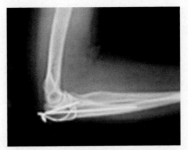

图 9-12-16 尺骨鹰嘴骨折,张力带钢丝内固定

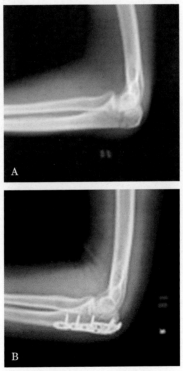

图 9-12-17 尺骨鹰嘴骨折(A),接骨板螺钉内固定后(B)

1. **经尺骨鹰嘴骨折脱位** 发生于肘关节中度屈曲位、前臂背侧遭受高能量的直接暴力作用时。尺骨近端的骨折类型较复杂,可涉及尺骨鹰嘴、冠状突和尺骨近端 1/3~1/2 骨干骨折。与孟氏骨折的区别是尺骨和桡骨均向前脱位,且桡骨和尺骨的解剖关系保持不变,即上尺桡关节保持完好。除非遭受极高能量的暴力,较少有肘关节韧带的损伤和桡骨头骨折。

2. **向后孟氏骨折** 常发生于老年人摔跤、肘关节伸直位手掌着地时。与单纯肘关节后脱位的区别是向后孟氏损伤有尺骨近端骨折并常伴桡骨头骨折,其骨折特点是尺骨冠状突前缘有较大的三角形或四边形骨折块。由于尺骨鹰嘴亦较常发生骨折,因此维持肘关节稳定的骨关节结构完全破坏,而且由于内侧副韧带常同时损伤,桡骨头后脱位时外侧副韧带亦出现损伤,肘关节处于极度不稳定状态。

3. **肘部损伤三联症** 肘关节后脱位时合并桡骨头和尺骨冠状突骨折。特点:肱尺关节后脱位;上尺桡关节多稳定;冠状突骨折绝大多数在其高度 50% 以下,基本为横断骨折,包括前关节囊的附着。

四、桡骨远端骨折

【损伤机制】

桡骨远端骨折是上肢中最常见的骨折,约占急诊治疗骨折的 1/6。老年人桡骨远端骨折的发生与骨质疏松有关,年龄越大发生率越高。最常见的损伤机制为摔倒时手伸直触地,腕关节背伸。

【临床表现】

1. 腕关节肿胀、疼痛、活动受限。

2. 体格检查见不同形式的腕关节畸形及手的位置异常,腕关节肿胀、压痛、瘀斑。应仔细检查血管神经功能,特别是正中神经。

【影像学评估】

应拍摄腕关节正侧位 X 线片,拍摄健侧有助于确定正常的解剖变异及桡骨倾斜。CT 可显示关节面受累情况(图 9-12-18)。

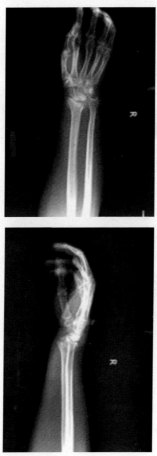

图 9-12-18 腕关节正侧位片示桡骨远端骨折

正常桡骨远端 X 线片的测量：桡侧倾斜角平均 23°（13°~30°）、桡骨茎突长度平均 11mm（8~18mm）、掌倾角平均 11°~12°（0°~28°）。

以人名命名的四种经典桡骨远端骨折见图 9-12-19。

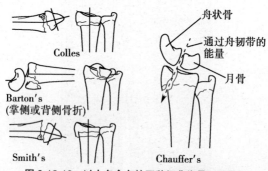

图 9-12-19　以人名命名的四种经典桡骨远端骨折

【治疗】

1. 闭合复位　所有移位骨折都应先行闭合复位，即使需要手术治疗，以减少伤后肿胀、减轻疼痛、减轻对正中神经的压迫。

2. 石膏固定的指征　无移位或轻度移位的骨折；移位骨折复位后稳定；功能要求不高的老年患者。

3. 手术治疗指征　高能量损伤；复位后再移位；关节面骨折粉碎、移位或骨折端分离；干骺端骨折粉碎或骨缺损；丧失掌侧支撑并且继发移位；下尺桡关节对合不良；开放骨折。图 9-12-20 即为图 9-12-18 中的患者接受内固定术后的 X 线片。

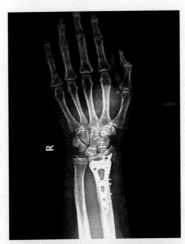

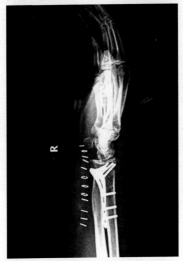

图 9-12-20　图 9-12-18 中的患者接受切开
复位接骨板螺钉固定术后

（常晓　审校：范彧）

第十三节 手外伤的诊治原则

一、手部损伤的一般处理

手部损伤是临床常见急诊,有资料显示,手外伤可占骨科急诊的 60%。处理是否及时和正确,可能关系到患者的生活、工作和学习的能力。因此应及早施行正确的诊断与治疗,对初诊医师提出了很高的要求。

(一)检查和诊断

手外伤同时可合并全身其他部位组织器官损伤,检查时应予注意全面性。局部检查主要有下列各项。

1. 创口 伤口的部位、大小,是切割伤还是撕裂伤;损伤处皮肤缺损情况,残余皮肤能否存活,是否需要植皮;创口深部组织,包括神经、血管、肌腱、骨和关节等损伤情况。手部创口一般较小,断裂的肌腱、神经常向两端回缩,必须认真辨认并做功能检查,以防遗漏。若怀疑有骨折、脱位或异物留存,应行 X 线摄片检查。

2. 血管损伤的检查 注意桡动脉与尺动脉搏动是否减弱或消失。观察手指末梢血液循环情况,有无苍白、青紫、发凉,有无活动性出血,判断是否需做血管吻合。

3. 肌腱检查 注意各组肌腱断裂的特征。

(1)拇长屈肌肌腱断裂:表现为固定拇指的近节,则其远指间关节不能主动屈曲。

(2)指深屈肌肌腱断裂:当固定患指中节,则远侧指间关节不能主动屈曲。

(3)指浅屈肌肌腱断裂:除患指外,将其他三个手指固定于伸直位,让患者屈患指近侧指间关节。若不能自主屈曲,则为指浅屈肌肌腱断裂。

(4)指浅、指深屈肌肌腱同时断裂:用上述两法检查,患指各关节均不能做自主屈曲运动。

(5)伸肌肌腱断裂:伸肌肌腱在手掌背部断裂时,掌指关节不能伸直。当伸肌腱中央腱束断裂时,其近侧指间关节丧失主动伸直能力,而远侧指间关节仍能主动伸直。两侧腱束断裂时,则远侧指间关节不能主动伸直。

4. 神经检查 包括正中神经、尺神经与桡神经损伤的检查,详见本章第十五节。

5. 骨与关节损伤的检查 有骨折者,除局部疼痛与功能障碍外,尚有明显短缩、成角畸形和异常活动,诊断不难。凡考虑有骨与关节损伤,均应摄X线片检查,明确损伤部位、类型及移位等情况。

(二)急救处理和治疗

1. 急救处理 现场急救的目的是止血、减少创口沾染、防止加重损伤和迅速转送,争取早期治疗。

局部创面无须清洗与涂药。简便有效的止血措施是加压包扎。当有较大血管损伤引起大出血,用上述方法不能奏效时,则可以采用止血带止血。上止血带的正确部位应在上臂上1/3处,局部要有衬垫,记录时间,并应每隔1小时松开止血带5~10分钟,以防引起缺血性挛缩或肢体坏死。切忌将止血带绑扎在上臂中下段,以防压迫桡神经。

2. 手部清创术 对开放性损伤,要求在严格的无菌术条件下尽早清创,以减少感染机会。争取在伤后6~8小时内进行。受伤时间超过12小时,则发生感染可能性增加,但并非清创禁忌。

(1)麻醉:根据伤情,可采用1%~2%利多卡因4~10ml局麻、指根麻醉,局麻药内不可加入肾上腺素,以防因血管痉挛引起组织坏死。对较广泛的手外伤,可选用臂丛麻醉或全麻。

(2)气囊止血带的应用:能使术野无血、清晰,便于手术操作,缩短手术时间。其压力不超过250mmHg,一次的时间不超过 1 小时。

(3)刷洗伤肢:范围只限于伤肢正常皮肤,创口内不刷洗。若创口内污染重或有异物,可用棉球或纱布轻拭创面。

(4)创口处理:检查皮肤缺损程度,尽量保留有生机的皮缘,判定是否需要植皮。对于深部组织损伤,争取在清创的同时进行修复。若创面污染重,受伤超过 12 小时以上,或者修复技术有困难,可只行清创,闭合伤口,二期手术修复深部组织。若手外伤同时伴有骨折与脱位,则必须给予相应治疗。

对已失去活力的皮肤应切除,尽量保留健康皮肤。创口无明显皮肤缺损时,采用单纯缝合。若创口纵形越过关节、或与指蹼边缘平行、或与皮肤垂直者,采用 "Z" 字成形术改变切口方向以免日后挛缩,影响手部功能。有皮肤缺损,采用自体中厚游离皮片植皮;不适于游离植皮者,采用带蒂皮瓣移植等修复伤手皮肤缺损。

对受伤时间较长或污染严重的伤口,清创后不缝合伤口,创口用生理盐水纱布引流,观察 3~5 天,延期缝合或行植皮术。

(5)术后处理:清创术后,用石膏托将手固定于功能位,指端外露,便于观察患指血液循环、感觉及运动情况。抬高患肢,减轻肿胀。若局部肿胀明显,应放松包扎绷带减压。术后应用抗生素控制感染和对症治疗。术后 10~14 天切口拆线。带蒂皮瓣移植宜于术后 3~4 周断蒂。伤口愈合后,要尽早解除外固定,行患指功能锻炼。合并肌腱损伤或关节脱位者应外固定 3 周。有骨折者需外固定 4~6 周。深部组织未予修复者,应在创面愈合后 1~3 个月行二期手术修复。

二、常见的手部损伤

(一)手部骨折与脱位

1. 手舟骨骨折 多由间接暴力引起。跌倒时手掌着地,使腕关节骤然背伸与桡偏,舟骨受桡骨茎突冲击造成骨折。骨折后腕关节肿胀,鼻烟窝处压痛,腕部运动功能受限。早期 X 线摄片常看不到骨折线而漏诊。所以,临床怀疑手舟骨骨折,即使 X 线摄片未见骨折,也应按骨折固定。两周后解除外固定,再摄片。明确诊断者继续石膏外固定 6~10 周。若固定不良,可出现骨不连改变。

2. 第 1 掌骨基底部骨折 伤后局部有明显压痛。骨折近端受拇长展肌牵拉向背侧与桡侧移位,远端受拇长屈肌及拇收肌牵拉向掌侧及尺侧移位,骨折向桡背侧成角畸形。于外展位牵引拇指,同时在骨折近端背侧加压,使之复位。然后用短臂石膏固定 4~6 周。第 1 掌骨基底部骨折合并腕掌关节脱位,即 Bennett 骨折:有骨折内侧三角形小骨片,与大多角骨关系不变。骨折外侧断端从大多角骨关节面向外侧背侧移位。复位方法:沿拇指纵轴牵引,于掌骨基底部外侧推压,同时外展拇指,即可复位。复位后,用钢针经第 1 掌骨基底部外侧穿入大多角骨内固定,石膏外固定 4 周。

3. 掌骨干骨折 由于受骨间肌和屈指肌牵拉,骨折多向背侧成角畸形,有异常活动和骨擦音。牵引伤指,同时于手背成角处加压,即可复位。复位后用短臂石膏或小夹板固定 6 周。掌骨多段骨折用手法复位困难,且不稳定者,应行钢针内固定术(图 9-13-1)。

4. 掌骨颈骨折 骨折多向背部成角畸形。复位:一手牵引下屈曲掌指关节成 90°,移位的掌骨头受近节指骨底挤压而被推向背侧;另一手拇指经背侧推压骨折近端使其复位。掌指关节、近指关节屈曲 90° 位,用石膏或直用夹板固定 3~5 周。

5. 指骨骨折 手部常见的骨折,多由直接暴力造成,常为多发性。骨折发生在近指节、中指节或远指节。近节指骨骨折因指屈肌、蚓状肌及指伸肌的作用,多向

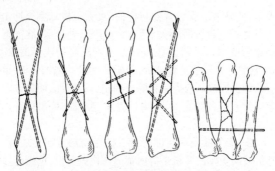

图 9-13-1 掌骨各种类型骨折克氏针内固定的方法

掌侧成角畸形。中节指骨骨折部位不同,移位亦不同。若骨折位于指浅屈肌肌腱附着点远侧,因该肌腱牵拉使骨折向掌侧成角;若骨折位于该肌腱附着点近侧,则向背侧成角畸形。处理:在牵引下屈指,此际挤压成角处即可复位,应用小夹板固定3~4周。对于不稳定性指骨骨折,采用手术复位和钢针内固定(图9-13-2)。

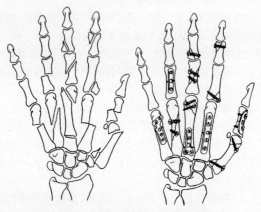

图 9-13-2 手部各种类型的掌、指骨骨折,
以及螺钉和小型接骨板在掌、指骨骨折中的应用

（二）手部切割伤

切割伤特点是切口整齐，沾染较轻，出血较多，易同时并有神经、肌腱及血管损伤。重者造成指端缺损、断指或断肢。对于单纯指端皮肤缺损，无肌腱和骨外露，用中厚皮片植皮闭合创口，皮片取自大腿、前臂等处。指端皮肤缺损，伴有肌腱和骨外露者，可用局部转移皮瓣修复创面。若指端皮肤缺损较多，不能用上法修复时，可行残端修整术。亦可采用皮瓣移植术修复创面，特别是青壮年伤者，如用邻指皮瓣修复皮肤缺损处、鱼际皮瓣修复皮肤缺损、前臂交叉皮瓣修复皮肤缺损、腹部皮瓣修复皮肤缺损等。上述各供皮区皮肤缺损，其张力小者可直接缝合。张力大无法缝合时，于大腿取中厚皮片植皮闭合供皮区皮肤缺损，一般3周左右断蒂。如发生断指，有条件者应尽可能进行再植治疗。

（三）手部挤压伤

手部受到机器、车轮及各种钝器的挤压致伤，常造成掌骨、腕骨和指骨多发骨折与移位，同时并有深部组织，如神经、血管、肌肉和肌腱等碾挫伤，出血、伤口沾染重。轻者，深部组织日后形成大量瘢痕组织，造成晚期严重的功能障碍。重者，发生严重肿胀，导致血液循环障碍，造成肢体坏死。

对这类创伤，治疗极其困难，应及时转诊至专业手外科医师处。治疗除需整复骨折外，清创时必须探查深部组织，将所有因碾挫而失去活力的组织切除，切开有关的深筋膜，术后放置引流条。敷料包扎不应过紧，以防因肿胀引起血液循环障碍，导致肢体坏死。

（常晓　审校：范彧）

第十四节 常见下肢骨折

一、股骨颈骨折

【损伤机制】

1. **低能量损伤** 常见于老年患者,可分为直接损伤和间接损伤两种机制。

(1)直接损伤:表现为摔倒时大转子着地或导致下肢外旋,股骨颈与髋臼后缘发生撞击。

(2)间接损伤:肌肉牵拉的力量超过股骨颈的强度。

2. **高能量损伤** 青壮年患者多为此类损伤机制,常见于高处坠落或车祸伤。

3. **疲劳骨折** 长期的应力作用导致骨折,可见于军人、芭蕾舞演员等。

【临床表现】

1. **症状** 外伤后(尤其是老年人摔倒后)诉髋部疼痛,不敢站立和走路。

2. **体征**

(1)畸形:患肢多有轻度屈髋屈膝及外旋畸形(图9-14-1)。

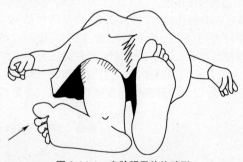

图 9-14-1 患肢明显外旋畸形

（2）疼痛：髋部除有自发疼痛外，移动患肢时疼痛更为明显。在患肢足跟部或大转子部叩击时，髋部也感疼痛，在腹股沟韧带中点下方常有压痛。

（3）肿胀：股骨颈骨折多系囊内骨折，骨折后出血不多，又有关节外丰厚肌群的包围，因此，外观上局部不易看到肿胀。

（4）功能障碍：移位骨折患者在伤后不能坐起或站立，但也有一些无移位的线状骨折或嵌插骨折病例，在伤后仍能走路或骑自行车。对这些患者要特别注意，不要因遗漏诊断使无移位稳定骨折变成移位的不稳定骨折。在移位骨折，远端受肌群牵引而向上移位，因而患肢变短。

（5）患侧大转子升高：表现为①大转子在髂 - 坐骨结节连线之上；②大转子与髂前上棘间的水平距离缩短，短于健侧。

【影像学评估】

对于怀疑股骨颈骨折的患者，应当进行骨盆正位及患侧髋关节侧位 X 线检查。部分无移位的骨折在早期 X 线上很难发现，对怀疑存在股骨颈骨折的此类患者应在 1 周后复查 X 线，此外，MRI 及 CT 检查有助于发现此类无移位的骨折（图 9-14-2）。

基于 X 线的股骨颈骨折的分型对制订骨折的治疗方案及判断预后有很大的帮助，常见的分型如下。

1. **解剖部位分型** 按骨折线在股骨颈的解剖位置将股骨颈骨折分为头下型、经颈型、头颈型和基底型四种，其中头下型发生骨折不愈合及骨坏死的概率最高。但受 X 线投射角度的影响，限制其应用。

2. **Pauwels 分型** 根据骨折线和水平线夹角大小分为 3 型：Ⅰ型夹角 <30°；Ⅱ型夹角 30°~50°；Ⅲ型夹角 >50°。分型夹角度数越大，即骨折线越直，骨折端受到的剪式应力越大，骨折越不稳定，不愈合率随之增加。

Pauwels 分型受 X 线投照角度的影响并且与股骨头缺血性坏死无明显的对应关系(图 9-14-3)。

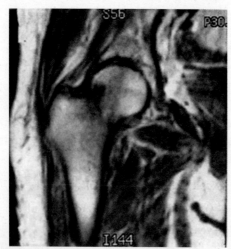

图 9-14-2 MRI 可清晰显示无移位的股骨颈骨折

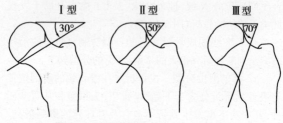

图 9-14-3 股骨颈骨折的 Pauwels 分型

3. **骨折移位程度分型(Garden 分型)** Garden 分型是目前应用最广泛的股骨颈骨折分型(图 9-14-4)。Garden 分型中自 Ⅰ 型至Ⅳ型,股骨颈骨折严重程度递增,而不愈合率与股骨头缺血性坏死率也随之增加。Garden Ⅰ型与Ⅱ型之间,Garden Ⅲ型与Ⅳ型之间没有统计学差异;Garden Ⅰ型、Ⅱ型与 Garden Ⅲ型、Ⅳ型之间没有统计学差异。Thorngren 等建议将股骨颈骨折简单地分为无移位型(Garden Ⅰ型、Ⅱ型)及移位型(Garden Ⅲ型、Ⅳ型)。Garden 分型对于骨折治疗方法的选择和骨折的愈合有较好的相关性,因此这种分型被普遍使用。

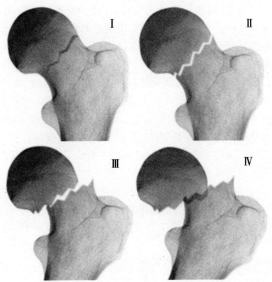

图 9-14-4　股骨颈骨折的 Garden 分型

【治疗】

股骨颈骨折根据骨折类型及患者的一般情况可采取不同的治疗方式。

1. **无移位及嵌插型股骨颈骨折（Garden I型、II型）** 此类骨折占所有股骨颈骨折的 15%~33%。有观点认为此类骨折可保守治疗。但需要引起注意的是，无移位的股骨颈骨折虽然对位关系正常，但稳定性较差。嵌插型股骨颈骨折的骨折端相互嵌插，常有轻度内翻。由于骨折端嵌入骨松质中，其内在的稳定性也不可靠。此外，保守治疗需要长期卧床，难以护理，可导致压疮、深静脉血栓、呼吸系统感染等并发症。因而对 Garden I型、II型骨折，除非患者有明显手术禁忌证，均应考虑手术治疗，以防止骨折再移位，并减少患者卧床时间，减少骨折并发症的发生。常用的手术技术包括 3 枚空心加压螺钉固定术、滑动螺钉侧板系统等（图 9-14-5，图 9-14-6）。

2. **移位型股骨颈骨折（Garden III型、IV型）** 此类骨折易发生股骨头坏死及骨折不愈合（图 9-14-7）。因而如无手术禁忌，均应采取手术治疗。治疗原则：①解剖复位，可通过手法复位、牵引手术床复位或切开复位来达到复位；②内固定，可通过 3 枚空心拉力螺钉固定术或滑动螺钉侧板系统来达到骨折端的加压及固定（图 9-14-8）；③对于高龄、骨折移位严重的患者，可考虑行人工关节置换术，根据患者年龄及一般状况不同可选择股骨头置换或全髋关节置换术（图 9-14-9）。

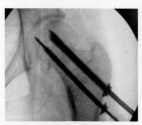
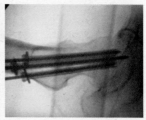

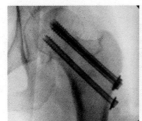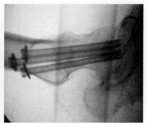

图 9-14-5　3 枚空心钉固定无移位股骨颈骨折

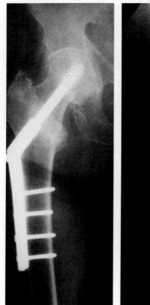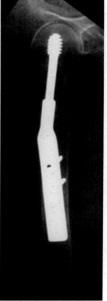

图 9-14-6　滑动加压髋螺钉系统

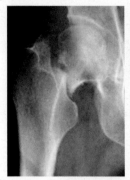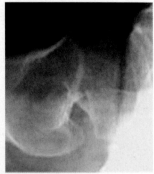

图 9-14-7 移位的股骨颈骨折

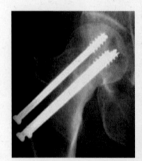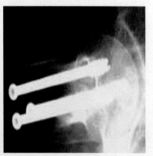

图 9-14-8 对图 9-14-7 中移位的股骨颈骨折进行复位,应用 3
枚空心钉进行固定后

【并发症】

1. **骨折不愈合** 发生于约 5% 无移位骨折及 25%
移位骨折,老年患者推荐行人工关节置换术,青壮年患
者可行股骨近端截骨术。

2. **股骨头坏死(图 9-14-10)** 约 10% 无移位骨折及
30% 移位骨折可发生股骨头坏死,早期病变可行保护性
负重或髓芯减压,对于晚期病变可行人工关节置换术。

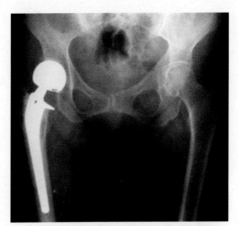

图 9-14-9　人工股骨头置换治疗股骨颈骨折

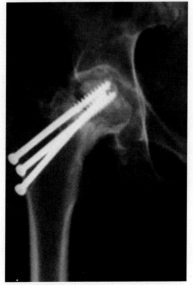

图 9-14-10　股骨颈骨折内固定术后,不愈合伴股骨头坏死

3. **内固定失败**(图 9-14-11) 表现为内固定物松动、断裂或脱出,主要与骨质疏松及手术技术相关,需手术翻修,可行再次内固定或改行人工关节置换术。

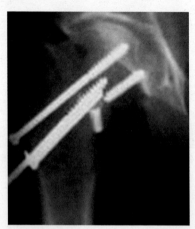

图 9-14-11 股骨颈骨折空心螺钉固定术后内固定失败

4. **关节脱位** 见于人工关节置换术者,总发生率为1%~2%。

二、股骨转子间骨折

股骨转子间骨折系指股骨颈基底至小转子水平以上部位所发生的骨折。

【损伤机制】

1. 老年患者多为跌倒所致。

2. 青壮年患者多为高能量损伤结果,如高处坠落及车祸伤。

3. 骨折多为暴力直接撞击大转子所致。

【临床表现】

1. **症状** 外伤后(尤其是老年人摔倒后)诉髋部疼

痛,不敢站立和走路,应想到粗隆间骨折的可能。

2. **体征**

(1)畸形:患肢多有明显屈髋屈膝及外旋畸形(外旋可超过90°)(图9-14-12)。

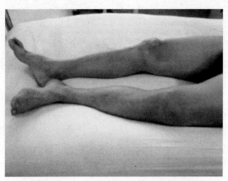

图9-14-12 患肢明显短缩、外旋畸形

(2)疼痛:髋部除有自发疼痛外,移动患肢时疼痛更为明显。在患肢足跟部或大转子部叩打时,髋部也感疼痛。

(3)大转子周围皮下瘀斑。

(4)功能障碍:患者伤后不能坐起或站立。

【影像学评估】

借助X线可诊断绝大多数股骨转子间骨折。对于怀疑股骨转子间骨折的患者,应当进行骨盆正位及患侧髋关节侧位X线检查。部分无移位的骨折在早期X线上很难发现,MRI及CT检查有助于发现此类无移位的骨折(图9-14-13)。

基于X线的转子间骨折的分型有助于确定骨折的治疗方案。常用的分型方法为Evans分型(图9-14-14),分为顺转子间骨折(Ⅰ~Ⅳ)及反转子间骨折(R)两大类

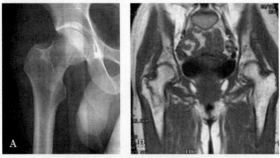

图 9-14-13 股骨转子间骨折的影像学表现
A. X 线片未见明显骨折线；B. MRI 可见转子间骨折线。

型：顺转子间骨折分为分别为：骨折无移位，为稳定骨折；骨折部分移位，大小转子完整；小转子游离，骨折移位、内翻畸形，或者大转子游离为单独骨块；除转子间骨折外，大小转子成为单独骨块、内翻畸形。R 型为逆转子骨折，骨折线自大转子下方斜向内上方，到达小转子上方。

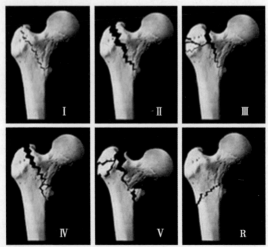

图 9-14-14 股骨转子间骨折的 Evans 分型

【治疗】

1. 保守治疗 由于保守治疗所需卧床时间长,易导致肺部感染、压疮、深静脉血栓等严重并发症,转子间骨折保守治疗死亡率可高达20%。因而对于无手术禁忌者,均推荐进行手术治疗。对于存在手术禁忌者,可考虑使用皮牵引或"丁"字鞋进行保守治疗,保守治疗期间需重点防治相关并发症。股骨转子间血供丰富,易于愈合,不易导致股骨头坏死。

2. 手术治疗 对于无手术禁忌的股骨转子间骨折,推荐手术治疗,以期减少卧床时间、尽快恢复活动能力,减少相关并发症的发生。手术先行牵引复位,内固定系统可选择钉板系统、滑动加压髋螺钉系统及髓内钉系统(图9-14-15~图9-14-17)。对于极少数发生股骨头坏死、骨折不愈合的患者,可考虑行人工股骨头置换,需要指出的是,转子间骨折的骨折线一般较低,多需采用带股骨距的假体。

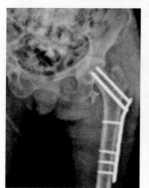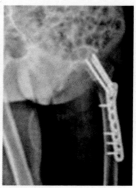

图 9-14-15 钉板固定系统

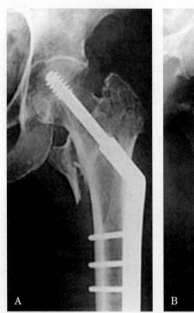
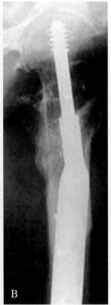

图 9-14-16 滑动加压髋螺钉系统

【并发症】

1. 卧床相关并发症,如压疮、肺部感染、泌尿系感染、深静脉血栓等。

2. 内固定相关并发症与骨质疏松及手术技术有关,一旦发生,需重新内固定或改行人工关节置换术(图 9-14-18)。

3. 骨折不愈合发生率 <2%,一旦发生,如骨量好,可考虑再次行复位内固定或截骨,对于老年患者,则建议行人工关节置换术(图 9-14-19)。

4. 股骨头坏死极少见于股骨转子间骨折。

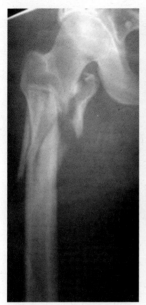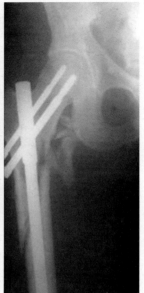

图 9-14-17　髓内钉系统

三、髌骨骨折

【损伤机制】

1. **直接损伤**　暴力直接作用于髌骨,导致髌骨骨折。

2. **间接损伤**　最为常见,表现为膝关节半屈曲状态时股四头肌肌腱剧烈收缩导致髌骨骨折,常见为横形骨折,伸膝功能丧失。

3. **直接、间接联合损伤**　髌骨同时遭受直接及间接暴力,如高处坠落。

【临床表现】

1. **症状**　外伤后不能行走,膝前剧烈疼痛、肿胀,局部可见瘀斑,伸膝功能障碍。

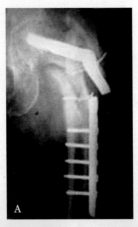

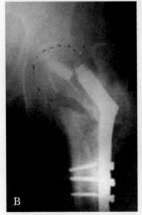 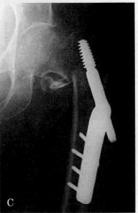

图 9-14-18 内固定失败
A.接骨板断裂;B.螺钉断裂;C.螺钉脱出。

2. 体征 局部明显肿胀,可见皮下瘀斑,可触及髌骨缺损,伸膝功能受损。对于高能量损伤,还需要警惕有无邻近部位受伤。

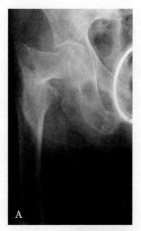

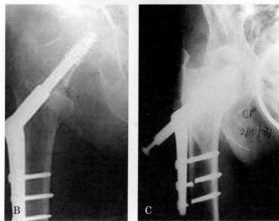

图 9-14-19 股骨转子间骨折术后不愈合
A. 股骨转子间骨折;B. 术后骨折复位固定良好;C. 随访中发现
骨折不愈合伴内固定断裂。

【影像学评估】

借助 X 线可确诊大多数髌骨骨折,应常规拍摄前后位、侧位 X 线片,髌骨轴位 X 线有助于发现软骨损伤,但是在急诊情况下有时难以获得。CT 扫描有助于了解骨折的详细情况。根据 X 线可做出髌骨骨折的描述性分型:无移位或移位;星形、粉碎、横断、垂直及上下极。

【治疗】

1. 保守治疗 适应于无移位或轻度移位的骨折,使用屈膝 10° 位长腿石膏托前后固定。

2. 手术治疗 开放性骨折必须急诊手术。手术方法主要有环形缝扎、张力带缝合、双半环髌骨周围缝合及髌骨部分或全部切除(图 9-14-20)。近年来,也有医师选择使用拉力空心螺钉或拉力空心螺钉与张力带结合来治疗髌骨骨折。

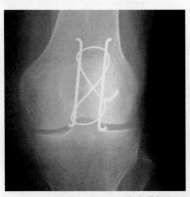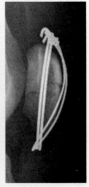

图 9-14-20 张力带钢丝固定技术

【并发症】

1. 感染,多见于开放性骨折。

2. 内固定失败,多与骨质疏松有关。

3. 再发骨折,与骨质量较差有关。

4. 骨折不愈合,发生率约 2%,对年老患者,可行髌骨部分切除,对年轻患者可再次行复位内固定。

5. 骨坏死,多见于近端骨折块。

6. 创伤性关节炎,可见于高达 50% 患者,对于症状明显者,应行手术干预。

7. 膝关节活动受限,继发于膝关节长期制动或软组织损伤后机化。

8. 内固定相关疼痛,可能需要去除内固定物。

9. 伸膝功能障碍,多数患者可出现伸膝欠缺约 5° 情况,但一般不引起相关症状。

10. 髌骨不稳定。

四、胫骨平台骨折

【损伤机制】

在受到内、外翻应力及轴向负荷时,可导致胫骨平台骨折。在青壮年多为高处坠落或车祸伤,老年人则可因单纯摔倒导致。

【临床表现】

1. 症状 外伤后出现膝关节肿胀、疼痛及活动障碍;伴发神经血管损伤时可有局部的缺血、失神经支配症状。

2. 体征

(1)局部肿胀,软组织损伤。

(2)膝关节韧带损伤可导致出现相应的膝关节不稳定体征。

(3)血管、神经损伤可导致出现相应的缺血及失神经支配症状。

(4)存在骨筋膜室综合征时可出现特征的"5P"症状,体格检查时应引起充分注意。

【影像学评估】

一般情况下,X 线可帮助明确诊断,CT 扫描及重建技术有助于详细了解骨折的具体情况;MRI 可帮助了解关节内半月板、韧带等软组织结构的损害情况,并可帮助发现隐匿骨折。

常用的骨折分型为基于 X 线的 Schatzker 分型（图 9-14-21）。Ⅰ型：外侧平台的单纯楔形骨折或劈裂骨折；Ⅱ型：外侧平台的劈裂压缩性骨折；Ⅲ型：外侧平台单纯压缩性骨折；Ⅳ型：内侧平台骨折，其可以是劈裂性或劈裂压缩性；Ⅴ型：包括内侧平台与外侧平台劈裂的双髁骨折；Ⅵ型：同时有关节面骨折和干骺端骨折，胫骨髁部与骨干分离，即所谓的骨干 - 干骺端分离，通常患者有相当严重的关节破坏、粉碎、压缩及髁移位。

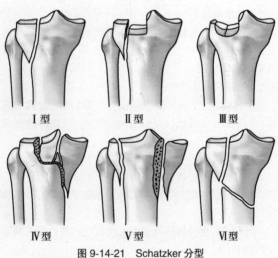

图 9-14-21　Schatzker 分型

【治疗】

1. 保守治疗 适应于无移位或轻度移位的 Schatzker Ⅰ型骨折或塌陷 ≤ 1cm 的 Ⅱ型或 Ⅲ型骨折，采用长腿石膏固定，根据骨折类型予相应的内翻或外翻处理。

2. **手术治疗** 由于胫骨平台骨折为关节内骨折,故多主张早期手术治疗。需要指出的是,由于所受暴力巨大,在制订手术方案时需要充分考虑局部软组织的情况。手术可使用接骨板、螺钉内固定系统(图 9-14-22),对于塌陷明显者需要进行植骨支撑。在治疗骨折时联合使用关节镜有助于直视下恢复关节面平整,并可帮助处理伴发的半月板及韧带损伤。

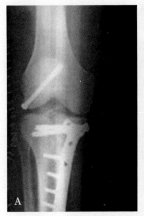 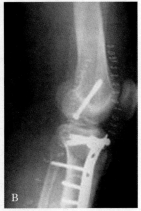

图 9-14-22 胫骨平台骨折的接骨板、螺钉内固定
A. 术后膝关节正位片;B. 术后膝关节侧位片。

【并发症】

1. 关节强直,多因关节内广泛软组织损伤所致。

2. 感染,多见于局部软组织情况差,手术时机选择不恰当。

3. 血管神经损伤。

4. 骨筋膜室综合征。

5. 创伤性关节炎及关节内游离体。

五、距小腿关节骨折

【损伤机制】

距小腿关节骨折多为联合应力所致,机制复杂,多为间接暴力所致。张力强大常造成撕脱骨折,呈横断型,在距骨移位侧常因铰链或旋转伤力导致斜形、螺旋形或粉碎性骨折。

【临床表现】

1. 症状　外伤后局部疼痛伴活动障碍,伴有肿胀及不同程度的畸形。

2. 体征　局部可见肿胀、皮下瘀斑及畸形,需要指出的是,由于应力传递,距小腿关节骨折可能伴发近端胫骨、腓骨的骨折,因而在体格检查时应触诊胫腓骨全长。

【影像学评估】

应当常规拍摄距小腿关节正侧位及踝穴位 X 线片,多数骨折通过 X 线可以获得确诊。CT 扫描可帮助详细了解骨折的具体情况。MRI 有助于帮助判断软组织损伤的情况。

距小腿关节骨折最经典的分型为 Lauge-Hansan 分型(图 9-14-23)。根据损伤机制,距小腿关节骨折分为 4 型:旋后内翻型、旋后外旋型、旋前外旋型、旋前外展型。第一个词代表受伤时足的位置,第二个词表示致伤暴力的方向。

【治疗】

1. 保守治疗　适用于下胫腓关节完整的易于复位稳定的骨折或存在手术禁忌证的骨折,在牵引状态下复位,石膏固定 6~8 周,去石膏后活动,逐渐负重。

2. 手术治疗　手术的适应证为:难以复位的骨折、不稳定骨折、开放骨折或可能存在距骨移位或踝穴增宽的不稳定骨折。常用的内固定系统为接骨板、螺钉内固定系统(图 9-14-24)。

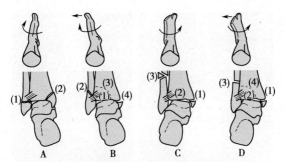

图 9-14-23　Lauge-Hansan 分型

A. 旋后内翻型:(1)外踝骨折;(2)内踝骨折。B. 旋后外旋型:(1)下胫腓联合损伤;(2)外踝骨折;(3)后踝骨折;(4)内踝骨折。C. 旋前外展型:(1)内踝骨折;(2)下胫腓联合损伤;(3)外踝骨折。D. 旋前外旋型:(1)内踝骨折;(2)下胫腓联合损伤;(3)外踝骨折;(4)后踝骨折。

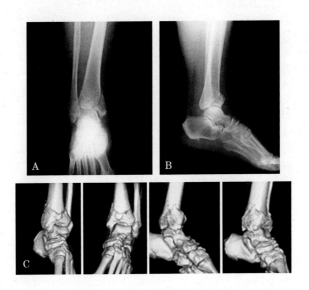

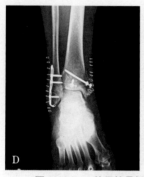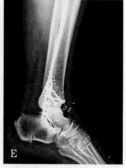

图 9-14-24　使用接骨板螺钉内固定系统治疗
复杂距小腿关节骨折

A. 术前正位片;B. 术前侧位片;C. 术前三维立体 CT 重建;
D. 术后正位片;E. 术后侧位片。

【并发症】

1. 骨折不愈合,多见于保守治疗,可通过理疗、手术植骨等来进行干预。

2. 骨折畸形愈合,外踝多表现为短缩及旋转畸形,内踝过长可导致距小腿关节不稳定。

3. 切口问题及感染,与局部软组织情况差、手术时机的选择有关。

4. 创伤性关节炎,多与未达到解剖复位有关。

5. 下胫腓关节融合,与下胫腓关节固定有关,多无症状。

6. 距小腿关节活动障碍。

7. 骨筋膜室综合征,罕见,但可引起严重后果,需引起充分重视。

(常晓　审校:范彧)

第十五节　常见周围神经损伤的诊断与治疗原则

一、常见上肢周围神经损伤

人的主要工作能力来自上肢,上肢周围神经损伤及不及时的诊治往往会导致患者终身残疾。所以骨科医师要及时判断出上肢周围神经损伤,避免漏诊,并能对具体损伤神经做出初步的判断。

（一）上肢周围神经简介

上肢周围神经来自臂丛,可按照根、干、股、束、支的顺序进行记忆(图 9-15-1)。

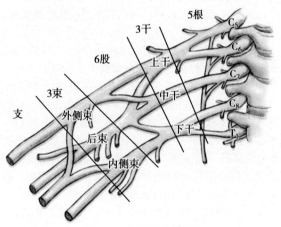

图 9-15-1　上肢周围神经

1. **根**　由第 5~8 颈神经及第 1 胸神经根的前支组成。

2. **干**　在前斜角肌外缘由颈 5、颈 6 组成上干,颈 7

单独为中干,颈 8 和胸 1 组成下干。

3. **股** 在锁骨中段平面,上、中、下各干分为前后两股。

4. **束** 上、中干的前股组成外侧束,下干前股为内侧束,三干的后股共同组成后束。

5. **支** 最后形成臂丛的五大分支;外侧束分成肌皮神经和正中神经外侧头,内侧束分成尺神经和正中神经内侧头,后束分出腋神经和桡神经。正中神经的内、外侧头分别在腋动脉两侧至其前方组成正中神经。

(二)上肢周围神经分支

上肢周围神经损伤的诊断主要依靠外伤史及细致的神经查体。

1. **肌皮神经** 臂丛外侧束发出,沿肱二头肌深面下行,肌支支配前臂前群肌,皮支分布于前臂前外侧半皮肤。肌皮神经损伤后,可出现前臂外侧皮肤感觉减退;屈肘力量减低。

2. **正中神经** 由外侧束和内侧束的外、内侧头组成,伴肱动脉下行至肘窝,在前臂前群深浅两层之间下降,经腕管入手掌。肌支主要支配前臂大部分屈肌,皮支主要分布于手掌桡侧三指半及相应手掌皮肤。正中神经在腕部和肘部位置表浅,易受损伤,特别是腕部切割伤。正中神经损伤后,拇指对掌功能障碍和手的桡侧半感觉障碍,特别示、中指远节感觉消失,肘上损伤则所支配的前臂肌亦麻痹,另有拇指和示、中指屈曲功能障碍。远期因肌肉萎缩可导致"猿手"畸形。

3. **尺神经** 臂丛内侧束发出,初伴肱动脉下降,继而绕过尺神经沟至前臂伴尺动脉入手掌。其在腕上约 5cm 发出手背支至手背尺侧皮肤。肌支主要支配前臂尺侧一个半屈肌(尺侧腕屈肌和指深肌尺侧半)和大多数手肌。皮支主要分布手掌尺侧一个半指、手背尺侧两个半指及相应手掌、手背皮肤。尺神经损伤后,因骨间肌、蚓状肌、拇收肌麻痹所致环、小指爪形手畸形及手指内收、外展障碍,以及手部尺侧半和尺侧一指半手指感觉障碍,小指感觉消失。肘上损伤除以上表现外另有环、小指末节屈曲功能障碍,一般仅表现为屈曲无力。远期可出现"爪形手"畸形。

4. 桡神经 从臂丛后束发出,在肱骨中下 1/3 交接处紧贴肱骨,沿桡神经沟下行至前臂及手背,肌支主要支配手背和前臂后群肌及前群的肱桡肌,皮支主要分布于手背桡侧两个半手指及相应手背皮肤。肱骨中下 1/3 交接处骨折最容易引起桡神经损伤,主要表现为伸腕、伸拇、伸指、前臂旋后障碍及手背桡侧和尺侧 3 个半手指背面皮肤,主要是手背虎口处皮肤麻木。典型体征为"三垂":垂腕、垂拇、垂指;如损伤位于肘关节以远,则伸腕动作可保留。

5. 腋神经 从臂丛后束发出,绕肱骨外科颈行向后方,肌支支配三角肌,皮肤支分布于肩部皮肤。腋神经损伤后,上臂"臂章"处皮肤感觉障碍,肩外展障碍或力量减退,陈旧损伤可因三角肌萎缩而出现"方肩"。

(三) 诊治原则

神经损伤一旦明确,应转由手外科或显微外科专科医师接诊,尽早进行神经探查和修复。

1. 正中神经挤压所致闭合性损伤 应予短期观察,如无恢复表现则应手术探查,如为开放损伤应争取一期修复,错过一期修复机会者,伤口愈合后应尽早手术修复。神经修复后感觉功能一般都能恢复,运动功能无法恢复者,可行肌腱移位修复。

2. 尺神经损伤 尺神经修复后手内肌功能恢复较差,特别是高位损伤,应尽早修复神经外,腕部尺神经运动与感觉神经已分成束,可采用神经束缝合,以提高手术效果。

3. 桡神经 肱骨骨折所致桡神经损伤多为牵拉伤,

大部分可自行恢复,在骨折复位后,应观察 2~3 个月,如肱桡肌功能恢复则继续观察,否则可能是神经断伤或嵌入骨折断端之间,应手术探查。如为开放性损伤应在骨折复位的同时探查神经并修复,晚期功能无法恢复者,可行肌腱移位重建伸腕、伸拇、伸指功能。

二、常见下肢周围神经损伤

下肢神经损伤较上肢神经损伤少见。其重要的神经是位于前方的股神经和位于后方的坐骨神经。

(一)坐骨神经损伤

1. 诊断 坐骨神经分别起自腰 4、腰 5 和骶 1、骶 2、骶 3 的前后股,包围在一个结缔组织壳中。至腘窝尖端分为胫神经和腓总神经,在大腿的分支支配股二头肌、半腱肌、半膜肌。损伤症状依据损伤平面而定,在臀部的高位损伤可使股后部肌群及小腿和足部所有肌肉全部瘫痪,膝关节不能屈曲,距小腿关节与足趾运动功能完全丧失,足下垂。小腿后外侧和足部感觉丧失。如在股后中下部损伤,则腘绳肌正常,膝关节屈曲功能保存。

2. 治疗 坐骨神经损伤预后较差,尤其是高位损伤,应尽早手术探查,根据具体情况行神经松解或修复手术。

(二)胫神经损伤

胫神经发自坐骨神经,其运动支支配腓肠肌、比目鱼肌、跖肌、腘肌、胫骨后肌、趾长屈肌和拇长屈肌。下行至跟腱与内踝之间,通过屈肌支持带,分成足底内外侧神经。

1. 诊断 胫神经支配小腿后部及足底肌肉,瘫痪后不能跖屈和内翻,出现仰趾外翻畸形,行走时足跟离地困难。足内肌瘫痪引起弓状足和爪状趾畸形。小腿后外侧、足外侧缘、足跟及各趾会出现感觉障碍,足底常会伴有溃疡。

2. 治疗 根据损伤情况可做一期缝合、减压松解术。

(三) 腓总神经损伤

腓总神经自坐骨神经分出,在绕过腓骨颈后分为腓深神经和腓浅神经两终支。支配腓骨长短肌、胫前肌、蹈长伸肌及趾长伸肌。

1. 诊断 该神经损伤后,由于小腿伸肌属的胫前肌、蹈长伸肌、趾长短伸肌和腓骨长短肌出现瘫痪,出现患足下垂。小腿外侧和足背感觉消失。

2. 治疗 在手术及其他治疗时应注意预防腓总神经的损伤,如已发生瘫痪,依据具体情况做相应的治疗。

(常晓 审校:范彧)

第十六节 常见关节脱位的诊治

关节脱位指关节稳定性结构受到损伤,使关节面失去正常的对合关系。由暴力所致的关节脱位称为创伤性脱位,必有软组织损伤(关节囊、韧带、肌腱)、关节腔血肿,常伴相邻骨端骨折,可并发神经血管损伤。

治疗原则:早期复位(关节脱位是急症,要先于骨折的处理);妥善固定;适宜的功能锻炼。

一、肩关节脱位 / 盂肱关节脱位

【损伤机制】
1. 前脱位(图 9-16-1)
2. 后脱位(图 9-16-2)

前脱位占95%以上,又分为喙突下脱位(最常见)、盂下脱位、锁骨下脱位、胸内脱位(罕见)(图 9-16-3)。

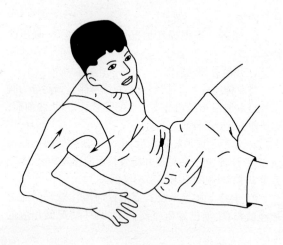

图 9-16-1　肩关节前脱位的典型受伤姿势

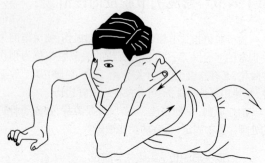

图 9-16-2　肩关节后脱位的典型受伤姿势

【临床表现】

1. 肩关节疼痛、活动受限。

2. 肩关节"方肩"畸形(肩关节饱满外形消失,肩峰相对突出,肩盂空虚),Dugas 征阳性(患侧手搭至对侧肩部后、肘部不能贴胸,如肘部贴胸后、手不能触及对侧肩部)(图 9-16-4)。

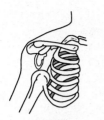 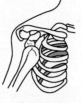 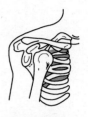

盂下脱位　　　　　喙突下脱位　　　　　锁骨下脱位

图 9-16-3　常见的肩关节前脱位分型

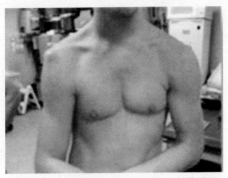

图 9-16-4　肩关节前脱位后,可见"方肩"畸形

3. 合并腋神经损伤者,三角肌收缩无力、肩外侧腋神经分布区感觉障碍。

4. 肩胛骨正位与侧位、肩关节腋位 X 线片提示盂肱关节脱位(图 9-16-5~ 图 9-16-7)。

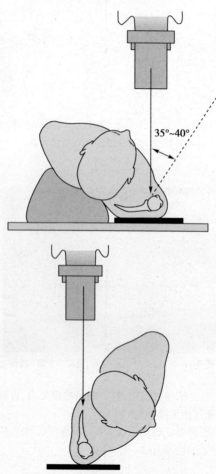

图 9-16-5 肩胛骨正侧位 X 线投照体位

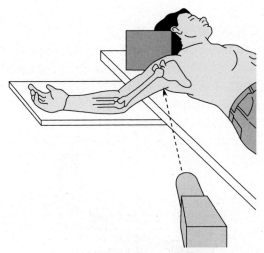

图 9-16-6　肩关节腋位 X 线投照体位

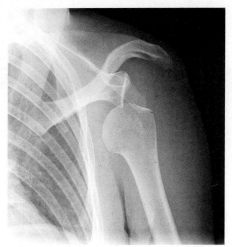

图 9-16-7　肩关节盂下脱位 X 线片

【治疗】

1. 手法复位

(1) Hippocrates 法：医师站于患者的患侧，沿患肢畸形方向牵引，牵引应缓慢持续，同时以足蹬于患侧腋窝，逐渐增加牵引力量，轻柔旋转上臂，可小心借用足作为杠杆支点，内收上臂，即可完成复位。复位时，常能感到肱骨头滑动和听到复位响动（图 9-16-8）。

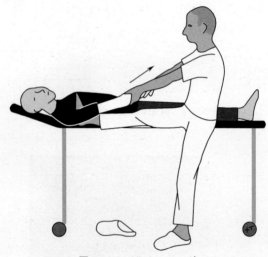

图 9-16-8　Hippocrates 法

(2) Stimson 法：患者俯卧于床，患肢垂于床旁，用布带将 2.3~4.5kg 重物悬吊于患者手腕，自然牵拉 10~15 分钟，患肩因疲劳而逐渐松弛，肱骨头可在持续牵引中自动复位。有时需内收患侧上臂，或自腋窝外向上轻推肱骨头，或轻旋上臂而获得复位（图 9-16-9）。该悬吊复位法具有安全、有效等优点。

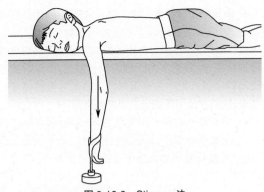

图 9-16-9　Stimson 法

2. **复位妥善制动**　患肢内收于胸前,腋窝可加垫,以三角巾悬吊或将上肢以绷带与胸壁固定,亦可采用专用支具制动(图 9-16-10)。40 岁以下患者宜制动 3~4 周;40 岁以上患者,制动时间可相应缩短,因为年长者复发性肩关节脱位发生率相对较低,而肩关节僵硬却常有发生。年龄越大,制动时间越应减少,宜早期实行功能锻炼。

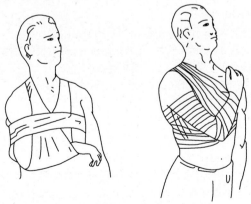

图 9-16-10　肩关节脱位复位后的固定方法

3. **肩关节功能锻炼** 应于制动解除以后,而且应循序渐进,切忌操之过急。老年患者固定时间短,更不能忍痛进行超限活动,否则会使已损伤修复不完善的软组织增加伤害,形成更多的纤维组织和瘢痕,导致肩关节的活动障碍更严重。主动逐渐增加活动可慢慢撕开轻微粘连,使活动范围得到最大限度的恢复。

4. **切开复位指征** 闭合复位不成功,多有软组织阻挡;肩胛盂骨折移位,影响复位和稳定;合并大结节骨折,肱骨头复位成功后大结节骨折块不能复位;肱骨头移位明显,提示肩袖损伤严重,复位后不稳定。

二、肘关节脱位

【损伤机制】

后脱位占 90% 以上,前脱位为 1%~2%,其余不足 10% 为侧方脱位。后脱位机制多为摔倒时上肢处于伸直位,手掌触地,暴力传导至肘关节,尺骨鹰嘴处产生杠杆作用,使尺桡骨近端脱向肱骨远端后方。

【临床表现】

1. 肘关节肿胀、疼痛,固定于半伸直位,活动受限(图 9-16-11)。

2. 肘后三角关系破坏,肘后明显空虚感。

3. 肘关节 X 线片,尤其是侧位片,提示尺骨鹰嘴与肱骨滑车正常关系丧失(图 9-16-12)。

【治疗】

1. **手法复位**

(1)俯卧位(单人操作):于腕部轴向牵引前臂,于肘后向远端推挤尺骨鹰嘴,逐渐屈肘,即可复位(图 9-16-13)。

(2)俯卧位(双人操作):助手握住腕部轴向牵引前臂,术者双手握住上臂远端,用双拇指向远端推挤尺骨鹰嘴(图 9-16-14)。

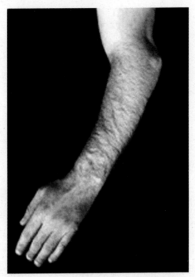

图 9-16-11 肘关节后脱后，弹性固定于
半伸直位，尺骨鹰嘴明显突出畸形

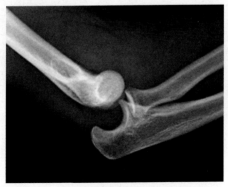

图 9-16-12 肘关节侧位 X 线片可见
肱尺关节对应关系异常

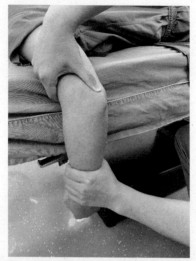

图 9-16-13 俯卧位单人操作肘关节脱位复位

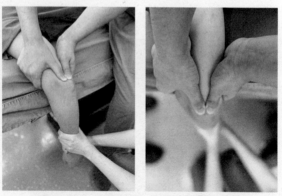

图 9-16-14 俯卧位双人操作肘关节脱位复位

（3）术者站在患者前面，将脱位肢体抬起，环抱术者腰部，使肘关节处于半屈曲位。以一手握住患者腕部，沿前臂纵轴做持续牵引,另一手拇指压住尺骨鹰嘴,亦沿前臂纵轴方向做持续推挤动作,持续一段时间后可听到响声(图 9-16-15)。

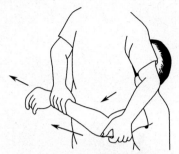

图 9-16-15 肘关节后脱位的复位方法,拇指压在尺骨鹰嘴突上

(4)复位成功后,肘后三角关系恢复正常,肘关节活动度恢复正常;行 X 线片复查以确保复位成功。

2. 制动。复位成功后,可用石膏夹板或支具将肘关节制动于屈肘 90° 的功能位,一般制动不超过 3 周。

3. 复位失败,或者超过 3 周的陈旧性肘关节脱位,应实施切开复位。

三、髋关节脱位

【损伤机制】

高能量损伤,致伤暴力巨大,近 50% 的髋关节脱位患者合并有其他部位骨折。早期并发症:坐骨神经损伤,血管损伤,髋臼骨折;远期并发症:股骨头坏死,再脱位,继发性骨关节炎,骨化性肌炎,慢性髋痛。

髋关节脱位 10%~15% 为前脱位,其余为后脱位;伴有髋臼骨折的中心性脱位最为少见。

【临床表现】

1. 高能量创伤史,如交通伤、高处坠落或工业事故。

2. 髋部剧烈疼痛、活动受限。常出现关节脱位的专有体征。如前脱位为患肢外展、外旋、屈曲畸形(图9-16-16),后脱位为短缩、内收、内旋畸形(图9-16-17)。

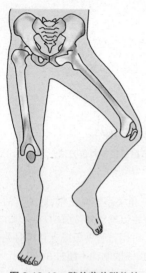
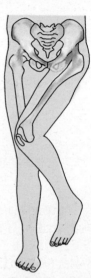

图 9-16-16 髋关节前脱位的大体观

图 9-16-17 髋关节后脱位的大体观

3. X线提示股骨头从髋臼内移出。在髋关节 X 线正位上,后脱位时,股骨头多向上移位,且股骨小转子影变小或消失,提示下肢内旋(图9-16-18);而前脱位时,股骨头多向下移位,小转子影变大,提示股骨外旋(图9-16-19)。

4. 务必重视合并伤与并发症的诊断与治疗,包括重要脏器损伤、合并骨折、患肢血管与坐骨神经损伤等。

【治疗】

1. 闭合复位

(1)髋关节周围肌肉强大,需要全麻或椎管内麻醉,以充分放松肌肉。

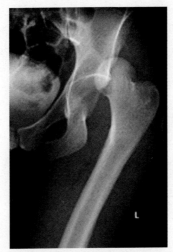

图 9-16-18 髋关节后脱位的 X 线表现

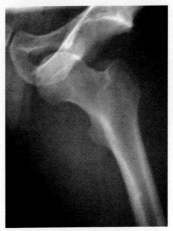

图 9-16-19 髋关节前脱位的 X 线表现

(2) 前脱位的复位：以 Allis 法最常用 (图 9-16-20，图 9-16-21)。患者仰卧位，术者握住患肢腘窝处，使髋关节轻度屈与外展，并沿着股骨纵轴向持续牵引；助手在对侧以双手按住大腿上 1/3 的内侧面与腹股沟处施加压力。术者在牵引下做内收及内旋动作，完成复位。两次手法复位不成功提示关节囊或软组织卡压，需要切开复位，切勿暴力复位。

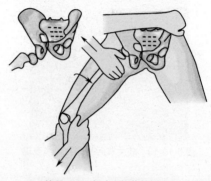

图 9-16-20　使用 Allis 法对髋关节前脱位复位的模式图

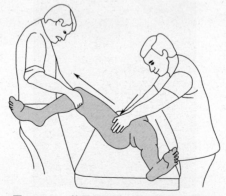

图 9-16-21　使用 Allis 法对髋关节前脱位复位

(3)后脱位的复位

1)Allis 法：又称提拉法,患者仰卧位,助手用双手按住髂嵴以固定骨盆,术者面对患者站立,屈膝屈髋各 90°后,用双手握住或用前臂套住患肢腘窝,进行持续牵引,直至复位,牵引过程中还可以进行适度外旋。复位成功时可感到明显的弹跳与响声,之后畸形消失,髋关节活动恢复(图 9-16-22)。

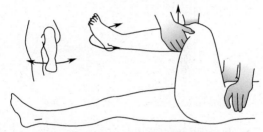

图 9-16-22 Allis 法复位髋关节后脱位

2)Stimson 法：患者俯卧于床上,患肢悬于复位台边,使患肢处于屈髋屈膝各 90° 位,在此位置下,助手负责固定骨盆。悬垂一段时间后,待肌肉放松后,术者于小腿后方向前施加力量,同时轻柔地旋转患肢以完成复位(图 9-16-23)。

2. 复位完成后,行 X 线透视或摄片明确复位成功,并行稳定性检查：中立位时屈髋 90°,然后施加向后的力量,如果有任何半脱位的感觉,则提示不稳定,需要进一步检查,并严格牵引制动。

3. 髋关节 CT 检查排查髋臼骨折。

4. 复位后处理：如复位后稳定,则短期卧床后即可保护下负重 4~6 周；如复位后不稳定,则进行骨牵引 4~6 周后,再保护下负重。

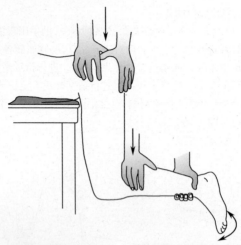

图 9-16-23 Stimson 法复位髋关节后脱位

5. 切开复位指征：闭合复位失败；复位后影像学示髋臼与股骨头中心未重合；需要行骨块切除或切开复位内固定的髋臼或股骨头骨折；同侧股骨颈骨折。

四、掌指与指间关节脱位

【损伤机制】

背侧脱位最为常见，为关节遭受过伸暴力的结果。

【临床表现】

1. 明确外伤史。

2. 掌指关节或指间关节疼痛、过伸固定、活动受限（图 9-16-24，图 9-16-25）。

3. X 线提示关节对位异常（图 9-16-26，图 9-16-27）。

【治疗】

1. 手法复位：首先屈腕以放松屈肌肌腱，以利复位；避免过度纵向牵引手指，因为可能会使掌板嵌入关节内；然后屈曲背侧脱位关节，一般即可获得复位。

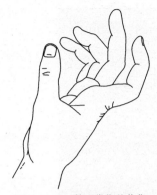

图 9-16-24 第 2 掌指关节背
侧脱位

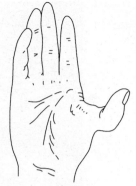

图 9-16-25 拇指掌指关节
背侧脱位

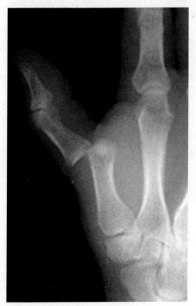

图 9-16-26 拇指掌指关节背侧脱位 X 线表现

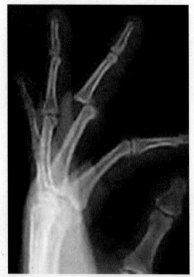

图 9-16-27　近侧指间关节背侧脱位 X 线表现

2. 如复位失败,常常提示复杂脱位,多是由于掌板嵌入关节间隙所致,多见于示指,如图 9-16-28。

3. 证实复位成功后,石膏夹板或支具制动 3 周(图 9-16-29,图 9-16-30)。

4. 如复位失败,或合并有完全侧副韧带损伤,则需要切开复位修复。

五、桡骨头半脱位

【损伤机制】

桡骨头半脱位多见于 5 岁以下的小儿,因其桡骨颈环状韧带薄弱,在小儿前臂被提拉时,桡骨头向远端滑移,恢复原位时,环状韧带上半部不及退缩,卡压在肱桡关节内。

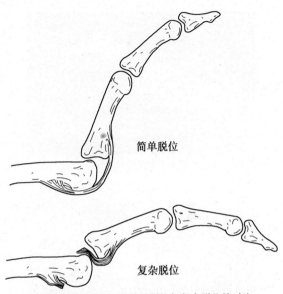

图 9-16-28 掌指关节简单脱位与复杂脱位的对比

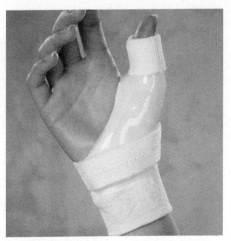

图 9-16-29 拇指掌指关节脱位复位后制动

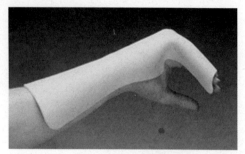

图 9-16-30 第 2~5 指掌指关节脱位复位后制动

【临床表现】

1. 5 岁以内的患儿,有上肢被牵拉史。

2. 肘部疼痛,拒触,活动受限。

3. 肘关节略屈曲,桡骨头处可有压痛。

4. 一般根据病史即可诊断,无须进行 X 线检查,除非有肱骨髁上骨折可能。

【治疗】

术者一手握住患儿腕部,另一手握住肱骨远端,将前臂轴向牵引、外旋的同时屈肘 90°,即可复位。复位成功时可有轻微弹响感(图 9-16-31)。患儿抬起患肢取物,即说明复位成功。复位后不必固定。

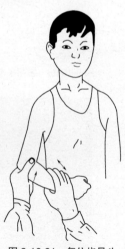

图 9-16-31 复位桡骨头半脱位

(常晓 审校:范彧)

第一节 泌尿系结石

【背景知识】

泌尿系结石(urolithiasis)成因为尿路管道中的病理性矿化,是泌尿系统的常见疾病(图 10-1-1)。根据部位分为肾和输尿管的上尿路结石及膀胱和尿道的下尿路结石。约 20% 患者存在梗阻、感染、解剖及生理异常,称为继发性结石;约 80% 患者未发现存在异常情况,属于原发性结石。尿石症发病率存在明显性别差异,男性多于女性,上尿路结石男女比例约为 3:1,下尿路结石为6:1。多数患者于 20~50 岁青壮年发病。我国南部地区因气候炎热、易造成缺水、尿浓缩而发病率较北部地区高。高温作业者、外科医师、飞行员及厨师患尿石症者多见。尿石的成分最常见为含钙结石,如草酸钙、与感染相关的磷酸钙结石,可呈较大的桑葚状或鹿角状,在酸性溶液中易溶解;其次为 X 线不显影的尿酸结石,呈豆粒状或泥沙状,在 pH>6 时可能溶解;胱氨酸结石见于高胱氨酸尿患者;黄嘌呤结石罕见,X 线不显影;多数结石为混合成分,含钙越多则于 X 线检查中显影越清晰。

临床表现因结石所在部位不同而有异。肾与输尿管结石的典型表现为肾绞痛与血尿,在结石引起绞痛发作以前,患者没有任何感觉,由于某种诱因,如剧烈运动、劳动、长途乘车或凌晨等,结石嵌顿或移动时,突然出现一侧腰部剧烈的绞痛,并向下腹及会阴部放射,伴有腹胀、恶心、呕吐、程度不同的血尿,多以急诊就诊;如结石合并感染可有全身或局部症状,尿内可见大量脓细胞。如结石引起梗阻可出现肾积水,肾功能可能异常。如为孤立肾、双肾结石、尿道结石可突发无尿。

下尿路结石除血尿外可出现排尿困难、尿频、尿急、尿痛等尿路刺激征。疼痛的部位多位于下腹及会阴,可放射至背部、髋部、足底，伴大汗淋漓。膀胱结石的特点为类圆形，可出现排尿过程中尿线突然中断，改变体位后能缓解；而膀胱内固定不活动、非类圆形的结石可能位于膀胱憩室内。已有残余尿或较大结石者可无症状。膀胱结石多因前列腺增生或尿道狭窄等尿路梗阻因素引起。

结石的存在容易刺激周围尿路上皮产生炎症、水肿及合并感染，如为长期慢性刺激可使细胞变性、鳞状上皮化生，甚至癌变。

尿石症患者的年龄高峰在 25~40 岁，女性有两个高峰，即 25~40 岁及 50~65 岁。出现第二个高峰可能与女性绝经及骨质疏松有关，2%~3% 的结石病发生在 2~6 岁的儿童，常与尿路感染、先天畸形有关。男女之比为 (3.1~9.46)：1，各地区差异较大，其中男性患尿路结石是女性的 1~2 倍。尿石症的发病情况，地区差异非常明显。根据 1976 年和 1980—1983 年两次的调查，我国尿结石的发病占泌尿外科住院患者的比率大致是黄河以北低于 14%，长江以南为 22%~45%，个别省市可达 50% 以上。我国部分地区是结石高发区，如珠江三角洲、湖南南部地区、山东胶东地区、河南豫西地区、广西玉林地区、淮河中下游地区、东北松嫩平原地区等。

代谢性尿石，最为多见，是由于体内或肾内代谢紊乱而引起，如甲状腺功能亢进、特发性尿钙症引起尿钙增高、痛风引起尿酸排泄增加、肾小管酸中毒时磷酸盐大量增加等。形成的结石多为尿酸盐、碳酸盐、胱氨酸黄嘌呤结石。

继发性或感染性结石，主要为泌尿系统的细菌感染，特别是能分解尿素的细菌和变形杆菌可将尿素分解为游离氨，使尿液碱化，促使磷酸盐、碳酸盐以菌团或脓块为核心而形成结石。此外，结石的形成与种族（黑种人发病少）、遗传（胱氨酸石遗传趋势）、性别、年龄、地理环境、饮食习惯、营养状况及尿路本身疾病,如尿路狭窄、前列腺增生等均有关系。

草酸钙结石质硬,粗糙,不规则,常呈桑葚样,棕褐色。磷酸钙、磷酸镁铵结石易碎,表面粗糙,不规则,灰白色、黄色或棕色,在 X 线片中可见分层现象,常形成鹿角形结石。尿酸结石质硬,光滑或不规则,常为多发,黄或红棕色,纯尿酸结石在 X 线片中不被显示。胱氨酸结石光滑,淡黄至黄棕色,蜡样外观。

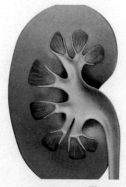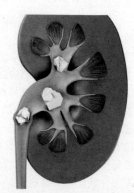

图 10-1-1 泌尿系结石

【接诊要点】

1. **现病史** 主要了解有无临床症状、发病年龄、职业,疼痛的部位、性质、发作情况,是否伴随血尿,有无感染、排尿困难、典型尿线中断及尿路刺激征等表现。

2. **既往史** 有无结石病史或排石史,了解患者有无饮水量少、饮食结构不合理、高温作业、结石高发区生活等情况,有无家族结石史,是否存在有无先天性泌尿系统解剖异常、甲状旁腺功能亢进、高草酸尿症、胱氨酸尿症、肾小管酸中毒等疾病或痛风等代谢异常病史。有无过量摄入钙、草酸和蛋白质。做详细的代谢评估。

3. 体格检查 上尿路结石绞痛发作时患侧或对侧肋脊角皆可有压痛或叩击痛,无症状患者可无阳性体征或患侧肋脊角轻叩痛;下尿路结石可无阳性体征,如结石较大者,男性经直肠、女性经阴道及下腹行双合诊可能触及结石,或于会阴、阴茎处直接触及结石。

4. 辅助检查

(1)尿常规检查:了解有无红细胞、白细胞、脓细胞、晶体、pH 等。

(2)B 超检查:最常用,3mm 以上的结石可有强回声并后方声影,直观、方便、无创伤,可同时了解结石存在与否、个数、所在位置及是否随体位改变。

(3)泌尿系统 X 线平片(KUB):90% 以上的结石可显影,右肾结石应加拍侧位片以和胆囊结石鉴别。

(4)CT:CT 的诊断结果准确率最高,可利用 CT 值对结石成分进行初步分析(泌尿系双能量 CT 平扫 + 结石成分分析)。

(5)MRI:MRI 费用高,检出率并不十分理想。对于一些可疑的泌尿系肿瘤有重要的检查价值。

(6)其他:如诊断困难,必要时可行静脉肾盂造影(intravenous pyelography,IVP)、逆行性肾盂造影、尿道造影、膀胱镜、尿道镜等检查,同时全面评估是否存在肾功能异常、输尿管肿瘤、肾积水、尿路多发结石及泌尿系统畸形。如发现存在下尿路结石或继发性结石,应积极寻找是否存在上尿路结石或原发性结石,并同时了解有无肾积水及肾功能受损。

5. 鉴别诊断

(1)肾结石:见表 10-1-1。

表 10-1-1 肾结石常见的鉴别诊断

	肾结石	急性胆囊炎	急性阑尾炎	肾盂肾炎
发病诱因	饮水少、体位改变	饱餐、进食油腻	无	无
疼痛性质	阵发性剧烈腰腹痛	右上腹绞痛	转移性右下腹痛	患侧腰痛
伴随症状	血尿	发热	发热	高热、尿路刺激征
一般情况	发作间期一般情况较好	食欲缺乏、乏力	食欲缺乏、乏力	乏力
体征	肋脊角叩击痛	墨菲征(+)	麦氏点压痛	肋脊角叩击痛
X 线片	多可见结石影像	胆囊结石阴影在侧位片上位于脊柱前缘之前	无结石影像	无结石影像
B 超检查	肾结石	胆囊结石	未见结石	未见结石
尿常规	可有红、白细胞	无异常	无异常	脓尿

(2)输尿管结石：发作时疼痛剧烈,多嵌顿于输尿管第二、三狭窄处。

1)输尿管肿瘤：症状以血尿为主,疼痛不明显,可留尿查肿瘤细胞,B 超检查可鉴别,但应注意结石合并肿瘤的情况。

2)输尿管息肉：可无症状,体积较大时可造成输尿管梗阻,亦可合并结石。

(3)膀胱结石：B 超特点为可随体位改变,有良性前列腺增生、长期卧床或尿道狭窄等。应与膀胱肿瘤、盆腔静脉石、淋巴结钙化、肠道肠石等相鉴别,行膀胱镜检查可明确诊断。

(4)尿道结石应与尿道异物鉴别,可行 X 线检查明确,必要时行尿道镜直接观察。

【治疗】

1. 急症处理 肾绞痛、完全性梗阻及感染应立即处理。其中,孤立肾和双侧尿路结石引起完全性梗阻无尿合并肾功能严重受损者,应立即手术或穿刺造瘘引流解除梗阻;存在感染应给予广谱敏感抗生素抗感染治疗。肾绞痛应及时给予足量、充分的解痉及镇痛,推荐应用药物如下。

(1)非甾体抗炎药:具有中等程度的镇痛作用。常用药物:①吲哚美辛,栓剂 60~100mg,置肛,或 25mg 口服。②双氯芬酸钠,50mg,肌内注射,还能够减轻输尿管水肿,降低疼痛复发率。

(2)阿片类镇痛药:常用药物有氢吗啡酮(5~10mg,肌内注射)、哌替啶(50~100mg,肌内注射)、布桂嗪(50~100mg,肌内注射)和曲马多(100mg,肌内注射)等。

(3)解痉药:①M 胆碱受体拮抗药,如山莨菪碱(10~20mg,肌内注射或静脉滴注),可以松弛输尿管平滑肌,缓解痉挛;②黄体酮(20mg,肌内注射)可以抑制平滑肌的收缩而缓解痉挛;③钙通道阻滞药,如硝苯地平(10mg,每日 3 次,口服或舌下含化),对缓解肾绞痛有一定的作用;④ α 受体拮抗药,如坦洛新(4mg,每晚 1 次,口服),可缓解输尿管平滑肌痉挛。

2. 择期处理

(1)排石治疗

1)适应证:①结石直径 <0.6cm;②结石表面光滑;③结石以下尿路无梗阻;④结石未引起尿路完全梗阻,停留于局部位少于 2 周;⑤特殊成分的结石,如尿酸结石和胱氨酸结石推荐采用排石疗法;⑥经皮肾镜、输尿

管镜碎石及 ESWL 术后的辅助治疗。

2）方法

A. 每日饮水 2 000~3 000ml，昼夜均匀。

B. 双氯芬酸钠栓剂，推荐应用于输尿管结石应用。

C. 口服 α 受体拮抗药（坦洛新）或钙通道阻滞药。

D. 中医中药，如尿石通、八正散、三金排石汤、和四逆散等；针灸可以作为辅助疗法。

E. 溶石疗法。①尿酸结石：口服别嘌醇，根据血、尿的尿酸值调整药量；口服枸橼酸氢钾钠（友来特）或碳酸氢钠片，以碱化尿液维持尿液 pH 在 6.5~6.8。②胱氨酸结石：口服枸橼酸氢钾钠（友来特）或碳酸氢钠片，以碱化尿液，维持尿液 pH 在 7.0 以上。治疗无效者可应用青霉胺，注意药物副作用。

F. 适度运动，根据结石部位的不同选择体位排石。

G. 必要时适当应用抗生素控制感染或预防尿路感染。

（2）不同成分和病因的治疗：如为代谢异常或甲状旁腺功能亢进等因素导致结石，应积极治疗原发病，去除病因或去除病因同时取出结石。

（3）外科治疗

1）上尿路结石

A. 体外冲击波碎石术（extracorporeal shock wave lithotripsy，ESWL）

①特点：无创、相对损伤性小、并发症少、恢复快、不需麻醉，但不能直接取石。

②原理：将体外冲击波聚焦于结石后将其碎成泥沙状，经尿道随尿液排出体外而达到治疗目的（图 10-1-2）。

③适应证：直径 <2cm 的单个肾盂肾盏结石（首选）及部分输尿管结石；结石以下尿路无狭窄；手术残留或术后复发的肾结石；已控制感染的感染性肾结石；直径 ≤ 1cm 上段输尿管结石首选；中下段输尿管结石可选。

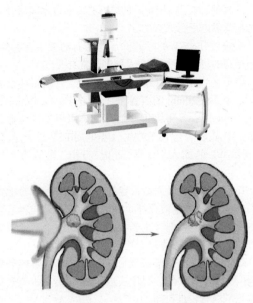

图 10-1-2 ESWL 操作示意图

④禁忌证：妊娠；凝血机制异常；严重心血管疾病；活动性结核；远段尿路器质性梗阻；非结石梗阻所致的肾功能不全；尿路感染；体形过胖；憩室内结石，且颈口狭小。

⑤并发症：输尿管内结石碎片堆积形成长段串状的"石街"，可引起肾盂积水及重度感染，应及时恢复尿路通畅，必要时需手术取石；发热多在碎石后 1~3 天出现，伴有腰酸痛，适当给予抗生素，注意有无梗阻；血尿、肾实质和肾周出血、皮肤出血一般予对症处理均能缓解；肾功能改变多为一过性，但孤立肾及既往肾病史患者应密切关注；心脏并发症应立刻停止碎石，必要时请心内科协助治疗。

⑥其他：位于输尿管内的结石必要时可用输尿管镜逆推至肾盂内后行 ESWL。

⑦疗效：ESWL 的疗效除了与结石的大小有关外，还与结石的位置、化学成分及解剖异常有关。

结石的大小：结石越大，需要再次治疗的可能性就越大。直径 <20mm 的肾结石应首选 ESWL 治疗；直径 >20mm 的结石和鹿角形结石可采用经皮肾镜取石术（PNL）或联合应用 ESWL。若单用 ESWL 治疗，建议于 ESWL 前插入双 J 管，防止"石街"形成阻塞输尿管。

结石的位置：肾盂结石容易粉碎，肾中盏和肾上盏结石的疗效较下盏结石好。对于下盏漏斗部与肾盂之间的夹角为锐角、漏斗部长度较长和漏斗部宽度较窄者，ESWL 后结石的清除不利。

结石的成分：磷酸铵镁和二水草酸钙结石容易粉碎，尿酸结石可配合溶石疗法进行 ESWL，一水草酸钙和胱氨酸结石较难粉碎。

解剖异常：马蹄肾、异位肾和移植肾结石等肾脏集合系统的畸形会影响结石碎片的排出，可以采取辅助的排石治疗措施。

⑧ ESWL 治疗次数和治疗间隔时间：推荐 ESWL 治疗次数不超过 3~5 次（具体情况依据所使用的碎石机而定），否则，应该选择经皮肾镜取石术。治疗的间隔时间目前无确定的标准，但多数学者通过研究肾损伤后修复的时间，认为间隔的时间以 10~14 天为宜。

B. 经皮肾镜取石术（percutaneous nephrolithotomy, PCNL）

①特点：能直视下发现结石并碎石取石，可与 ESWL 配合治疗结石，损伤比开放手术及反复 ESWL 小（图 10-1-3）。

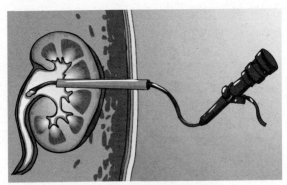

图 10-1-3　经皮肾镜操作示意图

②适应证：所有需开放手术干预的肾结石，包括完全性和不完全性鹿角结石、≥2cm 的肾结石、有症状的肾盏或憩室内结石、体外冲击波难以粉碎及治疗失败的结石；输尿管上段 L_4 以上、梗阻较重或长径 >1.5cm 的大结石；或因息肉包裹及输尿管迂曲、体外冲击波碎石（ESWL）无效或输尿管置镜失败的输尿管结石；特殊类型的肾结石，包括小儿肾结石梗阻明显、肥胖患者的肾结石、肾结石合并肾盂输尿管连接部梗阻或输尿管狭窄、孤立肾合并结石梗阻、马蹄肾合并结石梗阻、移植肾合并结石梗阻，以及无积水的肾结石等。

③禁忌证：未纠正的全身出血性疾病；严重心脏疾病和肺功能不全，无法承受手术者；未控制的糖尿病和高血压者；盆腔游走肾或重度肾下垂者；脊柱严重后凸或侧弯畸形、极肥胖或不能耐受俯卧位者亦为相对禁忌证，但可以采用仰卧、侧卧或仰卧斜位等体位进行手术；服用阿司匹林、华法林等抗凝血药者，需停药 2 周，复查凝血功能正常才可以进行手术。

④并发症：出血，压迫止血，出血较多需输血，必要

时行选择性肾动脉栓塞,甚至开放手术探查;肾盂穿孔,放置输尿管支架管及肾造瘘管,充分引流,Ⅱ期治疗结石;稀释性低钠血症,予高渗盐水、利尿、吸氧等治疗;肾周积脓,重在预防,术后保持输尿管导管、肾造瘘管通畅;邻近脏器损伤,相应损伤处理。

C. 输尿管镜取石术(图 10-1-4)

①适应证:输尿管中、下段结石;ESWL 失败后的输尿管上段结石;ESWL 后的"石街";结石并发可疑的尿路上皮肿瘤;ESWL 定位困难的、X 线不显影的输尿管结石及阴性肾结石(<2cm);ESWL 术后残留的肾下盏结石;嵌顿性输尿管及肾下盏结石,ESWL 治疗的效果不好;极度肥胖、严重脊柱畸形,建立 PCNL 通道困难;结石坚硬(如水草酸钙结石、胱氨酸结石等),不利于 ESWL 治疗;伴盏颈狭窄的肾盏憩室内结石。

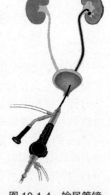

图 10-1-4 输尿管镜技术操作示意图

②禁忌证:基本同 PCNL。

D. 开放性手术:包括肾切除术;肾盂肾窦切开取石或肾盂、肾实质切开取石术;肾实质切开取石术;肾部分切除术。由于 ESWL 及 PCNL 普遍开展,现已较少应用开放手术治疗结石,除了复杂多发鹿角状结石、曾 ESWL 或 PCNL 治疗失败、合并感染、患肾无功能或同时合并肿瘤等情况存在时,应考虑进行开放性手术。

E. 肾结石治疗的选择见表 10-1-2。

表 10-1-2 肾结石治疗的选择

结石类型	直径 ≤ 20mm (表面积 ≤ 300mm^2)	直径 >20mm (表面积 >300mm^2)	鹿角形结石
含钙结石	1. ESWL 2. PNL	1. PNL 2. ESWL 或支架 + ESWL 3. PNL+ ESWL	1. PNL 2. PNL+ESWL 3. ESWL+PNL 4. 开放手术
感染性结石或结石合并感染	积极的抗感染治疗后若无梗阻,处理同其他类型的结石	积极的抗感染治疗后若无梗阻,处理同其他类型的结石	1. 抗生素 +PNL 2. 抗生素 +PNL+ESWL 3. 抗生素 +ESWL+PNL 4. 抗生素 +ESWL+ 局部灌注溶石药物 5. 抗生素 + 开放手术
尿酸 / 尿酸盐结石	1. 口服溶石药物 2. 支架 + ESWL+ 口服溶石药物	1. 口服溶石药物 2. 支架 + ESWL+ 口服溶石药物	1. PNL 2. PNL+ESWL 3. PNL/ESWL+ 口服溶石药物 4. ESWL+PNL
胱氨酸结石	1. ESWL 2. PNL 3. 开放手术或腹膜后腹腔镜手术	1. PNL 2. PNL+ ESWL 3. PNL+ 软性肾镜 4. 开放手术或腹膜后腹腔镜手术	1. PNL 2. PNL+ESWL 3. ESWL+PNL

用数字(1,2,3,4)表示治疗方案选择的顺序。如果两种治疗方案具有相同疗效则被标记相同的数字。首选者标记为1。

F. 输尿管结石治疗的选择见表 10-1-3。

表 10-1-3　输尿管结石治疗的选择

结石类型	上段输尿管结石	中段输尿管结石	下段输尿管结石
含钙结石	1. 原位 ESWL 2. 上推后 ESWL 3. 半硬或软输尿管镜碎石 4. 经皮顺行输尿管镜取石	1. 原位 ESWL, 俯卧位 1. 半硬或软输尿管镜碎石 2. 插输尿管导管或静脉造影下 ESWL 2. 上推后 ESWL 3. 经皮顺行输尿管镜取石	1. 原位 ESWL 1. 硬/半硬输尿管镜+激光、气压弹道、超声碎石 2. 输尿管导管+ESWL
感染性结石或结石合并感染	积极的抗感染治疗后若无梗阻,处理同其他类型的结石		
尿酸/尿酸盐结石	1. 支架+口服溶石药和局部灌注溶石 2. 静脉/逆行造影下原位 ESWL+口服溶石药和局部灌注溶石 3. 半硬或软输尿管镜碎石 4. 经皮顺行输尿管镜取石	1. 原位 ESWL, 俯卧位 1. 半硬或软输尿管镜碎石 2. 插输尿管导管或静脉造影下 ESWL 2. 支架+口服溶石药和局部灌注溶石 3. 经皮顺行输尿管镜取石	1. 静脉造影下原位 ESWL 1. URS+碎石 2. 输尿管导管(+造影剂)+ESWL 3. PN+顺行造影+原位 ESWL

续表

结石类型	上段输尿管结石	中段输尿管结石	下段输尿管结石
胱氨酸结石	1. 原位 ESWL 2. 上推后 ESWL 3. 半硬或软输尿管镜碎石 4. 经皮顺行输尿管镜取石	1. 原位 ESWL，俯卧位 1. 半硬或软输尿管镜碎石 2. 输尿管导管 + ESWL 2. 上推后 ESWL 3. 经皮顺行输尿管镜取石	1. 原位 ESWL 1. 硬/半硬输尿管镜 + 激光、气压弹道、超声碎石 2. 输尿管导管 + ESWL

　　用数字(1,2,3,4)表示治疗方案选择的顺序。如果两种治疗方案具有相同疗效则被标记相同的数字。首选者标记为 1。

　　2)下尿路结石
　　A. 膀胱结石的治疗原则：①取出结石；②纠正形成结石的原因。
　　B. 经尿道膀胱结石的腔内治疗：创伤小且能同时处理膀胱内较单纯的其他病变。①首选经尿道激光碎石术；②推荐经尿道气压弹道碎石术；③经尿道机械碎石术；④经尿道激光碎石术；⑤经尿道液电碎石术。
　　C. 耻骨上切开膀胱取石术：取石时可同时一并去除病因及因结石引起的并发症，如膀胱憩室、前列腺增生、膀胱颈硬化、膀胱肿瘤等。
　　D. ESWL 治疗膀胱结石：儿童膀胱结石多为原发性结石，可选择 ESWL；成人原发性膀胱结石 ≤ 3cm 可以采用 ESWL。
　　E. 尿道结石：大部分后尿道的结石可以采取类同膀胱结石的腔内治疗方法；如可触及活动的尿道结石可以液体石蜡润滑后挤出，或以尿道探子逆推入膀胱，按膀脱结石处理；嵌顿的尿道结石可行切开取石术，主要并发症为尿道狭窄；如结石长期嵌于后尿道，取出后可能出现尿失禁。

3. 预防成石 养成勤饮水习惯，保持每日饮水量在2 000~3 000ml；积极预防及控制可能存在的代谢性疾病；避免过量摄入钙和草酸。

Tips：

1. 泌尿系 X 线片发现右肾结石需加拍 X 线侧位片或行超声与胆囊结石鉴别。

2. 肾结石发作间期一般情况较好，其他急腹症多食欲缺乏、乏力明显。

3. 存在肾绞痛并已明确泌尿系结石诊断者应及时给予足量、充分的解痉及镇痛。

4. 使用泌尿系双能量 CT+ 结石成分分析获取更多术前的信息。

5. 做结石的代谢评估，有助于成因分析和预防复发。

（邓建华　审校：肖河　刘广华）

第二节　肾细胞癌

【背景知识】

肾细胞癌亦称肾癌、肾腺癌，起源于肾小管上皮细胞，多为近曲小管，占肾脏恶性肿瘤的 80% 以上。肾癌常常为单侧发病，可有多发病灶，肿瘤大小多为 3~15cm，外可覆假包膜。肾癌是否突破肾周筋膜与肿瘤的临床恶性程度和预后都有较大关系。肾癌易向静脉内生长形成瘤栓，甚至可沿下腔静脉一直长入右心房内。

肾癌的病理分级推荐使用 2016 年 WHO 的分级标准（表 10-2-1）。其他分类包括：细胞质为主的透明细胞肾细胞癌和肾嫌色细胞癌；细胞结构为主的乳头状肾细胞癌；肿瘤解剖定位为主的集合管癌和肾髓质癌；与某种特异性肾病相关的获得性囊性病相关性肾癌；分子突变为特征的肾癌亚型，如 MIT 家族转位癌、琥珀酸脱氢酶缺失性肾癌；家族综合征如遗传性平滑肌和肾癌、综合征相关肾癌。病理分级是一个重要的预后相关因素，适用于透明细胞肾细胞癌和乳头状肾细胞癌。

表 10-2-1　肾癌的病理分级

分级	Furhman 分级		WHO/ISUP 分级
G_1	细胞核直径 10μm，圆形，一致，核仁不明显或没有	400 倍显微镜下核仁缺失或不明显	
G_2	细胞核 15μm，不规则，400 倍下可见核仁	400 倍下瘤细胞可见清晰的核仁，但在 100 倍下核仁不明显或不清晰	
G_3	细胞核 20μm，明显不规则，100 倍下可见核仁	100 倍下可见清晰的核仁	
G_4	细胞核 >20μm，怪异或分叶，大核仁，染色质凝块，梭形细胞	瘤细胞显示明显多形性的核、瘤巨细胞、肉瘤样或横纹肌样分化	

　　我国肾癌的高发年龄是 50~70 岁，男性多于女性，城市多见。目前较为明确的肾癌的高危因素有吸烟、遗传、肥胖、高血压及抗高血压治疗；终末期肾病患者的肾癌发病率更高。其他有证据表明，饮酒、职业暴露于三氯乙烯、石棉、多环芳香烃等物质，以及高雌激素的女性等都有可能增加患肾癌的风险，尚需要进一步研究遗传

因素与环境暴露之间相互作用的潜在影响。

【接诊要点】

1. **病史** 经典的肾癌三联症"血尿、腰痛、肿块"已较少同时出现,仅在少数晚期患者身上可见。但在问诊时仍不可忽视。血尿在肿瘤穿破肾盂肾盏后出现,常表现为间歇无痛全程肉眼血尿,可伴有血块,是肾癌的主要初发症状,但不是早期症状。腰痛为腰腹部的隐痛,为肿瘤增大牵扯肾包膜引起。肿块不多见,需肿瘤较大且患者偏瘦方能触及。

所有怀疑肾癌可能的患者,都要注意有无肾外表现。常见的有:发热、贫血、红细胞增多症、高血压、肝功能异常、消瘦、红细胞沉降率加快、高钙血症、高血糖、神经肌肉病变、淀粉样变性、溢乳症、凝血机制异常等。

部分患者就诊时已为晚期,以咳嗽、咯血、骨折、骨痛、下肢麻痹为主诉。随着影像学技术的进步,因体格检查发现的无症状肾癌也越来越多见,可占临床肾癌的1/3以上,部分医疗机构甚至可达2/3以上。

2. **体格检查** 肿瘤较大的偏瘦患者可以触及瘤体包块。

3. **辅助检查** 肾癌的诊断主要依靠辅助检查项目,尤其是影像学检查。

(1)超声:因其无创性和易操作性,是肾癌首选的检查项目,可以发现>1cm的肿瘤。肾癌在超声图像上表现为低回声占位性病变。可以同时观察肿瘤的位置、肾包膜是否完整、有无静脉瘤栓(肾静脉、下腔静脉)等。

(2)CT:精度超过超声,可以发现0.5cm以上的肿瘤,也可以同时观察肿瘤生长范围、静脉有无瘤栓、淋巴结有无转移及瘤体是否可以被造影剂增强,另外,增强CT可有假包膜和典型的快进快出特点。

(3)MRI:具有和CT类似的效果,优点是没有放射性,且更容易发现血管内的瘤栓。

(4)胸部 X 线片:肾癌患者应常规行此项检查,明确有无肺部结节。必要时行胸部 CT 或全身 PET/CT 检查。

(5)放射性核素肾血流图:可以明确双侧分肾的功能,指导治疗方案。

(6)KUB+IVU:已不常规应用,与超声和 CT 比较无明显优势。但是排泄性尿路造影可以了解健侧肾功能。

(7)其他:怀疑骨转移时可以行全身放射性核素骨扫描检查,怀疑脑转移可以行头部 MRI、CT 检查。

4. 鉴别诊断 需要与囊肿、血管平滑肌脂肪瘤、肾盂癌、肾结核、多囊肾等进行鉴别。关键是选择合适的影像学检查方法。

【治疗】

1. 非手术治疗

(1)白介素 -2(IL-2):是治疗转移性肾癌较好的选择。有低剂量、高剂量不同的给药方案,且有研究认为高剂量能够带来更高的缓解率,但是随之而来的低血压等并发症的发生率也有上升。目前国内的推荐使用方案仍是低剂量方案。

(2)α 干扰素(IFN-α):临床应用的剂量差异极大。有研究认为不能明显改善转移性肾癌患者的复发率和生存率。

(3)分子靶向药物:国内外的临床研究均证实,舒尼替尼、卡博替尼、索拉非尼、依维莫司等分子靶向药物可以有效控制晚期肾癌患者的疾病进展。

(4)肾动脉栓塞:手术前行肾动脉栓塞可以减少术中出血,增加切除的概率。没有手术机会的患者也可以起到缓解症状的作用。

(5)化疗:化疗对肾癌的作用有限,可供选择的药物有吉西他滨、顺铂等。

(6)放疗:局部放疗可以在局部容易复发的肾癌切

除术后选用,并非常规治疗手段。有淋巴结、骨骼、肺部等转移的患者,在全身治疗的基础上选用放疗也可以缓解症状。

(7)新型免疫制药治疗:PD-1 和 PD-L1 免疫检查点抑制药在部分患者中有效。

2. 手术治疗 手术是肾癌最重要的治疗方法。

(1)术前准备:除常规的全麻术前准备之外,术前应完善乳酸脱氢酶、碱性磷酸酶、血红蛋白、血钙、红细胞沉降率、血糖等检查,术前必须明确分肾功能。

(2)手术方法

1)保留肾单位手术(nephron sparing surgery,NSS):双侧或孤立肾肾癌、对侧肾功能不全或存在可能导致肾功能恶化的疾病、临床分期 <T_{1a} 且肿瘤便于切除的可以选择保留肾单位的手术。具体操作有开放手术和腹腔镜手术。建议切缘要距离肿瘤 0.5~1.0cm。

2)根治性肾切除手术:传统的切除范围包括肾周筋膜、肾周脂肪、患侧肾脏、患侧肾上腺、髂血管分叉以上输尿管、膈肌脚至腹主动脉分叉处腹主动脉或下腔静脉旁的淋巴结。也有观点主张仅清除肾蒂附近淋巴结,达到分期的目的,减少出血和操作的难度。对于临床分期Ⅰ期、Ⅱ期的患者,如果肿瘤位于肾中下部位,且直径 <8cm,术前 CT 检查显示肾上腺是正常的,可以保留肾上腺。具体操作有开放手术和腹腔镜手术。

开放手术的主要操作步骤如下。

A. 侧卧折刀位,11 肋间或 12 肋下切口,消毒,铺巾。

B. 逐层切开,显露肾脏。

C. 充分显露肾蒂,远近端(靠近肾脏为近端)双处结扎肾动脉,中间夹血管钳,在近端结扎线与血管钳之间切断肾动脉,再贯穿缝扎肾动脉。同法处理静脉。也有使用三把血管钳的操作方法,见图 10-2-1。

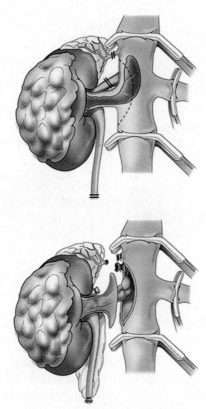

图 10-2-1　伴肾癌瘤栓的肾蒂处理

　　D. 游离肾脏之后，尽可能低位地钳夹切断输尿管，移除肾脏。电刀烧灼输尿管残端后双重结扎。

　　E. 放置引流，逐层关闭切口。

　　3）静脉瘤栓取出术：临床分期 $T_{3b}N_0M_0$ 的患者可以行肾/腔静脉瘤栓取出术。肾癌瘤栓的 Mayo 分级见图 10-2-2。已有腔静脉壁受累、淋巴结转移、远处转移的患者不建议选择此项手术。

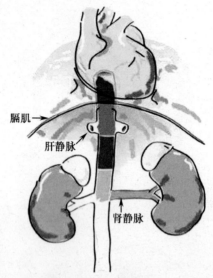

膈肌

肝静脉

肾静脉

图 10-2-2 肾癌瘤栓分级

　　腹腔镜手术条件下,由于绝大多数肾动脉位于肾静脉后方,因此经腹膜后入路在肾蒂处理上的优势是可相对直接快速地显露并处理肾动脉,以"性腺血管"或"输尿管"为解剖标志,向上游离显露下腔静脉(右侧)或肾静脉(左侧)。左肾下极巨大肿瘤及肿瘤和结肠粘连的病例,可以直接在屈氏韧带水平从降结肠系膜根部入路显露肾动脉,早期将肾动脉结扎后再行肾脏切除。Hem-o-lok 夹需要将血管游离充分,带锁部分跨过血管才能保证安全夹闭。血管吊带技术处理肾蒂在国外的一些医学中心是标准操作流程,特别对于 Hem-o-lok 处理肾静脉宽的病例具有很大优势。腹腔镜肾癌根治术肾蒂血管处理中的 Hem-o-lok 失败临床少见,但一旦出现可能导致严重后果,包括中转开放、输血,甚至有时可以导致无法控制的大出血而致患者死亡。Hem-o-lok 处理肾蒂血管时需要注意如下方面：①血管要游离充分；②上 Hem-o-lok 前要看到锁止结构横跨过血管；③Hem-o-lok 锁止结构间不能含有组织；④要选用合适大小的 Hem-o-lok；⑤用大号的 Hem-o-lok 夹闭小血管时，移除施夹器时要轻柔，避免撕裂小血管；⑥距离保留侧 Hem-o-lok 夹 2mm 以上剪断肾血管，防止 Hem-o-lok 滑脱；⑦肾蒂血管保留端至少用 2 枚以上 Hem-o-lok 夹；⑧肾动脉钙化或粥样硬化严重的患者慎用 Hem-o-lok。

对于发生淋巴结转移的低危肾癌患者是否行腹膜后淋巴结清扫，目前还存在争议。但对于发生淋巴结转移的高危患者而言，腹膜后淋巴结清扫可能有益，此类患者包括 $T_3 \sim T_4$ 肾癌、高 Fuhrman 分级、肿瘤有肉瘤样变、肿瘤有坏死等不良因素。此外，术前影像学检查提示淋巴结肿大及术中触及或看到有肿大淋巴结患者，不论肾原发肿瘤大小，都应该进行腹膜后淋巴结清扫。多数研究结果认为，对上述患者进行腹膜后淋巴结清扫不仅有利于准确的肿瘤分期，患者还可能得到长期生存获益。研究认为，在腹腔镜途径下进行肾癌根治，同时进行腹膜后淋巴结清扫是安全可行的。

4）微创治疗：包括射频消融、高能聚焦超声、冷冻治疗等。仅对少数患者适用。

（3）术后处理

1）注意观察患者的尿量和肾功能变化。

2）注意观察引流液量及性状，警惕再出血风险。

Tips:

1. 肾癌的诊断主要依赖于影像学的检查。

2. 由于可吸收倒刺缝线和 3D 腹腔镜的应用，肾部分切除患者的手术安全性已得到大大提高，但术后仍要注意预防再出血和肾下垂。由于技术及材料的进步，目前已不强调术后卧床的时间。

附 1

美国癌症联合委员会（AJCC）肾癌 TNM 分期
（2017，第 8 版）

T（原发肿瘤）

T_x：原发肿瘤无法评估

T_0：无原发肿瘤的证据

T_1：肿瘤局限于肾脏，最大径 ≤ 7cm

T_{1a}：肿瘤局限于肾脏，肿瘤最大径 ≤ 4cm

T_{1b}：肿瘤局限于肾脏，4cm< 肿瘤最大径 <7cm

T_2：肿瘤局限于肾脏，最大径 >7cm

T_{2a}：肿瘤局限于肾脏，7cm< 肿瘤最大径 ≤ 10cm

T_{2b}：肿瘤局限于肾脏，最大径 >10cm

T_3：肿瘤侵及肾静脉或除同侧肾上腺外的肾周围组织，但未超过肾周围筋膜

T_{3a}：肿瘤侵及肾静脉或侵及肾静脉分支的肾段静脉（含肌层的静脉），或者侵犯肾周围脂肪和 / 或肾窦脂肪（肾盂旁脂肪），但是未超过肾周围筋膜

T_{3b}：肿瘤侵及横膈膜下的下腔静脉

T_{3c}：肿瘤侵及横膈膜下的下腔静脉或侵及下腔静脉壁

T_4：肿瘤浸透肾周筋膜（包括侵及邻近肿瘤的同侧肾上腺）

N（区域淋巴结）

N_x：区域淋巴结无法评估

N_0：无区域淋巴结转移

N_1：有区域淋巴结转移

M（远处转移）

M_x：远处转移无法评估

M_0：无远处转移

M$_1$：远处转移

（邓建华　审校：张玉石）

第三节　肾移植

【背景知识】

肾移植（renal transplantation）是治疗终末期尿毒症最好的方法。肾移植在器官移植中是技术最成熟、成功率最高的。肾移植与血液透析相比较有以下优点：①使血肌酐恢复或接近正常水平，从而明显改善慢性尿毒症恶心、瘙痒等不适症状；②避免血液透析造成营养物质丢失，纠正贫血，改善性功能；③恢复社会活动及工作，提高生活质量；④整体上减少患者医疗花费，延长寿命。

肾移植分为活体供肾移植和尸体供肾移植，其受体适应证、禁忌证及活体供肾选择原则如下。

1. 受体适应证

（1）各种原因导致的不可逆终末期尿毒症，包括肾小球肾炎、肾病糖尿病、高血压肾病、遗传性疾病及免疫性疾病所致的肾衰竭。

（2）年龄65岁以下，身体状况良好者，可适当放宽年龄。

（3）体内无感染灶，身体情况能耐受肾移植手术。

（4）无活动性消化道溃疡、肿瘤、肝炎及结核病史，无精神疾病及相关家族史。

（5）与供肾者组织配型良好者。

（6）无尿毒症所致严重并发症，如顽固性心力衰竭、慢性呼吸衰竭等。

2. 受体禁忌证

（1）散在多发的恶性肿瘤患者或单个肿瘤手术后不足2年者。

（2）顽固性心力衰竭者。

(3)慢性呼吸衰竭者。

(4)严重心血管疾病患者。

(5)凝血功能紊乱者。

(6)精神病患者。

(7)严重的泌尿系先天畸形者。

(8)肝功能异常,如肝硬化、慢性活动性肝炎者。

(9)活动性结核患者。

(10)严重糖尿病患者。

(11)人类免疫缺陷病毒携带者。

3. 活体供肾选择原则

(1)选用肾血管易暴露、单支或畸形较少的一侧肾脏。

(2)选取双侧肾脏中 GFR 低侧。

(3)选取可能发生问题的一侧,未婚女性取右侧。

(4)取肾中血管残端容易处理的一侧。

(5)双肾均无解剖异常、功能良好时,取左侧。

(6)对于 <50 岁者术前需关注结核病的检测,60 岁以上一般不作为供肾者。

(7)50~60 岁为边缘供体,应注重筛查潜在的肿瘤。

【治疗】

1. 肾移植术前准备

(1)基础准备

1)病情严重者需经过充分的血液透析,以纠正氮质血症、酸中毒及水钠潴留等并发症。

2)肾移植术对患者的心血管系统影响较大,应充分纠正心力衰竭,控制心血管异常。

3)对患者及家属进行必要的宣传教育,包括费用情况、术后需应用免疫抑制药及并发症,肾移植配型的位点数并不是移植成功与否的关键。

(2)术前检查

1)一般检查:包括 A、B、O 及 Rh 血型,尿常规,肾功能和出凝血时间。

2) 细菌学检查:包括尿、痰和腹透液的培养。

3) 病毒学检查:包括乙型肝炎病毒、丙型肝炎病毒、人类免疫缺陷病毒和巨细胞病毒等筛查。

4) 影像学检查:包括胸部 X 线片、泌尿系 X 线片、肝胆胰及双肾超声、双侧髂血管彩超、超声心动图及心电图等。

5) 组织配型:包括群体反应性抗体(panel reaction antibody, PRA)检测、补体依赖型淋巴细胞毒试验,以及 HLA- Ⅰ 类、HLA- Ⅱ 类抗原。

(3) 术前准备

1) 肾移植前 24 小时必须进行血液透析或腹膜透析,其目的是排除多余水分、预防心力衰竭、纠正电解质失衡和降低血肌酐水平。

2) 常规肠道准备。

3) 术前一日口服吗替麦考酚酯或硫唑嘌呤。

2. 供肾切取

(1) 亲属活体供肾的切取(手术人员分为切取组及灌注组)

1) 切口:与普通肾切除术相同。

2) 肾游离:肾下极游离只到肾内侧下缘,以免伤及输尿管;肾上极游离时应紧贴肾表面,以减少肾上腺血管损伤。

3) 肾动静脉游离:右肾静脉很短,如取右肾时应分出交汇处的一部分下腔静脉;左肾静脉分为肾上腺静脉和精索或卵巢静脉,均可切断结扎。

4) 肾灌注准备:灌注组人员在肾血管游离前备齐灌注碗一只、冰镇的冷却器官保存液 500ml 及排净空气的输血器和硅胶管。

5) 肾切除及冷灌注:预先供体静脉注射肝素 50mg、呋塞米 20mg,等 2 分钟,使供体全血处于抗凝、肾处于泌尿状态,先钳夹处理动脉,其次是静脉,后为输尿管,移至灌注碗内,将硅胶管插入肾动脉开始冷灌注,直至供肾呈现苍白、均匀,停灌后质地柔软即可。

6)关闭切口:供肾切下后立即给予鱼精蛋白50mg中和肝素,妥善处理血管残端,逐层关闭切口。

(2)尸体供肾的切取:有以下几种方法。

1)原位灌注整块切取:指在器官离体前即插管入腹主动脉冷灌注,并在冷灌注的过程中分离肾或所需要的各个器官,待器官游离后冷灌注也已经完成,将所需器官连同腹主动脉及下腔静脉一次性切取;本方法最适用于多器官的联合切取。

2)整块切取离体灌注:先将双肾共同切下,然后分别为两肾的动脉插管冷灌注;本法较简单,适合只取肾时使用。

3. 供肾修剪 目的是分开整块切取的肾脏,剔除多余的肾周脂肪组织,并分离出供吻合的动静脉。

4. 供肾植入

(1)移植部位:一般初次移植选择右侧髂窝,再次修植选在初次移植的对侧,而多次移植应选择瘢痕较小的部位。

(2)切口:脐下腹直肌外缘切口,逐层切开至腹膜前。

(3)血管游离:移植肾静脉一般与髂外静脉做端-侧吻合,尽量游离出较长的髂外静脉,移植肾动脉多与髂内动脉端-端吻合,最少要能游离出3cm的髂内动脉。

(4)术中肾脏的保温:可用双层纱布制作肾袋,两层纱布间填充碎冰,保持供肾在手术操作过程中的低温状态,注意勿冻伤供肾。

(5)血管吻合:多先吻合静脉,再吻合动脉;过程中予静脉注射甲泼尼龙500mg、环磷酰胺200mg,作为术中免疫抑制治疗。

(6)恢复血流:血管吻合完成并经检验吻合口无渗血后,血压升至150/90mmHg,先松开静脉阻断钳,再开放动脉血管,移植肾即恢复血液灌注。

(7)肾包膜切开:为防止移植后肾水肿体积增大造成移植肾破裂,可将供肾的包膜从背部纵向切开。

(8)输尿管重建:于前壁切开膀胱,以支架管引导输尿管拖入膀胱,将膀胱黏膜与输尿管间断缝合6~8针,把输尿管压至黏膜下,于前方间断缝合肌肉层,做成黏膜下隧道。未切断精索做输尿管重建时应将输尿管从精索的后面经过,之后才能与吻合膀胱,防止输尿管成角。由于尿毒症患者的凝血功能极差,手术过程要严格止血,并留置引流管2根,防止伤口内积血。

5. 术后的观察及监测

(1)记录出入量及测体重。

(2)注意生命体征。

(3)检查血常规:术后10天每日查1次,以判断感染、排异和免疫抑制药不良反应。

(4)肾功能及血、尿生化测定:肾功能于术后10天每日查1次,以了解移植肾功能;肝功能及尿肌酐每周查2次,了解免疫抑制药肝损害情况及移植肾功能。

(5)观察移植肾区:术后2个月内观察移植肾区有无隆起、触痛及大小和硬度变化。

(6)彩超检测:了解移植肾血供情况及动脉阻力指数(RI),当RI值>0.75时,常提示有排斥反应。

(7)移植肾放射性核素血流监测:量化移植肾工作状况,通过^{99}Tc进行皮质显像,当结果值>1,提示存在排斥反应。

(8)T淋巴细胞亚型检测:检测CD系列提示受者免疫基本状态,判断免疫抑制药应用是否足量。

(9)血液病毒指标检测:抗巨细胞病毒(CMV)抗体及CMV PP65抗原应每周检测1次。

(10)引流管处理:多于术后1周拔除。

(11)输尿管支架处理:多于术后1~2个月拔除。

（12）排斥反应的监测：①不明原因的尿少；②血肌酐每日上升 18μmol/L 以上；③全身或移植肾局部不适症状；④彩超提示移植肾 RI>0.75；⑤通过 ^{99}Tc 进行皮质显像，当结果值大于 1，提示存在排斥反应。如出现上述情况应行移植肾穿刺活检，为临床提供治疗依据。

6. 移植肾排斥反应 见表 10-3-1。

表 10-3-1 肾移植术后排斥反应

排斥反应类型	机制	移植肾病理表现	发生时间
超急性	预存抗体	肾小球血栓形成	<24 小时
加速性	预存抗体	肾间质出血	2~5 天
急性	细胞及体液免疫	淋巴细胞浸润、血管内膜炎	>6 天
慢性	体液免疫为主	血管平滑肌增殖	>90 天

（1）超急性排斥反应

1）症状及诊断：术中移植肾血液循环恢复数分钟后出现色泽变暗、搏动消失、输尿管蠕动消失、泌尿停止，术后 24 小时内患者突然血压增高、移植肾区疼痛、少尿或无尿。彩超 RI 升高，肾皮质缺血，肾形态结构不清，放射性核素显像提示无肾实质灌注，此外应与肾动、静脉吻合口狭窄或扭曲及急性肾小管坏死鉴别，必要时行肾穿刺活检。

2）处理：一旦确诊应果断行移植肾切除，恢复维持性透析，半年后再考虑二次移植，组织配型应更严格。

（2）加速性排斥反应

1)症状及诊断:术后 2~5 天,在肾功能好转或恢复正常的情况下突然高热 39℃以上、少尿或无尿、血肌酐突然急剧升高、血尿、高血压、移植肾肿胀、压痛。一般出现越早即越重,彩超提示移植肾增大,RI 升高,必要时行肾穿刺活检或细针穿刺活检,应与急性肾小管坏死及急性感染鉴别。

2)治疗:一旦确诊应首选抗人 T 细胞免疫球蛋白(ALG)或兔抗人胸腺细胞免疫球蛋白(ATG),也可选用抗人 T 细胞 CD3 鼠单抗(OKT3)治疗,在缺乏上述药物时可试用甲泼尼龙(MP)。

(3)急性排斥反应

1)临床表现:①发热 37.5~38.5℃,较少 39℃以上,不伴畏寒、寒战;②尿量逐渐减少,体液潴留,对呋塞米的反应较差,而环孢素(CsA)肾毒性对呋塞米反应较好;③移植肾肿胀、压痛;④血压升高,与体温升高伴行,对一般降压药物不敏感。

2)实验室检查:①血肌酐及尿素氮升高;②尿蛋白阳性,红细胞、淋巴细胞及肾小管细胞增多;③血红蛋白下降,白细胞以淋巴细胞增多为主;④尿钠下降,尿中纤维蛋白降解酶(FDP)升高;⑤血免疫球蛋白 IgG、IgA、IgM 升高;⑥免疫学检测 CD4/CD8>1.3,TNF、IL-1 和 IL-2 受体明显升高。

3)辅助检查:①彩超见移植肾增大,实质回声不均,皮质及髓质界限不清,RI>0.75,动脉搏动指数(PI)>1.5,肾实质血流稀疏;②泌尿系 X 线片及 IVP 提示肾影增大、肾功能减退;③放射性核素显像肾图提示有效血流量及排泄指数同步下降,30 分钟时膀胱区放射性与肾区放射性比值(B/K)减小;④CT 检查表现为移植肾肿大,肾窦受压及 CT 值减低,皮髓质分界不清;⑤急性排斥反应发生后 72 小时,MRI 示肾轮廓增大,皮髓质对比度模糊消失;⑥经皮肾穿刺活检为诊断金标准,亦可选择细针穿吸活检。

4)治疗:急性排斥反应能否逆转成功取决于早期诊断、早期 MP 冲击治疗。①首剂 MP 冲击剂量应加大;②一般连续冲击治疗不少于 3 天;③常规免疫抑制药剂量适当增加;④每日监测肾功能变化。

(4)慢性排斥反应

1)临床表现及辅助检查:肾功能进行性降低,有蛋白尿、高血压及贫血等;彩超提示肾体积缩小,肾皮质变薄,肾结构模糊,肾实质回声明显增强,血管数量减少或消失;放射性核素显像肾图见排泄延迟;肾活检可帮助确诊。

2)诊断标准:①发生于肾移植 3 个月后,持续 6 个月以上的肾功能进行性减退,血肌酐浓度缓慢上升(至少 10 次测定),蛋白尿逐渐增加,出现难以控制的高血压;②出现慢性排斥反应的组织学变化;③排除其他原因,如 CsA 肾毒性和复发或再发性移植肾肾病等引起的移植肾慢性损害。

3)治疗:尚无有效治疗方案,可采取以下措施延缓进程。①摄入优质低蛋白饮食;②控制高血压、高血脂;③采用新型免疫抑制药,如他克莫司(FK-506)、吗替麦考酚酯(MMF)或西罗莫司等;④环磷酰胺可防治慢性排斥;⑤中药治疗:可选用雷公藤多苷和百令胶囊。

7. 常见并发症

(1)出血

1)早期出血:发生于术后数小时或数天,主要原因为手术血管吻合因素及尿毒症患者凝血机制障碍,可有失血性休克表现及术区疼痛、压痛,如出现急性大量出血应立即手术治疗。

2)延迟性出血:多发生于术后 2 周或数月之后,可由感染、外伤、高血压或剧烈腹压增高导致,患者可有移植肾区疼痛、局部压痛,继之躁动、苍白、冷汗、血压下降及休克,应立即输血并手术探查。

(2)尿瘘:术后15天内多见,与手术操作及供、受体吻合口排斥变性坏死有关,可引起感染并诱发移植肾排斥反应。表现为术区疼痛、压痛、发热,超声检查可证实局部积液,可穿刺抽出尿液,一旦确诊应积极手术探查,避免尿液浸泡血管吻合口引起大出血。

(3)尿路梗阻:可由吻合口狭窄、瘢痕挛缩、输尿管过长扭曲、血块、淋巴囊肿或血肿压迫所致。酌情选择导管扩张、内镜治疗,必要时行手术治疗。

(4)淋巴囊肿:由于跨越髂血管的淋巴管在解剖血管过程中未完全结扎,使淋巴液外漏所致。可见自伤口溢出乳白色液体,若形成淋巴囊肿,可穿刺行乳糜试验,结果呈阳性。可于移植肾周放置有效引流,如已形成淋巴囊肿可反复穿刺引流或行内引流术。

(5)移植肾破裂:急性排斥反应为其主因,其他如损伤、剧咳、便秘、外伤等也可导致。表现为突发移植肾区疼痛、肿胀、压痛,同时伴少尿或无尿、低血压,甚至休克。Lord曾描述为疼痛、少尿、低血压为"三联症",应高度怀疑肾破裂。应早期诊断、早期处理,一旦怀疑肾破裂需立即手术。

(6)血管并发症

1)移植肾动脉瘤:术中损伤动脉壁导致,高血压为其发生诱因,腹内压增高可增加其破裂风险。处理主要为控制高血压及减少免疫抑制药用量预防其破裂,必要时行动脉瘤切除术或动脉瘤成形术。

2)移植肾动脉狭窄:由手术吻合因素、损伤动脉内膜、动脉扭曲、排斥反应等导致。表现为进行性肾功能损害及高血压,可由彩超或数字减影血管造影(DSA)确诊,应首选行经皮腔内血管成形术(PTA),也可放置血管支架。

3)移植肾动脉血栓形成：由血管内膜损伤、粗糙、硬化所致。其表现与形成血栓的动脉支配范围有关，一旦诊断成立应果断手术探查取栓，如移植肾已变小、变软或血栓范围较大，必要时行移植肾切除术。

4)移植肾静脉血栓形成：多与手术操作有关，部分与下肢深静脉炎、低血容量有关，可发生血尿及肾功能损害。IVP提示移植肾无功能，彩超提示血管阻力指数升高。应早期诊断，早期手术取栓治疗，可辅以肝素、尿激酶、链激酶、蛇毒等静脉溶栓治疗。

(7)移植后感染：感染是移植后首位常见的死亡原因。

1)细菌感染：常见于肺部、尿路及伤口。治疗原则为针对细菌选择强有力的抗生素，同时予全身支持治疗，当感染难以控制并危及生命时应果断切除移植肾。

2)巨细胞病毒(CMV)感染：免疫抑制是导致其易感的主因，多在移植后2~6个月内发病。应加强抗病毒治疗并适当减轻免疫抑制药的应用，必要时切除移植肾，停用免疫抑制药。

(8)恶性肿瘤：由于应用免疫抑制药使得免疫监视功能障碍，且易感染肿瘤相关病毒，所以肾移植患者易诱发恶性肿瘤，常见为淋巴癌、皮肤癌、唇癌、子宫颈癌及肝癌。确诊后应力求根治性治疗并适当更改免疫抑制治疗方案。

8. 常用的免疫抑制药方案 移植肾术后常用的免疫抑制药包括：兔抗人胸腺细胞免疫球蛋白(ATG)、抗人T细胞CD3鼠单抗(OKT3)、环孢素A(CsA)、他克莫司(FK-506)、硫唑嘌呤(AZP)、吗替麦考酚酯(MMF)、咪唑立宾(mizoribine)及泼尼松(Pre)。常用方案如下。

(1)CsA+AZP(或MMF)+Pre

(2) ATG（或 OKT3）+CsA+AZP（或 MMF）+Pre

(3) FK-506+AZP（或 MMF）+Pre

(4) ATG（或 OKT3）+FK-506+AZP（或 MMF）+Pre

其中，AZP（或 MMF）术前 1 日口服，CsA 或 FK-506 的用量根据血肌酐水平、是否应用免疫诱导剂（ATG、OKT3）和血药浓度进行调整。

Tips:

1. 应掌握受体适应证、禁忌证及活体供肾选择原则。

2. 完善的术前准备、娴熟的术中操作及严密的术后监测能换来肾移植最大的成功率。

3. 急性排斥反应能否逆转成功取决于早期诊断、早期甲泼尼龙冲击治疗。

4. 应当定期检测：血清肌酐、葡萄糖和电解质；环孢素或他克莫司 12 小时谷浓度（一些中心监测峰浓度）；全血细胞计数；尿液分析。

5. 移植受者的初步评估应包括：全面的病史、手术史和心理社会史，详细的体格检查及实验室评估。应评估潜在的致敏风险，包括血液或血小板输注史、妊娠史和既往移植史。

6. 移植的禁忌证包括：现症感染、活动性恶性肿瘤、预期生存期较短的慢性病、当前物质滥用和可逆性肾衰竭。此外，还有许多需仔细评估的相对禁忌证。

7. 有癌症病史的患者在移植前应经历 2~5 年的无复发等待时间，其长短取决于患者和肿瘤的特点。无癌间隔时间需要 5 年的癌症包括：伴区域性淋巴结侵犯、双侧病变或炎性组织学的乳腺癌，恶性黑色素瘤和结直肠癌（原位 Dukes A 期或 B_1 期癌除外）。基底细胞或鳞状细胞皮肤癌、膀胱原位癌及所有非浸润性膀胱乳头状癌，无须特殊等待。

（邓建华　审校：文进）

第四节 肾上腺外科疾病

【背景知识】

肾上腺结构分为皮质及髓质,其胚胎来源及功能截然不同;前者来源于中胚层,分泌糖皮质激素、盐皮质激素和性激素;后者来源于外胚层,主要分泌肾上腺素、去甲肾上腺素和少量多巴胺。肾上腺外科疾病的分类、特性及功能表现见表10-4-1。

【接诊要点及治疗】

常见的肾上腺外科疾病有原发性醛固酮增多症、皮质醇增多症及儿茶酚胺增多症。其相应临床表现及具体诊断、治疗要点分述如下。

1. 原发性醛固酮增多症

(1)临床表现及实验室检查特点:①高血压;②低钾血症;③低肾素;④高醛固酮。患者可有头痛、肌肉无力和抽搐、乏力、暂时性麻痹、口渴、多尿、夜尿增多、生理反射减弱或消失。

(2)亚型分型

1)特发性醛固酮增多症(idiopathic hyperaldosteronism,IHA):最常见的临床亚型,为双侧肾上腺球状带增生。醛固酮分泌及临床表现一般较腺瘤轻。

2)醛固酮腺瘤(aldosterone-producing adenoma,APA):临床表现典型。醛固酮分泌不受肾素及血管紧张素Ⅱ的影响,肿瘤呈圆形、橘黄色,一般较小,仅1~2cm。直径<0.5cm者难与结节性增生相鉴别。

3)单侧肾上腺增生(unilateral adrenal hyperplasia,UNAH):具有典型表现,严重程度介于IAH及APA之间,病理多为单侧增生或单侧结节性增生为主。

4)分泌醛固酮的肾癌:罕见,肿瘤直径常>5cm,形态不规则,手术、药物、放射治疗疗效不佳。

表 10-4-1　肾上腺外科疾病的分类、特性及功能表现

肾上腺外科疾病	分类	特性及功能表现
肾上腺皮质功能亢进	原发性醛固酮增多症（primary hyperaldosteronism，PHA）	肾上腺皮质分泌过量的醛固酮激素，引起以高血压、低钾血症、低血浆肾素活性（plasma renin activity，PRA）和碱中毒为主要表现的临床综合征，又称 Conn 综合征
	皮质醇增多症（hypercortisolism），即库欣综合征（Cushing syndrome，CS）	为机体组织长期暴露于异常增高糖皮质激素引起的一系列临床综合征状和体征。如为由于垂体病变导致 ACTH 分泌过量致致病者称为库欣病
	肾上腺性征异常症	由肾上腺先天或后天性病变引起的外生殖器及性征异常。肾上腺分泌的性激素有雌激素和雄激素两种，但临床上多见雄激素过多引起的女性男性化和男性的早熟，其染色体及性腺正常

续表

肾上腺外科疾病	分类	特性及功能表现
肾上腺髓质功能亢进，即儿茶酚胺增多症（hypercatecholaminemia）	嗜铬细胞瘤（pheochromocytoma，PHEO）	起源于肾上腺髓质的嗜铬细胞肿瘤，合成、储存及分解代谢儿茶酚胺，并因后者的释放以引起症状
	副神经节瘤（paraganglioma，PGL）	起源于肾上腺外的嗜铬细胞肿瘤，包括起源于交感神经（腹部、盆腔、胸部）和副交感神经（头颈部）者，前者多具有儿茶酚胺激素功能活性，后者罕见过量儿茶酚胺产生
	肾上腺髓质增生症（adrenal medullary hyperplasia）	未见肾上腺区明确肿瘤但存在髓质嗜铬细胞的增生性疾病，并可分泌过量儿茶酚胺
多发性内分泌肿瘤（multiple endocrine neoplasia，MEN）	MEN- Ⅰ型	累及多种内分泌器官的伴有常染色体显性遗传的遗传性肿瘤综合征，两个或两个以上的内分泌腺体同时或先后发生功能性肿瘤，可引起相应激素过剩的临床表现。本型与 MENI 基因突变有关，主要累及甲状旁腺、胰腺、腺垂体、肾上腺皮质及胸腺等，其中肾上腺皮质疾病占 20%~40%，常为双侧增生性、无功能病变

续表

肾上腺外科疾病	分类	特性及功能表现
多发性内分泌肿瘤(multiple endocrine neoplasia, MEN)	MEN-Ⅱ型	本型与 RET 基因突变有关,主要累及甲状腺、肾上腺髓质,以甲状旁腺内分泌细胞增生或肿瘤为特征,还可累及内分泌腺外器官/组织,如肠、黏膜、角膜、骨骼等,又分 MEN-Ⅱa、MEN-Ⅱb、家族性甲状腺髓样癌等 3 个亚型
肾上腺偶发瘤(adrenal incidentaloma)	病理类型多种多样	指并非因肾上腺疾病行影像学检查而偶然发现的肾上腺占位性病变,多数无临床表现

5）家族性醛固酮增多症（familial hyperaldost-eronism，FH）：FH-I 即糖皮质激素治疗敏感性醛固酮增多症（glucocorticoid-remediable aldosteronism，GRA），为常染色体显性遗传病，临床症状不重，常规降压药无效，但糖皮质激素可维持血压和血钾正常，醛固酮分泌受ACTH 的调节。肾上腺可呈轻度弥漫性增生至严重结节性增生。FH-II 则糖皮质激素治疗无效，肾上腺切除可治愈或显著缓解高血压。

6）异位分泌醛固酮的肿瘤：罕见，可发生于肾脏内的肾上腺残余或卵巢肿瘤（如畸胎瘤）。

（3）PHA 筛查试验。以下高血压人群应行 PHA 筛查试验：①难治性高血压或高血压 2、3 级；②不能解释的低钾血症；③发病年龄 <50 岁；④早发性家族史或脑血管意外 <40 岁者；⑤肾上腺偶发瘤；⑥ PHA 一级亲属高血压者；⑦与高血压严重程度不成比例的脏器受损（如左心室肥厚、颈动脉硬化症）证据者。

血浆醛固酮 / 肾素浓度比值（aldosterone to rennin ratio，ARR）为首选筛查试验，需标准化条件［直立体位、纠正低钾血症、血浆醛固酮 >15ng/dl，肾素活性 >0.2ng/（ml·h），排除药物影响］，若该比值 ≥ 40，提示醛固酮过多分泌为肾上腺自主性。

（4）定性诊断。推荐下列检查之一用于确诊：①高盐饮食负荷试验；②氟氢化可的松抑制试验；③生理盐水滴注试验；④卡托普利激发试验（开博通试验）。

（5）定位诊断

1）肾上腺 CT 平扫 + 增强：为首选影像定位，APA 多 <2cm，低密度或等密度，强化不明显，CT 值低于分泌皮质醇的腺瘤和嗜铬细胞瘤。CT 测量肾上腺各支的厚度可用来鉴别 APA 和 IHA，厚度 >5mm，应考虑 IHA。

2）选择性肾上腺静脉取血（adrenal vein sample，AVS）：为分侧定位 PHA 的金标准。

3）卧立位醛固酮试验：APA 不易受体位改变引起的血管紧张素 II 的影响，而 IAH 则相反。

4）18-羟基皮质酮：APA 患者明显升高，IHA 则否。

（6）鉴别诊断

1）继发性醛固酮增多症（如分泌肾素的肿瘤、肾动脉狭窄等）。

2）原发性低肾素性高血压。

3）先天性肾上腺皮质增生。

4）假性醛固酮增多症（利德尔综合征，Liddle syndrome）：临床表现除醛固酮低外几乎与 PHA 一致。

（7）治疗

1）手术治疗

A. 指征：① APA；② UNAH；③分泌醛固酮肾上腺皮质癌或异位肿瘤；④由于药物副作用不能耐受长期药物治疗的 IHA 者。

B. 手术方法：① APA 首选经腹腔镜肾上腺肿瘤切除术或保留肾上腺组织的手术，如疑多发 APA 者，推荐患侧肾上腺切除术；② UNAH 推荐醛固酮优势分泌侧经腹腔镜肾上腺全切术；③ IHA、GRA 以药物治疗为主，必要时手术切除醛固酮分泌较多侧或体积较大侧肾上腺。

C. 围手术期处理。①术前：纠正高血压、低钾血症，肾功能正常者推荐螺内酯术前准备，每天 100~400mg，分 2~4 次服用，可口服或静脉补钾，一般准备 1~2 周。肾功能不全者螺内酯酌情减量，以防高钾血症。必要时可加用其他降压药物。②术后第 1 天即停止钾盐、螺内酯及降压药物，适当补充钠盐。根据具体情况调整，酌情补充糖皮质激素。

2）药物治疗

A. 治疗指征：① IHA；② GRA；③不能耐受手术或

不愿意手术的 APA。

B. 药物选择。①螺内酯:推荐首选。初始剂量 20~40mg/d,递增,最大 <400mg/d,分 2~4 次服用,维持血钾在正常值上限内。可联用其他降压药物,如噻嗪类。②依普利酮:推荐用于不能耐受螺内酯者 50~200mg/d,分 2 次服用,初始剂量 25m/d。③钠通道阻滞药:阿米洛利,初始剂量 10~40mg,分次服用。④血管紧张素转换酶抑制药(ACEI)和血管紧张素受体拮抗药:如卡托普利、依那普利等。⑤糖皮质激素:推荐用于 GRA,地塞米松 0.125~0.25mg/d,或泼尼松 2.5~5mg/d,睡前服用。

3)注意事项:需监测血压、血钾及肾功能。螺内酯和依普利酮在肾功能受损者[GFR<60ml/(min·1.73m^2)]慎用,肾功能不全者禁用,以免高钾血症。

2. 皮质醇增多症 常见的内源性 CS 主要病因分类见表 10-4-2。

表 10-4-2 常见的内源性 CS 病因分类

内源性 CS	分类	%	女:男
ACTH 依赖性	库欣综合征	70	3.5:1
	异位 ACTH 综合征	10	1:1
ACTH 非依赖性	肾上腺皮质腺瘤	10	4:1
	肾上腺皮质癌	5	1:1
	原发性肾上腺皮质增生	<5	1:1

ACTH. 促肾上腺皮质激素。

(1)临床表现:①满月脸、水牛背、皮肤紫纹、体重增加、向心性肥胖;②高血压;③糖尿病;④多血质;⑤肌病；⑥骨质疏松；⑦免疫力低下；⑧电解质及酸碱平衡紊乱；⑨月经紊乱；⑩精神心理异常。儿童可表现为全身性肥胖及发育迟缓；肾上腺皮质癌可具有内分泌功能，如男性化、女性化及醛固酮增多症。

(2)定性诊断

1)推荐下列4项检查至少任意1项(可联合2项)：①尿游离皮质醇(24小时UFC，至少2次)。②深夜血浆或唾液皮质醇(至少2次)。③过夜1mg小剂量地塞米松抑制试验(过夜1-LDDST)。④48小时2mg/d小剂量地塞米松抑制试验(48h-2-LDDST)。

2)诊断标准：①临床表现符合CS，24小时UFC>正常上限的5倍(>300μg或828nmol/d)即可确诊；结果可疑(≤300μg或828nmol/d)，需48h-2-LDDST确诊。②深夜唾液皮质醇>4nmol/L(145ng/dl)。③深夜血浆皮质醇>50nmol/L(1.8μg/dl)；如≤1.8μg/dl，可排除CS。④过夜1-LDDST血浆皮质醇>1.8μg/dl。

(3)定位及分型诊断

1)血浆ACTH：持续ACTH>3.3pmol/L(15pg/ml)，提示ACTH依赖性CS；2次ACTH<1.1pmol/L(5pg/ml)，提示ACTH非依赖性CS。

2)大剂量地塞米松抑制试验(HDDST)：80%~90%的库欣综合征可以被抑制；肾上腺皮质肿瘤不被抑制；异位ACTH综合征除支气管类癌外均不被抑制。

3)促肾上腺皮质激素释放激素(corticotropin releasing hormone，CRH)兴奋试验：如同时HDDST被抑制，诊断库欣综合征的特异性为98%。

4)岩下窦静脉插管分段取血(BIPSS)测ACTH：用于CRH兴奋试验和HDDST结果不一致者，如血ACTH中枢与外周比>2∶1或CRH兴奋后比>3∶1则诊断为库欣综合征。

5)CT/MRI解剖定位及分型：垂体MRI推荐用于

ACTH 依赖性 CS, 多见垂体微腺瘤(直径 <10mm); 肾上腺 CT/MRI 推荐用于 ACTH 非依赖性 CS, 通常直径 2~4cm, 双侧罕见, 平扫 CT 值 ≤ 10Hu, 有增强效应, 含丰富脂类提示良性可能性大; 胸腹部 CT/MRI 查找异位内分泌肿瘤。

(4)治疗

1) ACTH 依赖性 CS

A. 库欣综合征首选显微镜下经鼻蝶窦垂体瘤切除术, 如无效或复发不能再次手术者考虑垂体放疗或 γ 刀。

B. 异位 ACTH 肿瘤的手术切除。

C. ACTH 靶腺(肾上腺)切除一般作为治疗的最后手段。指征: ①垂体瘤术后复发或放疗及药物治疗失败; ②异位 ACTH 肿瘤寻找或切除困难; ③药物治疗控制不满意或要求妊娠。推荐一期或分期行经腹腔镜一侧肾上腺全切、对侧次全切除术。

D. 药物治疗: 仅为辅助治疗, 肾上腺阻断药物及神经调节药物抑制 ACTH 合成。

2) ACTH 非依赖性 CS

A. 肾上腺原发肿瘤: 推荐经腹腔镜肾上腺肿瘤切除术, 双侧腺瘤者推荐保留肾上腺; 肾上腺皮质腺癌者首选手术切除, 其对放、化疗不敏感。

B. 原发性肾上腺皮质增生: 保留肾上腺的手术可能是合理的选择。对于 UFC 中等程度升高, 两侧体积悬殊者, 推荐单侧(增生明显侧)行肾上腺切除术; CS 症状明显, UFC 显著升高者, 推荐一侧全切, 对侧次全切除。不能耐受手术者可考虑药物治疗。

(5)围手术期处理

1) 术前准备: ①评价骨质疏松, 预防骨折; ②控制血压; ③纠正电解质及酸碱平衡紊乱; ④改善心脏功能; ⑤应用广谱抗生素预防感染; ⑥注意少数患者存在精神心理障碍。

2) 皮质激素治疗

A. 指征：①所有分泌皮质醇的肿瘤切除；②行双侧肾上腺全切或一侧肾上腺全切、对侧次全切者；③肾上腺偶发瘤术后肾上腺皮质功能降低者。

B. 给药方案举例：①术前 1 天地塞米松 2mg，肌内注射；手术日术前地塞米松 2mg，肌内注射；②术中氢化可的松 100~200mg，静脉滴注；③术后当日再静脉滴注氢化可的松 100~200mg；④术后第 1 天开始地塞米松 2mg，肌内注射，每 6 小时 1 次，逐日递减至每 12 小时 1 次，然后改为泼尼松，口服，20~25mg/d，逐渐减量至10~15mg/d 出院，此后每 4 周减 2.5mg，监测血浆皮质醇和 ACTH，直至肾上腺皮质分泌功能恢复正常方可减停药，一般需 6~8 个月。

3) 肾上腺危象

A. 表现：术后出现厌食、腹胀、恶心、呕吐、精神不振、疲乏嗜睡、肌肉僵痛、血压下降和体温上升。

B. 处理：最初 1~2 小时内迅速静脉滴注氢化可的松100~200mg，5~6 小时内达 500~600mg，第 2~3 天可予氢化可的松 300mg，然后每日减少 100mg，适当纠正血压及电解质紊乱。

3. 儿茶酚胺增多症

(1) 临床表现

1) 高血压，60% 为持续性，40%~50% 为发作性，10%~50% 可出现直立性低血压，5% 血压正常。

2) 头痛、心悸、大汗三联症，发生率 50% 以上。

3) 血糖升高，发生率约 40%。部分患者可有心肌病、高钙血症、血尿、糖尿病、库欣综合征、肠梗阻、视力下降，少见情况以急诊形式出现，如高血压危象、休克、急性心力衰竭、肺水肿、心肌梗死、严重心律失常、急性肾衰竭、高热等。约有 8% 患者无任何症状，多见于家族性发病者或瘤体巨大的囊性 PHEO。

(2)筛查指征：①伴有头痛、心悸、大汗三联症的高血压；②顽固性高血压；③血压易变不稳定；④麻醉、手术、妊娠中血压升高或波动剧烈，不能解释的低血压；⑤有 PHEO/PGL 家族遗传背景；⑥肾上腺偶发瘤；⑦特发性扩张性心肌病。

(3)定性诊断

1)24 小时尿儿茶酚胺（CA）：是目前定性诊断的主要生化检查手段，结果阴性而临床高度怀疑者应多次复查或在血压升高时复查，阴性不能排除诊断。

2)血浆游离甲氧基肾上腺素类物质（metanephrines，MNs）：包括甲氧基肾上腺素（MN）、甲氧基去甲肾上腺素（NMN），适合高危人群的筛查及监测，阴性几乎能有效排除诊断，无症状的小肿瘤或仅分泌多巴胺者可呈假阴性。

3)24 小时尿分馏 MNs：适于低危人群的筛查。

4)24 小时尿总 MNs、24 小时尿 VMA、血浆 CA：为可选监测。

5)可乐定抑制试验：鉴别假阳性诊断，血浆游离 MNs 和 24 小时尿分馏 MNs 升高 ≥ 正常值上限 4 倍以上，诊断 PHEO/PGL 近乎 100%；临床疑诊但生化检查结果处于临界者推荐联合检测，必要时行可乐定抑制试验，但对持续性高血压或年龄较大者禁忌，避免心、脑血管意外。

6)基因筛查：约 1/3 的 PHEO/PGL 有遗传因素参与，有条件及遗传高危者可选择进行。

(4)定位诊断

1)CT/MRI：CT 平扫 + 增强为首选，肿瘤内密度不均和显著强化为其特点；MRI 可作为补充检查或不宜行 CT 检查时的首选。

2)超声检查：可作为初筛。

3）间碘苄胍（metaiodobenzylguanidine，MIBG）显像：同时也可协助定性诊断，检查前必须使用卢戈液 5 滴，每日 3 次，连续 3 日以封闭甲状腺。

4）生长抑素受体显像：同时也可协助定性诊断。

5）PET 显像：^{18}F-DA-PET 优于 MIBG，敏感性和特异性达 100%。

（5）手术治疗

1）术前准备

A. 控制高血压

①α 受体拮抗药：最常用的是长效非选择性 α 受体拮抗药（酚苄明），初始剂量每日 5~10mg，分 2 次口服，根据血压调整剂量，每 2~3 日递增 10~20mg。发作症状控制、血压正常或略低，出现直立性低血压、鼻塞、末梢循环改善等提示药物剂量适当。一般每日 30~60mg 或 1mg/kg 已足，分 3 次口服，不超过每日 2mg/kg；小儿初始剂量每日 0.2mg/kg（总量不超过 10mg），分 4 次口服，以 0.2mg/kg 递增。另外，也可选用哌唑嗪（2~5mg/d）、特拉唑嗪（2~5mg/d）、多沙唑嗪（2~16mg/d），乌拉地尔具有中枢及外周双重作用，每日 30~90mg，分次口服。

②钙通道阻滞药（CCB）：单用 α 受体拮抗药血压控制不满意，联合应用可提高疗效且减少前者剂量；前者存在严重副作用可替代之；血压正常或仅间歇升高患者，可以 CCB 替代 α 受体拮抗药，以避免直立性低血压。

B. 控制心律失常：对于儿茶酚胺或 α 受体拮抗药所致的心动过速（>100~120 次/min）或室上性心律失常等需加用 β 受体拮抗药，使心率 <90 次/min；但必须在应用 α 受体拮抗药 2~3 日后使用，因单用前者可阻断肾上腺素兴奋 β_2 受体扩张血管作用，可能诱发高血压危象、心肌梗死、肺水肿等致命并发症，推荐使用选择性 β_1

受体拮抗药,如阿替洛尔、美托洛尔。

C. 高血压危象处理:推荐硝普钠、酚妥拉明或尼卡地平静脉泵入。

D. 术前药物准备时间和标准:①血压稳定在120/80mmHg,心率 <80 次 /min。②无阵发性血压升高、心悸、大汗等现象。③体重呈增加趋势,血细胞比容 <45%。④轻度鼻塞,四肢末端发凉感消失或有温暖感、甲床红润等表明微循环灌注良好。

2)手术治疗

A. PHEO/PGL:手术切除是最有效的治疗方法。需与麻醉科、ICU 等多学科协作,实时监测动脉血压及中心静脉压,积极扩容的同时防治心力衰竭。经腹腔镜手术为首选;如肿瘤巨大、疑恶性、PGL、多发肿瘤者需行开放手术探查;肿瘤分离困难可行囊内剜除;膀胱 PGL 有恶性倾向,应根据肿瘤部位行膀胱部分或全膀胱切除。对于定性但无法定位的病例不宜盲目手术探查。单侧散发的 PHEO 推荐患侧肾上腺切除,双侧、家族性或具有遗传背景者推荐保留肾上腺组织。

B. 恶性嗜铬细胞瘤:手术切除原发或转移病灶为主要治疗手段,减瘤术虽不能延长生存,但有助于控制血压,并可能有利于术后放、化疗或核素治疗。

3)术后处理:ICU 监护 24~48 小时,持续心电图、动脉血压及中心静脉压等检测,及时发现并处理可能的心血管和代谢相关并发症。术后高血压、低血压、低血糖较常见,应常规适量扩容和 5% 葡萄糖液补充维持正平衡。

(6)其他治疗

1)放射性核素治疗:用于无法手术或多发转移、MIBG 或奥曲肽显像阳性者。但长期疗效欠佳,2 年内几乎均有复发或转移。

2)放疗和化疗：放疗推荐用于无法手术切除的肿瘤和缓解骨转移所致疼痛，但可加重高血压。化疗推荐CVD方案(环磷酰胺、长春新碱、达卡巴嗪)，多于2年内复发，联合MIBG可能提高疗效。

3)药物治疗：对于恶性或不能手术者推荐α受体拮抗药、β受体拮抗药等控制高血压。

Tips：

1. 发病年龄早、药物治疗不满意的高血压患者应考虑是否存在肾上腺相关继发性高血压的可能。

2. 皮质醇增多症必须明确定性及定位诊断后采取相应治疗，不可盲目任意行肾上腺切除术。

3. 没有充分术前准备的嗜铬细胞瘤/副神经节瘤相关手术将显著增加术中及术后的病死率。

4. 重视原发性醛固酮增多症的定性定位诊断，新型的PET/CT可能使患者免于肾上腺静脉取血，除两高两低的特点外，还要在术前关注螺内酯治疗的疗效。

（邓建华　审校：张学斌）

第五节 肾盂输尿管肿瘤

【背景知识】

肾集合管、肾盏、肾盂、输尿管、膀胱和尿道的黏膜表层具有相同的胚胎起源，这种被覆上皮统称为"尿路上皮"。相同的胚胎起源对于处理这些部位的肿瘤具有重要意义。上尿路、膀胱和尿道的尿路上皮癌往往为多灶性，这种现象称为"区域癌化"，其原因是整个尿路上皮暴露于排泄到尿液中或被尿液中水解酶激活的潜在致癌物。肾盂的原发肿瘤包括尿路上皮癌、鳞状细胞癌和腺癌。超过90%的肾盂和输尿管肿瘤为尿路上皮来源，组织学特征与膀胱的尿路上皮肿瘤完全相同。鳞状细胞癌约占肾盂肿瘤的8%。预后比尿路上皮肿瘤差,因其通常无蒂,就诊时已经呈现深部浸润性生长。鳞状细胞癌与结石、慢性感染等长期刺激有关。肾盂的原发性腺癌和小细胞癌极为罕见。

肾盂输尿管肿瘤在我国的发病率要高于西方国家,吸烟是明确的危险因素,常以无痛肉眼血尿为初发症状,手术是最好的治疗手段。

上尿路上皮癌的扩散方式包括直接侵犯、淋巴转移或血行转移。区域淋巴结通常是最早的转移部位。

常规分期检查应包括:膀胱镜检查(排除伴发膀胱癌)、胸部X线片或CT、有骨转移相关症状或骨源性碱性磷酸酶升高时行放射性核素骨扫描,以及肝、肾和血液系统功能评估。腹部CT或MRI可以用于评估有无腹膜后淋巴结肿大,以及肿瘤是否侵犯其他部位。

【接诊要点】

1. **病史** 肾盂输尿管肿瘤患者以中老年人为多见,男性多于女性,典型临床症状是无痛肉眼血尿,偶可有肾绞痛、腰腹部肿块、恶病质等表现。

2. **体格检查** 常无明显阳性体征。

3. **辅助检查** 在肾盂输尿管肿瘤的诊断过程中具有决定性的意义。

(1)泌尿系统平片和静脉尿路造影(KUB+IVU):诊断肾盂输尿管肿瘤关键的检查项目。阳性表现有充盈缺损、尿路积水,甚至无功能肾不显影。

(2)逆行尿路造影:对集合系统内的病变显示得更加清楚,顺行造影效果不佳的可以选择此项检查。

(3)CTU或MRU:可以很好地三维重建整个尿路的情况,直观地观察积水程度和肿瘤的位置及大小,并且还可以了解肿瘤的浸润程度。

(4)输尿管镜:直视下观察肿瘤,并且可进行活检明确病理情况。对于造影难以确认的病变,可以选择此项检查。

(5)膀胱镜:可见患侧输尿管口喷血。

(6)尿液检查:操作简单,虽能直接证明肿瘤存在,但无法区分肿瘤的来源(肾盏、肾盂、输尿管、膀胱、尿道)。

(7)其他:如超声、CT等,对肾盂肿瘤具有较大的价值,对输尿管肿瘤作用有限。

4. **鉴别诊断** 需要与膀胱癌、上尿路炎症等相鉴别。肾盂肿瘤还需要与肾肿瘤相鉴别。

【治疗】

1. **非手术治疗**

(1)化疗:晚期肾盂输尿管肿瘤可以选用,方案及疗效都与膀胱癌类似,推荐的方案有 MVAC。

(2)放疗:肾盂输尿管肿瘤放疗的效果不肯定,不常规使用。

2. **手术治疗**

(1)术前准备:手术是唯一可能治愈的方式。术前要明确肾功能。

(2)手术方法

1)根治性肾输尿管切除术:是肾盂癌、输尿管癌的主要治疗方式,切除范围包括肾周筋膜及其内容物、输尿管全长、输尿管开口处的部分膀胱。

2)保留肾单位的手术:肿瘤发生在孤立肾、双侧肾,对侧肾功能不全,原位癌,表浅肿瘤等情况可以考虑选择保留肾单位的手术,如输尿管激光治疗、输尿管局部切除吻合、内腔镜手术等。

(3)术后处理:注意观察患者生命体征、腹部体征,注意监测肾功能情况。

Tips:

1. 肾盂输尿管肿瘤易多中心发病,术后每3个月检查尿常规,必要时行尿路造影及膀胱镜。

2. 术前检查要关注双侧肾盂、输尿管及膀胱的全貌,警惕多中心发生的肿瘤。

附1

肾盂输尿管肿瘤的分期

T(原发肿瘤)

T_x 原发肿瘤无法评估

T_0 无原发肿瘤证据

T_{is} 原位癌

T_a 非浸润性乳头状癌

T_1 肿瘤侵犯上皮下结缔组织

T_2 肿瘤侵犯肌层

T_3 肿瘤侵犯肾盂外或输尿管外脂肪

T_4 肿瘤侵犯邻近器官,或穿透肾组织进入肾周脂肪

N(淋巴结)

N_x 局部淋巴结无法评估

N_0 无淋巴结转移

N_1 单个淋巴结转移,最大径 <2cm

N_2 单个淋巴结转移,2cm ≤最大径 <5cm,或多个淋巴结转移,最大径 <5cm

N_3 淋巴结转移,最大径 ≥ 5cm

M(远处转移)

M_x 远处转移无法评估

M_0 无远处转移

M_1 远处转移

(东洁 审校:徐维锋)

第六节 膀胱癌

【背景知识】

膀胱癌包括尿路上皮癌、鳞状细胞癌、腺细胞癌和其他一些少见的肿瘤(如膀胱肉瘤、转移癌等),其中尿路上皮癌占90%以上,好发于50岁以上的人群。男性发病率要高于女性,两者相差3~4倍,可能与激素水平、生活方式等有关。但在分期相同的情况下,男性患者的预后要好于女性患者。

膀胱癌通常是多中心发生的。表浅性肿瘤加以经尿道膀胱肿瘤切除术(TUR-BT)后辅以膀胱内化疗效果良好,而浸润性肿瘤则宜做根治性膀胱切除术或膀胱部分切除术。因此早期发现和诊断十分重要(图10-6-1)。

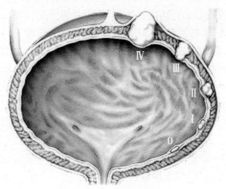

图 10-6-1 膀胱癌分期

目前较为明确的膀胱癌的高危因素有吸烟和长期接触工业化学产品(如联苯胺、4-氨基联苯等),其他可能的因素有膀胱局部刺激(如结石、血吸虫等)、盆腔放疗、药物滥用等。此外,*p53*、*Rb*、*p21* 等抑癌基因和 *HER-2*、

BcL-2、*FGFR3* 等癌基因的作用也被发现与膀胱癌的发生发展有一定关系。

【接诊要点】

1. **病史**　膀胱癌最常见的症状是无痛性肉眼血尿，且随着肿瘤的发展血尿可以由间歇性变为持续性。在排尿过程中出现肉眼血尿的时间点能够帮助定位其来源：主要在开始排尿时出现的血尿通常源自尿道；仅在排尿之间出现血性分泌物或仅在内衣上出现血渍，而排出的尿液本身看上去是干净的，提示源自尿道口或前尿道；终末血尿（接近排尿末出现血）通常来自膀胱颈或尿道前列腺部；排尿全程出现血尿提示血可能来自泌尿系统任何部分，包括膀胱、输尿管或肾脏。其他临床表现还有排尿不畅、尿潴留、疼痛、尿路梗阻等。浸润性肿瘤往往以尿频、尿急、尿痛等尿路刺激征为首发表现。部分患者就诊时已为晚期，可表现为下腹部包块、下肢水肿（淋巴转移或髂血管受累）、体重减轻、肾功能不全、骨痛、骨折等情况。

2. **体格检查**　体格检查在膀胱癌的诊断中作用有限，只有在肿瘤较大且患者完全放松的情况下才有可能触及肿瘤。具体方法包括经腹、经直肠、经阴道检查和麻醉下的腹部双合诊。

3. **辅助检查**　在膀胱癌的诊断中至关重要，选择合理的检查项目和顺序，可以尽快诊断出绝大多数膀胱癌。

（1）膀胱镜检查和活检：是诊断膀胱癌最可靠的方法，可以直接观察肿瘤的形态、数目、大小、部位、周围黏膜的情况，并且进行活检明确病理情况。在进行检查时，膀胱镜插至后尿道时应在直视下进入膀胱，既可以避免前列腺损伤，又可以观察尿道内是否同时有肿瘤存在。进入膀胱后先观察三角区，然后分区观察。其中顶部和前壁是最易漏诊的两个部位，在观察它们的时候膀胱不可充盈，一定要见到全貌。如条件许可，还可以使用软性膀胱镜、70°镜和荧光膀胱镜。

(2)泌尿系统平片和静脉尿路造影(KUB+IVU):是膀胱癌诊断的常规检查项目,目的不仅是发现膀胱癌本身,更重要的是发现并存的上尿路肿瘤。阳性检查结果有上尿路积水、充盈缺损,甚至是单侧肾不显影。

(3)超声检查:是膀胱癌的常规检查项目,可以选择的途径有经腹、经直肠和经尿道。超声检查不仅可以观察膀胱本身的病变,还可以同时检查肾脏、输尿管、前列腺等泌尿系统器官的情况,以及肝脏、胰腺等非泌尿系统器官的情况。超声检查是无创检查,十分适合于术前诊断和术后随诊。

(4)胸部 X 线片:膀胱癌患者应常规进行此项检查,以排除肺部转移,必要时行胸部 CT 检查。

(5)尿液检查:由于其执行的简便性,被广泛应用。尿液细胞学检查可以直接寻找肿瘤存在的证据,但是无法区分肿瘤细胞的来源(肾盏、肾盂、输尿管、膀胱、尿道),且虽有极高的特异性,但是敏感性偏低。尿液中膀胱癌标记物(如 BTAstat、NMP22、端粒酶、存活素等)的临床研究显示了极其广阔的前景,但是,其虽有较高的敏感性,特异性却仍达不到临床应用的标准。

(6)CT 检查:对膀胱癌的诊断和术前分期都有一定的指导意义,如同时行腹腔和盆腔的检查还可以了解肝脏等器官的情况。但其术前分期的准确性不够高,不是术前必需的检查项目。CTU 也可以进行尿路三维重建,对病变进行较直观的观察。

(7)MRI 检查:能对膀胱癌的诊断和分期提供一定的信息,且随着增强剂的改进,其临床应用越来越广。磁共振尿路成像(magnetic resonance urography,MRU)可以很好地观察尿路积水的情况和进行膀胱三维重建。

(8)放射性核素骨扫描:对怀疑有骨转移的患者可

以选用此项检查。

4. 鉴别诊断 需要与上尿路肿瘤(如肾盂癌、输尿管癌等)及膀胱炎症、膀胱内异物(如结石、血吸虫等)相鉴别。关键点在于采取针对膀胱癌的治疗手段之前,最好通过膀胱镜等手段取得明确的病理证据。

【治疗】

1. 非手术治疗

(1)化疗:膀胱癌的化疗种类多样,既有术前的新辅助化疗和术后的腔内灌注化疗,也有全身化疗和区域性化疗。常用药物有顺铂、吉西他滨、紫杉烷、丝裂霉素、多柔比星、羟喜树碱、甲氨蝶呤、长春碱等,其中含有顺铂的化疗方案对膀胱癌比较敏感。膀胱尿路上皮癌的化疗效果较好,鳞癌、腺癌则效果欠佳。

1)新辅助化疗:可手术的 $T_2 \sim T_{4a}$ 期患者,术前可选择新辅助化疗,从而达到使肿瘤降期的目的,并且可降低手术难度和延长生存期。目前推荐术前使用 2~3 个周期的含顺铂的联合化疗,但是具体的疗程数目尚无定论。在临床应用上,有部分患者使用了术前新辅助化疗之后,手术切除的病灶组织中已经无法找到明确的肿瘤细胞,有学者称为"根治性化疗",但是其长期效果有待进一步观察。

2)辅助化疗:指手术之后的化疗,可以达到减少复发、延迟进展的目的,但是效果尚无定论。一般认为 T_2 期以上、淋巴结阳性、切缘阳性或有远处转移的患者可以考虑选此项治疗。

3)膀胱腔内灌注化疗:是膀胱癌术后最常用的治疗手段,可以有效降低膀胱癌的复发率。膀胱癌的复发和术中的肿瘤细胞播散有一定关系,术后膀胱腔内灌注化疗可以降低复发可能性。目前建议所有非肌层浸润性膀胱癌术后都应该进行膀胱腔内灌注化疗,可以选择的药物有表柔比星、丝裂霉素、羟喜树碱等。

灌注化疗的方法分为术后即刻灌注化疗和维持性灌注化疗。目前建议所有非肌层浸润性膀胱癌 TUR-BT 术后 24 小时内都进行即刻灌注化疗(有膀胱穿孔、明显血尿等情况例外);中危以上的非肌层浸润性膀胱癌术后还需要进行维持性灌注化疗(早期为每周 1 次,4~8 周后可改为每月 1 次,维持 6~12 个月)。

膀胱腔内灌注化疗每次灌注药物所需要保留的时间(常为 0.5~2 小时),以及总疗程所持续的时间,都要视不同的灌注药物而定。常见的副作用是化学性膀胱炎。化疗当日患者要注意禁食禁水,以保证药物的停留时间,并且在灌注的同时,定时改变体位,保证膀胱各壁都能与灌注药物充分接触。

4)化疗方式的选择:浸润性局部晚期及有远处转移的患者,可以选择全身化疗;局部晚期且有局部症状的患者,可以选择区域性化疗。后者指经股动脉插管,将化疗药物灌注到肿瘤的血管内,以增加药物局部浓度和减少全身不良反应。

(2)膀胱腔内免疫治疗:如卡介苗(BCG)、免疫调节剂(干扰素、钥孔血蓝蛋白)等。BCG 的作用机制仍不完全清楚,主要认为 BCG 灌注后产生局部炎症反应,同时也出现非特异性免疫反应。BCG 常见副作用有膀胱炎、发热、流感样症状等,少见副作用有结核败血症、肝炎等。BCG 灌注治疗主要用于高危非肌层浸润性膀胱癌,对于中危以下的,一般不推荐;且不建议用于术后即刻灌注治疗,以免产生严重的副作用。

(3)放疗:可以单独使用也可与化疗联合使用,主要用于不愿切除膀胱、不能耐受手术或失去根治性手术机会的患者。随着放疗机器设备的进步与观念的更新,其在浸润性膀胱癌治疗中的作用已经越来越明显。

2. 手术治疗

(1)术前准备:手术目前仍是膀胱癌最重要的治疗

手段。除了常规的术前检查与手术禁忌排除外,膀胱癌患者手术方式的选择还要综合考虑患者的意愿和手术医师的熟练程度。

(2)手术方法

1)经尿道膀胱肿瘤切除术(transurethral resection of bladder tumor,TUR-BT):是非肌层浸润性膀胱癌最重要的治疗手段,而且膀胱肿瘤的病理分期、分级都需要依赖首次 TUR-BT 的结果。TUR-BT 的适用范围很广,表浅肿瘤不论单发、多发、初发、复发都可选用;即使是浸润性肿瘤,仍可以争取进行一次 TUR-BT 手术。TUR-BT 应该将膀胱肿瘤完全切除,直至露出正常的膀胱壁肌层组织,若基底仍有肿瘤,应继续电切到肿瘤全部清除,直至露出正常的脂肪组织。电切范围应该包括肿瘤周边 2cm 左右。术中要注意预防闭孔神经反射,主要的并发症有膀胱穿孔和 TUR 综合征。

TUR-BT 的主要操作步骤如下。

A.摆体位(截石位),消毒,铺巾。检查电切镜及其配套设备(照明、脚踏、冲洗液等)是否准备妥当。

B.置电切镜鞘放入膀胱,观察膀胱各壁情况及肿瘤周围膀胱黏膜情况。

C.设定电切功率,完全切除膀胱肿瘤及其周围部分正常组织。电切时膀胱要用冲洗液充满,电切镜的电切襻需置于要切除的组织之后,然后朝术者的方向切动。小肿瘤可一次切除,稍大带蒂的肿瘤可以先断蒂再电切基部,宽基底的肿瘤可以自一侧起逐条切除。

D.修整电切创面,彻底止血,冲洗膀胱,吸出膀胱内组织碎块。

E.留置三腔导尿管,持续冲洗,必要时膀胱造瘘。

2)膀胱部分切除术:范围局限的浸润性膀胱肿瘤和不愿接受膀胱全切的患者可以考虑选择膀胱部分切除术。

3) 根治性膀胱切除术：根治性膀胱切除术＋盆腔淋巴结清扫术是肌层浸润性膀胱癌的标准治疗手段。其主要手术指征包括 $T_2\sim T_{4a}$、$N_{0\sim x}$、M_0 期浸润性膀胱癌，其他指征还有高危非肌层浸润性 T_1G_3 期膀胱癌、BCG 治疗无效的 T_{is} 期膀胱癌、复发的非肌层浸润性膀胱癌、单靠 TUR 或腔内手术无法控制的广泛乳头状病变等。但是有严重基础疾病的患者不宜采用此项手术方式。其切除范围包括膀胱及其周围脂肪组织、输尿管远端、盆腔淋巴结组织及男性精囊、前列腺和女性子宫、附件（图 10-6-2）。手术方式包括开放式手术、腹腔镜手术及机器人手术。

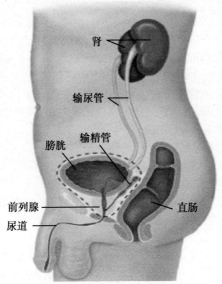

肾

输尿管

膀胱　输精管

前列腺

尿道

直肠

图 10-6-2　膀胱癌根治性切除术

开放式手术（根治性膀胱切除＋回肠代膀胱）的主要操作步骤如下。

A. 摆体位(平卧位),消毒,铺巾。

B. 耻骨联合上方正中切口,逐层切开进腹。

C. 探查腹腔器官,打开后腹膜,探查输尿管、膀胱及周围组织器官。

D. 距膀胱 4~5cm 处结扎、切断输尿管,远端封闭,近端插入细尿管外接引流袋或手套。

E. 分离膀胱各壁,在膀胱颈以下切断尿道,切除膀胱。切除精囊、前列腺/子宫、附件。

F. 距回盲部 15~20cm 处,切取长 15~20cm 的带蒂回肠肠袢,闭合原肠管,闭合切取回肠肠袢的远端。

G. 双侧输尿管与回肠肠袢行端-端吻合,将尿管从肠袢中引出。

H. 麦氏点做 3cm 椭圆切口,切除皮下脂肪,将肠袢经腹壁开口引出,并与腹壁各层固定。保持造瘘口高于皮肤约 2cm。

I. 止血,冲洗,放置引流,关闭切口。

4)原位新膀胱:可以不需要腹壁造口,极大提高了生活质量。但是存在排尿失败和尿失禁的风险,需要间歇性自我导尿。

(3)术后处理

1)严密观察患者生命体征和腹部体征的变化。注意电解质平衡和肾功能情况。

2)如行膀胱持续冲洗,记冲洗出入量,防止血块积存、堵塞,必要时更换导尿管。

Tips:

1. 膀胱镜插至后尿道时应在直视下进入膀胱,既可以避免前列腺损伤,又可以观察尿道内是否同时有肿瘤存在。

2. TUR-BT 是非肌层浸润性膀胱尿路上皮癌的主要治疗手段;根治性膀胱切除术+盆腔淋巴结清扫是肌层浸润性膀胱尿路上皮癌的首选治疗手段。

3. 膀胱非尿路上皮癌的治疗原则是根治性膀胱切除术。

4. 保留膀胱术后2年内每3个月行1次膀胱镜检查，2年后可适当延长，但应持续终身。高级别、高期别肿瘤保留膀胱术后每3个月行1次超声检查、每6个月行1次CT检查必不可少。

5. 非肌层浸润性膀胱癌的复发风险或进展至更晚期疾病的风险较高。复发性非肌层浸润性膀胱癌是一种异质性疾病，各类患者再次复发和进展的风险差异很大。在大多数情况下，复发性低级别 T_a 期疾病被视为中危疾病，但该风险可根据4种不良预后特征来分层：没有不良预后特征的中危非肌层浸润性膀胱癌患者不需要膀胱内辅助治疗，可选择经尿道膀胱肿瘤切除术（TUR-BT）和单剂围手术期化疗。

6. 伴有1个或2个不利预后特征的中危非肌层浸润性膀胱癌患者应该接受膀胱灌注化疗或膀胱灌注卡介苗治疗（BCG，并行12个月的维持治疗）。

7. 所有在3个月时存在复发性/持续性高级别 T_1 期肿瘤的患者都应行根治性膀胱切除术。卡介苗无效性复发性高级别 T_1 期膀胱癌的再次复发和进展风险极高，特别是伴有淋巴血管侵犯（lymphovascular invasion，LVI）、原位癌或大体积肿瘤的患者，需要根治性膀胱切除术。拒绝或不适合膀胱切除术的患者可以选择三联疗法。

附1

膀胱尿路上皮癌恶性程度分级系统

WHO 分级（1973）

   乳头状瘤

   尿路上皮癌1级，分化良好

   尿路上皮癌2级，中度分化

   尿路上皮癌3级，分化不良

WHO/ISUP 分级(1998),WHO 分级(2004)

  乳头状瘤

  低度恶性倾向尿路上皮乳头状瘤

  乳头状尿路上皮癌,低分级

  乳头状尿路上皮癌,高分级

附2

膀胱癌 TNM 分期(2017 年)

T(原发肿瘤)

 T_x 原发肿瘤无法评估

 T_0 无原发肿瘤证据

 T_a 非浸润性乳头状癌

 T_{is} 原位癌(扁平癌)

 T_1 肿瘤侵犯上皮下结缔组织

 T_2 肿瘤侵犯肌层

  T_{2a} 肿瘤侵犯浅肌层

  T_{2b} 肿瘤侵犯深肌层

 T_3 肿瘤侵犯膀胱周围组织

  T_{3a} 显微镜下发现肿瘤侵犯膀胱周围组织

  T_{3b} 肉眼可见肿瘤侵犯膀胱周围组织

 T_4 肿瘤侵犯前列腺、子宫、阴道、盆壁或腹壁

  T_{4a} 肿瘤侵犯前列腺、子宫或阴道

  T_{4b} 肿瘤侵犯盆壁或腹壁

N(淋巴结)

 N_x 区域淋巴结无法评估

 N_0 无区域淋巴结转移

 N_1 膀胱周围淋巴结或真骨盆区单个淋巴结转移

 N_2 扩散到骨盆中的 2 个或更多区域淋巴结

 N_3 髂总淋巴结转移

M(远处转移)

 M_x 远处转移无法评估

M_0 无远处转移,非局域淋巴结转移

M_1 远处转移

附3

非肌层浸润性膀胱尿路上皮癌分组

组别	要求
低危	同时具备:单发、T_a、G_1(低级别尿路上皮癌)、直径 <3cm
中危	除低危和高危之外的其他情况
高危	多发或高复发、T_1、G_3(高级别尿路上皮癌)、T_{is}

（邓建华　审校：张学斌）

第七节　良性前列腺增生

【背景知识】

良性前列腺增生(benign prostatic hyperplasia,BPH)是男性常见疾病,是引起排尿功能障碍的最常见原因之一,组织学方面表现为细胞增生,解剖学方面表现为前列腺体积增大,临床症状以下尿路症状为主,尿动力学方面表现为膀胱出口梗阻。老年人和有功能的睾丸(睾酮经 5α- 还原酶转化为双氢睾酮)是 BPH 的发病基础,但具体的发生、发展原因仍不清楚。

BPH 通常发生在 40 岁以上的人群,且随着年龄的增加发病率逐渐上升,80 岁以上人群的发病率可达 90%以上。所有的 BPH 结节均发生于前列腺移行区和尿道周围腺体区(图 10-7-1),其可将外周的腺体压扁形成"外科包膜"。临床上梗阻症状的严重程度除了和前列腺大小有关之外,与前列腺增生的位置也密切相关,膀胱出口处的增生常引起严重症状。

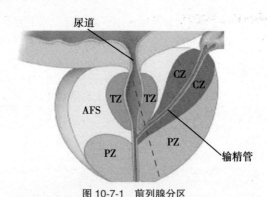

图 10-7-1 前列腺分区

CZ. 中央区；TZ. 移行区；PZ. 外周区；AFS. 纤维肌肉基质区

BPH 的自然病史较为漫长，可概括为排尿梗阻导致膀胱高压，输尿管末端丧失活瓣作用，并最终引起肾积水和肾功能不全。目前认为可能与 BPH 相关的危险因素有吸烟、泌尿系统感染史、尿液 pH、糖尿病、性活动强度、人种等，但尚未定论。

【接诊要点】

1. 病史 中年以上男性有进行性排尿困难的均需考虑 BPH 的可能性。BPH 患者的临床症状可以简单概括为梗阻和刺激两大类。前者包括尿踌躇、尿滴沥、尿无力、尿不尽感、尿线断续、排尿时间变长及尿潴留等；后者包括尿频、尿急、夜尿增多及尿失禁等。

此外，泌尿系统疾病史、外伤手术史、神经系统疾病史、糖尿病、性传播疾病史、药物服用史等都要详细询问。特别是对于相对年轻的患者，更要注意其他疾病导致排尿困难的可能性。

目前常用国际前列腺症状评分（I-PSS，表 10-7-1）和生活质量评分（quality of life，QOL，表 10-7-2）来对患者前列腺增生的症状进行数量化评估。不仅可以评估症状的轻重，还可以评估治疗手段的疗效。

表 10-7-1 国际前列腺症状评分表（I-PSS）

过去 1 个月内,是否有以下症状?	在 5 次中						症状评分
	无	≤1 次	<半数	大约半数	>半数	几乎每次	
1. 有尿不尽感	0	1	2	3	4	5	
2. 两次排尿间隔小于 2 小时	0	1	2	3	4	5	
3. 有间断性排尿	0	1	2	3	4	5	
4. 有排尿不能等待现象	0	1	2	3	4	5	
5. 有尿线变细现象	0	1	2	3	4	5	
6. 有感觉排尿费力	无	1 次	2 次	3 次	4 次	5 次	
	0	1	2	3	4	5	
7. 夜尿次数	0	1	2	3	4	5	
						症状总评分 =	

0~7 分为轻度症状,8~19 分为中度症状,20~35 分为重度症状。

表 10-7-2 生活质量评分表

	高兴	满意	大致满意	还可以	不太满意	苦恼	很糟
如果在有生之年,将伴有现在的排尿症状,您觉得如何?	0	1	2	3	4	5	6

2. **体格检查** 首先需要判断有无尿毒症(一般情况差、呼吸深、嗜睡、脉快等)和肾积水的表现。如有,需要及时处理。外生殖器检查除外先天或后天畸形所导致的尿潴留也很重要。

直肠指检是重要的检查项目,除了要检查前列腺的体积大小、质地软硬、有无结节、中央沟有无变浅或消失、肛门括约肌张力等情况外,还要注意除外前列腺癌的可能性。

局部神经系统查体,如下肢运动觉和知觉等,可以帮助发现可能的神经系统疾病。

3. **辅助检查**

(1)血尿常规和肝肾功能检查,必要时行尿细菌学培养。

(2)超声:可以了解前列腺的形态、大小、是否突入膀胱、有无低回声结节等,还可计算前列腺体积,测定残余尿量,并且系统检查肾、输尿管、膀胱等整个泌尿系统的情况以除外其他病症。

(3)尿流率及尿动力学检查:可以较客观地评价排尿功能。要在尿量 150~200ml、自然排尿状态下,必要时重复两次以上的测定才有意义。最大尿流率 Q_{max}<15ml/s,平均尿流率 <8ml/s 都提示患者存在排尿困难。但无法区别是下尿路梗阻引起的还是逼尿肌收缩力受损引起的,因此必要时须进行更为详细的尿动力学检查。

(4)血清 PSA 测定:可以帮助鉴别前列腺增生和前列腺癌。

(5)静脉尿路造影、尿道造影、尿道膀胱镜、排尿日记等其他检查项目,仅在需要时选用。

4. **鉴别诊断**

(1)前列腺癌:直肠指检触及硬结节,或者血清PSA、超声检查等辅助检查项目有异常发现的,均要注意除外前列腺癌的可能性。

(2)神经源性膀胱功能障碍:其排尿困难和尿潴留的症状与 BPH 相似,易混淆,鉴别要点是神经源性膀胱功能障碍常有典型的神经系统损害病史和体征,肛门括约肌变松弛,局部反射消失,且两者的尿动力学检查结果有区别。

(3)膀胱颈硬化症、膀胱癌、前列腺炎、尿道狭窄等其他疾病。

【治疗】

1. 非手术治疗

(1)观察等待:因为前列腺增生的自然病程很长,且发展过程较难预测,所以任何尚无手术指征的患者都可以选择观察等待的方法。但这并不意味着放弃治疗,要着重进行患者教育和生活方式的指导,并且至少每年 1 次随诊,若患者出现 BPH 并发症或手术指征,则需及时改变治疗手段。

(2)药物治疗:可以选择的药物较多,常用的有下述几种,其目的都是避免并发症的出现并且提高患者的生活质量。

1)α 受体拮抗药:正常前列腺内基质和上皮的比例约为 2:1,增生的前列腺内该比例变成了 5:1。α 受体拮抗药通过拮抗分布在前列腺和膀胱颈部的平滑肌表面的肾上腺素能受体,降低平滑肌张力,降低尿道阻力,改善排尿功能。

前列腺 α 受体可以进一步分为 α_1 受体及 α_2 受体。其中 98%α_1 受体的结合部位位于前列腺基质,α_2 受体则位于上皮和血管。因此前列腺平滑肌张力的控制主要依赖于 α_1 受体。针对这种情况,α 受体拮抗药根据其不同的作用机制,又可以进一步细分为非选择性 α 受体拮抗药(如酚苄明)、选择性 α_1 受体拮抗药(如多沙唑嗪)和高选择性 α_1 受体拮抗药(如坦索罗辛)。

α 受体拮抗药适用于有下尿路症状的 BPH 患者,常见不良反应有头晕、头痛、直立性低血压、无力、逆行射精等,选择性越高的药物,其不良反应越小。

2)5α- 还原酶抑制剂:可以抑制人体内睾酮向双氢睾酮的转化,从而降低前列腺内双氢睾酮的含量,并达到缩小前列腺体积、改善排尿困难症状的目的。使用该类药物 3 个月以上的患者,前列腺体积可以明显缩小,而且主要是围绕尿道的部分体积缩小,从而达到改善症状的效果。常用制剂有非那雄胺等。

5α- 还原酶抑制剂适用于有前列腺体积增大伴下尿路症状的 BPH 患者,常见不良反应有勃起功能障碍、性欲低下、男性乳腺发育等。

3)植物制剂:其作用机制尚不清楚,疗效也尚未得到共识。目前在欧洲应用较多,优势是没有明显的不良反应。

4)其他激素类药物:除 5α- 还原酶抑制剂外的其他激素类药物,如雄激素受体拮抗药、黄体酮、促性腺释放激素类似物等,因不良反应大或价格昂贵等原因,目前均已弃用或极少使用。

5)联合药物治疗:联合使用 α 受体拮抗药和 5α- 还原酶抑制剂进行治疗。

2. 手术治疗

(1)术前准备:有下述情况的 BPH 患者可以考虑手术治疗。

1)临床症状明显、药物治疗效果欠佳或拒绝药物治疗。

2)有反复尿潴留、反复血尿、反复泌尿系感染病史。

3)合并膀胱结石、上尿路积水、膀胱大憩室、腹股沟疝、严重的痔或脱肛。

4)残余尿量明显增多,充盈性尿失禁。

前列腺增生患者大多是老年男性,常合并心、脑、肺、肝、肾等基础疾病,术前要仔细评估患者全身情况,评估手术风险和获益,必要时先做尿液引流(留置导尿管、膀胱造瘘等),待全身情况改善后再行手术。

(2)手术方法:常见的手术方法有经尿道前列腺切除术(transurethral resection of prostate,TURP)、经尿道前列腺切开术(transurethral incision of prostate,TUIP)和开放性前列腺摘除术。其中 TURP 是 BPH 治疗的金标准。

1)TURP:主要用于前列腺体积在 80ml 以下,预计手术时间在 1 小时以内的患者,但技术熟练的术者可以适当放宽指征,主要并发症有 TUR 综合征、尿失禁、逆行射精等,其基本手术过程如下。

A.摆体位(截石位),消毒,铺巾。

B.置电切镜鞘入膀胱,观察前列腺情况。

C.设定电切功率,切除增生前列腺组织,常见顺序为中叶、两侧叶、尖部及精阜附近的前列腺组织。

D.修整电切创面,彻底止血,冲洗膀胱,吸出前列腺组织碎块。

E.膀胱内注水,拔除电切镜鞘,压迫膀胱观察尿流。

F.留置三腔导尿管,持续冲洗,必要时膀胱造瘘。

G.切除前列腺组织称重。

2)TUIP:主要用于前列腺体积 <30g,无中叶增生的患者。与 TURP 相比,优点是并发症更少,缺点是远期复发率较高。

3)开放性前列腺切除术:主要用于前列腺体积 80ml 以上的患者,以及合并膀胱结石、膀胱憩室等需要同时手术的患者。主要并发症有尿失禁、逆行射精、膀胱颈挛缩等。常用术式有耻骨上前列腺切除术和耻骨后前列腺切除术。

4)其他手术方法:如经尿道前列腺汽化术

(transurethral vaporization of prostate,TUVP)、经尿道前列腺等离子体双极电切术(transurethral bipolar plasma kinetic prostatectomy,TUPKP)、激光治疗、经尿道微波热疗(transurethral microwave thermotherapy,TUMT)、球囊扩张术、前列腺支架等,均有其一定的应用范围。

(3)术后处理

1)严密观察患者生命体征和腹部体征的变化。

2)膀胱行持续冲洗,记冲洗入量和出量,观察冲洗液颜色。警惕小血块或细碎前列腺组织堵塞导尿管,如有必要时更换导尿管。

3)择期拔除引流管、导尿管等。

4)适当盆底肌锻炼,警惕尿失禁等情况,必要时行尿动力学检查。

Tips:

1. 良性前列腺增生的药物治疗是长期过程,要重视宣教。

2. 良性前列腺增生与前列腺癌是两种不同的疾病,且好发部位也不一样,TURP术后的患者仍有可能患前列腺癌。

(邓建华 审校:张玉石)

第八节 前列腺癌

【背景知识】

前列腺癌是一种与年龄密切相关的疾病,极少发生在50岁以下的人群,具有极大的生物学变异性。50岁的男性,有40%可以发现潜伏癌,但仅有不到10%会发展为临床癌。亚洲地区人群临床癌的发病率与病死率都远低于西方国家,但潜伏癌发生率的差距要小得多。前列腺癌大部分是腺癌,起源于外周带,呈多中心发展。目前已明确的危险因素有遗传、饮食、激素等。

【接诊要点】

1. **病史** 前列腺癌可以没有明显的临床症状,常因体检时发现结节而就诊。部分前列腺体积增大明显的患者会出现下尿路梗阻症状,如排尿困难、尿潴留等,也有患者以血尿为初发症状。前列腺癌可以发生早期骨转移,因此部分患者的初诊主诉可以是骨痛、骨折或神经系统症状。

2. **体格检查** 前列腺指检是重要的检查,可以发现腺体内的不规则硬结,但需要与良性前列腺增生、前列腺炎、泌尿系统结核等疾病相鉴别,往往仍需穿刺活检。需要注意的是,指检可以影响 PSA 的测定值,最好在抽血之后再行指检。

还需对患者进行全身系统检查,重点是骨关节系统,可以发现早期骨转移引起的骨痛,从而指导后继的辅助检查。

3. **辅助检查** 最有用的辅助检查项目包括经直肠超声及前列腺特异性抗原(PSA),与直肠指检一起共同组成前列腺癌初步诊断的三个方面。

(1)前列腺癌在超声图像上常表现为外周带低回声结节,这是因为癌变组织细胞增多,而细胞间的界面缩小。但超声检查的特异性不够,会与良性增生、前列腺炎等相混淆,所以往往作为筛查手段的一方面或为定位穿刺做准备。

(2)PSA 的测定在前列腺癌的诊治方面具有不可替代的地位。国内的专家共识认为,50 岁以上有下尿路症状的人群应进行 PSA 测定和直肠指检,有家族史的人群则从 45 岁开始。PSA 的正常值受年龄和前列腺体积大小等因素的影响,目前国人参考值推荐范围见表 10-8-1。在临床应用时,常以 PSA>4.0ng/ml 作为异常的标志。

表 10-8-1 总前列腺特异性抗原 (tPSA) 参考值范围

年龄区间 / 岁	tPSA 范围 /(ng·ml^{-1})
40~49	0~1.5
50~59	0~3.0
60~69	0~4.5
70~79	0~5.5
≥ 80	0~8.0

PSA 在前列腺上皮产生,是前列腺特异性抗原,不是前列腺癌特异性抗原,在筛查患者的肿瘤可能时,除运用不同年龄段的参考值之外,还有几个参数也值得参考。

1) PSA 密度 (PSAD): 即 tPSA 与前列腺体积的比值,后者由直肠超声测定计算。PSAD 正常值 <0.15。

2) PSA 速率 (PSAV): PSA 速率 (PSAV): 需要在 2年内至少检测 3 次血 PSA, 其正常值 <0.75ng/(ml·年)。

3) 游离 PSA (f-PSA): 当 tPSA 处于 4~10ng/ml 的灰色区域时, f-PSA 数值与前列腺癌的发生率成负相关, f-PSA/tPSA>0.16 为正常参考值。

PSA 除了可以诊断前列腺癌之外,还可以作为观察手术效果和监测术后复发的手段。

(3) CT 和 MRI 可以帮助进行临床分期,全身骨扫描可以发现早期骨转移。

(4) 完成初步诊断之后,要在术前确诊前列腺癌,需进行穿刺活检。

1) 前列腺穿刺活检的指征如下。

A. 直肠指检、影像学检查 (超声、MRI 等) 有异常发现,或 PSA>10ng/ml。

B. 4ng/ml<PSA<10ng/ml,f-PSA/tPSA 或 PSAD 异常。

目前推荐在超声引导下,对前列腺进行至少 6 象限、10 针以上的穿刺活检。

2)若第一次穿刺活检的结果为阴性,再行穿刺活检的指征如下。

A. PSA>10ng/ml。

B. 4ng/ml<PSA<10ng/ml, 复 查 f-PSA/tPSA、PSAD 异常,或直肠指检、影像学检查异常。

C. 4ng/ml<PSA<10ng/ml, 复 查 f-PSA/tPSA、PSAD、直肠指检、影像学均正常,则每 3 个月检测 1 次 PSA,若连续 2 次 >10ng/ml 或 PSAV>0.75ng/(ml·年)。

D. 第一次穿刺病理为非典型增生或高级别 PIN。

两次穿刺的间隔时间推荐为 1~3 个月,若第二次穿刺仍为阴性,符合上述指征者还可再行穿刺,若同时合并前列腺增生有下尿路梗阻症状,则可以行 TURP 切除标本送检。

4. 鉴别诊断 需要与良性前列腺增生、前列腺炎、前列腺结石等鉴别诊断。术前穿刺病理结果是诊断的关键。

【治疗】

1. 非手术治疗 前列腺癌的非手术治疗手段包括密切观察、放射治疗、内分泌治疗和其他治疗。

(1)密切观察:对不耐受其他治疗副作用和并发症的低危患者或晚期患者,可以选择密切观察,随访间隔不得大于 3 个月。

(2)放射治疗:分外放射治疗和内放射治疗两种。对于局限性前列腺癌,可以达到根治性放疗的效果;对于晚期和转移的患者,也可以作为辅助性治疗来改善生存时间和提高生活质量。选择患者进行放射治疗时要严格遵守适应证和禁忌证,其疗效与前列腺癌根治术一样可以达到根治局限性癌的效果,对不能耐受手术的患者尤其适用。近年来,随着外放射三维适形技术、内放射定位技术及放射粒子质量的提高,放射治疗的应用前景十分广阔。

(3)内分泌治疗:包括去势和抗雄两大方面。适应证:转移性前列腺癌,不能行手术或放疗的早期癌,配合手术或放疗进行,手术或放疗后复发、转移。

去势治疗的常用药物是促黄体素释放素类似物(LHRH-a),其已成为雄激素去除的标准治疗方法之一,逐渐有取代手术去势的趋势。

抗雄治疗的常用药物有类固醇类的醋酸甲地孕酮和非类固醇类的比卡鲁胺等。

(4)其他治疗:近年来,针对个体的基因治疗渐趋热门,且在临床个案应用中取得了一些成效。此外,冷冻治疗、射频消融治疗等其他方案的研究也都取得了不同程度的进展。

2. 手术治疗 前列腺癌的手术治疗包括开放式耻骨后前列腺癌根治术和腹腔镜前列腺癌根治术。

(1)术前准备:前列腺癌根治术创伤大、风险高,术前最重要的是判断患者有无手术适应证。一般认为,临床分期 $T_1 \sim T_{2c}$、预期寿命 ≥ 10 年、身体状况良好的患者可以选择前列腺癌根治术,但在实际操作中尚有争议。患者全身各系统的评估、生理和心理状态的准备,必要时术后监护病房的准备,都是必需的。

(2)手术方法:常见的手术方式有开放式前列腺癌根治术和腹腔镜前列腺癌根治术。前者的基本手术过程如下(图 10-8-1)。

1)摆体位(平卧位),垫高腰臀,消毒,铺巾,留置导尿管,必要时经膀胱镜留置输尿管 D-J 管(截石位)。

2)下腹正中切口,显露膀胱间隙,清扫两侧盆腔(髂血管、闭孔神经旁等)淋巴组织,必要时送冷冻病理。

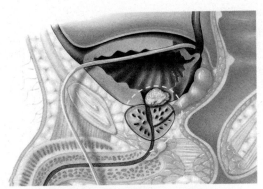

图 10-8-1　前列腺癌根治术示意图

　　3) 充分暴露前列腺,游离其两侧,切断耻骨前列腺韧带,缝扎血管,切断尿道。

　　4) 将导尿管从尿道残端拉出,分离前列腺直肠间隙,直至膀胱颈。

　　5) 游离切断两侧精索,去除前列腺精囊标本。

　　6) 修整膀胱颈口,缝合其与尿道残端,必要时膀胱造瘘。

　　7) 冲洗,止血,放置引流,关腹。

　　(3) 术后处理

　　1) 严密监测生命体征,记出入量,维持水电解质平衡。

　　2) 固定导尿管,生理盐水持续冲洗膀胱。术后可有小血块在膀胱内聚集,会产生堵塞导尿管、加重膀胱出血、引起膀胱痉挛等不良后果。术后要勤观察导尿管冲洗液颜色和有无血块,视情况调节冲洗速度。如发生导尿管堵塞则需加强冲洗或更换导尿管,如发生膀胱痉挛可选择服用逼尿肌松弛药,如溴丙胺太林片,或膀胱灌注平滑肌松弛剂如阿托品等。

　　3) 择期拔除引流管、导尿管等。

　　4) 警惕尿失禁等情况。可加强盆底肌锻炼,必要时行尿动力学检查。

Tips:

1. 直肠指检会影响 PSA 的测定值,最好在抽血之后再进行。

2. 建议 50 岁以上有下尿路症状的人群应进行 PSA 和直肠指检筛查,有家族史的人群则从 45 岁开始。

附1

前列腺癌 Gleason 评分系统

前列腺癌组织分为主要分级区和次要分级区,每区的 Gleason 分值为 1~5 分,将主要和次要分级区的分数相加,就是癌组织分级数。≤ 6 分为低危,7 分为中危,≥ 8 分为高危。

附2

前列腺癌 TNM 分期

原发肿瘤 T

T_X 原发肿瘤不能评价

T_0 无原发肿瘤证据

T_1 不能被扪及和影像发现的临床隐匿肿瘤

T_{1a} 偶发肿瘤体积≤所切除组织体积的 5%

T_{1b} 偶发肿瘤体积>所切除组织体积的 5%

T_{1c} 穿刺活检发现的肿瘤(如因 PSA 升高)

T_2 局限于前列腺内的肿瘤

T_{2a} 肿瘤限于单叶的 1/2(≤ 1/2)

T_{2b} 肿瘤超过单叶的 1/2 但限于该单叶(1/2~1)

T_{2c} 肿瘤侵犯两叶

T_3 肿瘤突破前列腺包膜

T_{3a} 肿瘤侵犯包膜外(单侧或双侧)

T_{3b} 肿瘤侵犯精囊

T_4 肿瘤固定或侵犯除精囊外的其他邻近组织结

构,如膀胱颈、尿道外括约肌、直肠、肛提肌或侵入骨盆壁

区域淋巴结 N

N_X 区域淋巴结不能评价

N_0 无区域淋巴结转移

N_1 区域淋巴结转移

远处转移 M

M_X 远处转移无法评价

M_0 无远处转移

M_1 远处转移

　M_{1a} 有区域淋巴结以外的淋巴结转移

　M_{1b} 骨转移

　M_{1c} 其他器官组织转移

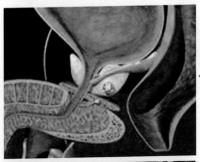

T_1期

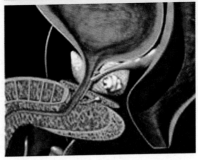

T_2期

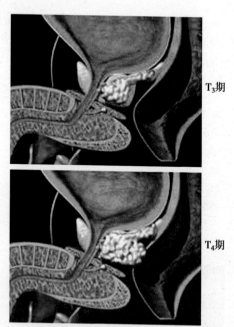

T₃期

T₄期

图 10-8-2 前列腺癌分期示意图

（邓建华 审校：严维刚）

第九节 阴囊和睾丸疾病

【背景知识】

阴囊和睾丸疾病中常见的有精索静脉曲张（varicocele）、鞘膜积液（hydrocele）、附睾睾丸炎（epididymoorchitis）、精索扭转（spermatic cord torsion）、睾丸肿瘤（testicular tumor）等，其中，睾丸结核分枝杆菌特异性感染性炎症见本章第九节。

1. 精索静脉曲张 因静脉瓣膜功能不全或血流受阻，导致蔓状静脉丛迂曲扩张。多见于青少年，与不育症发病相关。约 90% 发生于左侧,因左精索内静脉呈直角进入左肾静脉,且左肾静脉位于肠系膜上动脉和腹主动脉之间,易出现"胡桃夹现象"(nutcracker phenomenon),皆导致左精索内静脉血流阻力大,易出现瓣膜功能障碍。双侧曲张者占全部的 50%~60%,如仅右侧曲张者应考虑存在栓塞、梗阻或肿瘤的可能。因解剖学因素所致的称为原发性精索静脉曲张,因癌栓或其他原因引起的肾静脉或下腔静脉梗阻所致的称继发性精索静脉曲张。

2. 鞘膜积液 腹膜鞘突在出生后未闭锁或睾丸部位鞘膜腔体液过量积聚导致,其中,炎症、外伤、结核、梅毒、肿瘤、丝虫病等均可引起。其分型如下:①睾丸鞘膜积液,最常见,发生在睾丸鞘膜腔内;②精索鞘膜积液,由于精索部鞘突未闭而形成囊性积液;③混合型鞘膜积液,同时有睾丸及精索鞘膜积液存在;④交通性鞘膜积液,鞘突未闭锁,鞘膜腔及腹膜腔相通,积液量随体位变化;⑤婴儿型鞘膜积液,少部分新生儿存在,1/4 为双侧,多随生长逐渐消退。

3. 睾丸炎 引起的途径有三种:即血行感染、淋巴感染和经输精管直接蔓延。常见的有非特异性睾丸炎及腮腺炎性睾丸炎。前者由致病细菌引起,可引起睾丸脓肿,常由附睾炎蔓延而来;后者由病毒感染引起,常于腮腺炎出现 4~6 天后发生,约 70% 为单侧,50% 受累的睾丸萎缩,双侧受累可导致不育。

4. 精索扭转 由精索扭转导致睾丸缺血,为需要紧急处理的急症。可分为鞘膜内型和鞘膜外型两种类型;前者多见,好发于青春期,后者罕见,多为新生儿或 1 岁以内婴儿。睾丸系膜过长、睾丸游离、隐睾、鞘膜积液、运动、外伤易诱发。

5. 睾丸肿瘤 我国睾丸肿瘤发病率约为 1/10 万,占男性全身肿瘤的 1%~2%,其中 90% 为恶性肿瘤。睾丸肿瘤分类见表 10-9-1,生殖细胞肿瘤占睾丸肿瘤的90% 以上,其中精原细胞肿瘤对放疗非常敏感。

表 10-9-1　睾丸肿瘤的分类

睾丸肿瘤		分类
生殖细胞肿瘤(germ cell tumor, GCT)	睾丸精原细胞瘤(seminomatous germ cell tumor, SGCT)	典型精原细胞瘤(classic seminoma)
		精母细胞性精原细胞瘤(spermatocytic seminoma)
	睾丸非精原细胞瘤(nonseminomatous germ cell tumor, NSGCT)	胚胎癌
		畸胎瘤
		绒毛膜上皮癌
		卵黄囊瘤(内胚窦瘤)
非生殖细胞肿瘤	性索/性腺间质肿瘤	间质细胞瘤
		支持细胞瘤
		颗粒细胞瘤
		泡膜细胞瘤/纤维瘤
		其他性索/性腺间质肿瘤
		含有生殖细胞和性索/性腺间质肿瘤(性腺母细胞瘤)
	其他非特异性间质肿瘤	卵巢上皮类型肿瘤
		睾丸网和集合系统肿瘤
		非特异性间质肿瘤

【接诊要点】

1. 诊断

(1) 精索静脉曲张

1) 临床表现：患侧阴囊胀大，局部坠胀、疼痛感，可放射至同侧腹股沟、腰部及下腹部，多于劳累、久立后加重，平卧休息后可减轻或消失。

2) 体格检查：根据曲张程度分为轻、中、重三度。轻度时局部不能触及阴囊曲张的静脉，但令患者做瓦尔萨尔瓦动作（Valsalva maneuver，屏气增加腹压）时可触及；中度在正常站立位可触及阴囊曲张的静脉，但表面看不见曲张血管；重度时阴囊部可见成团、蚓状的静脉。原发性精索静脉曲张平卧后可消失，以此可与继发性精索静脉曲张鉴别。

3) 辅助检查：必要时可行血管彩超检查，以发现亚临床型精索静脉曲张或继发性精索静脉曲张的证据。

(2) 鞘膜积液

1) 临床表现：阴囊或精索区域肿胀，可有站立时阴囊下垂感或牵扯痛，亦可无症状。

2) 体格检查：睾丸鞘膜积液多呈卵圆形，位于阴囊内，表面光滑，无压痛，有囊性感，睾丸、附睾触摸不清，透光试验阳性。精索鞘膜积液位于睾丸上方或腹股沟内，呈梭形囊性肿物，其下可触及睾丸及附睾。交通性鞘膜积液与体位有关，站立积液增多，卧位挤压积液可减少或消失。

(3) 睾丸炎

1) 临床表现：突发阴囊和睾丸红、肿、热、痛，常伴有发热。如为腮腺炎性睾丸炎可有急性流行性腮腺炎病史，伴腮腺肿胀及腮腺管口红肿。

2) 体格检查：阴囊红肿，睾丸明显压痛，若形成脓肿，触之可有波动感。

3)辅助检查:血常规白细胞升高,血培养可阳性。

(4)精索扭转

1)临床表现:发病突然,患侧阴囊内睾丸疼痛,呈持续性,可有阵发加剧,常放射至同侧腹股沟及下腹部,伴有恶心、呕吐。

2)体格检查:阴囊红肿,睾丸肿大,触痛明显,睾丸向上移位或变为横位,睾丸及附睾位置发生变化,如扭转时间较长常不能触清睾丸及附睾。

3)辅助检查:血常规可有轻度白细胞升高。

(5)睾丸肿瘤

1)临床表现:患侧阴囊内无痛性肿块、阴囊钝痛或下腹坠胀不适,有时出现远处转移的表现,如颈部肿块、咳嗽或呼吸困难、食欲减退、恶心、呕吐、消化道出血、胃肠功能异常、腰背痛、骨痛、外周神经系统异常、单侧或双侧下肢水肿。

2)体格检查:患侧睾丸肿大、实质坚硬、失去正常弹性。

3)辅助检查

A.影像学检查:超声为首选检查;胸部X线及腹部和盆腔CT可了解有无腹膜后淋巴结等转移病灶。

B.血清肿瘤标志物:甲胎蛋白(alpha-fetoprotein,AFP)、人绒毛膜促性腺激素(human chorionic gonado-tropin,hCG)和乳酸脱氢酶(lactic acid dehydrogenase,LDH),其中LDH主要用于转移性睾丸肿瘤患者的检查。胎盘碱性磷酸酶(placental alkaline phosphatase,PALP)对精原细胞的分期也有一定的参考价值。肿瘤标志物不升高者也不能除外存在睾丸肿瘤的可能。

4)睾丸肿瘤分期:见表10-9-2及表10-9-3。

表 10-9-2 睾丸肿瘤 TNM 分期（UICC，2017 年，第 8 版）

原发肿瘤（T）

pT_x	原发肿瘤无法评价
pT_0	无原发肿瘤的证据
pT_{is}	生精小管内生殖细胞肿瘤（原位癌）
pT_1	肿瘤局限于睾丸（包括累及睾丸网），无血管/淋巴管浸润
pT_{1a}	肿瘤大小 <3cm
pT_{1b}	肿瘤大小 ≥ 3cm
pT_2	肿瘤局限于睾丸（包括累及睾丸网），有血管/淋巴管浸润；或侵犯门部软组织、附睾或穿透白膜，有/无血管/淋巴管浸润
pT_3	肿瘤侵犯精索，有或没有血管/淋巴管浸润
pT_4	肿瘤侵犯阴囊，有或没有血管/淋巴管浸润

临床区域淋巴结（N）

N_x	区域淋巴结转移情况无法评价
N_0	没有区域淋巴结转移
N_1	转移淋巴结最大径线 ≤ 2cm
N_2	转移淋巴结最大径线 >2cm，但 ≤ 5cm
N_3	转移淋巴结 >5cm

病理区域淋巴结（pN）

pN_x	区域淋巴结转移情况无法评价
pN_0	没有区域淋巴结转移
pN_1	转移淋巴结数 ≤ 5 个，且最大径线 ≤ 2cm
pN_2	单个转移淋巴结，最大径线 >2cm，但 ≤ 5cm；或 5 个以上 ≤ 5cm 的阳性淋巴结；或存在扩散到淋巴结外的证据
pN_3	转移淋巴结 >5cm

续表

远处转移（M）

M_x	远处转移情况无法评价
M_0	无远处转移
M_1	远处转移
M_{1a}	区域外淋巴结或肺转移
M_{1b}	其他部位转移

血清肿瘤标志物（S）

S_x	无法评价标志物
S_0	标志物水平不高
S_1	AFP<1 000ng/ml，且 HCG<5 000U/L，且 LDH< 正常值上限的 1.5 倍
S_2	AFP 1 000~10 000ng/ml，或 hCG 5 000~50 000U/L，或 LDH 正常值上限的 1.5~10 倍
S_3	AFP>10 000ng/ml，或 hCG>50 000U/L，或 LDH> 正常值上限的 10 倍

相比第 7 版，进一步将纯精原细胞瘤以 3cm 为界进一步分为 T_{1a} 和 T_{1b}；附睾侵犯从 T_1 升级为 T_2；T_2 增加了睾丸门软组织侵犯和肿瘤侵犯精索血管/淋巴管，但无实质浸润。

表 10-9-3 美国癌症联合委员会（AJCC）睾丸肿瘤的
简化分期（2017）

分期		标准		
0	pT_{is}	N_0	M_0	S_0
I	任何 pT	N_0	M_0	S_x
I a	pT_1	N_0	M_0	S_0

续表

分期	标准			
I b	pT_{2-4}	N_0	M_0	S_0
I s	任何 pT	N_0	M_0	S_{1-3}
II	任何 pT	N_{1-3}	M_0	S_x
II a	任何 pT	N_1	M_0	S_{0-1}
II b	任何 pT	N_2	M_0	S_{0-1}
II c	任何 pT	N_3	M_0	S_{0-1}
III	任何 pT	任何 N	M_1	S_x
III a	任何 pT	任何 N	M_{1a}	S_{0-1}
III b	任何 pT	N_{1-3}	M_0	S_2
	任何 pT	任何 N	M_{1a}	S_2
III c	任何 pT	N_{1-3}	M_0	S_3
	任何 pT	任何 N	M_{1a}	S_3
	任何 pT	任何 N	M_{1b}	任何 S

2. **鉴别诊断** 简易鉴别常见导致阴囊肿大疾病的流程见图 10-9-1,获得诊断倾向后应进一步完善相关辅助检查确诊。鞘膜积液的鉴别诊断见图 10-9-2。

【治疗】

1. **精索静脉曲张**

(1)无明显症状并有正常生育者,一般不需手术。

(2)手术治疗:伴有不育或精液异常者不论症状轻重均有手术指征。

1)开放性手术:精索内静脉高位结扎术,可经腹股沟途径或髂窝途径。

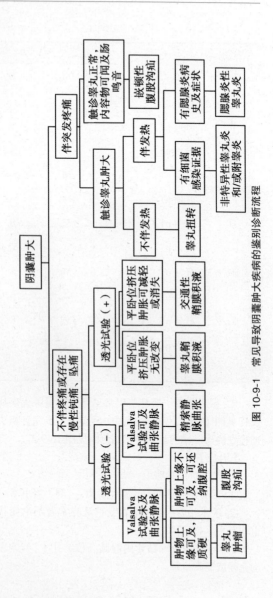

图 10-9-1 常见导致阴囊肿大疾病的鉴别诊断流程

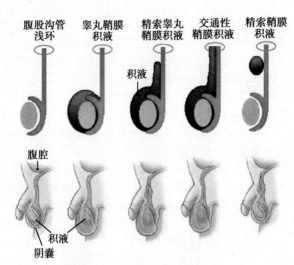

图 10-9-2 鞘膜积液的鉴别诊断

2)腹腔镜精索静脉结扎术。

2. 鞘膜积液

(1)婴儿鞘膜积液常可自行消退;成人无症状的小鞘膜积液亦可不必治疗。

(2)手术治疗:为主要治疗方法。

1)鞘膜翻转术。

2)鞘膜折叠术。

3)交通性鞘膜积液应采用腹股沟切口,高位结扎并切断未封闭的鞘突,睾丸鞘膜的处理同上。

4)精索鞘膜积液需行鞘膜切除术。

5)继发性鞘膜积液应同时处理原发病。

(3)保守治疗:较少采用,如穿刺抽液等,极易复发。

3. 睾丸炎

(1)一般治疗:卧床休息,托起阴囊,早期冰袋冷敷可防止肿胀,晚期局部热敷可加速炎症吸收。

（2）药物治疗：应用广谱抗生素，如找到感染证据应根据药敏结果应用敏感抗生素治疗。如为腮腺炎性睾丸炎可应用抗病毒药物，并以1%利多卡因20ml做精索封闭，以缓解疼痛并改善睾丸血供。

（3）手术治疗：已形成睾丸脓肿者应切开引流，睾丸严重破坏时行睾丸切除术。

4. 精索扭转　应尽早探查行复位固定术。扭转后睾丸功能的恢复与手术复位时间有关。扭转在6小时内复位者，睾丸功能基本不受影响；如超过24小时复位，多数发生睾丸坏死萎缩，应切除扭转的睾丸，并同时行对侧睾丸固定术，以保存对侧睾丸功能（图10-9-3）。

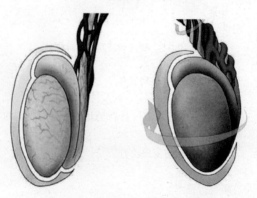

图 10-9-3　正常睾丸与精索扭转示意图

5. 睾丸生殖细胞肿瘤

（1）Ⅰ期精原细胞瘤

1）根治性睾丸切除术。

2）辅助放疗：推荐主动脉旁或联合同侧髂腹股沟区域的中等剂量（20~24Gy）辅助放疗作为Ⅰ期精原细胞瘤的标准治疗方案。

3）辅助化疗：单周期卡铂辅助化疗对于Ⅰ期精原细

胞瘤的治疗也可达到近似放疗的效果。

4) 术后可进行严密的监测。

5) 定期随访。

(2) Ⅰ期非精原细胞瘤

1) 根治性睾丸切除术。

2) 保留器官手术 (organ-preserving surgery) 即睾丸部分切除术：双侧同时或先后发生的睾丸肿瘤和孤立睾丸肿瘤，如睾酮分泌水平正常且肿瘤体积小于睾丸体积的 30%，可考虑该术式。术后生精小管内精原细胞瘤 (intratubular seminoma) 发生率可高达 82%，需行辅助放射治疗。

3) 腹膜后淋巴结清扫术 (retroperitoneal lymph node dissection, RPLND)：可对肿瘤进行更加准确的病理分期。左侧睾丸肿瘤主张经左结肠旁沟入路行单侧腹膜后淋巴结清扫；右侧应沿右侧结肠旁沟切开后腹膜至盲肠下方转向屈氏韧带，显露腹膜后组织行双侧腹膜后淋巴结清扫。

4) 辅助化疗：多采用以顺铂 (cisplatin, DDP) 为中心的联合化疗方案。主要包括 PVB (顺铂 + 长春碱或长春新碱 + 博来霉素) 方案、BEP (博来霉素 + 依托泊苷 + 顺铂) 方案、EP (依托泊苷 + 顺铂) 方案和 VIP (依托泊苷 + 异环磷酰胺 + 顺铂)。

5) 术后应进行严密的监测，定期随访。

(3) ⅡA/ⅡB 期精原细胞瘤

1) 根治性睾丸切除术。

2) 放射治疗：ⅡA 期和ⅡB 期的放射剂量分别是 30Gy 和 36Gy，放射野从主动脉旁扩展到同侧的髂血管旁区域，ⅡB 期放射边界应包括转移淋巴结周围 1~1.5cm 范围。

3) 化疗：不愿意接受放疗的ⅡB 期患者可行 3 个疗程 BEP 或 4 个疗程 EP 化疗。

4)定期随访。

(4)ⅡA/ⅡB期非精原细胞瘤

1)根治性睾丸切除术。

2)肿瘤标志物不升高者可选择 RPLND;肿瘤标志物升高者应在 3~4 个疗程的 BEP 化疗后实施残留肿瘤切除;不愿实施基础化疗者也可选择保留神经的 RPLND,术后实施 2 个疗程 BEP 辅助化疗。

3)定期随访。

(5)ⅡC/Ⅲ期睾丸生殖细胞肿瘤

1)根治性睾丸切除术。

2)化疗:3~4 个疗程 BEP 化疗。

3)经过 2 个疗程化疗后,如肿瘤标志物水平下降且肿瘤稳定或缓解,则继续完成化疗方案;如肿瘤标志物水平降低但转移灶进一步生长,则推荐在诱导化疗结束后行肿瘤切除术;如肿瘤标志物水平仍持续增高,则采用新的化疗方案。治疗后肿瘤标志物水平稳定仍需随访观察,如发现肿瘤标志物水平明显升高,则需再进行补救性化疗(salvage chemotherapy)。

4)残余的精原细胞瘤如进展则需行补救性化疗,必要时也可行手术切除或放疗。残余的非精原细胞瘤进展即使肿瘤标志物正常也推荐手术切除。主要转移灶应在化疗结束后 4~6 周内切除。

5)定期随访,必要时行挽救性治疗。

Tips:

1. 精索扭转越早手术复位预后越好,应把握黄金 6 小时。

2. 精索静脉曲张明确与不育相关,重度和/或伴有不育或精液异常者应考虑手术治疗。

3. 睾丸肿瘤可因远处转移的表现起病,问诊、体格检查不应忽略生殖系统。

（邓建华 审校:范欣荣）

第十节　泌尿生殖系统结核

【背景知识】

结核病至今仍是人类死于传染病的主要原因。泌尿生殖系统结核（genitourinary tuberculosis）是全身结核病的一部分,大多继发于肺结核,其次是骨关节结核及肠结核等。肾结核是肺外结核感染中最常见的病变,30%~50%的患者既往有肺结核病史,往往早于肾结核许多年,临床出现肾结核时,肺部感染多已愈合,故儿童患病少见。对于按泌尿系统感染应用抗生素治疗效果不佳或经久不愈者应考虑泌尿生殖系统结核可能。具体病变特点和发病机制见表 10-10-1。

表 10-10-1　泌尿生殖系统结核病变来源及特点

病变名称	感染途径或来源	特点
病理性肾结核	多经血行感染	最初常为双肾受累,结核分枝杆菌进入肾皮质的肾小球血管丛中,形成多发性粟粒状结核,由于肾皮质的血供丰富、抵抗力和修复力强,大多均可自行愈合,临床上常不出现症状
临床型肾结核	来自病理性肾结核的粟粒状结核灶	在全身或局部抵抗力低下时,结核分枝杆菌可经过滤至肾小管,并在髓质袢处停留,并形成结核病灶,继而病变蔓延形成结核性肾盂肾炎并引起症状。病变进展可出现小病灶彼此融合,中心坏死,形成干酪脓肿或空洞,甚至导致肾积脓或全肾破坏

续表

病变名称	感染途径或来源	特点
输尿管结核	多来自肾结核	其结节及溃疡可使输尿管壁纤维化,输尿管增粗、僵硬,管腔呈节段性狭窄,引起梗阻以上输尿管扩张和肾积水,进一步加重肾的破坏并影响肾功能
肾自截 (autonephrectomy)	可继发于输尿管结核	少数由于输尿管完全闭塞,全肾广泛钙化,结核分枝杆菌不能随尿进入膀胱,使膀胱继发的结核病灶好转或愈合,症状消失,但肾内病灶仍有潜在危险
膀胱结核及膀胱挛缩	多为继发	有时病变达深达肌层,引起严重纤维组织增生和瘢痕收缩,使膀胱容量显著减少,即形成膀胱挛缩
对侧肾积水	继发于膀胱结核	由于膀胱壁的病变使对侧输尿管口狭窄并破坏其活瓣作用,导致尿液进入膀胱受阻或反流,而膀胱挛缩使膀胱内压力升高引起对侧肾积水,亦可影响肾功能,为肾结核病变常见的晚期并发症
尿道结核	可来自上尿路、前列腺或附睾	主要病理改变为结核性溃疡、纤维化,导致后尿道狭窄
前列腺、精囊、附睾及睾丸结核	上尿路下行或血行感染	因其解剖毗邻关系,经常多器官感染同时存在,附睾结核时可出现输精管串珠状结节,有时合并阴囊皮肤瘘

【接诊要点】

1. 临床表现

(1) 尿频、尿急、尿痛：尿频一般最早出现，因含有结核分枝杆菌的脓尿刺激膀胱黏膜引起，随着病程进展至膀胱病变，尿频加重，可由 3~5 次逐渐增加至 10~20 次，并伴有尿急、尿痛，待发生膀胱挛缩时每日排尿可达数十次，甚至出现尿失禁。

(2) 脓尿：肾结核患者均有不同程度的脓尿，严重者呈洗米水样，含有碎屑或絮状物，显微镜下可见大量脓细胞。

(3) 血尿：多为终末血尿，可为肉眼或镜下血尿，常在尿频、尿痛之后，因膀胱三角区结核性溃疡出血引起。也有少数患者表现为来自肾脏的全程血尿，不伴任何尿路刺激征。

(4) 腰痛及肿块：肾结核一般无明显腰痛，但当病变至肾包膜继发感染时或输尿管被血块、干酪样坏死物堵塞时可出现钝痛或肾绞痛。输尿管结核梗阻造成肾积水或肾积脓时，可于腰部触及肿块。男性生殖系统结核可出现该部位肿块，如肿大的附睾、睾丸，可伴或不伴疼痛；痛性睾丸肿大应警惕睾丸结核；如慢性附睾炎合并阴囊皮肤瘘应首先考虑结核。

(5) 全身症状：泌尿生殖系统结核一般无全身症状，但合并其他器官的活动性结核时可出现消瘦、低热、盗汗、乏力、贫血、食欲下降等症状。如肾结核合并对侧肾积水时可出现水肿、恶心、呕吐等慢性肾功能不全表现，甚至进展至无尿。

(6) 血精或精液减少：精囊结核时偶可出现。

2. 辅助检查

(1) 结核菌素试验（tuberculin test）：旧结核菌素（old tuberculin, OT）或纯化蛋白衍生物（purified protein derivative, PPD）试验可呈阳性或强阳性。

(2)尿液检查

1)尿常规、尿沉渣及普通细菌培养检查:可有少量蛋白及红、白细胞,镜下见大量脓细胞,可行抗酸染色后找到抗酸杆菌,需连续3次检查均为阳性,诊断较可靠,而普通细菌培养呈阴性。部分患者可有继发细菌感染,可抗细菌感染药物治疗后复查。

2)尿结核分枝杆菌培养:较尿沉渣抗酸染色结果可靠,阳性率高达90%,最有诊断价值,缺点是培养时间需8周。

3)尿结核菌 DNA 检测:需结合尿培养、影像学或活检组织检查结果方可确立诊断。

(3)影像学检查

1)B 超检查:推荐作为初筛检查,发现可能存在的尿路病变情况,如肾体积变化、肾积水、膀胱挛缩等。

2)泌尿系统平片(KUB)及静脉肾盂造影(IVP):了解病变部位及破坏程度,IVP 是早期肾结核最敏感的诊断依据。钙化型肾结核在平片上可见全身及输尿管均有钙化;干酪空洞型肾结核常有围绕空洞的钙化,表现为圆形排列的斑点状钙化;偶可见类似结石的钙化,但在肾实质密度不均,有别于肾结石;男性生殖系统结核也可有钙化表现。IVP 典型表现为肾盏破坏,边缘不整如虫蚀样或颈部狭窄、变形、消失;有干酪样坏死、空洞者可表现为棉桃样空洞阴影;输尿管常有狭窄、继发性扩张、增粗、僵直、边缘不整并失去正常柔软形态;如肾脏破坏严重可不显影。

3)胸部及脊柱 X 线:了解有无陈旧或活动性肺结核和脊柱结核。

4)逆行尿道造影(retrograde urethrography,RU):如 IVP 不能得到满意的结果可选择进行。

5)B 超引导下经皮穿刺造影:必要时选择进行。

6) CT 检查: 肾影增大或缩小, 局部或整个皮质变薄, 肾内多发不规则点状或壳状钙化, 单个或多个肾盏变形, 伴肾实质内囊性低密度影; 如肾盂或输尿管上段梗阻, 则表现为整个肾脏扩张、积水或积脓; 肾盂和输尿管壁增厚。

7) 磁共振尿路成像(MRU): 当 IVP 不显影或不能行 CT 检查时可选择进行。

8) 放射性核素显像: 可选择进行了解分肾功能。

(4) 膀胱镜检查: 可直视膀胱内典型结核病变确诊, 表现为结核结节、充血、水肿、溃疡及结核肉芽组织, 可分别收集两侧肾盂尿并行 RU。如病变严重, 膀胱容量 <100ml 时难以看清, 不宜进行。

3. 鉴别诊断

(1) 泌尿系统结核鉴别诊断(表 10-10-2)。

表 10-10-2 泌尿系统结核鉴别诊断

	泌尿系统结核	泌尿系统细菌感染	泌尿系统肿瘤
病史	既往患肺结核、骨关节结核或肠结核	既往患泌尿系统结石, 近期患败血症或有泌尿系统有创操作史	可有肿瘤既往或家族史
临床表现	尿频、脓尿、血尿	腰痛、发热、尿路刺激征	无痛全程肉眼血尿
尿液检查	少量红、白细胞, 大量脓细胞, 抗酸杆菌(+)	红、白细胞, 可有脓细胞, 细菌(+)	红细胞、瘤细胞(+)
尿培养	细菌(−), 抗酸杆菌(+)	细菌(+), 抗酸杆菌(−)	细菌(−)、抗酸杆菌(−)

续表

	泌尿系统结核	泌尿系统细菌感染	泌尿系统肿瘤
X 线、CT	钙化、虫蚀样肾盏破坏、输尿管增粗僵直、膀胱挛缩	无特殊	局部占位表现
B 超检查	肾结石	胆囊结石	未见结石

(2)男性生殖系统结核与男性生殖系统细菌感染鉴别:如前列腺炎、精囊炎、附睾炎、睾丸炎经规律、足量常规抗感染治疗后效果不佳或经久不愈考虑结核感染,如出现阴囊皮肤瘘应首先考虑附睾结核。

【治疗】

1. 药物治疗

(1)原则:早期、联用、适量、规律、全程使用敏感药物。

(2)适应证

1)围手术期用药:手术前必须应用抗结核药物,一般用 2~4 周,手术后继续应用抗结核药物短程化疗。

2)单纯药物治疗:适用于男生殖系统结核及早期肾结石或虽已发生空洞破溃但病变不超过 1~2 个肾盏,且无输尿管梗阻者。

(3)推荐的治疗方案:应用药物及疗程见表 10-10-3 及表 10-10-4。

表 10-10-3 推荐用于抗结核药物治疗的一线药物

抗结核药物	剂量 /(mg·kg⁻¹)	体重 /kg	每日剂量
异烟肼(INH)	5		300mg
利福平(RFP)	10	<50	450mg
		>50	600mg

续表

抗结核药物	剂量 /(mg·kg⁻¹)	体重 /kg	每日剂量
吡嗪酰胺（PZA）	25~35	<50	1.5g
		>50	2.0g
		>75	2.5g
链霉素（SM）	15~20	<50	0.75g
		>50	1.0g
乙胺丁醇（EMB）	25		2.0g

表 10-10-4　泌尿生殖系统结核 6 个月短程化疗方案

强化阶段	巩固阶段
3 个月 INH,RMP,EMB（或 SM）/d	3 个月 INH,RMP 2~3 次 / 周
2 个月 INH,RMP,PZA,EMB/d	4 个月 INH,RMP 2~3 次 / 周

（4）用药方法：①督导治疗，所有抗结核药物均在医护人员或患者家属的监管下服用；②顿服治疗，将一日全部药量于睡前一次顿服。

2. 手术治疗

（1）肾切除术

适应证：①广泛破坏、功能丧失的肾结核；②肾结核伴肾盂输尿管梗阻，继发感染；③肾结核合并大出血；④肾结核合并难以控制的高血压；⑤钙化的无功能肾结核；⑥双肾结核一侧广泛破坏，对侧病变轻时可将重病侧肾切除。

一般情况下，只要全身情况稳定，肾结核应在药物治疗 2 周后择期手术。肾结核病变广泛、结核性肾脓肿导致患者高热而药物不能控制时应及时手术。

(2)肾部分切除术

1)适应证:①局限性钙化灶,经 6 周药物治疗无明显改善;②钙化灶逐渐扩大而有破坏整个肾脏的危险;③双侧肾结核。

2)禁忌证:①孤立肾病变部分超过肾脏体积 2/5 或残余部分不足以维持肾脏生理功能;②未进行规范化疗或全身性结核未控制;③同侧输尿管及膀胱已经被结核浸润。

(3)B 超或 X 线引导下脓肿穿刺引流术:结核性肾脓肿可选择 B 超或 X 线引导下行脓肿穿刺,吸出脓液并冲洗,最后注入抗结核药物,有助于使全身用药不易达到的病灶得到良好的治疗。

(4)输尿管整形手术

1)适应证:①肾盂输尿管连接部狭窄;②输尿管中、下段狭窄;③壁间段狭窄。

2)手术时机:应用抗结核药物至少 6 周后,结核基本得到控制。

A. 肾盂输尿管连接部狭窄:开放手术或后腹腔镜下肾盂输尿管离断成形术,内置双"J"导管引流至少 3 周。

B. 输尿管中、下段狭窄:①输尿管镜下狭窄段纵行内切开、膀胱镜下输尿管扩张术,内置双"J"导管至少 6 周;②开放手术:狭窄段切除吻合术、输尿管膀胱再植术、膀胱壁瓣输尿管膀胱吻合或狭窄段切除并回肠/阑尾代输尿管术,内置双"J"导管至少 4 周。

(5)尿道结核的手术治疗:尿道结核经常导致尿道狭窄,病变较轻者可先试行尿道扩张术;尿道外口狭窄者可行尿道外口切开术;各段狭窄段在 2cm 以内的,可行尿道镜下尿道狭窄段内切开术;狭窄段长且膀胱挛缩不明显的,可行狭窄段切除、皮瓣法成形尿道;狭窄段长且膀胱挛缩明显或尿道闭锁的,可行尿流改道手术;

后尿道狭窄并发尿道直肠瘘,可行经腹会阴后尿道吻合术,同时修补直肠瘘口。

(6)男性生殖系统结核的手术治疗

1)附睾结核

A.适应证:①药物治疗效果不明显;②病变较大且有脓肿形成;③局部干酪样病变严重;④合并睾丸病变,应同时切除睾丸。

B.手术时机:单纯附睾结核应至少使用抗结核药物2周。

C.手术方法:附睾切除术,输精管高位切除、残段结扎。

2)睾丸结核

A.手术时机:单纯睾丸结核应至少使用抗结核药物2周。

B.手术方法:附睾、睾丸切除术。

3. 并发症治疗

(1)肾结核对侧肾积水

1)肾结核的治疗:如果对侧肾积水较轻,血尿素在18mmol/L以下,可在抗结核治疗下先行结核肾切除,待膀胱结核好转后,再处理对侧肾积水;如肾积水严重,伴有肾功能不全或继发感染应先解除梗阻挽救肾功能,待肾功能及一般情况好转后再行结核肾切除。

2)膀胱结核、膀胱挛缩的治疗:只要肌酐清除率不小于15ml/min,可行膀胱扩大术;但尿失禁及膀胱颈、尿道狭窄者不宜行膀胱扩大术,而应行尿流改道术。在有效的抗结核药物治疗基础上,膀胱感染或未愈合的膀胱结核不列为膀胱扩大术的禁忌证;膀胱扩大术常采用的材料为回盲肠或结肠,术前应至少使用抗结核药物4周。

3)肾和输尿管积水的治疗:如无膀胱挛缩,而仅有输尿管口或下段狭窄,则治疗同输尿管下段狭窄;如有膀胱挛缩则按其相应处理；如积水严重、肾功能不全或已发生无尿，可采用尿流改道术；常用术式有输尿管皮肤造口和肾造口术，肾造口术多为暂时的，待切除结核肾、膀胱结核愈合后，再治疗输尿管下段性病变后恢复尿流正常通道。

（2）肾自截：患肾自截后仍有潜在结核病灶，可能在机体免疫力减弱时活动，如患者一般情况好，无明显肾功能异常，可在抗结核药物治疗基础上行自截肾切除术；如合并对侧肾病变如肾结石、积水等影响肾功能，应按孤立肾病变处理，积极行挽救肾功能治疗。

4. 随访 药物治疗应注意治疗效果，适时更换为敏感药物，注意药物不良反应，至少持续用药6个月以上；治疗期间每月复查尿常规、尿结核分枝杆菌、红细胞沉降率；3~6个月复查静脉肾盂造影；直到疾病临床治愈可停止治疗。停药后仍应定期行尿结核菌检查至少3~5年。手术治疗后应注意肾功能变化及有无术后复发。

Tips：

1. 经久不愈的泌尿生殖系统感染应考虑结核感染可能。

2. 发现男性生殖系统结核或下尿路结核应向上尿路追查是否存在其他结核病灶。

3. 抗结核药物治疗原则：早期、联用、适量、规律、全程使用敏感药物。

（邓建华　审校：纪志刚）

参考文献

［1］吴孟超，吴在德．黄家驷外科学［M］．7版．北京：人民卫生出版社，2008．

［2］那彦群，孙光．中国泌尿外科疾病诊断治疗指南（2009版）

〔M〕. 北京：人民卫生出版社，2009.

〔3〕黄志强，金锡御. 外科手术学〔M〕. 3 版. 北京：人民卫生出版社，2008.

〔4〕WEIN, NOVICK. 坎贝尔 - 沃尔什泌尿外科学〔M〕. 北京：北京大学医学出版社，2009.

第一节 肺癌

【背景知识】

肺癌(或称支气管肺癌)是指起源于气道或非肺实质的恶性肿瘤。

1. 解剖 右肺被斜裂及水平裂分为三个肺叶,斜裂的体表投影相当于第 5 肋间;水平裂在前胸的体表投影相当于沿第 4 肋软骨做的水平线。左肺包括两个肺叶,其中舌叶相当于因心脏挤压而退化的第 3 个肺叶。双侧肺尖的上缘超过锁骨 1cm,下缘在锁骨中线达第 6 肋,腋中线达第 8 肋,背部可达第 10 肋;而胸膜下缘较肺下缘低 2 个肋骨水平。右侧的支气管较左侧略短、略宽、更垂直。

2. 高危因素 吸烟(主要危险因素,包括被动吸烟,与鳞癌及小细胞癌关系密切)、职业致癌因子(石棉、焦油、煤烟)、空气污染、肺内其他病变(如纤维化、慢性感染或结核等)、遗传因素。

3. 分类

(1)按照解剖结构分类。①中心型:发生在段支气管以上,鳞状上皮细胞癌或小细胞未分化癌多见约占 75%;②周围型:发生在段支气管以下,腺癌多见约占 25%。

(2)按照组织学分类。①小细胞肺癌(small cell lung carcinoma,SCLC):来自神经内分泌细胞,恶性程度最高,转移早,对放化疗敏感,预后差。②非小细胞肺癌(non-small cell lung carcinoma,NSCLC):包括腺癌、鳞癌、大细胞癌、细支气管肺泡癌等。③鳞癌:较前发病率下降,多见于老年男性,与吸烟密切相关;中央型多见,容易向腔内生长阻塞支气管导致肺不张和阻塞性肺炎;容易形成癌性空洞;生长缓慢、转移晚,手术切除机会大;放化疗效果不如小细胞肺癌。④腺癌:近年来发病率较以往明显增加,女性多见,与吸烟关系不大;发生于小支气管的黏液腺,容易发生在原先肺组织有损伤的部位(瘢痕癌);周边型多见;血行转移比鳞癌早,容易侵犯胸膜发生胸腔积液;癌胚抗原(carcinoembryonic antigen,CEA)阳性。⑤大细胞癌:高度恶性,多在周边;包括巨细胞癌和透明细胞癌,较为少见,对放化疗敏感。⑥细支气管肺泡癌:与吸烟关系最小,癌起源于细支气管上皮细胞,向肺泡管及肺泡生长,但不侵犯肺泡间隔,癌细胞可脱落随痰咳出,形成肺内转移癌灶,对放化疗不敏感,预后较差。

目前已开始根据表皮生长因子受体基因(*EGFR*)、间变性大细胞淋巴瘤激酶基因(*ALK*)、c-ROS 癌基因 1(*ROS1*)的突变进行分型。

4. 转移方式 淋巴转移、血行转移、胸腔内种植播散、支气管内播散。

【接诊要点】

1. 临床症状 多不具特异性,容易被忽视,从而延误诊治,国内门诊患者 70% 以上就诊时已错失手术治疗机会。约 3/4 的非筛查患者在诊断时有 1 种或多种症状。

(1)原发瘤引起的症状:咳嗽(50%~75% 患者,好发于中心气道的鳞癌和小细胞肺癌)、咯血(20%~50%)、喘鸣(肿瘤阻塞支气管)、气促、胸闷(肿瘤本身导致支气管狭窄、肿大的淋巴结压迫支气管、胸腔积液、心包积液、肺内广泛转移都可以损害肺功能)。

(2)局部浸润引起的症状:20%~40% 肺癌患者出现胸痛(肿瘤侵犯肋骨、胸壁、胸膜)、压迫大气道引起吸气性呼吸困难(25%~40%)、侵犯膈神经导致呼吸急促、压迫食管引起吞咽困难、累及喉返神经引起声音嘶哑、上腔静脉压迫综合征(头晕、头痛、球结膜水肿、上肢和颈部水肿、前胸淤血和静脉曲张)、霍纳征(眼睑下垂、眼球内陷、瞳孔缩小、患侧无汗)、累及臂丛引起上肢灼痛、累及胸膜导致局部胸膜增厚或恶性胸腔积液、肺上沟瘤(表现为肩痛、霍纳综合征、骨质破坏及手部肌肉萎缩)。

(3)远处转移的症状:转移至肝、脑、骨、肾上腺、淋巴结等引起相应症状。

(4)肺外表现(副瘤综合征):癌细胞产生的某些特殊激素、抗体、酶或代谢产物,而非转移引起胸廓以外各脏器的临床表现,临床上常为回顾性诊断,如高钙血症,肺性肥大性骨关节病和杵状指,神经系统副瘤综合征,兰伯特 - 伊顿综合征(Lambert-Eaton syndrome,主要表现为肌无力,特点是活动后症状减轻,四肢骨骼肌受累为主,脑神经支配肌肉受累较少见;下肢比上肢重,近端比远端重,用血浆置换 + 免疫抑制药多可获救),多发性肌炎、皮肌炎(用泼尼松治疗无效,病情迅速恶化,应寻找隐匿性恶性肿瘤),抗利尿激素分泌失调综合征(syndrome of inappropriate ADH secretion,SIADH,临床主要表现为稀释性低钠血症及中枢神经系统紊乱),异位ACTH综合征,少数患者出现库欣综合征、男性乳房发育(雌二醇)、假性甲状旁腺功能亢进症(异位 PTH)、血液系统表现(贫血、白细胞增多、血小板增多、嗜酸性粒细胞增多、高凝状态)等。

2. 体格检查 注意患者生命体征,对胸部进行重点查体,注意颈部、锁骨上、腋窝等处的淋巴结触诊,同时注意评估有无脑、肝、骨转移的相关体征。

3. 辅助检查 完善血常规、肝肾功能、凝血功能检查;查肿瘤标志物,如组织多肽抗原(tissue peptide antigen,TPA),广泛肺癌、炎症筛查,神经元特异性烯醇化酶(neuron specific enolase,NSE),小细胞肺癌的筛查,细胞角蛋白(Cyfra21-1),肺鳞癌筛查等;行 ECG、CXR、胸部 CT、纤维支气管镜、痰脱落细胞及肺功能检查;行骨扫描、腹部 B 超、头颅 MRI，必要时可行 PET/CT 评估有无远处转移，对于年龄较大的患者行心脏彩超。所有疑似肺癌的患者均应接受胸部 CT，并最好行静脉造影增强，区分血管结构与原发瘤侵犯纵隔或淋巴结转移。

一旦临床确诊或疑诊肺癌，均应给出临床分期，目前通常采用国际肺癌研究学会（International Association for Study of Lung Cancer，IASLC）TNM 分期系统第 8 版（附 1），从而指导治疗方案的制订。对于术前没有明确病理诊断的病例，鉴别诊断方面应与肺结核、肺炎、肺脓肿、肺放线菌病等良性疾病鉴别，与患者详尽沟通良性疾病的可能性。

应重视肺癌的早期诊断，高分辨 CT 的应用使之成为可能，连续 3 年每年进行 1 次 CT 筛查可以使重度吸烟者的肺癌病死率降低 20%。这些早期肺癌往往在 CT 上表现为局灶性磨玻璃样改变（GGO），有特征性的细支气管含气征和毛细血管集束征，随诊时间不宜过长，一般为 3 个月；早期手术治疗效果良好，术中或术后病理往往提示为细支气管肺泡癌、腺癌或不典型腺瘤样增生（癌前病变），通常尚未发生淋巴结转移或远处转移，5 年存活率可超过 90%。

【治疗】

肺癌的治疗根据分期制订个体化的治疗方案。手段包括手术、放疗、化疗、靶向治疗、介入治疗、免疫治疗等多种方式。影响手术疗效和预后的因素主要为病理类型、肿瘤部位和 TNM 分期。对于可切除的肺癌患者，手术切除获得的生存和治愈可能性最大，但单纯以手术改进提高生存率已很难突破。以外科手术为主的多学科综合治疗为现今治疗肺癌的发展方向。原则上，c ⅢA 期及以下的 NSCLC，应考虑首选手术治疗；而 c ⅢB 期及以上的 NSCLC 应考虑非手术治疗；对于 SCLC，则首选化疗或化疗、放疗同步治疗。值得注意的是,2009 年《NCCN 非小细胞肺癌临床实践指南》提出,对于存在肺外孤立性、非颅内、可处理转移灶的病例,可考虑先手术处理肺部原发灶,再处理转移灶;而对于孤立性、颅内可处理转移灶,则应先处理颅内病灶(手术切除或放疗),再手术处理肺内原发病灶。另外,肿瘤的分子学特征对个性化靶向治疗具有重要指导意义。

1. 治疗原则

(1)非小细胞肺癌

1) Ⅰ、Ⅱ期:直接手术,对于手术禁忌不能手术的患者进行非手术局部治疗(立体定向放疗、射频消融、光动力治疗等)。

2)ⅢA 期:可直接手术或联合治疗方法,可术后行辅助放化疗,也可术前行新辅助放化疗。

3)ⅢB、Ⅳ期:手术禁忌,应行辅助放化疗。

(2)小细胞肺癌:手术仅用于极少数表现为孤立性结节无远处转移和区域淋巴结受累的患者,术后继而化疗 4~6 次,Ⅱ期先化疗、手术,再化疗,ⅢA 期以放化疗为主,化疗效果显著者可加用手术和术后化疗,ⅢB 期选择放化疗,Ⅳ期选择化疗和一般内科治疗。金标准化疗方案是 EP(VP16、顺铂)、CE(VP16、卡铂),每疗程 21天,至少 6 个疗程。

2. 手术适应证　临床分期为 Ⅰ、Ⅱ、ⅢA 期的非小细胞肺癌为公认的手术适应证;小细胞肺癌应以化疗为主,其手术适应证要求更严,即分期限于 Ⅰ期及 Ⅱ期;无病理证实的肺内阴影,难以与肺癌相鉴别时,应手术探查。以下情况手术适应证可灵活掌握:非小细胞肺癌侵犯心脏大血管(T_4,ⅢB 期),同时切除受侵的心脏大血管进行重建术,可明显提高 5 年生存率;非小细胞肺癌合并孤立性脑转移、肾转移(M_1,Ⅳ期),若转移灶可经手术或 γ 刀完全治疗,原发病灶又能完全切除时,可行肺切除。虽然病变为晚期，对于无法控制肺内并发炎症，高热不退、肺不张影响通气、换气功能或大咯血等，为了减轻症状、改善生活质量，也可行姑息性手术。

3. 手术禁忌证 临床分期为ⅢB期、Ⅳ期的非小细胞肺癌；临床分期高于Ⅱ期的小细胞肺癌；患者有严重的并发症，如严重的肺部慢性感染、肺气肿、通气换气功能低下、心力衰竭、3个月内心绞痛发作史或心肌梗死史、3个月内脑血管意外等。

4. 术前准备 主要是呼吸道准备，包括戒烟、应用抗生素、雾化吸入、肺功能锻炼等；此外，对于有心脏基础疾病的患者应加强心脏护理、纠正电解质紊乱、应用扩张冠状动脉的药物等。

5. 手术入路的选择 目前，电视胸腔镜手术（video assisted thoracic operation，VATO）已基本替代传统的后外侧切口开胸手术，VATO具有创伤小、恢复快、疼痛轻等优点，但仍需要严格把握适应证。

6. 手术术式的选择 解剖性肺叶切除＋系统性纵隔及肺门淋巴结清扫术为肺癌外科治疗的标准术式。目前对于一些早期肺癌或不能耐受全肺叶切除术的患者，可选择亚肺叶/肺段切除术。对于特殊部位的肿瘤，为切净肿瘤并保存肺功能时可选择支气管和/或肺动脉袖状切除成形肺叶切除术、气管隆嵴成形术；在上述术式不能完全切除肿瘤，且患者全身情况和肺功能允许的前提下，可选择全肺切除术。局部晚期病例侵犯心脏大血管可选择采用肺切除合并心脏大血管部分切除重建术。无论何种手术，在保证安全的前提下，有两条基本准则：其一是尽可能切净肿瘤和肺内淋巴结，其二是最大限度保存健康的有功能的肺组织。如两条不能兼顾，取第一原则，放弃第二原则。此外，术中不要挤压或弄破肿瘤，防止转移；近肿瘤或受侵的组织，与肿瘤一起切除比分别切除效果好；尽可能行术中冷冻病理检查证实切缘无肿瘤组织残留；切除的淋巴结应分组进行，予以标记并送病理检查。目前，机器人手术也用于非小细胞肺癌的手术治疗，但仍缺乏大样本临床研究将其与传统开放式切除术及作为微创操作的 VATO 对比。

7. 手术步骤 以 VATO 右肺下叶切除术为例简单介绍肺癌手术步骤。VATO 右肺下叶切除：双腔管麻醉，常规消毒铺巾；右腋中线第 7 肋间为观察孔，置入镜头探查，腋前线第 4 肋间 3cm 小切口、肩胛下角线第 6 肋间 2cm 操作孔；探查肿物后切割闭合器楔形切除，冷冻病理结果提示恶性，决定切除右肺下叶；松解下肺韧带，辨认并处理右下肺静脉；解剖斜裂，如果叶裂发育不全或粘连严重，可用直线闭合切割器打开叶裂，暴露血管和支气管；辨认下肺动脉，切割闭合器分别处理背段和基底段动脉，切割闭合背段和基底段支气管；取出标本；清扫第 2+4、7、9、10、11 组淋巴结；止血、膨肺，放置胸腔引流管，逐层缝合伤口。

8. 术后监测 应注意引流管的情况和控制补液量；注意监测各种重要生命体征，如 ECG、动脉血氧饱和度（SaO_2）、血压、呼吸频率等。注意各种引流管的监测（胸腔引流管、尿管）；定期复查床旁 X 线胸片、动脉血气、血常规、电解质。

9. 常见并发症

（1）出血：多因胸壁血管破裂、粘连松解后创面出血、大血管结扎线脱落、切口出血等引起。术中止血应彻底，术后严密观察患者生命体征、观察胸腔引流管、监测血红蛋白；一旦证实，需酌情二次手术止血。

（2）肺不张：胸部术后较为常见的并发症，常由排痰不畅引起，可导致低氧血症、肺实变、肺部感染，严重时可致呼吸功能衰竭。术前应加强宣教，强调排痰的重要性，并加以指导；术后应观察体征及血氧饱和度，肺部听诊及床旁 X 线胸片多可证实，应加强呼吸道治疗（祛痰药、雾化吸入等),必要时予吸痰管或支气管镜吸痰。

(3)急性肺水肿:术中肺的反复萎陷及复张导致压力快速变化、手术操作对肺的损伤、术中及术后快速大量补液、失血导致的胶体渗透压降低等都可导致肺水肿。围手术期应注意维持出入量平衡,如出现应减慢输液,应用利尿药,适当补充胶体,维持渗透压。

(4)心律失常:开胸手术后心律失常较为常见,其中,心房颤动最为多见,通常能找到诱因,如疼痛、低氧、缺血性心肌病、电解质紊乱等,积极寻找并排除诱因后,可缓解;必要时应用普罗帕酮、维拉帕米、胺碘酮等,控制心室率。若房颤持续 48 小时以上,需酌情予抗凝治疗。

(5)支气管胸膜瘘:最严重的并发症之一,可引起张力性气胸、脓胸、感染性休克;发生率约 0.2%,营养不良、术前有过放化疗史的患者发生率相应增高,严重的肺气肿、支气管残端过长、支气管袖式切除等均会增加风险。一旦发生,需充分闭式引流,半卧位体位引流,应用抗生素,加强营养支持,通常转归为慢性脓胸后,可适时改为开放引流,处理原则同脓胸。二次手术处理需慎重,一般不建议在急性脓胸时行手术修补。

(6)下肢深静脉血栓(deep venous thrombosis,DVT)及肺栓塞(pulmonary embolism,PE):术前应评估 DVT 及 PE 风险,对于老年、下肢静脉曲张、活动能力差或具有其他高危因素的患者,应做好术前宣教,并采取预防措施,如穿戴下肢压力梯度抗栓袜,术后注意下肢的主动及被动活动,鼓励尽早下地活动;要密切注意有无下肢肿胀、难以解释的低氧血症等情况,一旦怀疑 DVT 或 PE,需行下肢静脉彩超、CTPA、D- 二聚体等检查,并予下肢制动;一旦明确诊断,需酌情应用溶栓、抗凝治疗或下腔静脉置滤网,同时注意有无外科大出血的风险。

10. 预后　肺癌如早期切除预后可,但大部分肺癌发现较晚,手术切除率低,粗略统计肺癌的 5 年生存率大致如下: Ⅰ A 期 65%; Ⅰ B 期 55%; Ⅱ A 期 50%; Ⅱ B 期 40%; Ⅲ 期 15%; Ⅳ 期 5%。

Tips:

1. 斜裂的体表投影相当于第 5 肋间,右侧支气管较左侧略短、略宽,更垂直。

2. 肺癌的治疗策略取决于其分期、肿瘤性质,因此术前对原发病灶及淋巴结、远处转移的评估非常重要,如果可以应尽可能取得肺部肿物的病理。

3. 临床分期为 Ⅰ 期、Ⅱ 期、Ⅲ A 期的非小细胞肺癌为公认的手术适应证;小细胞肺癌应以化疗为主,其手术适应证要求更严,即分期限于 Ⅰ 期及 Ⅱ 期。

4. 术前嘱患者戒烟,行雾化吸入、肺功能锻炼等。

5. 术后注意监测生命体征、引流管;定期复查床旁 X 线胸片、动脉血气、血常规、电解质。

附1

国际肺癌研究学会(IASLC)第 8 版 TNM 分期

原发肿瘤(T)

T_x 　未发现原发肿瘤,或通过痰细胞学或支气管灌洗发现癌细胞,但影像学及支气管镜无法发现

T_0 　无原发肿瘤证据

T_{is} 　原位癌

T_1 　肿瘤最大径 ≤ 3cm,周围包绕肺组织及脏胸膜,支气管镜见肿瘤位于叶支气管开口远端,未侵及主支气管

$T_{1a(mi)}$ 　微侵袭腺癌

T_{1a} 　肿瘤最大径 ≤ 1cm

T_{1b} 　肿瘤最大径 >1cm, ≤ 2cm

T_{1c} 　肿瘤最大径 >2cm, ≤ 3cm

T_2 　肿瘤最大径 >3cm, ≤ 5cm; 侵犯主支气管,但未

侵及隆嵴；侵及脏胸膜；有阻塞性肺炎或者部分或全肺不张。符合以上任何一个即归为 T_2

T_{2a} 肿瘤最大径 >3cm，≤ 4cm

T_{2b} 肿瘤最大径 >4cm，≤ 5cm

T_3 肿瘤最大径 >5cm，≤ 7cm；侵及以下任何一个器官，包括胸壁、膈神经、心包；同一肺叶出现孤立性癌结节。符合以上任何一个即归为 T_3

T_4 肿瘤最大径 >7cm；无论大小，侵及以下任何一个器官，包括纵隔、心脏、大血管、隆嵴、喉返神经、主气管、食管、椎体、膈肌；同侧不同肺叶出现孤立癌结节

区域淋巴结（N）

N_x 不能评估区域淋巴结

N_0 无区域淋巴结转移

N_1 转移至同侧支气管周围淋巴结和 / 或同侧肺门淋巴结，包括原发肿瘤的直接侵犯

pN_{1a} 仅有单站受累

pN_{1b} 包括多站受累

N_2 转移到同侧纵隔和 / 或隆突下淋巴结

pN_{2a1} 单站病理 N_2，无 N_1 受累，即跳跃转移

pN_{2a2} 单站病理 N_2，有 N_1 受累（单站或多站）

pN_{2b} 多站 N_2

N_3 转移到对侧纵隔淋巴结，对侧肺门淋巴结，同侧或对侧前斜角肌或锁骨上、下淋巴结

远处转移（M）

M_x 远处转移不确定

M_0 无远处转移

M_{1a} 胸膜播散（恶性胸腔积液、心包积液或胸膜结节），原发肿瘤对侧肺叶内有孤立的肿瘤结节

M_{1b} 远处单个器官单发转移

M_{1c} 多个器官或单个器官多处转移 TNM 分期及亚类

		N_0	N_1	N_2	N_3
T_1	T_{1a}	I A_1	II B	III A	III B
	T_{1b}	I A_2			
	T_{1c}	I A_3			
T_2	T_{2a}	I B			
	T_{2b}	II A			
T_3	T_3	II B	III A	III B	III C
T_4	T_4	III A			
M_1	M_{1a}		IV A		
	M_{1b}				
	M_{1c}		IV B		

淋巴结的定义

N_1 淋巴结　所有 N_1 淋巴结远侧为纵隔返折处,并在脏胸膜内

N_2 淋巴结　所有 N_2 淋巴结位于纵隔胸膜包围的范围内

1. **最高纵隔淋巴结**　淋巴结位于头臂静脉(左无名静脉)上边缘水平线以上,上行向左,其中线穿过气管前面。

2. **气管旁淋巴结上群**　淋巴结位于主动脉弓上边缘切线的水平线以上区域,并低于第 1 组淋巴结的上界。

3. **血管前和气管后淋巴结**　气管前和后淋巴结分别定为 3A 和 3P。中线上的淋巴结被认为是同侧。

4. **气管旁淋巴结下群**　右侧气管旁淋巴结群位于气管中线右侧,在主动脉弓上边界切线的水平线和从叶支气管上边界延伸穿过右主支气管的水平线之间,并在纵隔胸膜包围之内;左侧气管旁下淋巴结位于气管中线的左边,在主动脉弓上边缘切线的水平线和从左叶支气管上边界水平延伸穿过左主支气管之间,中间靠动脉韧带,并在纵隔胸膜包围内。

5. **主动脉肺动脉窗（A-P—Window）**　主动脉下淋巴结外侧为动脉韧带，近侧为左肺动脉第一属支，并位于纵隔胸膜包围内。

6. **主动脉旁淋巴结（升主动脉或横膈）**　淋巴结前侧和外侧为升主动脉和主动脉弓或无名动脉，下方为经主动脉弓上边缘的切线。

7. **隆嵴下淋巴结**　淋巴结尾侧为气管隆嵴，但与叶支气管以下或肺内动脉无关系。

8. **食管旁淋巴结（隆嵴下）**　淋巴结邻近气管壁，并在中线左侧或右侧，不包括隆嵴下淋巴结。

9. **肺韧带淋巴结**　淋巴结位于肺韧带内，包括位于后壁和低于下肺静脉部位的淋巴结。

10. **肺门淋巴结**　近端为叶支气管淋巴结，远侧为纵隔胸膜返折处，淋巴结邻近右侧中间支气管。

11. **叶支气管间淋巴结**　位于叶支气管之间。

12. **叶支气管淋巴结**　邻近远端叶支气管。

13. **段支气管淋巴结**　淋巴结与段支气管相邻。

14. **亚段支气管淋巴结**　淋巴结围绕段以下支气管。

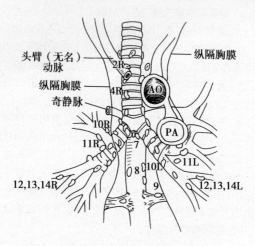

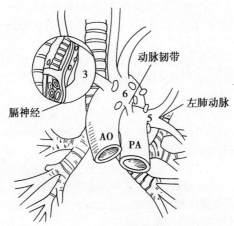

图 11-1-1 肺癌淋巴结

1. 最高纵隔淋巴结;2. 气管旁淋巴结上群;3. 血管前和气管后淋巴结;4. 气管旁淋巴结下群;5. 主动脉下(A-P-Window)淋巴结;6. 主动脉旁淋巴结(升主动脉或横膈);7. 隆峙下淋巴结;8. 食管旁淋巴结(隆峙下);9. 肺韧带淋巴结;10. 肺门淋巴结;11. 叶支气管间淋巴结;12. 叶支气管淋巴结;13. 段支气管淋巴结;14. 亚段支气管淋巴结;AO. 主动脉;PA. 肺动脉。

（郭超　审校：秦应之）

第二节　食管癌

【背景知识】

食管癌(esophageal carcinoma)是发生在食管上皮组织的恶性肿瘤,占所有恶性肿瘤的 2%,是全球第四大恶性疾病,在全球许多地区流行,特别是在发展中国家。食管癌高危地区从伊朗北部起,穿过中亚多个国家,一直延伸至中国中北部(以上地区常被称作"食管癌地带"),此区域 90% 的食管癌病例为鳞状细胞癌。我国是食管癌高发区,发病年龄多在 40 岁以上,男性多于女性,但近年来 40 岁以下发病者有增长趋势。

食管癌分为鳞癌和腺癌。在全球食管癌高发区鳞癌最常见,这些地区食管癌的主要危险因素仍未充分明确,但普遍认为包括营养不良、水果和蔬菜摄入量少及饮用高温饮料,同时存在家族聚集性。相比之下,在食管癌低危地区(如美国和一些西方国家),约 90% 的食管鳞癌病例由吸烟和过量饮酒引起。近年来,在一些西方国家,食管腺癌的发病率大幅上升,考虑与超重和肥胖相关。此外,腺癌的最大高危因素是胃食管反流性疾病和巴雷特食管(Barrett esophagus),约 62% 的食管癌患者已证明为巴雷特食管。

食管癌的预防,主要是避免一些已知的高危因素,如吸烟和重度饮酒,去除亚硝胺,改变不良饮食生活习惯和改善营养卫生。食管癌高发区,年龄在 40 岁以上,有肿瘤家族史或有食管癌的癌前疾病或癌前病变者是食管癌高危人群。高发区高危人群进行食管癌筛查可以早期发现食管癌,改善食管癌患者的预后。

【接诊要点】

1. **病史** 详细了解患者病史,是否有相关高危因素。

2. **症状** 吞咽食物时有哽噎感、异物感、胸骨后疼痛,或明显的吞咽困难等,且随着时间推移而加重,这是食管癌最典型、多见的症状,需考虑食管癌的可能,应进一步检查。症状常呈进行性加重,数月后可进展为明显的吞咽困难,从固体食物到半流食、流食,逐步加重,体重下降,最后甚至无法饮水。有些患者同时出现声音嘶哑等神经受累症状。临床诊断为食管癌的患者出现胸痛、咳嗽、发热等,应考虑有食管穿孔、气管食管瘘的可能,若不及时就诊,甚至可出现呕血致死,往往是由食管-血管瘘所致。

3. 体征 大多数食管癌患者无明显相关阳性体征。临床诊断为食管癌的患者近期出现头痛、恶心或其他神经系统症状和体征,骨痛,肝大,皮下结节,颈部淋巴结肿大等提示远处转移的可能。

4. 辅助检查

(1)血液生化检查:对于食管癌,目前尚无特异性高的肿瘤标志物。食管癌患者血液碱性磷酸酶或血钙升高考虑骨转移的可能,血液碱性磷酸酶、谷草转氨酶、乳酸脱氢酶或胆红素升高考虑肝转移的可能。

(2)影像学检查:①食管造影检查,是可疑食管癌患者影像学诊断的首选,应尽可能采用低张双对比方法。典型的食管癌在造影静态片上可显示为食管黏膜粗糙、紊乱、中断(但早期、原位癌食管造影可能无法发现异常),食管管壁充盈缺损或龛影,食管管腔狭窄或阻塞,若肿瘤较大或有明显外侵,则可能显示肿块影;动态透视下可见到食管管壁僵硬、蠕动波消失等表现。对早期、原位食管癌无明确食管造影阳性征象者应进行食管镜检查。②CT检查,胸部CT已经作为食管癌的常规检查,主要用于食管癌临床分期、确定治疗方案和治疗后随访,增强扫描有利于提高诊断准确率。CT能够清楚观察肿瘤外侵范围、与毗邻脏器的关系、区域淋巴结转移,从而判断肿瘤的可切除性、手术方式及制订放疗计划;对有远处转移者,可以避免不必要的探查术。③超声检查,主要用于发现腹部脏器、腹部及颈部淋巴结有无转移。④MRI和PET/CT,均不作为常规应用,有助于鉴别放化疗后肿瘤未控、复发和瘢痕组织;PET检查还能发现胸部以外更多的远处转移。

(3)内镜检查:纤维/电子(超声)胃镜是食管癌诊

断中最重要的手段之一,对于食管癌的定性、定位诊断和手术方案的选择有重要作用,是拟行手术治疗的患者必需的常规检查项目。对可疑部位应用碘染色和放大技术进一步观察,进行指示性活检,是提高早期食管癌检出率的关键。提高食管癌的发现率,是现阶段降低食管癌病死率的重要手段之一。超声内镜是侵袭性食管癌局部区域性分期最准确的技术,其对肿瘤(T)、淋巴结(N)分期的总体准确度为80%~90%。纤维/电子支气管镜对于判断中、上段食管癌是否侵犯气管、支气管有重要价值,但应有选择地应用。

5. 食管癌的分段 见表11-2-1。

表 11-2-1　美国癌症联合委员会(AJCC)食管癌分段标准(2009)

分段	界限	内镜下距门齿/cm
颈段	上接下咽,向下至胸骨切迹平面的胸廓入口	15~<20
胸上段	上自胸廓入口,下至奇静脉弓下缘水平	20~<25
胸中段	上自奇静脉弓下缘,下至下肺静脉水平	25~<30
胸下段	上自下肺静脉水平,向下终于胃	30~40

食管胃交界:凡肿瘤中心位于食管下段、食管胃交界及胃近端5cm,并已侵犯食管下段或食管胃交界者,均按食管腺癌TNM分期标准进行分期;胃近端5cm内发生的腺癌未侵犯食管胃交界者,可称为贲门癌,连同胃其他部位发生的肿瘤,皆按胃癌TNM分期标准进行分期。以上涉及贲门癌的概念,尚无定论,国内外不一,国内各地也不同。北京协和医院根据我

国实际情况结合临床应用经验总结如下：①病理为鳞癌，当认为是食管鳞癌；②病理为腺癌，有明显胃食管反流病史，胃镜提示有巴雷特食管者，当考虑为食管腺癌；③病理为腺癌，胃镜难以区分贲门来源或食管来源者，当考虑为贲门癌累及食管下段。此概念在我院沿袭多年，比较符合国人病情，且临床简单易用，可为临床参考。

6. 食管癌的分类　食管癌的大体分型为：早期食管癌，包括隐伏型、糜烂型、斑块型和乳头型；中晚期食管癌，包括髓质型、蕈伞型、溃疡型、缩窄型和腔内型。

7. 食管癌的分期

(1)治疗前分期：目前主要应用 CT 和超声内镜进行分期，具体见影像学检查。

(2)治疗后分期：目前食管癌的分期采用美国癌症联合委员会(AJCC)和国际抗癌联盟(UICC)2010 年公布的食管癌 TNM 国际分期(附2)。

8. 鉴别诊断

(1)食管良性狭窄：食管化学性烧伤或反流性食管炎引起的瘢痕狭窄。前者以儿童及年轻人较多，一般有误服强酸或强碱的经历，后者病变一般位于食管下段，常伴有食管裂孔疝或先天性短食管。鉴别主要靠食管镜及活检。

(2)贲门失弛缓症：主要症状为吞咽困难，病程长，间歇性发作，患者平均年龄较小，食管造影有典型改变。

(3)食管憩室：食管中段憩室常有吞咽障碍、胸骨后疼痛等症状，而吞咽困难较少。食管憩室有发生癌变的可能，因此在诊断食管憩室时应避免漏诊。

(4)食管结核：少见，可有吞咽困难，影像学表现为食管黏膜破坏，鉴别主要靠食管镜及活检。

(5)食管其他肿瘤：以平滑肌瘤常见,一般症状较轻,X线检查表现为"涂抹征"或"瀑布征",进一步鉴别主要依靠食管镜检查,一般不取活检。食管其他恶性肿瘤如食管肉瘤、黑色素瘤罕见,临床表现不易与食管癌鉴别,鉴别诊断依靠X线检查和食管镜检查。

(6)其他：如功能性吞咽困难,重症肌无力,食管功能性痉挛及食管外压迫,均须根据患者病史、症状、体征及X线检查和食管镜检查来鉴别。

9. 诊疗流程 见图 11-2-1。

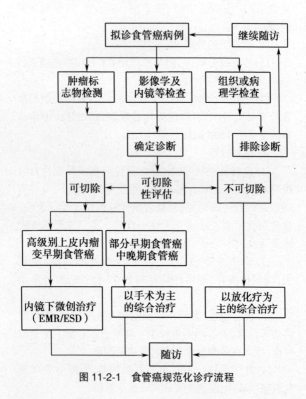

图 11-2-1 食管癌规范化诊疗流程

【治疗】

1. 治疗原则 临床上应采取综合治疗的原则。即根据患者的具体状况,肿瘤的病理类型、侵犯范围(病期)和进展情况,有计划地、合理地应用现有的治疗手段,以期最大限度地根治、控制肿瘤和提高治愈率,改善患者的生活质量。对拟行放化疗的患者,应进行 Karnofsky 评分或 ECOG 评分。

2. 食管癌分期治疗模式

Ⅰ期:首选手术治疗。如心肺功能差或不愿手术者,可行根治性放疗。根治性切除的 Ⅰ 期食管癌,术后不行辅助放疗或化疗。内镜下黏膜切除仅限于黏膜癌,而黏膜下癌应该行标准食管癌切除术。

Ⅱ期:首选手术治疗。如心肺功能差或不愿手术者,可行根治性放疗。完全性切除的 $T_2N_0M_0$ 期患者,术后不行辅助放疗或化疗。对于完全性切除的 $T_3N_0M_0$ 期和 $T_{1-2}N_1M_0$ 期患者,术后行辅助放疗可能提高 5 年生存率。对于食管鳞癌,不推荐术后化疗。对于食管腺癌,可以选择术后辅助化疗。

Ⅲ期:对于 $T_3N_{1-3}M_0$ 期和部分 $T_4N_{0-3}M_0$ 期(侵及心包、膈肌和胸膜)患者,目前仍首选手术治疗,有条件的医院可以开展新辅助放化疗(含铂方案的化疗联合放疗)的研究,与单一手术相比,术前同步放化疗可能提高患者总生存率。与单纯手术相比较,不推荐术前化疗,术前放疗并不能改善生存率。但是对于术前检查发现肿瘤外侵明显,外科手术不易彻底切除的食管癌,通过术前放疗可以提高切除率。对于不能手术的 Ⅲ 期患者,目前的标准治疗是放射治疗,有条件的医院可以开展同步放化疗的研究(含铂方案的化疗联合放疗)。对于以上 Ⅲ 期患者,术后行辅助放疗可能提高 5 年生存率。对于食管鳞癌,不推荐术后化疗。建议对于食管腺癌患者,可以选择术后辅助化疗。

Ⅳ期:以姑息治疗为主要手段,能直接化疗者,首选化疗,治疗目的为延长生命、提高生活质量。姑息治疗主要包括内镜治疗(包括食管扩张、食管支架等治疗)和镇痛对症治疗。

3. 术前营养支持 食管癌患者往往因长期进食困难存在不同程度的营养不良,短期内体重下降明显。根据术前营养状况评估结果进行营养支持治疗是必要的,可降低围手术期并发症。对于尚可进流食或半流食的患者,可予肠内营养制剂;对于无法进食的患者,需要肠外营养支持。

4. 手术治疗

(1)手术治疗目标:①切除病变区域。②周围淋巴结廓清。③重建食管功能。

(2)手术治疗原则:①在任一非急诊手术治疗前,应根据诊断要求完成必要的影像学等辅助检查,并对食管癌进行 TNM 分期,以便于制订全面、合理和个体化的治疗方案。②应由以胸外科为主要专业的外科医师来决定手术切除的可能性和制订手术方案。③尽量做到肿瘤和区域淋巴结的完全性切除。④根据患者的病情、并发症、肿瘤部位及术者的技术能力决定手术方式。⑤经胸食管癌切除是目前常规的手术方法。⑥胃是最常替代食管的器官,其他可以选择的器官有结肠和空肠(对术者有准入要求)。⑦食管癌完全性切除手术应常规行区域淋巴结切除,并标明位置送病理学检查,应最少切除 12 个淋巴结以进行准确的分期。

(3)手术适应证:①Ⅰ期、Ⅱ期和部分Ⅲ期食管癌。②食管癌放疗后复发,无远处转移,一般情况能耐受手术者。

(4)手术禁忌证:①诊断明确的Ⅳ期、部分Ⅲ期(侵及主动脉及气管的 T_4 病变)食管癌患者。②心肺功能差或合并其他重要器官系统严重疾病,不能耐受手术者。

(5)手术术式选择原则：①病变所在区域。②病变区域与周边组织的关系。③预期替代器官的可用性。④术前是否行放疗或化疗。⑤术者的偏好。

(6)吻合口的最佳位置一直存在争议。颈部吻合的优点包括：食管切除范围广，避免开胸手术，较少发生严重的食管反流症状及与吻合口瘘相关的严重并发症。胸内吻合的优点包括：吻合口瘘和吻合口狭窄的发生率低。

(7)Ivor-Lewis食管胃切除术采用经腹和经右胸切口，于上胸部行食管胃吻合(平或高于奇静脉水平)。游离胃并做管状胃时，需开腹和切除胃左淋巴结，分离胃左动脉，并保护胃网膜和胃右动脉。此术式能让外科医师直接观察胸段食管，适用于胸段食管任何位置的病变，但是当肿块位于中段食管时，切缘可能不足(图11-2-2)。Ivor-Lewis食管切除术可以通过开放式、全微创式(胸腔镜/腹腔镜)或混合式方法完成。混合式方法包括：胸腔镜切除胸段食管和纵隔淋巴结联合开腹术，或者腹腔镜切除腹内段食管、胃和淋巴结联合右侧开胸术。改良Ivor-Lewis经胸食管切除术需要实施左侧胸腹切口、胃上提术和左胸食管胃吻合术。

(8)经膈食管胃切除术采用经腹和左颈切口，胃的游离与上法相同。通过腹部切口将管状胃经纵隔上提并置于颈部切口外行食管胃吻合。此术式适用于胸段食管任何部位的病变，但是当肿块巨大、位于食管中段且靠近气管时，操作困难而且风险很大。同样，清除周围淋巴结时，经膈食管胃切除术比经胸食管胃切除术病死率更低(图11-2-3)。

(9)经左胸腹食管胃切除术指经第8肋间行左胸和腹部联合切口，胃的游离同上，并经左胸行食管切除。虽然管状胃行经主动脉弓后吻合口可以更高一点，但一般在略高于下肺静脉水平于左侧胸腔做食管胃吻合。此术式适用于食管下段病变(图11-2-4)。

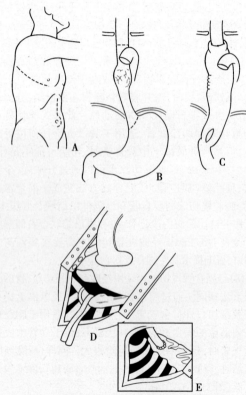

图 11-2-2 Ivor-Lewis 食管胃切除术示意图

A. 切口;B. 切除范围;C. 吻合位置;D. 牵拉暴露食管;E. 吻合。

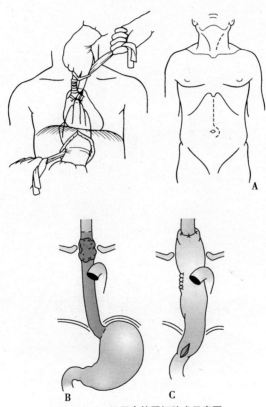

图 11-2-3　经膈食管胃切除术示意图
A. 切口；B. 切除范围；C. 吻合位置。

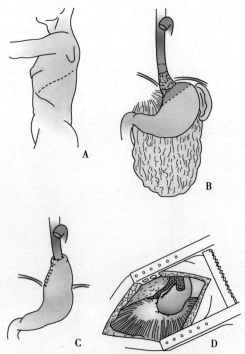

图 11-2-4　经左胸腹食管胃切除术示意图
A. 切口；B. 切除范围；C. 吻合位置；D. 吻合。

(10)右胸后外侧、腹部正中和右颈三联切口：适用于胸上段食管癌，容易游离切除癌瘤及清扫右纵隔和隆嵴下淋巴结。此术式盲目将胃拉入右胸，容易并发出血和扭转。

(11)右胸前外侧、腹部正中和右颈三联切口：此三联切口不需改变体位、重新铺单，可缩短手术时间。游离食管后只需摇床改为左半卧位，也不需先关胸，待将胃固定于右胸腔顶后才缝合胸部切口，避免盲目操作。

(12)微创食管切除术与常规开胸手术相比具有病死率低、术后恢复快的优点，目前已逐渐得到普及与推广，其与开放手术相比有较为明显的优势。随着技术进步，在解决了胸腔镜下胃食管胸内吻合的技术问题后，对于中下段食管癌、胃食管交界部癌患者，基于上腹右胸（Ivor-Lewis）的微创手术方式，已逐渐成为标准术式。机器人食管癌微创手术在一定程度上是现行食管癌微创手术的延伸。机器人操作臂的关节结构拓展了外科医师的操作空间，尤其在胸膜顶的操作较普通胸腔镜更为方便。初期的应用结果显示，机器人食管术后，各项短期指标较经典微创手术并无特别优势。

手术治疗是食管癌治疗的重要手段，在我国已有80多年的历史，中国首例食管癌切除及胸腔内胃食管吻合术于1940年由吴英恺在北京协和医院完成。经过不断的探索、尝试，产生了许多种手术方式、入路，各有优势，又各有缺点，各地各院选择不同，疗效相近。术式及入路的选择没有一定之规，最主要取决于肿瘤部位及术者习惯；但近年来发现，食管癌术后疗效与区域淋巴结转移的数目密切相关，因此，视淋巴结的清扫越来越受到重视。

5. 术后处理

(1)同其他开胸手术后处理，加强呼吸功能锻炼，拍背咳痰，预防肺不张及肺部感染。

(2)保留胃管接袋引流，胃肠减压，可每3~4小时用少量温水冲洗,以保持通畅。一般至患者胃肠功能开始恢复,且24小时胃液引流较少时,即可拔除。

(3)禁食期间,予静脉营养支持,按照20~25kcal/kg、40~50ml/kg的热量及输液量补充;若术中行空肠造瘘,可尽早开始肠内营养支持,有助于促进消化道功能(参考第三章)。

(4)通常禁食禁水1周左右可行上消化道造影,无明显造影剂外溢及排空障碍则开始试饮水,每小时60ml,期间注意监测体温,一旦发热,需警惕吻合口瘘等情况。之后可逐步过渡到流食、半流食,术后2周可以开始进少量多餐的普通饮食。如吻合欠满意或有顾虑者,则应延迟口服日期。

(5)并发症:总体术后并发症发生率为20%~80%,包括呼吸系统并发症(如肺炎)和心脏并发症(如心肌梗死、心力衰竭、心房颤动)、吻合口瘘、喉返神经损伤及少见并发症(如泌尿系感染、肺不张)。吻合口瘘是食管手术后的严重并发症,也是造成死亡的主要原因,报道的发生率为5%~18%,原因可能包括缺血、新辅助放化疗、吻合部位等。瘘多发生于术后3~5日,个别可发生在10日之后,发生越早,预后越差。一般在术后3~4日体温、脉率多逐渐下降,体力亦逐渐恢复。但如4~7日后突然体温重新上升,脉率增快,并出现胸痛、气短、乏力,体格检查及X线检查见胸腔较多积液或水气胸,应考虑吻合口瘘的可能,可口服少许亚甲蓝或甲紫,再做胸腔穿刺。如抽出蓝色或紫色液体即可确诊。此时,应及早行闭式引流,应用大剂量抗生素控制感染及予输血、输液等全身支持治疗。同时停止口服,改经胃管或空肠造瘘供给营养。小瘘口可能自行愈合。在严重感染下,早期对瘘口进行修补很难成功。经过一定时期观察,如瘘口不愈,可先行食管外置,待患者一般情况好转后再考虑行胸骨后空肠或结肠代食管手术。

颈部吻合口瘘可能出现颈部局部皮下气肿、皮肤红肿等表现,应尽早于床旁行颈部伤口切开引流,定期换药,观察引流变化。

6. 放疗原则

(1)应在外科、放疗科、肿瘤内科共同研究和／或讨论后决定食管癌患者的放疗方案。

(2)除急诊情况外,应在治疗前完成必要的辅助检查和全面的治疗计划。

(3)对于可能治愈的患者,治疗休息期间也应予以细心的监测和积极的支持治疗。

(4)术后放疗设计应参考患者手术病理报告和手术记录。

(5)同步放化疗时,剂量为50~50.4Gy(1.8~2Gy/d)。单纯放疗国内习惯使用剂量为每6~7周60~70Gy。

7. 化疗

(1)食管癌化疗分为姑息性化疗、新辅助化疗(术前)、辅助化疗(术后)。

(2)化疗原则:①必须掌握临床适应证。②必须强调治疗方案的规范化和个体化。

(3)常用方案:①对于食管鳞癌:DDP+5Fu(顺铂加氟尿嘧啶)是最常用的化疗方案,其他可选择的有DDP+TXT(顺铂加多西他赛)、DDP+PTX(顺铂加紫杉醇)、Oxaliplatin+5Fu(奥沙利铂加氟尿嘧啶)。②对于食管腺癌,常用的方案是ECF方案(表柔比星加顺铂加氟尿嘧啶)。

8. 随访 对于新发食管癌患者应建立完整的病案和相关资料档案,治疗后定期随访和进行相应检查。治疗后1~3年,每3~6个月1次,随后两年每6个月1次,以后每年1次。

Tips

1. 食管癌术前一定要取得病理学证据。

2. 食管癌预后差,对于高危因素人群应加强预防,定期检查,争取早发现、早治疗。

3. 术前评估患者时一定注意有无其他消化道肿瘤并存。

4. 食管癌的治疗非常强调综合治疗,多科协作。

5. 食管癌术后患者初次饮水当天需监测体温,怀疑有食管瘘时及时停止进食饮水。

附2

美国癌症联合委员会(AJCC)和国际抗癌联盟(UICC)食管癌 TNM 分期(2017 第 8 版)

1. T 分期标准——原发肿瘤

T_x:原发肿瘤不能确定

T_0:无原发肿瘤证据

T_{is}:重度不典型增生,定义为恶性细胞未突破基膜

T_1:肿瘤侵犯黏膜固有层、黏膜肌层或黏膜下层

　　T_{1a}:肿瘤侵犯黏膜固有层或黏膜肌层

　　T_{1b}:肿瘤侵犯黏膜下层

T_2:肿瘤侵犯食管固有肌层

T_3:肿瘤侵犯食管外纤维膜

T_4:肿瘤侵犯食管周围结构

　　T_{4a}:肿瘤侵犯胸膜、奇静脉、心包或膈肌

　　T_{4b}:肿瘤侵犯其他邻近结构,如主动脉、椎体、气管等

2. N 分期标准——区域淋巴结

N_x:区域淋巴结转移不能确定

N_0:无区域淋巴结转移

N_1:1~2 枚区域淋巴结转移

N_2:3~6 枚区域淋巴结转移

N_3:≥ 7 枚区域淋巴结转移

注:必须将转移淋巴结数目与清扫淋巴结总数一并记录

3. M 分期标准——远处转移

M_0：无远处转移

M_1：有远处转移

4. G 分期标准——肿瘤分化程度

(1)腺癌

G_x：分化程度不能确定

G_1：高分化癌,>95% 的肿瘤组织由分化好的腺体组成

G_2：中分化癌,50%~95% 的肿瘤组织显示腺体形成

G_3：低分化癌,肿瘤组织由片状和巢状细胞组成,其中形成腺体结构的细胞成分 <50%

(2)鳞癌

G_x：分化程度不能确定

G_1：高分化癌,有明显的角化珠结构及比较少量的非角化基底样细胞,肿瘤细胞呈片状分布,有丝分裂少

G_2：中分化癌,呈现出各种不同的组织学表现,从角化不全到角化程度很低再到角化珠基本不可见

G_3：低分化癌,主要是由基底样细胞组成的大小不一的巢状结构,内有大量中心性坏死;由片状肿瘤细胞组成的巢状结构,其中偶见少量的角化不全细胞或角化的细胞

		N_0		N_1	N_2	N_3	M_1
		L	U/M				
T_{is}	0						
T_{1a} G_1		IA	IA	IIB	IIIA	IVA	IVB
T_{1a} $G_{2\sim3}$		IB	IB	IIB	IIIA	IVA	IVB
T_{1b}		IB		IIB	IIIA	IVA	IVB
T_2 G_1		IB	IB	IIIA	IIIB	IVA	IVB
T_2 $G_{2\sim3}$		IIA	IIA	IIIA	IIIB	IVA	IVB
T_3 G_1		IIA	IIA	IIIB	IIIB	IVA	IVB
T_3 $G_{2\sim3}$		IIA	IIB	IIIB	IIIB	IVA	IVB
T_{4a}		IIIB		IIIB	IVA	IVA	IVB
T_{4b}		IVA		IVA	IVA	IVA	IVB

图 11-2-5　食管鳞状细胞癌及其他非腺癌 TNM 分期

肿瘤部位按肿瘤上缘在食管的位置界定。

	N_0	N_1	N_2	N_3	M_1
T_{is}	0				
T_{1a} G_1 G_2 G_3	IA IB IC	IIB	IIIA	IVA	IVB
T_{1b} G_1 G_2 G_3	IB IC	IIB	IIIA	IVA	IVB
T_2 G_1 G_2 G_3	IC IIA	IIIA	IIIB	IVA	IVB
T_3	IIB	IIIA	IIIB	IVA	IVB
T_{4a}	IIIB	IIIB	IVA	IVA	IVB
T_{4b}	IVA	IVA	IVA	IVA	IVB

图 11-2-6 食管腺癌 TNM 分期

肿瘤部位按肿瘤上缘在食管的位置界定。

（郭超 审校：秦应之）

第三节 气胸

【背景知识】

根据发病原因可分为创伤后气胸（创伤引起的气胸）、自发性气胸（由于肺实质和脏胸膜自发性破裂而引起的胸膜腔内有空气存在者称自发性气胸）。其中，自发性气胸的病因及发病机制包括：①肺尖胸膜发育不全，胸膜下小气肿疱破裂，见于瘦长体形的青年男性，常无其他呼吸道疾病，称特发性气胸；②肺气肿性大疱，见于慢性阻塞性肺疾病，多见于老年男性长期吸烟者；③肺结核及肺炎；④恶性肿瘤，多为血气胸；⑤其他少见疾病：如囊性肺纤维化、肺间质纤维化、LAM 病等；⑥月经性气胸，发生于经期前、后 1~2 天，可能与子宫内膜移位有关。自发性气胸的诱因有咳嗽、便秘、哮喘、剧烈运动、机械通气等。但气胸发生与体力活动轻重并不完全一致，正常活动下也可发生。自发性气胸多为单侧，约

10% 为双侧。

根据脏胸膜破口的情况及其发生后对胸腔内压力的影响，气胸分为：①闭合性气胸。胸腔积气，但因漏口闭合，气体量不再变化，可为肋骨骨折的并发症，肺裂伤或胸壁穿透伤后，少量空气进入胸膜腔，肺或胸壁的伤口闭合，不再漏气，此外，部分自发性气胸也表现为闭合性气胸。②张力性气胸。由于漏口单向进气导致胸腔内压进行性增加，如肺裂伤、支气管损伤或胸壁穿透伤可造成张力性气胸，此时伤口呈活瓣样，吸气时活瓣开放，空气进入胸膜腔，呼气时活瓣闭合，气体不能排出，致使患侧胸腔内气体不断增加，形成张力，患侧肺受压萎陷，并将纵隔推向健侧，使健侧肺也受压，致呼吸功能衰竭；由于纵隔移位使腔静脉扭曲，导致回心血流减少，心排血量减少，最终导致循环衰竭。③开放性气胸。外伤穿透胸壁造成胸壁部分缺损，胸膜腔与外界持续相通，由于患侧胸膜腔内负压消失，伤侧肺萎缩，吸气时纵隔移位压迫对侧肺，而且两侧肺内残气对流，均影响气体交换；因两侧胸腔压力不平衡，吸气时纵隔向健侧移位，呼气时纵隔向患侧移位，称为纵隔摆动，可致静脉回心血流减少，甚而循环衰竭。

【接诊要点】

急诊接诊气胸患者强调两个字：快、准。首先是判断有无生命危险，通过简单观察就能初步判断（年龄、病容、呼吸、生命体征、肺部听诊等）；同时简单询问病史，重点在于发病原因——外伤可能是最紧急而容易判断的。尤其是开放性及张力性气胸，这两种情况可能导致致死性后果，都需要快速、准确的判断和处理——若生命体征不稳定，均应第一时间送抢救室，并立即开展救治，待情况稍稳定后，再完善各项辅助检查，以免耽误病情。如体格检查发现胸部有开放性伤口，呼吸时有气体通过伤口进出胸腔的声音，则可判断为开放性气胸，应尽快在患者呼气末压迫封堵伤口,将开放性气胸转为闭合性气胸,再按照闭合性气胸处理原则行胸腔闭式引流术。如患者呼吸极度困难、发绀、甚至休克,并可见伤侧胸部饱满,呈鼓音,气管及心尖冲动均向健侧移位,气体进入胸壁软组织,形成胸部、颈部及头面部皮下气肿,则可初步判断为张力性气胸,紧急处理原则为排气减压,可用一粗针头在伤侧第2肋间锁骨中线处刺入胸腔内,排出高压气体,辅助诊断并达到暂时减压的目的,然后再尽快行胸腔闭式引流术。

如病情允许,则可详细采集病史:首先明确患者有无胸部外伤;有无胸痛,胸痛的性质、诱因,胸痛与呼吸的关系;有无呼吸障碍及循环不稳定、有无皮下气肿等。详细询问既往病史。

体格检查方面应注意患者生命体征、一般情况,如有外伤应详细检查伤口状况,完善双肺叩诊、听诊。

完善血常规、肝肾功能、凝血功能、血型及输血八项检查,必要时查动脉血气分析;胸片为重要检查,可显示均匀透亮的胸膜腔积气带,其中无肺纹理,内侧为线状肺压缩边缘;如有大量积液时应警惕血气胸,同时注意纵隔及皮下有无积气影,是否合并肋骨骨折,若存在第1、2肋及锁骨、胸骨骨折,则需警惕纵隔大血管、气管/支气管、心脏、食管等脏器损伤的可能性。有条件的情况下,可以行胸部CT检查,CT片上常能看到小气肿疱或大疱,对于COPD患者而言,CT往往是必要的检查。慢性自发性气胸表现为限制性通气功能障碍和肺顺应性降低,但在气胸发作期间,一般不建议行肺功能测定,以免气胸加重。此外,对于老年患者,应完善心电图,除外心肌梗死。

肺压缩体积的估算方法:在气胸侧,以横突外缘至胸壁内缘为基准范围(为整个一侧肺野),当肺野外侧受压至上述范围的1/4时,肺组织受压约35%;当受压至 1/3 时,肺组织受压 50%;当受压 1/2 时,肺组织受压 65%;当受压至 2/3 时,肺组织受压 80%;而当肺组织全部被压缩至肺门,呈软组织密度时,肺组织受压约为 95%。如果少量气胸仅限于上肺野,则将肺野外带自上而下分为三等份,然后依上述方法中受压 1/4 时肺组织受压约 35%,每份为 10%~15%。

【治疗】

1. 非手术治疗　无论何种气胸,都应酌情予以对症支持治疗,包括休息、吸氧、镇咳、镇痛,合并感染时应给予抗生素。吸氧可改善呼吸困难,纠正低氧血症,并有助于气胸的自行吸收。对于一般自发性气胸患者,肺压缩 <30% 时通常不需抽气,可留院观察,一般 24 小时后复查胸片,若气胸无进展,有可能自行吸收,可酌情院外观察;肺压缩 >30% 时,可抽气减压,促进肺尽早复张。但对于老年 COPD 患者,即便肺压缩程度轻微,也可有明显的胸闷、憋气症状,甚至是明显的低氧血症,而且气胸不易愈合或极易反复发作,需慎重对待,通常需要行胸腔闭式引流术。合并进行性纵隔气肿或皮下气肿的患者,也应该考虑尽早行胸腔闭式引流术。此外,对于呼吸机辅助呼吸的气胸患者,原则上必须行胸腔闭式引流术。

抽气部位通常在锁骨中线第 2 肋间或腋前线第 3 肋间,也可在腋中线第 3~4 肋间。用 50ml 注射器抽气;急救时用消毒指套绑扎在穿刺针头的针栓上,指套端剪小孔,针头穿刺插入胸膜腔,呼气时胸膜腔内压升高将气体从指套排出,吸气时指套闭合空气不能进入胸腔。

闭式引流术适用于张力气胸及肺压缩较大的闭合性气胸。应选用较粗质硬的硅胶管,以防扭曲、阻塞。穿刺部位在锁骨中线第 2 肋间(为避开肋间神经及血管束,应靠近第 3 肋骨上缘穿刺)。引流后不再有气泡逸出,且管中液面随呼吸自然波动,表明肺破口愈合。继续观察 24~48 小时。然后钳挟排气管再观察 24 小时,病情稳定,胸片证实肺已复张,即可拔管。胸管拔除之前必须确认胸管通畅、没有气泡逸出、听诊呼吸音恢复、胸片提示肺复张良好。若闭式引流持续 1 周气泡仍逸出,破口未愈合,应加用负压吸引(−14~−3cmH₂O)。早期及时处理预后良好,闭合性气胸 90% 可治愈。

2. 手术治疗 对于开放性气胸,现场急救应迅速封闭伤口,变开放性气胸为闭合性气胸,可以用多层纱布外加棉垫封盖伤口,再用胶布绷带固定。之后给氧、补液纠正休克,待呼吸循环稳定后再于全麻下行清创、修补胸壁破口,最后行胸腔闭式引流术,应用抗生素预防感染。如果怀疑胸内脏器受损或有活动性出血,应当剖胸探查,清除异物,止血或修补受损器官。较大的胸壁缺损,或污染重的缺损,必须在气管内插管有效控制呼吸后,方能打开包扎的敷料。胸壁缺损的修补方法有:带蒂肌瓣填补法,骨膜片覆盖法,人工代用品修补法。若伤口污染严重,术后皮肤切口应部分或完全敞开,以利引流。

对于张力性气胸,紧急处理原则为排气减压,可用一粗针头在伤侧第 2 肋间锁骨中线处刺入胸腔内达到暂时减压的目的。然后再做胸腔闭式引流术,必要时行负压吸引。一般肺部裂口于 1 周内闭合。若闭式引流不能缓解,说明有较大的支气管断裂或肺有大的裂伤,可行 VATO 探查。气管插管麻醉前应先安置胸腔闭式引流。较小的肺组织撕裂伤,缺损不大,可以采用进针深的褥式缝合数针或切割闭合器处理;如果肺组织损伤大且深,单纯缝合后容易出现出血、肺不张、感染或形成支气管胸膜瘘,此时应当行肺叶/肺段切除;如果发现为支气管断裂,则应进行支气管断裂修补缝合术。胸内修补手术完毕,充分冲洗胸腔,膨肺验证,彻底止血。除前胸置引流管用于排气外,还需在低位第 7 肋间腋后线再安置闭式引流以利排出胸腔积液。

对于自发性气胸,可行 VATO 肺大疱切除术、胸膜固定术,其创伤小、恢复快、手术效果确切,可作为首选。手术原则:尽量保存正常肺组织并治疗原发病。术中切除病变肺组织,对于多发、散在的较小肺大疱,可予缝扎或电灼处理,最后用干纱布摩擦壁胸膜表面至微微渗血,促进术后胸膜粘连固定,也可喷洒抗粘连剂(如滑石粉、50% 葡萄糖溶液等),使胸膜广泛粘连,防止气胸复发。

Tips:

1. 接诊气胸患者应首先除外张力性气胸及开放性气胸。

2. 肺压缩 <30% 时不需抽气;肺压缩 >30% 的闭合性气胸、张力性气胸和开放性气胸,处理的关键是抽气减压,促进肺尽早复张。

3. 胸腔闭式引流在急诊气胸治疗中具有重要意义。

(郭超　审校:秦应之)

第四节　胸腺瘤

【背景知识】

胸腺瘤(thymoma)是最常见的纵隔肿瘤,占所有纵隔肿瘤的 20%~40%(图 11-4-1)。胸腺是一个前纵隔器官,青春期达到最大重量 40g,此后逐渐退化并萎缩。胸腺瘤多见于成年人,40~60 岁为好发年龄。胸腺瘤起源于胸腺上皮,生长缓慢,多为良性,但临床上有潜在恶性,易浸润周围组织。胸腺瘤与自身免疫紊乱密切相关,常伴有重症肌无力,也可伴有单纯红细胞再生障碍性贫血、甲状腺功能亢进、粒细胞减少症、低丙种球蛋白血症、自身免疫疾病等。

胸腺瘤以手术治疗为主,恶性胸腺瘤可考虑手术结合放化疗的综合治疗。胸腺瘤患者应终身随访。

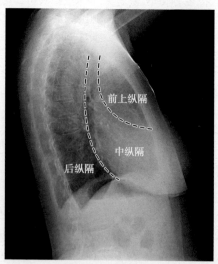

图 11-4-1　纵隔分区

【接诊要点】

1. 症状　缺乏胸部特异性表现,大多数患者无自觉症状,一般在胸部 X 线或 CT 检查时发现。肿瘤较大压迫肺或支气管时,可有咳嗽、胸痛、气急及声嘶。若患者存在发热、盗汗、体重下降,需警惕淋巴瘤。胸腺瘤与多种副瘤综合征有关,比较常见的为重症肌无力、单纯红细胞再生障碍性贫血、免疫缺陷、多器官自身免疫综合征。需注意肌无力相关的临床表现,若怀疑合并重症肌无力,应请神经内科会诊,待重症肌无力病情稳定后再行手术。

2. 体格检查 早期患者查体无异常,晚期患者可出现颈部淋巴结肿大,以及上腔静脉压迫和胸腔积液的相关体征。

3. 辅助检查

(1)血:查 AFP、β-hCG 以鉴别生殖细胞肿瘤,查血 TSH、T_3、T_4 以除外甲亢。

(2)胸部 X 线片:大多只能显示非特异性纵隔增宽,所能提供的诊断信息十分有限。

(3)胸部 CT/MRI:可以较准确地测定肿瘤的大小、范围及与周围脏器的关系,对指导手术及放疗起关键作用。增强 CT 是胸腺瘤的首选影像学检查,能显示肿瘤病变范围、有无周围组织浸润和远处转移、评估肿瘤分期,对胸腺瘤的治疗和预后有重要指导价值。MRI 能更准确地观察肿瘤边缘的改变、与邻近组织间的关系,在鉴别良恶性、选择治疗方法及估计预后方面发挥重要作用。

(4)PET/CT:胸腺癌的最大标准摄取值(SUV_{max})明显高于胸腺瘤,因此 PET/CT 有助于预测胸腺肿瘤的恶性程度。

4. 活检 超声引导下穿刺活检或纵隔镜检查有助于明确诊断,但有肿瘤细胞种植的风险。因此,仅对无法手术切除的晚期胸腺瘤患者行活检,以明确病理类型,指导放化疗。

5. 临床分期 Masaoka 分期和 WHO 分型是目前应用最广的胸腺瘤分类系统,能较好地指导临床治疗和判断预后。Masaoka 临床分期分为四期,一般认为 I 期属良性,II 期以上均属恶性。

I 期:肉眼观察包膜完整,镜下包膜未侵袭。

II 期:镜下(IIa)或肉眼(IIb)侵及包膜或周围脂肪组织,但未突破纵隔胸膜及心包。

Ⅲ期：肉眼侵入邻近脏器，如心包、肺、大血管等；Ⅲa：未侵及大血管；Ⅲb：侵及大血管，如腔静脉、主动脉等。

Ⅳa期：胸腔内播散，如胸壁、肺或心包，引起胸腔积液、心包积液等。

Ⅳb期：远处转移，如骨、脊髓、淋巴结、肝、盆腔、腹膜、脑等。

既往胸腺瘤的良恶性诊断主要依赖术中肉眼及显微镜下观察到的肿瘤生长行为，而不是肿瘤的组织学特点。1999年世界卫生组织（WHO）推出《胸腺瘤的组织学分类》，按照显微镜下的组织学形态区分良恶性，将胸腺瘤分为A、AB、B_1、B_2、B_3和C型。A型为良性，AB型介于良恶性之间，C型为恶性（表11-4-1）。近年关于胸腺瘤病理分型缺乏进一步研究，上述分型沿用至今。

表11-4-1　胸腺瘤的组织学分类

WHO 分型	组织学特点	淋巴细胞比例/%	10年生存率/%
A	髓样胸腺瘤	9	97
AB	混合型胸腺瘤	24	95
B_1	皮质为主型	13	92
B_2	皮质型	24	81
B_3	高分化胸腺癌	15	62
C	胸腺癌	15	29

【治疗】

由于胸腺瘤和胸腺癌相对罕见，目前尚无随机临床试验提供关于这些肿瘤患者治疗的明确指导意见，目前胸腺瘤的治疗是以手术为主的综合治疗，下面根据

Masaoka 分期分别叙述治疗方案。

1. Ⅰ期 仅需根治性胸腺切除术,无须放化疗。

根治性胸腺切除术:切除全部胸腺组织,上界为甲状腺水平(包括胸腺上极),下界为膈肌,左右界线为两侧膈神经,后界为心包、主动脉和下腔静脉,在该范围内的全部纵隔组织均应切除。目前标准治疗方法是经胸骨正中切口的开放性手术,但现多采用胸腔镜手术或机器人手术,手术效果基本一致。推荐切除全部胸腺组织,因为如果仅切除部分胸腺,残余胸腺术后会出现胸腺瘤复发。为了实现组织学切缘阴性,有时需要切除心包或部分肺组织。

2. Ⅱ期 根治性手术,无须化疗,是否行放疗尚有争议。局部复发风险高的患者术后可行放疗,放疗目的是降低局部复发率,放疗的最佳剂量及疗程尚未确定。

局部复发的危险因素:ⅡB期疾病、切缘较窄、WHO分级为B型肿瘤或肿瘤与心包粘连。

3. Ⅲ期/Ⅳa期 若能手术切除,行根治性手术,切除范围包括全部胸腺及胸腺肿瘤累及的组织。

若无法直接手术切除,可在术前行新辅助放化疗后行手术切除。

无法根治性切除时,手术范围尚有争议:可行减瘤手术,尽量切除肿瘤组织,不能切除的部分用金属夹标记出明确的肿瘤范围,以利于术后放疗;也可仅行活检,明确诊断后行放化疗。

术后均应放疗,也可联合化疗。常用化疗药物为顺铂(cisplatin)、多柔比星(doxorubicin)、表柔比星(epirubicin)、环磷酰胺(cyclophosphamide)、长春新碱(vincristine)、泼尼松(prednisone)等,常用化疗方案为ADOC(多柔比星、顺铂、长春新碱、环磷酰胺)、PAC(顺铂、多柔比星、环磷酰胺)等,最佳化疗方案及疗程尚未确定。

4. **Ⅳ b 期** 无法手术切除,以放化疗为主。

胸腺瘤合并重症肌无力的围手术期处理:经过神经内科系统性治疗,症状控制稳定可考虑手术。术前服用泼尼松和溴吡斯的明,必要时用血浆置换控制症状。在患者症状轻,没有肺部并发症时进行手术,警惕围手术期肌无力危象。

手术前请麻醉科和 ICU 会诊,术后回 ICU 病房。

术中置胃管,麻醉诱导多不用镇静药,清醒气管插管或气管插管前应用少量短效肌肉松弛药,术中、术后禁用抑制呼吸的镇静药、氨基糖苷类及其他影响肌无力的药物。术毕注意拔管指征,必要时延迟拔管。术后继续服用泼尼松和溴吡斯的明,无法口服时可经胃管给药。

Tips:

1. 胸腺瘤多为良性,但有潜在恶性,患者术后需终身随访,每年复查胸部 CT。

2. 胸腺瘤的治疗以手术为主,可适当联合放化疗,Masaoka 分期对指导治疗意义重大。

3. Masaoka 分期、WHO 分型和是否行根治性手术是判断胸腺瘤预后的独立预测因素。

4. 胸腺瘤常合并重症肌无力,应请神经内科会诊,待重症肌无力病情稳定后再行手术,术后常需在 ICU 病房严密监护。

5. 前纵隔最常见的肿瘤是胸腺瘤,还有生殖细胞肿瘤、甲状腺肿瘤、甲状旁腺肿瘤、淋巴瘤等;中纵隔最常见的肿物是各种囊肿,最常见的肿瘤是淋巴瘤;后纵隔最常见的肿瘤是神经源性肿瘤。

(郭超 审校:秦应之)

参考文献

［1］吴孟超,吴在德.黄家驷外科学［M］.7版.北京:人民卫生出版社,2008.

［2］中国抗癌协会食管癌专业委员会.食管癌规范化诊治指南［M］.北京:中国协和医科大学出版社,2011.

［3］TOMASZEK S,WIGLE D A,KESHAVJEE S,et al. Thymomas:review of current clinical practice［J］.Ann Thorac Surg,2009,87(6):1973–1980.

［4］FALKSON C B,BEZJAK A,DARLING G,et al.The management of thymoma:a systematic review and practice guideline［J］.J Thorac Oncol,2009,4(7):911-919.

［5］CASEY E M,KIEL P J,LOEHRER P J.Clinical management of thymoma patients［J］.Hematol Oncol Clin N Am,2008,22(3):457-473.

［6］徐臣炎,陈龙,陈炜生,等.胸腺瘤的临床现状［J］.中国现代医生,2011,49(8):23-25.

第十二章

心 外 科

第一节 冠状动脉粥样硬化性心脏病

【背景知识】

冠状动脉粥样硬化性心脏病简称冠心病,是脂质沉积于冠状动脉内膜形成斑块,并伴随炎性组织改变,造成冠状动脉管腔狭窄和心肌急慢性缺血的一系列病变。外科采用自体血管作为移植材料,跨过狭窄或闭塞的冠状动脉,恢复心肌的血液供应,即为冠状动脉旁路移植术。另外,外科手术也可以治疗心肌梗死造成的各种并发症,如室间隔穿孔、心室游离壁破裂、二尖瓣关闭不全等。

【接诊要点】

1. 病史

(1)现病史:心前区或其他部位疼痛,心律失常相关症状,心悸,意识丧失,治疗措施,心功能不全相关症状。

(2)既往史:与冠心病发病及冠状动脉旁路移植术相关的危险因素。

(3)个人史:重点关注吸烟史及饮酒历史;家族史、婚育史(包括家族内心、脑血管疾病史)。

2. 体格检查
心肺检查是冠心病查体的要点。如果出现心肌梗死、心力衰竭,可以伴有相应体征的变化。

3. 辅助检查
心电图、超声心动图、冠状动脉CTA、冠状动脉造影、放射性核素显像。

4. 诊断与鉴别诊断
需与主动脉瓣病变、肥厚梗阻性心肌病、主动脉夹层、肺栓塞相鉴别。

【治疗】

1. 手术适应证

(1)狭窄程度 >50% 的左主干病变。

(2)类左主干病变(即前降支和回旋支近端同时存在超过 75% 以上的狭窄)。

(3) 三支病变。

(4) 冠心病伴有左心室功能不全。

(5) 介入治疗失败或再狭窄。

2. 术前准备

(1) 血、尿、便常规，血型(ABO 与 Rh)，肝、肾功能，血脂，感染指标(乙肝五项、HIV、HCV、RPR)，凝血功能检测，血气。

(2) 心电图、胸片、肺功能(严重左主干及药物难以控制的不稳定型心绞痛者除外)。

(3) 胸部 CT，颈动脉彩超、大隐静脉彩超、肝胆胰脾双肾超声。

(4) 超声心动图、心肌双放射性核素显像(有心肌梗死及心功能不全者)。

(5) 冠状动脉造影。

(6) 择期手术患者术前停用抗血小板药物(阿司匹林、氯吡格雷等)5~7 天，如有不稳定型心绞痛者选用低分子肝素抗凝。

(7) 艾伦试验(Allen test)。

(8) β 受体拮抗药与硝酸酯类药物使用至手术当日。

(9) 呼吸功能锻炼。

3. 手术方法

(1) 切口：通常选择前胸正中切口，劈开胸骨。

(2) 桥血管选择

1) 胸廓内动脉：不易形成粥样斑块、不易痉挛，远期通畅率满意。应作为首选移植材料。

2) 桡动脉：远期通畅率满意，容易痉挛。术中术后持续应用钙通道阻滞药可减少痉挛发生。年龄 <50 岁的患者应尽量选用。

3) 胃网膜动脉：远期通畅率优于静脉桥。

4) 大隐静脉：材料获得容易，取材方便，不易痉挛。远期通畅率低于动脉性移植材料。内镜取材可减少下肢瘢痕形成。

5)小隐静脉：特点同大隐静脉。大隐静脉曲张患者可以考虑使用。

(3)抗生素使用：一般选择二代头孢菌素。如果手术时间超过 3 小时或术中出血量 >1 500ml 应该追加一个剂量。

(4)体外循环下冠状动脉旁路移植：成功获取所需的移植血管后肝素化(3mg/kg)，分别行升主动脉、右心房插管建立体外循环，降温至 32~34℃，阻断升主动脉，经主动脉根部或经冠状静脉窦灌注心肌停跳液。吻合顺序为先完成远端吻合，后完成近端吻合。

1)远端吻合：静脉桥远端吻合口→胸廓内动脉和前降支吻合。吻合部位通常为右冠状动脉发出后降支前、后降支或左室后支，回旋支吻合在钝缘支，前降支吻合在中远端 1/2 或 1/3。静脉桥吻合用 7-0 Prolene 线完成，胸廓内动脉吻合用 7-0 或 8-0 Prolene 线完成。序贯式吻合可以节省桥血管长度，冠状动脉内膜剥脱适用于冠状动脉病变弥漫、病变部位心肌存活的情况。

2)近端吻合：近端吻合可以选择一次主动脉阻断下完成，或心脏复跳后部分阻断升主动脉侧壁完成吻合。在升主动脉前壁切开小口，用打孔器扩大切口，吻合用 6-0 Prolene 线完成。吻合完毕，检查无明显出血后复温，调整心脏节律、容量和代谢，恢复机械通气，逐渐脱离体外循环，鱼精蛋白中和肝素。放置引流管后关胸。

(5)非体外循环下冠状动脉旁路移植：对于手术经验丰富的医师，本方法可以达到所有需要旁路移植的靶血管部位。对于合并呼吸功能不全、肾功能不全、颈动脉狭窄等体外循环高危因素的患者，采用本方法获益尤其明显。胸骨正中切口最常用，该切口可以完成多支吻合。单支病变吻合可以采用经胸部小切口完成。标准的手术体位为头低脚高位(Trendelenburg position)，此体位通过增加心排血量、更容易维持血流动力学稳定。术中采用心包悬吊、心尖吸引、固定器固定靶血管、血管内分流栓等可以使手术进行更加容易。吻合顺序的原则是先易后难,先吻合胸廓内动脉至前降支,再吻合右冠状动脉,最后吻合回旋支。先吻合近端吻合口、再吻合远端吻合口。

4. 术后处理 患者返回 ICU,通常需要监测心电图、有创动脉压力、中心静脉压力、经皮氧饱和度、每小时尿量、每小时引流量。呼吸机辅助,心脏活性药物辅助循环,扩血管药物控制高血压,持续镇静至循环稳定。总的原则是维持良好的血压保证各重要脏器灌注、减轻心脏前后负荷、增加心肌供氧量、降低心肌需氧量、减少缺血再灌注损伤、维护血管桥通畅、促进心功能恢复。

(1)每日 2 次 ECG,每日摄胸片,每日监测 1~2 次心肌生化标志物,如肌酸激酶(CK)、肌酸激酶同工酶(CKMB)、肌钙蛋白 I(cTnI),直至正常。术后 24 小时内开始给予抗血小板药物治疗。

(2)术前有不稳定心绞痛、左主干病变、射血分数(EF)低于 30%、合并心脏瓣膜病、合并心肌梗死巨大室壁瘤和 / 或室间隔穿孔、>75 岁、糖尿病病史、合并肺或肾功能不全者应加强心功能支持和各器官功能维护,必要时及早应用主动脉内球囊反搏(intra-aortic balloon pump,IABP)。必要时从麻醉诱导前开始预防使用 IABP。

(3)控制心率降低心肌氧耗;持续静脉滴注硝酸甘油和 / 或钙通道阻滞药,防止桥血管痉挛,改善冠状动脉供血,及时处理心律失常,尤其是室性心律失常;行心内膜剥脱的患者或冠状动脉有弥漫性病变者宜尽早抗凝治疗,术后 6 小时若引流量不多可开始静脉持续泵入肝素,维持 APTT 40~60 秒,逐渐过渡到口服阿司匹林。

早期注意控制血压、心率。

(4)术后新出现心房颤动者予以胺碘酮转复。逐步恢复使用β受体阻滞药与硝酸酯类药物,根据患者血压情况逐步恢复使用血管紧张素转换酶抑制药(ACEI)与钙通道阻滞药。

(5)如使用桡动脉作为旁路血管,自患者入手术室开始静脉泵入钙通道阻滞药,一般用地尔硫䓬或尼卡地平,患者脱离呼吸机后改为口服。

(6)糖尿病患者或术后反应性高血糖者应将控制血糖在 6~9mmol/L。

(7)术后嘱患者低脂饮食,所有患者如无禁忌应常规口服降脂药。

5. 手术并发症 常见并发症包括围手术期心肌缺血、心律失常、神经系统并发症、出血、心脏压塞、肾衰竭、纵隔感染、切口愈合不良等。

Tips:

1. 艾伦试验(Allen test) 检查前臂桡动脉与尺动脉之间侧支吻合的情况。步骤:①用双手分别按压桡动脉和尺动脉;②嘱患者反复用力握拳和张开手指5~7次至手掌变白;③松开对尺动脉的压迫,保持压迫桡动脉,观察手掌颜色变化。若手掌颜色 10 秒内迅速变红或恢复正常,即为阳性,提示尺动脉和桡动脉间存在良好的侧支循环;若 10 秒手掌颜色仍为苍白,则为阴性,提示手掌侧支循环不良。

2. TIMI(thrombolysis in myocardial infarction) 分级用于评价冠状动脉造影血流分级:0 级,无血流灌注,闭塞血管远端无血流。Ⅰ级,部分造影剂通过,冠状动脉狭窄的远端不能完全充盈。Ⅱ级,冠状动脉狭窄的远端可以完全充盈,但显影慢,造影剂消除慢。Ⅲ级,冠状动脉远端完全而且迅速充盈与消除,与正常冠状动脉相同。

3. 冠心病二级预防"ABCDE"（表12-1-1）。

表 12-1-1　冠心病二级预防"ABCDE"

便于记忆的短语		
A：Aspirin and Anti-coagulants 阿司匹林和抗凝药	阿司匹林每日100mg	若有禁忌（过敏、急性消化道溃疡、严重肝衰竭），可考虑氯吡格雷每日75mg
B：Beta blockers and Blood pressure β受体阻滞药和血压	无禁忌证者均可使用β受体阻滞药	血压控制目标140/80mmHg，慢性肾病或糖尿病患者应<130/80mmHg
C：Cholesterol and Cigarettes 胆固醇和戒烟	TG<200mg/dl 时，首要目标 LDL-C<100mg/dl；TG>200mg/dl 时，首要目标非 HDL-C<130mg/dl	彻底戒烟及被动吸烟
D：Diabetes and Diet 糖尿病和膳食	目标 HbA1c<7%	目标 BMI 18.5~24.9kg/m²
E：Education and Exercise 宣教和运动	宣教冠心病高危因素，预防知识，院外处理方法	目标至少每周3~4 天，每日30分钟

4. 二次开胸探查指征：持续脉搏加快、血压下降，或虽经补充血容量但血压仍不稳定；闭式胸腔引流或纵隔、心包引流每小时超过200ml，持续3小时；血红蛋白、血细胞比容进行性降低，引流血液的血红蛋白即血细胞比容与外周血相近，且迅速凝固。

第二节 瓣膜性疾病的外科治疗

一、二尖瓣疾病

（一）二尖瓣狭窄

【背景知识】

二尖瓣狭窄（mitral stenosis，MS）是二尖瓣叶增厚，交界粘连、融合，瓣下腱索挛缩所致二尖瓣口开放幅度变小或梗阻，引起左心房血流受阻。

二尖瓣狭窄可分为先天性和后天性（获得性），本节主要着重于后天性二尖瓣狭窄。临床上所见的后天性 MS，绝大多数是风湿性后遗病变，但有明确风湿热病史者仅占 60%，在少见病因中，主要有老年性二尖瓣环或环下钙化；更罕见的病因为类癌或结缔组织疾病，如系统性红斑狼疮（SLE）。卢滕巴赫综合征（Lutembacher syndrome）为二尖瓣狭窄合并房间隔缺损，其二尖瓣狭窄多为后天性，风湿性心脏病患者中约 25%为单纯性 MS，40% 为 MS 合并二尖瓣关闭不全（mitral insufficiency，MI）。约 2/3 的 MS 患者为女性。在风湿热病程中，初次感染到形成狭窄估计至少需要 2 年，一般常在 5 年以上。多数患者的无症状期为 10~20 年或更长。

正常的二尖瓣口面积为 4~6cm^2，根据狭窄的程度和代偿状态，可将其分为三个阶段：①代偿期，瓣口面积 >2cm^2，心室舒张时，由左心房流入的血流受阻，左心房发生代偿性扩大及肥厚，使二尖瓣口跨瓣压力阶差加大，以增加瓣口血流量，延缓左心房平均压的升高。②左心房失代偿期，瓣口面积 <1.5cm^2，左心房扩张超过代偿极限，减少了左心房血流过瓣口时间及血量，均使左心房平均压力及肺静脉压持续升高，在体力活动剧烈

或心动过速发作时可导致急性肺水肿,该期可出现不同程度的咯血。③右心受累期,当二尖瓣重度狭窄时($\leqslant 1.0 cm^2$),左心房压及肺静脉收缩压上升,可导致肺动脉压升高,使右心室后负荷增加,产生右心室扩大和肥厚,终致右心衰竭。在整个病程发展过程中,进行性左心房扩大还可以进一步引发心房颤动、左心房附壁血栓形成等并发症。

【接诊要点】

1. **症状**　呼吸困难,可为劳累性、阵发性,重者不能平卧或有阵发性夜间憋醒;因房颤引起心悸;长期静脉压升高可引起慢性咳嗽和咯血;由于左心房扩大或肺动脉扩张压迫喉返神经而出现声音嘶哑,压迫食管而引起吞咽困难。另外可有食欲缺乏、腹胀、恶心、呕吐、尿少、水肿。

2. **体征**　体检时可见二尖瓣狭窄患者两颊发红(二尖瓣面容),胸骨左缘可有抬举样搏动,触诊可有一个舒张期拍击样震颤,叩诊心界向左侧扩大,伴有心房颤动的患者可有脉搏短绌。典型的听诊有:心尖部第1心音亢进;可闻及局限的舒张中晚期递增型隆隆样杂音,以左侧卧位时或活动后向左侧卧位时明显。重症患者的隆隆样杂音可以占满整个舒张期;也有个别患者完全没有舒张期杂音,这是因为患者心排血量低、左心房内大量血栓或右心室高度增大所致。当患者瓣膜弹性好时,可闻及开瓣音,这是考虑二尖瓣交界分离术的主要指征。此外,有肺动脉第2音亢进,伴轻度分裂。当肺动脉高压扩张,出现功能性肺动脉瓣关闭不全时,可闻及格雷厄姆·斯蒂尔杂音(Graham Steell murmur)。严重的二尖瓣狭窄患者,三尖瓣区可出现全收缩期杂音,或来自右心室的第三心音。晚期二尖瓣狭窄患者出现右心衰竭,表现为肝大伴压痛、腹水和下肢水肿。

3. 辅助检查

(1)心电图:心电图表现与二尖瓣狭窄程度有一定关系,轻度二尖瓣狭窄者,心电图可正常。特征性心电图改变为左心房增大的 P 波,P 波增宽且呈双峰形,称为二尖瓣型 P 波。随着病情发展,合并肺动脉高压时,显示右心室增大,电轴右偏;心房颤动极为常见,尤其病程长、病变较为严重的病例。

(2)胸部 X 线片:表现与二尖瓣狭窄程度和疾病发展阶段有关,中度以上狭窄的病例可见左心房增大,肺动脉段凸,左支气管抬高,可有右心室增大,双肺淤血,主动脉结小,左心室小,X 线特征为"梨形心"改变。另外,可见到正位片心脏右缘的双重影(左心房增大引起),以及胸片两下肺野外侧常见短而细的平行条纹,即 Kerley B 线。

(3)超声心动图:是诊断二尖瓣狭窄的主要手段,可以明确二尖瓣口的狭窄程度、瓣叶活动度、心腔大小、左心房内有无血栓形成。

(4)心导管检查:二尖瓣狭窄的患者在心导管检查中可以了解肺静脉高压情况,也可以计算二尖瓣瓣口面积,由于超声心动图诊断技术的发展,目前心导管在这方面应用较少。对于 >50 岁的患者,为除外同时合并冠状动脉病变,在手术前有必要行冠状动脉造影。

4. 诊断及鉴别诊断 大多数患者经过询问病史、体格检查、心脏 X 线及心脏超声检查就可以明确诊断。听诊是比较可靠的,在心尖部可闻及舒张中晚期隆隆样杂音及触及舒张期震颤是二尖瓣狭窄所特有的体征。心尖部舒张期杂音,应与下列情况鉴别。

(1)Carey-Coombs 杂音:系急性风湿热时,活动性二尖瓣炎的征象。

(2)奥斯汀·弗林特杂音(Austin Flint murmur):为二尖瓣口相对狭窄时出现在舒张早期的杂音。

(3)左心房黏液瘤：可有类似于二尖瓣狭窄的症状和体征，但杂音往往间歇性出现，随体位而改变。

(4)三尖瓣狭窄：杂音最响亮的部位应在胸骨左缘与心尖之间，吸气时此杂音增强。

【治疗】

1. 手术适应证

(1)患者出现明显的活动后心悸、气短、活动后受限，心功能减低 NYHA Ⅱ 以上，二尖瓣口面积 <1.5cm²，均应考虑手术治疗。

(2)二尖瓣狭窄合并心房颤动者，心腔内如有附壁血栓，随时会脱落而造成全身重要脏器的栓塞，应放宽手术适应证而早期手术。

(3)有急性风湿活动者，应予以控制 3 个月后再手术。如心力衰竭难以控制而危及生命，即使是活动期也应尽早手术。

(4)对急性左心衰竭，尤其是不易控制的肺水肿者，应考虑做急诊手术。右心衰竭经积极治疗得以控制或减轻后，再手术治疗。

(5)妊娠患者，在妊娠 4~7 个月期间进行手术较宜，但尽可能避免在妊娠期间做体外循环手术。

(6)并发脑动脉栓塞的患者，应在 1~2 个月后再行心脏手术，过早手术围手术期再发生脑血管意外的发生率高。

2. 术前准备

(1)注意休息，避免剧烈劳动；禁烟，进行必要的呼吸功能锻炼。

(2)适当应用强心、利尿药物，注意补钾和电解质平衡。

(3)合并心力衰竭时，可适量静脉使用正性肌力药物。

(4)避免感染，接受有创检查后积极应用抗菌药物预防感染。

(5)进行肝、肾、肺等重要功能检查。

(6)向患者说明瓣膜成形、瓣膜置换的利弊，同时说明瓣膜置换术后围手术期和远期可能出现的问题。

(7)手术中应常规备食管超声检查。

3. 手术方法

(1)二尖瓣直视成形术：一般适于瓣膜病变属于隔膜型或隔膜漏斗型。瓣膜病变程度较轻，瓣体轻度肥厚，瓣体面积无明显缩小、无明显钙化的瓣膜。瓣膜成形技术包括交界切开、瓣体削薄、腱索移植等。

(2)二尖瓣置换术：适用于二尖瓣重度狭窄，瓣叶僵硬，严重钙化，瓣下结构改变严重，修复困难。

1)瓣膜种类的选择：主要有机械瓣和生物瓣两种。

2)瓣膜型号的选择：首先根据患者自身二尖瓣环的大小，同时参照患者的体重、左心室的大小。成人最常用27号瓣；体重偏轻、左心室偏小的患者可用25号瓣。

3)机械瓣：适用于年轻，有房颤和/或左心房血栓，需要终身接受抗凝治疗的患者。

4)生物瓣：适用于希望妊娠的孕龄妇女；无条件进行抗凝治疗或对抗凝治疗有禁忌的患者；年龄>65岁，和/或合并其他疾病，二次瓣膜替换手术可能性小的患者。

4. 术后并发症

(1)左心室破裂。

(2)出血。

(3)瓣膜感染，感染性心内膜炎。

(4)低心排血量综合征，心律失常。

(5)瓣周漏。

(6)与抗凝相关的血栓栓塞和出血。

(7)溶血。

(8)术后晚期心包综合征。

(9)人工瓣膜功能障碍。

5. 术后注意事项

(1)术后早期需要控制液体的出入量,应用强心、利尿治疗,并适当补钾。注意防止电解质紊乱。

(2)心脏扩大明显,心室重构严重的患者,还应长期应用 ACEI 类药物和 β 受体阻滞药。

(3)出院后注意饮食调节,控制体重增长过快。活动要适量,避免心脏负荷过重。

(4)建议术后每年复查心电图、胸片和超声心动图。

(5)如患者接受瓣膜置换或成形,术后均接受抗凝治疗。

(二)二尖瓣关闭不全

【背景知识】

由于二尖瓣解剖结构和 / 或功能的异常而造成左心室内血液部分反流到左心房,称为二尖瓣关闭不全。最常见的病因包括退行性变、二尖瓣脱垂综合征、乳头肌功能不全、风湿热及感染性心内膜炎等。

慢性二尖瓣关闭不全导致左心室舒张期容积代偿性增加,使总心排血量增加,从而保证了前向心排血量。同时左心室和左心房容积的增加允许容纳反流的容量,不使充盈压升高,左心代偿性扩大和肥厚。在二尖瓣关闭不全代偿期,患者即使在剧烈运动时也可无任何症状。然而,容量负荷的长期增加最终将导致左心室功能障碍。由于左心房、左心室的扩大和压力的增加,导致肺淤血和肺动脉高压,最终引起右心衰竭。急性二尖瓣关闭不全患者,以左心室扩张为主,由于心肌质量与心室舒张末压不相称,左心室收缩力下降严重,易导致左心衰竭。

【接诊要点】

1. 症状　无症状和轻微症状的二尖瓣关闭不全患者的自然病史可持续 4~5 年。1975 年 Rapaport 报道二尖瓣关闭不全诊断后,80% 患者可存活 5 年,60% 可存活 10 年,然而重症二尖瓣关闭不全患者只有 45% 能存活 5 年,随着病情的发展,患者会逐渐出现劳累后呼吸困难、咳嗽、心悸等症状,严重者会发生端坐呼吸或夜间阵发性呼吸际困难。与慢性二尖瓣关闭不全不同,急性二尖瓣关闭不全病程常迅速加重,数小时或数天内出现肺水肿,左心室功能衰竭。

2. **体征** 慢性二尖瓣功能不全常表现为无力、消瘦;急性常表现为肺水肿。在心尖部可见并扪及有力的、局限性、抬举样心尖冲动,其搏动点向左下方移位。可闻及心尖区收缩期高频吹风样杂音,有时可闻及第二心音。典型的风湿性二尖瓣关闭不全的杂音向左腋下传导。

3. **辅助检查**

(1)心电图:轻度或急性患者的心电图通常正常或仅有左心房扩大。慢性或严重病变患者,左心室肥大和劳损,心电轴左偏。常见心律失常为心房扑动、心房颤动,偶发室性心律失常等。

(2)胸部 X 线片:心影通常普遍增大,以左心房和左心室增大为主,肺野中常有肺静脉压增高的 X 线表现,肺野上叶有明显的静脉纹理,Kerey B 线。肺动脉段突出。

(3)超声心动图:是重要的辅助检查,可确定二尖瓣关闭不全的严重程度、病因、左心室功能及瓣膜的病理改变。EF 值如低于 40%,就已说明左心室功能严重受损。

(4)心导管和造影检查:由于超声心动图检查准确性较高,一般不必做心脏导管检查。所有年龄在 50 岁以上,或有心绞痛病史的患者,在行外科手术前,均应常规行冠状动脉造影检查,以明确有无合并冠心病。

【治疗】

1. **手术适应证** 理论上,应该在左心室或功能损伤达到不可逆改变之前手术治疗。但实际临床中,目前的诊断手段还无法判断何时达到不可逆改变。一般认为二尖瓣关闭不全的手术适应证如下。

(1)急性二尖瓣关闭不全伴充血性心力衰竭,或有细菌性心内膜炎而治疗内科治疗无效。

(2)EF<55%,左心室收缩末径/舒张末径分别达到45mm/60mm。

(3)二尖瓣反流中度以上,伴有房性心律失常。

2. 术前准备

(1)如心室扩张明显,EF值较低,临床症状重,应积极纠正心功能后手术。可用利尿药、血管扩张药,心率快时不宜用抑制心率药物,可用洋地黄药物。

(2)如心力衰竭不易控制,可静脉用多巴胺强心治疗。如心力衰竭无法控制,可予呼吸机辅助呼吸,减轻心脏负荷,还可考虑应用IABP或体外膜氧合器(ECMO)辅助治疗。

(3)详细向患者说明手术进行病变二尖瓣修复的意义、可行性,以及一旦无法修复需要二尖瓣人工瓣膜置换的可能性。

3. 外科手术

(1)二尖瓣直视成形术:主要取决于二尖瓣病变的类型,技术要求高,手术时间也长,且有成形失败的风险。足够的前叶面积和良好的活动度是成形的基本条件。瓣膜成形技术包括瓣环成形术、腱索移植、瓣叶的矩形切除、三角形切除、瓣叶裂隙缝闭术、双孔技术等。

(2)二尖瓣关闭不全的微创治疗:目前技术有经皮介入二尖瓣关闭不全双孔成形术、经冠状静脉窦二尖瓣环成形术、应用Coapsys装置行二尖瓣成形术、腔镜辅助或全腔镜下成形手术、机器人辅助下成形手术。

(3)二尖瓣置换术:适于二尖瓣各结构广泛纤维化及钙化,瓣下结构严重融合;二尖瓣前叶严重病变,活动度严重受限和面积缩小;二尖瓣既往有手术史;心室功能差,二尖瓣成形术不能在短时间内完成。

4. 术后并发症

(1)瓣膜成形术后出现关闭不全或继发狭窄,需再次手术。

(2)其他并发症见本节一、(一)二尖瓣狭窄。

5. 术后注意事项

(1)如在二尖瓣修复术中使用人工成形环,术后需口服华法林抗凝治疗 3 个月,维持 INR 在 1.5~2.0,3 个月后口服阿司匹林抗血小板治疗,如左心房明显扩大、左心房血栓、既往有血栓栓塞史的患者,抗凝时间延长 6 个月,如术后存在房颤,应终身抗凝治疗,INR 控制在 1.5 左右较低水平,不宜过高,以防出血并发症。

(2)其他注意事项同本章第一节。

Tips:

1. 二尖瓣病变是最常见的获得性心脏瓣膜病。

2. 二尖瓣狭窄一旦出现症状,将持续进展,恶化至心力衰竭或发生严重并发症,如血栓栓塞,预后不佳。

二、主动脉瓣疾病

(一)主动脉瓣狭窄

【背景知识】

主动脉瓣狭窄(aortic stenosis,AS)是由于先天或后天原因导致主动脉瓣叶结构和形态改变,交界粘连,表现为主动脉瓣开放面积减小,血流在主动脉瓣叶水平受阻,出现跨瓣差。一旦出现症状,Ross 和 Braunwald(1968)、Morrow(1968)报道,患者中位生存时间为出现症状后:表现为心绞痛者 5 年,表现为晕厥者 3 年;充血性心力衰竭者 2 年。Lieberman 等(1995)报道,对于进行药物治疗的有症状的 AS 患者,不管症状如何,1 年、2 年及 3 年生存率 57%、37% 及 25%。而对于无症状 AS 患者,重度 AS 每年猝死率为 1%~5%,1/3 无症状重度 AS 在 2 年内出现症状,2/3 无症状重度 AS 在 5 年内要么接受主动脉瓣置换术(AVR),要么死亡。

一般来说,正常成人主动脉瓣开口面积 3.0~4.0cm^2。根据主动脉瓣口面积的大小,狭窄程度分级如下:轻度狭窄,面积 >1.5cm^2;中度狭窄,面积 1.0~1.5cm^2;重度狭窄,面积 ≤ 1.0cm^2。心功能正常时,跨瓣压差一般 >50mmHg。

主动脉瓣狭窄的患者可以多年没有临床症状,生活质量也不受影响,其发展较为缓慢,其病理生理改变主要为左心室排血受阻,左心室的压力负荷或后负荷增加,左心室向心性肥厚,心室顺应性降低,心腔小,充盈少,心排血量降低,轻度狭窄时左心功能尚可维持正常,重度时左心功能进行性下降,左心室压力明显增高,跨瓣压差常 >50mmHg。重症病例常出现左心衰竭,体循环或冠状动脉灌注减低,临床上可表现为胸痛、晕厥和充血性心力衰竭等症状。失代偿期左心室后负荷、室壁张力增加,左心室收缩功能下降,左心室出现扩张,心排血量下降,进入终末期心力衰竭阶段,可发生猝死。

【接诊要点】

1. **症状** 轻度狭窄患者多无临床症状,随病情发展逐渐出现晕厥、心绞痛、劳累性呼吸困难等症状,晚期可发展至左心衰竭或全心衰竭,少部分重度狭窄的患者剧烈活动后可发生猝死。

2. **体征** 主动脉瓣区 3/6 级以上全收缩期杂音,常可触及收缩期震颤,向颈部传导。

3. **辅助检查**

(1)心电图:提示左心室肥厚、劳损,V_5、V_6 导联 S-T 段低平和 T 波倒置。

(2)胸部 X 线片:左心室增大,部分患者可见主动脉钙化影,主动脉结缩小,升主动脉狭窄后扩张。

（3）超声心动图：检查可以发现主动脉瓣叶增厚、变形、钙化、活动受限。跨瓣压差增大。

（4）冠状动脉造影：①年龄>50岁；②年龄在40~50岁，有胸痛、其他心肌缺血症状，或有冠心病高危因素。

4. 诊断及鉴别诊断

（1）先天性主动脉瓣上狭窄和先天性主动脉瓣下狭窄：此类患者发病年龄较轻，而主动脉瓣狭窄的患者较少在20岁以前发病，仔细的超声心动图检查可以明确诊断。临床上偶有见到主动脉瓣狭窄合并先天性主动脉瓣上狭窄的患者，后者易被漏诊。

（2）原发性肥厚性梗阻性心肌病：超声心动图检查可以明确诊断，患者常有室间隔肥厚，左心室流出道狭窄、血流增快，以及二尖瓣前叶收缩期前向活动现象（systolic anterior motion，SAM）。

【治疗】

1. 手术适应证

（1）有症状，心绞痛、晕厥、充血性心力衰竭等。

（2）无症状，主动脉瓣跨瓣压差（AVG）>50mmHg，主动脉瓣开口面积（AVA）<0.8cm^2。

（3）有左心功能降低的证据，无论有无症状，如LVEF减低、左心室扩大、静息或运动时左心室舒张期压力升高。

（4）主动脉瓣重度狭窄伴重度心功能不全的患者，可表现为低EF、低跨瓣压差，如EF<35%，跨瓣压差<30mmHg，提示患者术后预后不良，需要与扩张性心肌病伴心功能不全鉴别，多巴酚丁胺负荷试验（dobutamine stress test）可资鉴别，如果心室每搏量（SV）在用多巴酚丁胺后增加20%，压力阶差升高，说明AS明确，有足够的心肌收缩储备，术后预后较好。

2. 术前准备

（1）根据患者年龄和抗凝条件，选择合适的瓣膜。

（2）注意休息，避免剧烈或竞争性运动。平卧或蹲站起时不宜过快。

（3）如果患者以胸痛为主，为了缓解症状，可以谨慎使用硝酸酯类制剂和β受体拮抗药。

（4）重度主动脉瓣狭窄患者慎用或避免应用洋地黄类强心药、血管扩张药、钙通道阻滞药。心肌抑制、血管扩张及心率过速均会使心排血量下降。

（5）有心力衰竭的患者术前应加强利尿及调整酸碱电解质平衡。

（6）合并房颤时，为了控制心室率，可以使用地高辛。

3. 手术方法

（1）主动脉瓣替换术：主动脉瓣狭窄的患者大部分需要行主动脉瓣置换术，包括机械瓣、生物瓣，以及同种瓣等。术中主动脉切口不应过高或过低，过高影响主动脉瓣环的暴露，过低会引起冠状动脉损伤或切口下缘张力过大，缝合后可导致切口下缘撕裂出血；术中确认左右冠状动脉开口通畅；如瓣环过小，需扩大瓣环（Nicks法、Manouguian法、Konno法）。

（2）主动脉瓣交界切开术：适用于交界粘连、钙化不明显的病变。

（3）经皮介入主动脉瓣置换术：适用于老年体弱不能耐受手术的患者。

（4）Ross手术：适用于先天性主动脉瓣狭窄的儿童或青年患者，将自体肺动脉瓣移植到主动脉瓣位置，再用自体心包或同种动脉管道重建患者肺动脉。自体肺动脉移植到主动脉瓣位置后，仍可生长，该方法有其优越性。远期仍存在自体肺动脉瓣和同种肺动脉管道钙化、失功的问题。

4. 术后并发症 同二尖瓣膜狭窄术后并发症。

5. 术后注意事项 同二尖瓣膜狭窄术后注意事项。

（二）主动脉瓣关闭不全

【背景知识】

因主动脉瓣环扩大和／或主动脉瓣膜破坏引起心脏舒张期主动脉内的血液经主动脉瓣口反流至左心室，即为主动脉瓣关闭不全。其病因包括主动脉瓣受累为主的常见病，包括先天性主动脉瓣二瓣异常、钙化性退行性变、风湿性病变和感染性心内膜等；主动脉受累为主的病因包括非特异性扩张、马方综合征和夹层动脉瘤等。

主动脉瓣关闭不全的血流动力学变化是舒张期血液从主动脉反流到左心室，导致左心室容量负荷额外增加。通常机体对此有一系列的代偿机制，包括增加左心室舒张末容量，增加左心室腔的顺应性以适应容量增多而不增加充盈压。扩大的舒张期容量允许左心室每搏量增加，以维持前向每搏量在正常范围内。然而，扩大的心腔体积和收缩壁应力的增加，也可以导致左心室后负荷的增加，并进一步刺激同心性肥厚。因此，主动脉瓣关闭不全不仅表现出容量负荷的增加，而且还伴有阻力负荷的增加。

随着疾病的进展，前负荷储备和代偿性肥厚增加，使心室能够维持正常的排血功能；但随着左心室前负荷储备耗竭，则导致左心室收缩功能发生障碍，射血分数降低。另外，肥厚心肌冠状动脉血流储备的减少可导致活动后心绞痛。随着时间的推移，心室进行性扩大，心肌收缩性减弱超过左心室的前、后负荷，最终发展成严重左心室功能障碍。严重关闭不全时，回流量增加明显，使左心室舒张期充盈压迅速增加，可高达30~50mmHg，超过左心房压，引起功能性二尖瓣狭窄。晚期严重患者，由于左心房、左心室增大明显，使二尖瓣乳头肌移位，产生功能性二尖瓣关闭不全。

【接诊要点】

1. **症状** 早期多无明显症状，晚期主要为心绞痛和充血性心力衰竭,并且一旦心力衰竭出现则病情进展明显加快,其猝死率可高达 15%~20%。

2. **体征** 颈动脉搏动明显,左心室扩大,心尖冲动向左下移位,可触及明显的抬举样冲动。听诊在主动脉区可闻及叹气样舒张期杂音,传到范围广泛;严重主动脉瓣关闭不全者,在心尖部可闻及因二尖瓣相对狭窄引起的奥斯汀·弗林特杂音(Austin Flint murmur);周围血管体征阳性:水冲脉、枪击音、脉压增大,毛细血管搏动征阳性。晚期可有颈静脉怒张、肝大、双下肢水肿的右心衰竭的表现。

3. **辅助检查**

(1)心电图:左心室肥厚伴劳损,电轴左偏。

(2)胸部 X 线片:心影向左下扩大,呈"靴形"心,主动脉根部增大,心胸比例有增大。

(3)超声心动图:是诊断主动脉瓣关闭不全最为敏感和准确的技术,可以判定主动脉瓣关闭不全的原因和瓣膜的形态,评价左心室功能(收缩 / 舒张末直径,EF值等)。

(4)心导管和造影检查:要求及注意事项同本节一、二尖瓣疾病。

4. **诊断及鉴别诊断** 通过询问病史,了解症状及体格检查后,可以做出初步诊断;确诊必须经过超声心动图检查。超声检查不仅可以判断主动脉瓣反流的程度,还可基本明确病因诊断,以及主动脉根部有无病变。

典型的主动脉瓣关闭不全舒张期杂音,临床上需与格雷厄姆·斯蒂尔杂音(Graham Steell murmur)鉴别。后者有肺动脉高压、肺动脉扩张导致肺动脉瓣关闭不全产生的杂音。在肺动脉区听诊最响。

需注意患者全身情况;白塞综合征和大动脉炎导致主动脉瓣关闭不全者,单纯行主动脉瓣替换易发生瓣漏。

【治疗】

1. 手术适应证

（1）无症状伴左心室功能正常的患者，中重度主动脉瓣关闭不全，左心室严重扩大（左室收缩末径 >55mm、舒张末径 >75mm）的患者则已有明确的手术指征。

（2）无症状伴左心室功能障碍（EF<50%）的患者考虑手术治疗。

（3）有症状的主动脉中度关闭不全的患者，均考虑手术治疗，但对有症状伴左心室功能障碍严重的患者（射血分数 <0.25 和 / 或左心室收缩末径 >60mm），左心室心肌大多已发展为不可逆改变，不仅手术早期风险大，而且远期结果亦差。

（4）主动脉瓣关闭不全与狭窄并存的病例，左心室舒张末压 >12mmHg 时，应及时手术。

（5）各种原因引起的急性主动脉瓣关闭不全，可发生急性左心衰竭，应尽早手术。

2. 术前准备

（1）急性重度 AI 在手术准备过程中应积极内科治疗。心力衰竭时可应用正性肌力药物，如多巴胺可增加前向血流，应用硝普钠减轻后负荷，同时注意维持心率在 90~100 次 /min，避免因心动过缓使心脏前负荷增加。

（2）有症状患者且血压较高者可以口服血管扩张药，但过度应用会加剧冠状动脉供血不足。

（3）重度主动脉瓣关闭不全禁忌用主动脉球囊反搏。

（4）术中应常规备食管超声检查。

3. 手术方法

（1）主动脉瓣成形术：由于主动脉瓣的闭合机制较房室瓣更为精细，手术难度较二尖瓣成形大，残余反流和再手术率偏高，注意慎重选择病例。主要有以下手术方法。

1）脱垂瓣叶三角形切除和缝合术。

2) 交界切开和瓣缘纤维块切除术。

3) 主动脉瓣环环缩术。

4) 主动脉窦折叠术和提高瓣环手术。

5) 瓣膜折叠术。

6) 主动脉瓣叶补片修补术。

(2) 主动脉瓣替换术。

(3) 特殊问题的处理

1) 细小主动脉根部的扩大：对于成人主动脉根部细小、先天性左心室流出道狭窄、儿童需替换主动脉瓣时，可考虑做主动脉根部扩大，植入 1 枚大小适宜的人工瓣。常用的方法有 3 种（Nicks 法, Manouguian 法, Konno 法）。

2) 主动脉根部扩张的患者，如瓣叶修复困难可考虑做 Bentall 手术，即带瓣人工血管组件植入，左、右冠状动脉再植。如瓣叶修复后，功能良好，可考虑 David 术，即保留主动脉瓣膜的主动脉根部置换术。

3) Ross 手术，适用于 1~30 岁，在机械瓣或生物瓣功能障碍时再手术，或心内膜炎不能口服抗凝血药者。

4. 术后并发症 同二尖瓣狭窄术后并发症。

5. 术后注意事项 同二尖瓣狭窄术后注意事项。

Tips：

1. 主动脉瓣狭窄可引起心源性猝死，因此住院期间需嘱患者忌剧烈活动。

2. 主动脉瓣狭窄是否需要临床干预与患者有无临床症状紧密相关。

3. 人工主动脉瓣置换是目前治疗主动脉瓣狭窄最常用的手术方式。

4. 术后应警惕严重并发症——瓣周漏，一旦出现，一般需二次手术治疗。

5. 主动脉瓣狭窄可多年无症状，一旦出现症状，预后不良。

6. 急性主动脉瓣关闭不全如不及时治疗,常死于左心衰竭。

7. 慢性主动脉瓣关闭不全无症状期长,但一旦出现症状,进展迅速。

第三节 主动脉疾病的外科治疗

一、胸主动脉瘤

【背景知识】

主动脉壁结构破损,管壁薄弱,在管腔内压的作用下,局部向外膨胀扩张而形成动脉瘤。病因以高血压、动脉粥样硬化和马方综合征最常见,少数病因是因先天发育不良、感染及外伤所致。胸主动脉瘤指的是从主动脉窦、升主动脉、主动脉弓、降主动脉至膈水平的主动脉瘤。

主动脉瘤的病理生理改变取决于病因、病变部位及并发症情况。

主动脉根部瘤因主动脉窦及主动脉瓣环扩大引起冠状动脉开口上移和主动脉瓣关闭不全,后者可导致左心容量负荷增加及左心室腔扩大和心肌肥厚,最后出现心律失常和心力衰竭。弓部动脉瘤和弓降部动脉瘤较常出现压迫症状。

动脉硬化性动脉瘤外形多不规则,瘤壁厚,可有钙化,腔内多有血栓,有时栓子脱落可发生周围动脉栓塞;马方综合征和先天性动脉瘤的外形较规则,管壁薄,很少有钙化,腔内多无血栓;感染和外伤性动脉瘤多与周围组织粘连紧密,无完整动脉形成瘤壁,腔内多有大量血栓。

老年患者由于常年高血压和动脉硬化,较多合并有高血压性心脏病或冠状动脉硬化性心脏病及脑血管和肾血管病变。

动脉瘤逐渐增大,压迫周围组织或器官会发生持续性疼痛,或引起受压器官功能失常。瘤体继续增大,可在瘤壁薄弱部位穿破,发生大出血而死亡。

按部位分类为以下类型。

1. 根部动脉瘤 病变累及主动脉瓣环、主动脉窦、窦管交界和近端升主动脉。常合并冠状动脉开口上移、主动脉瓣关闭不全及左心室扩大和心肌肥厚。

2. 升主动脉瘤 单纯升主动脉瘤比较少见,多数为主动脉瓣狭窄后扩张所致。

3. 主动脉弓部瘤 累及主动脉弓部和头臂血管,常由动脉粥样硬化和先天性因素所致。

4. 降主动脉瘤 病变起自左锁骨下动脉开口远端,局限在胸主动脉。病因以高血压和动脉硬化多见,累及范围较广。

【接诊要点】

1. 症状

(1)疼痛:多为持续性钝痛,很少有剧烈疼痛。升、弓部动脉瘤的疼痛部位多位于前胸部,降主动脉瘤的疼痛部位多在背部肩胛间区。

(2)压迫症状:因瘤体部位而异,弓部瘤压迫气管和/或支气管,使管腔变窄或管壁陷缩,出现咳嗽、呼吸困难;压迫交感神经出现霍纳综合征;弓降部动脉瘤压迫喉返神经出现声嘶,压迫食管出现吞咽困难;升弓部动脉瘤压迫上腔静脉导致上腔静脉回流受阻。

(3)心功能不全:累及主动脉瓣环的根部瘤,因主动脉瓣关闭不全导致心悸、气短及心力衰竭等。

(4)局部组织缺血症状:由动脉瘤囊内形成附壁血栓、主动脉夹层内膜的阻挡、血栓脱落、动脉本身狭窄或闭塞所致。脑缺血可有昏厥、耳鸣、眼花、昏迷,甚至瘫痪;冠状动脉缺血可引起心绞痛、心肌梗死等。

（5）出血：胸主动脉瘤破入气管可引起大咯血、窒息，破入食管可出现大量呕血；升主动脉瘤破裂可出现心脏压塞。

2. 体征 早期多无异常体征。巨大升主动脉瘤可有前胸上部叩诊浊音区增大。合并主动脉瓣关闭不全者，主动脉瓣区可闻及舒张期杂音，动脉搏动增强，周围血管征阳性，左心室增大。上腔静脉或无名静脉受压使静脉回流受阻，出现静脉怒张或水肿；喉返神经受压出现声音嘶哑；弓部动脉瘤可有气管受压移位，胸骨上窝可扪及搏动性包块。降主动脉瘤可于背部听到血管杂音。马方综合征患者常有眼睛晶体半脱位造成的高度近视和身高臂长、蜘蛛指（趾）、韧带松弛、皮肤"妊娠纹"样改变，以及"鸭子步态"等特征性体征。

3. 辅助检查

（1）心电图：可以正常，合并高血压和主动脉瓣病变的患者可有左心室肥厚劳损，既往有冠心病和心肌梗死的患者有相应的心电图改变。

（2）胸部 X 线：胸主动脉升、弓部或降部呈梭形和/或囊状扩张，瘤体与"正常"主动脉相连关系清楚。不同部位的瘤体可以压迫和/或侵蚀周围器官，对气管、支气管及食管的压迫可引起移位及管腔的狭窄。透视下可见扩张性搏动。若并发主动脉瓣关闭不全，则可显示左心室增大。瘤壁有时可有钙化。

（3）超声心动图：可显示瘤体部位主动脉内径明显增宽，并可直接测量其径线，瘤体处主动脉壁薄厚不均，回声强弱不等，瘤体处主动脉运动减弱以至消失。还可显示动脉瘤内附壁血栓的情况。对马方综合征所致的升主动脉根部瘤能够作出初步诊断，而且还能对其引起的主动脉瓣反流及二尖瓣反流进行准确评价。但超声心动图对降主动脉瘤的诊断价值不大。

（4）经食管超声心动图（trans-esophageal echocardiography，TEE）：能清晰完整地显示胸主动脉各段，不仅能准确观察主动脉瘤的部位和大小，还能发现血管内的各种病变，如血栓、粥样硬化斑块及夹层内膜片等，是诊断胸主动脉瘤的可靠方法之一。主要缺陷是不能像血管造影和 MRI 那样直观地显示整个病变。

（5）**计算机断层扫描（CT）：对主动脉瘤的定位及测量是非常精确和有用的首选方法**，不仅可显示动脉瘤的存在和瘤壁的钙化，还可测量其宽径。对比增强扫描，可清楚显示附壁血栓及其范围。主动脉弓部连续扫描，对明确该部动脉瘤与头臂动脉的关系也有一定帮助。CT 三维成像对动脉瘤特别是降主动脉瘤能够提供更加直观的瘤体立体影像。

（6）磁共振成像（MRI）：可提供相当精确的心脏大血管的形态学变化，可精确地显示左心室、主动脉及主动脉瘤的大小、范围及头臂血管的情况。**MRI 技术能构建三维图像，所以，可以从一系列投影位置观察主动脉周围解剖关系。但检查耗时长，费用昂贵。**

（7）主动脉造影：该技术是判断主动脉瘤范围及其与大血管解剖定位的极好方法，可直接显示梭形和 / 或囊状动脉瘤及其部位、大小、范围及动脉分支受累情况，但主动脉造影的缺点是价格昂贵，是有潜在危险性的有创检查。

4. 诊断与鉴别诊断 主动脉直径超过正常直径的 1.5 倍即诊断为动脉瘤，临床上，升主动脉直径 >5cm，降主动脉 >4cm 即诊断为动脉瘤。但需与下列疾病鉴别。

（1）主动脉夹层动脉瘤：常有突发病史，多伴剧烈胸痛，呈撕裂样或刀割样，可伴休克症状。

（2）纵隔肿瘤：其症状体征及 X 线检查与胸主动脉瘤相似，超声心动图、CT、MRI 检查可提供鉴别。

（3）中心型肺癌：常有咳嗽、咳痰带血史，纤维支气管镜检查取标本可确诊，超声心动图、CT、MRI 检查可提供鉴别。

(4)食管癌：有进行性吞咽困难史，钡剂和消化道内镜检查可确诊。

【治疗】

1. 手术指征 胸主动脉瘤自然病程险恶，一旦确诊，应予积极有效的治疗。

(1)无症状的胸主动脉瘤直径 >5cm。

(2)有症状的胸主动脉瘤和主动脉破裂。

(3)年直径增加 >1cm 的胸主动脉瘤。

(4)主动脉瓣疾病合并升主动脉扩张直径 >4.5cm。

(5)胸主动脉假性动脉瘤。

2. 术前准备

(1)卧床休息，避免情绪激动，保持大小便通畅，必要时应用镇痛、镇静药，在转运过程中应保持患者安静和血压平稳。

(2)训练咳嗽及深呼吸运动，术前 4 周必须戒烟。

(3)备血及血小板，全身备皮，术前晚常规灌肠(急诊患者除外)。

(4)按患者需要控制体循环血压。

(5)处理并发症或手术危险因素(包括高血压、高血脂、糖尿病、冠心病、心功能不全)。

(6)术前感染、营养不良、贫血、低蛋白血症应给予对症治疗。

3. 手术方法 动脉瘤手术方法依动脉瘤的部位而异。

(1)单纯升主动脉瘤：由于动脉瘤局限在升主动脉，未累及冠状动脉开口和头臂动脉开口，只需予升主动脉替换。

(2)主动脉根部瘤：由于动脉瘤累及主动脉窦部、瓣环和部分升主动脉，常合并冠状动脉开口上移和主动脉瓣关闭不全，根部替换是最佳手术方式。

（3）主动脉弓部瘤：常采用全麻深低温停循环，或深低温无名动脉或右锁骨下动脉低流量灌注，或上腔静脉低流量逆行灌注保护脑组织。采用股动脉、上下腔静脉及右上肺静脉插管建立体外循环。鼻温降至 15℃以下，静脉及体外循环机各注入甲泼尼龙 15mg/kg，头低位30°，头部冰帽降温，停循环，切开主动脉弓，行主动脉弓成形或次全弓移植。在此条件下停循环安全时限为 45分钟。如果手术复杂，停循环时间超过 45分钟，可采用无名动脉或右锁骨下动脉低流量［20ml/(kg·min)］灌注或上腔静脉低流量［20ml/(kg·min)］逆行灌注，以预防脑缺氧性损伤。常温非体外循环下经升主动脉人工血管重建头臂血管、顺行或逆行植入弓部覆膜支架是另一种手术选择。

（4）降主动脉瘤：比较局限的降主动脉瘤手术常采用全麻低温降压法，肛温降至 30~32℃，用加深麻醉或硝普钠将平均动脉压控制在 10.7~12.0kPa(80~90mmHg)，阻断瘤体近端及远端主动脉，行降主动脉移植。如果降主动脉瘤病变广泛，则采用股动脉、股静脉部分体外循环（或左心房、股动脉转流），肛温降至 30~32℃，以利于保护脊髓、肝肾功能，减少并发症的发生。

4. 术后处理　主动脉瘤术后处理应有别于心内直视手术。

（1）在术后早期应严格控制血压，可以降低吻合口张力过高造成大出血的风险。但是在严重动脉硬化的患者，血压过低会导致脑和肾脏供血不足。一般成人术后早期收缩压控制在 100~110mmHg。

（2）动脉瘤患者多数不合并器质性心脏病，如无同期心内手术，心功能多在正常范围内，要保证机体的有效灌注，必须维持充足的心脏前负荷，不可过分利尿。

主动脉手术后并发症的发生率仍然较高，所以术后全面和仔细监测，及早发现和治疗并发症很重要。

5. **手术并发症** 术后并发症与动脉瘤的部位、采用的术式和操作的熟练程度等有密切关系。

(1)大出血：术后行及时全面的凝血机制化验检查，可以发现由于血小板和凝血因子缺乏所造成的术后渗血，相应的血液制品和抗凝血药能有效地改善凝血功能；吻合口和针眼出血仍是目前大出血的最主要原因，如果无法缝合止血，用瘤壁或心包包裹出血部位并与右心房分流往往可以挽救生命。

(2)神经系统损伤：神经损伤可由许多原因造成。低温停循环时血栓性或粥样硬化性栓塞导致脑局灶性损伤和定位体征，气体、纤维蛋白和血小板聚集物及其他血液成分造成的微栓，往往可导致脑部广泛损伤。

(3)肺损伤：体外循环导致的非心源性肺水肿和生理性分流增加，常导致肺功能不全。

(4)冠状动脉供血不足：进行根部替换时，多种原因有导致心肌缺血的风险，包括冠状动脉张力过大、吻合口扭曲和血肿压迫等。

(5)肾功能不全：手术中需要阻断胸降主动脉，有发生急性肾小管坏死的危险，术后血容量不足和血压过低，均可导致尿少。

二、主动脉夹层

【背景知识】

主动脉夹层指在主动脉中层发生撕裂后，血液在撕裂(假腔)层中流动，原有的主动脉腔成为真腔，真假腔之间由内膜与部分中层分隔，并有一个或数个破口相通。主动脉夹层有别于主动脉壁的自发破裂及内膜撕裂。主动脉夹层很少累及主动脉壁全周。在4%~13%的主动脉夹层中，真假腔无明显相通，假腔内的血液易发生凝固，这种少见的主动脉夹层也称为壁内血肿。

主动脉夹层的产生可由多种因素引起(包括遗传因

素、先天性因素、高血压、主动脉中层退行性变、动脉硬化、主动脉炎症、损伤、妊娠等),是主动脉异常中膜结构和异常血流动力学相互作用的结果,其确切的发病机制尚不明确,但目前较为肯定的发病机制为:以主动脉中层结构异常为病理改变,血压变化造成血管壁横向切应力(剪切力)增大,引起主动脉内膜撕裂、壁间血肿蔓延,从而形成主动脉夹层。约70%的内膜撕裂口位于升主动脉,20%位于降主动脉,10%位于主动脉弓的三大血管分支处。

1. **常用分型(DeBakey 分型)** 根据夹层内膜裂口的解剖位置和夹层累及的范围,1965 年 DeBakey 等提出三型分类法。

Ⅰ型:原发破口位于升主动脉或主动脉弓部,夹层累及升主动脉、主动脉弓部、胸主动脉、腹主动脉大部或全部,少数累及髂动脉。

Ⅱ型:原发破口位于升主动脉,夹层累及升主动脉。少数可累及部分主动脉弓。

Ⅲ型:原发破口位于左锁骨下动脉开口远端,根据夹层累及范围又分为ⅢA、ⅢB。ⅢA 型:夹层累及胸主动脉;ⅢB 型:夹层累及胸主动脉、腹主动脉大部或全部。少数Ⅲ型夹层可达髂动脉。

2. **病理生理** 主动脉夹层可引起主动脉破裂、主动脉瓣关闭不全及重要脏器供血障碍三方面病理生理改变。

(1)主动脉破裂:主动脉破裂是主动脉夹层致死的首要原因,破裂的部位多位于内膜原发破口处,即血流剪切力最大的部位。升主动脉破裂时造成急性心脏压塞,常引起患者猝死。主动脉弓部夹层破裂可引起纵隔血肿,胸主动脉夹层破裂可引起大量胸腔积血,腹主动脉破裂可造成腹膜后血肿。

(2)主动脉瓣关闭不全:DeBakey Ⅰ型和Ⅱ型主动脉

夹层可累及主动脉瓣结构,引起主动脉瓣关闭不全。造成主动脉瓣关闭不全的原因有两个:夹层累及主动脉瓣交界,使其从原有位置剥离引起主动脉瓣脱垂;夹层逆行剥离,累及无冠窦及右冠窦形成盲袋并产生附壁血栓,压迫、推挤瓣环及窦管交界,造成主动脉瓣关闭不全。

(3)重要脏器供血障碍:主动脉夹层可累及主动脉分支血管的开口,造成相应脏器的供血障碍,如冠状动脉、头臂干、肋间动脉、肾动脉、腹腔动脉、肠系膜动脉、髂动脉等。严重者可引起脏器缺血坏死,造成脏器功能衰竭。

【接诊要点】

1. 症状

(1)疼痛:是首发的最常见症状,其特征是突发性剧烈的刀割样、撕裂样疼痛,难以忍受,患者烦躁不安、大汗淋漓。疼痛部位与主动脉夹层发生的部位密切关联,并随夹层的发展沿主动脉走行方向扩展。疼痛可因假腔血流重新破入主动脉腔(真腔),使假腔内压下降,剥离停止而减轻。但有时可反复出现,提示夹层继续进展。有上述症状或疼痛持续不能缓解者,预后多不良。

(2)主动脉夹层破裂的症状:升主动脉破裂时,由于血液进入心包腔而产生急性心脏压塞,多数患者在几分钟内猝死。胸主动脉破裂可造成左侧胸腔积血,腹主动脉破裂后血液进入腹膜后间隙。上述患者均有失血表现,如口渴、烦躁等症状。腹膜后血肿患者还可有腹痛、腹胀等症状,需要与腹腔脏器供血障碍鉴别。

(3)主动脉瓣关闭不全的症状:轻度主动脉瓣关闭不全患者可无症状,或被疼痛症状所掩盖。中度以上主动脉瓣关闭不全时,患者可出现心悸、气短等症状。严重者可有咳粉红色泡沫痰、不能平卧等急性左心衰竭的表现。

(4)重要脏器供血障碍的症状:冠状动脉供血障碍时,可表现为心绞痛、心肌梗死,严重者可致死亡。头臂干受累引起脑供血障碍时可出现晕厥、昏迷、偏瘫等。肋间动脉供血障碍严重者可有截瘫。腹腔脏器供血障碍可引起腹痛、腹胀、肠麻痹、肠坏死、肾功能不全等。

2. 体征 患者呈痛苦病容,重症者出现面色苍白、大汗淋漓、四肢皮肤湿冷、脉搏快而弱和呼吸急促等休克现象,但血压多可在正常范围。四肢动脉、双侧颈动脉搏动可不对称,血压可有差别。有主动脉瓣关闭不全者,可闻及胸部左缘 2、3 肋间舒张期杂音。腹部脏器供血障碍时可造成肠麻痹,甚至肠坏死,表现为腹部膨隆、叩诊呈鼓音、广泛压痛、反跳痛及肌紧张。

3. 辅助检查

(1)心电图:大多正常。如果夹层累及冠状动脉开口并引起心肌缺血或心肌梗死,可出现 S-T 段、T 波及心肌梗死的心电图改变。

(2)胸部 X 线:主要表现为纵隔影或主动脉影的增宽。主动脉瓣关闭不全时,有左心室增大的表现。

(3)血液检查:多有白细胞计数轻度增高,如果有大量渗出,红细胞计数及血红蛋白降低,破裂出血时为重度贫血。腹腔脏器供血障碍时,转氨酶、肌酐、胰淀粉酶可增高。

(4)超声心动图:目前临床上开展较多的无创性检查,对于 DeBakey Ⅰ、Ⅱ型主动脉夹层,可探及分隔夹层真假腔的隔膜,隔膜随血流摆动,并可见内膜破口,可判断有无主动脉瓣关闭不全及其程度、是否有心包积液等。经食管超声心电图(TEE)还可检查主动脉弓远端及胸主动脉。

(5)计算机断层扫描(CT):多采用注射造影剂的增强 CT 成像,往往作为急性主动脉夹层的首选检查手段。典型表现为由隔膜分隔的真假腔,真腔较小且 CT 值高,假腔较大但 CT 值低于真腔。同时可以发现内膜破口、附壁血栓、心包腔及胸腔积液、分支血管受累情况及是否合并血管畸形。

(6)磁共振成像(MRI):MRI 可以准确提供夹层主动脉形态结构变化、破口位置、受累血管分支和血流动态等方面资料,主要应用于慢性夹层或病情稳定的患者及随访中并发症的评估。

(7)数字减影血管造影术(DSA):DSA 可准确、全面、动态的提供上述信息。但 DSA 为有创性检查,并可诱发夹层破裂,随着无创影像诊断技术的发展,已很少作为主动脉夹层的初始检查。

4. 诊断与鉴别诊断 主动脉夹层起病急骤,发展迅速,预后凶险,因此诊断过程要求简捷、准确,才能不延误治疗。根据病史、临床表现及各项辅助检查,尤其造影剂强化 CT 或 MRI 表现,主动脉夹层可以确诊。但应注意与心肌梗死、肺栓塞、胰腺炎、大叶性肺炎等相鉴别,因主动脉夹层有典型的 CT 或 MRI 表现,鉴别不难。

【治疗】

1. 手术指征

(1)对于 DeBakey Ⅰ、Ⅱ 型主动脉夹层,无论是急性期还是慢性期,升主动脉直径 >5cm,均宜采取以手术为主的综合治疗。急性期患者,特别是 Ⅱ 型夹层或合并主动脉瓣关闭不全者,应在积极药物治疗下行急诊手术,可防止夹层继续剥离,降低主动脉破裂和急性左心衰竭的发生率。

(2)DeBakey Ⅲ 型主动脉夹层出现降主动脉直径 >5cm 或伴有内脏缺血症状时,应考虑手术替换受累降主动脉或介入植入覆膜支架。

2. 术前准备

(1)药物治疗:适宜的药物治疗不仅是主动脉夹层的非手术治疗方法,同时也是手术前、手术后处理的重要手段,一旦确诊为急性主动脉夹层,甚至高度怀疑主动脉夹层而伴有高血压时,即应给予适当的药物治疗。药物治疗的目的是控制血压和心排血量,防止主动脉破裂和夹层继续发展。

1)控制血压:急性主动脉夹层一般以持续输入硝普钠为主,同时配合应用 β 受体拮抗药或钙通道阻滞药。慢性主动脉夹层可口服降压药及其他口服药物,以使收缩压维持在 100~110mmHg 为宜。

2)对症治疗:镇静、镇痛、镇咳、控制左心衰竭等。

3)一般支持治疗:卧床,保持大便通畅,纠正水电解质失衡,调整好营养,纠正贫血、低蛋白血症。

(2)其他措施:在药物治疗过程中对患者进行持续监护,包括神志、四肢动脉压和脉搏、中心静脉压、尿量、心电图及胸腹部体征,以及并发症或手术危险因素(包括糖尿病、冠心病、心功能不全、大动脉炎活动期等)的治疗。选择安静环境,卧床休息,避免情绪变化。

3. 手术方法 目前主动脉夹层的手术治疗仍以人工血管替换为主。

(1)DeBakey Ⅰ、Ⅱ型主动脉夹层:手术的目的是封闭升主动脉撕裂口,重建正常血流,根据夹层病变累及和扩展的范围而采用不同的方法。

1)Bentall 手术:适用于各种遗传性(马方综合征或主动脉二叶畸形伴主动脉根部扩张)和退行性主动脉根部瘤合并 DeBakey Ⅰ、Ⅱ型夹层,可同时伴或不伴主动脉瓣反流。切除病变主动脉,用带瓣人工血管替换主动脉根部及升主动脉移植,同时行冠状动脉重建。

2)David 手术:适用于 Bentall 手术病例,前提条件是主动脉瓣叶结构正常或可修复。切除病变主动脉根部,保留或修复主动脉瓣叶,游离左右冠状动脉开口,游离主动脉根部至主动脉瓣环水平,沿瓣环下水平褥式缝合,测量左心室流出道直径,选择人工血管(直径＝左室

流出道 +5mm) 固定于左心室流出道。将主动脉近端残端缝合在对应的人工血管壁，检查无主动脉反流，重建冠状动脉，行升主动脉置换。

3) Wheat 手术：适用于上述两种手术无法修复的主动脉瓣病变病例。方法与 Bentall 手术类似，但手术时仅需切除病变主动脉瓣，进行常规主动脉瓣替换，于窦管交界处切断主动脉，修复主动脉窦，行升主动脉人工血管替换。

4) Cabrol 手术：手术适应证同 Bentall 手术。冠状动脉开口附近主动脉壁受累或冠状动脉开口位置异常，主动脉根部置换的同时，用 8mm 人工血管两端分别与左右冠状动脉开口吻合，人工血管与升主动脉行侧 - 侧吻合。

5) 升主动脉移植术：适用于 DeBakey Ⅰ、Ⅱ 型主动脉夹层而主动脉窦正常者，同时不伴有主动脉瓣反流。近端与窦管交界处切断主动脉，远端可行无名动脉近端、半弓或全弓替换。

6) 主动脉弓移植术：适用于 DeBakey Ⅰ 型主动脉夹层。深低温停循环下，分别游离切断无名动脉、左颈总动脉及左锁骨下动脉。远端降主动脉真腔内可同时置入硬象鼻或软象鼻。完成四分叉人工血管与远端吻合，恢复远端循环。分别重建无名动脉、左颈总动脉及左锁骨下动脉，完成与主动脉人工血管吻合。

7) 头臂血管重建同时主动脉弓支架植入：适用于 DeBakey Ⅰ 型主动脉夹层，不累及主动脉根部。常温非体外循环下，行头臂血管重建，同时顺行或逆行植入弓部覆膜支架。

(2) DeBakey Ⅲ 型：DeBakey Ⅲ 型主动脉夹层的手术一种是主动脉病变修复技术，另一种是解决主动脉夹层所致的缺血并发症。这些方法可以单独应用，也可合并使用。

1) 人工血管置换术: 根据主动脉弓远端受累情况可在深低温停循环或左心转流下完成胸主动脉置换术。降主动脉人工血管替换的同时, 根据替换范围应积极重建肋间动脉或腹腔内脏血管。

2) 胸主动脉夹闭术: 胸主动脉夹闭术适用于 B 型夹层, 第一阶段用人工血管移植物通过胸腹正中切口进行升主动脉和腹主动脉旁路移植术, 第二阶段从左侧锁骨下动脉远端阻断主动脉。

3) "象鼻"技术: 适用于Ⅲ型主动脉夹层逆行累及主动脉弓部远端。手术同主动脉弓替换, 同时行远端硬象鼻或软象鼻置入。

4) 夹层开窗: 开窗术为假腔制造一个足够大的流出道进入真腔, 方法是夹层累及主动脉显露、控制、切开, 主动脉夹层的隔膜被切除, 主动脉重新关闭缝合。开窗术是一种姑息方法。

5) 主动脉分支重建术: 如果开窗术失败, 可以选择特殊主动脉分支重建术。理想的供血动脉应该开口于夹层的近端, 甚至可以来自锁骨下动脉、腋动脉或升主动脉。这类手术复杂, 而且远期通畅率不高。某些情况下, 可以选择供血动脉来自无夹层的髂动脉和股动脉, 如股-股动脉旁路、髂-肾动脉旁路及髂-肠系膜上动脉旁路等, 或者内脏动脉, 如肾-肠系膜上动脉旁路、肠系膜上动脉-肾动脉旁路或肾-肝动脉旁路等。

4. 术后处理 术后一般监测及处理与心脏直视手术相同, 但应着重注意以下几点。

(1) 四肢动脉和外周脉搏的变化。

(2) 尿量与肾功能化验指标。

(3) 神经系统功能的观察: 通过对瞳孔、术后清醒时间和程度、定向力、四肢活动和生理、病理反射等的观察, 及时判断并尽快予以处理。

(4) 对于同期施行主动脉瓣成形术的患者, 要注意观察脉压的变化、心脏杂音的出现或变化,判断主动脉瓣成形术的效果,必要时可做床旁超声心动图确诊。

(5)凝血机制的监测及抗凝治疗。

5. 手术并发症

(1)出血:大出血是主动脉外科常见而且最危险的并发症。

(2)神经系统并发症:包括昏迷、苏醒延迟、定向力障碍、抽搐、偏瘫、双下肢肌力障碍等。

(3)急性肾衰竭:主要原因为围手术期血压过低,术中肾缺血时间过长,体外循环时间过长、血红蛋白尿对肾的影响,以及术前长期高血压、夹层累及肾动脉造成的肾功能不全。

(4)急性呼吸衰竭:多为Ⅱ型急性呼吸衰竭,深低温停循环和体外循环时间过长是引起肺损伤的最常见原因。其处理原则与一般急性呼吸衰竭的处理原则相同。

(5)其他:包括喉返神经损伤、乳糜胸、心包积液和胸腔积液、肺不张等。

(6)远期并发症:包括吻合口假性动脉瘤形成、吻合口狭窄。

第四节 先天性心脏病的外科治疗

一、房间隔缺损

【背景知识】

房间隔缺损(atrial septal defect, ASD)指房间隔上存在缺口。临床一般将房间隔缺损分为以下几型。

1. 继发孔型 亦称中央型,由原发隔发育欠缺所致。

2. 静脉窦型 亦称上腔型,位置接近上腔静脉与右心房连接处,多并发右上肺静脉畸形引流。

3. **原发孔型** 位于房间隔的下部,紧邻房室瓣,缺损呈新月状。多合并有二尖瓣前叶裂,称部分型心内膜垫缺损。

4. **单心房** 由房间隔完全未发育所致,多见于内脏异位综合征。

5. **冠状静脉窦型** 胚胎发育过程中左侧心房静脉皱襞形成不完全,造成冠状静脉窦顶部与心房后壁之间的间隔缺损。

心房水平分流的方向和程度取决于房间隔缺损的大小和左右心房间的压力差。一般情况下,左心房的压力高于右心房,导致左向右分流。大量的左向右分流导致肺血管床的病理改变,肺血管阻力升高,引起肺动脉高压,严重者可能引起三尖瓣反流,甚至肺动脉瓣反流。房间隔缺损导致的艾森门格综合征临床上非常罕见。

【接诊要点】

1. **症状** 单纯房间隔缺损的临床症状不典型,大多数患者因为体格检查时发现心脏杂音而就诊。部分患者有活动后心悸、气短,多数在成人期发生。极少数患者在婴幼儿期会出现呼吸急促、多汗、活动受限,充血性心力衰竭罕见。部分患者由于并发的房性心律失常而就诊,多为室上性期前收缩或心房扑动、心房颤动。发绀罕见。

2. **体征** 可出现心前区隆起。典型杂音为胸骨左缘第2、3肋间Ⅱ~Ⅲ级柔和的收缩期杂音及第二心音固定分裂。肺动脉压力增高者可有肺动脉瓣区第二心音亢进,缺损较大的患者可有相对性三尖瓣狭窄所致的舒张期隆隆样杂音。

3. **辅助检查**

(1)心电图:心电轴右偏,右心室肥厚。可合并室上性心律失常。

(2)胸部 X 线片:肺血增多,肺动脉段突出,右心房和右心室增大。

(3)超声心动图:此项检查可以明确诊断。二维彩色多普勒超声可以估计缺损的大小和部位,确定肺静脉的位置,并可以明确房间分流的方向。

(4)出现严重肺动脉高压的患者,需做右心导管检查。该检查可以明确分流的方向以及分流量的大小,并计算肺血管阻力,从而判断是否有手术指征。

(5)部分房间隔缺损位置邻近下腔静脉,同时合并中 - 大量三尖瓣反流,临床上会出现发绀,需仔细判断。必要时行右心导管检查。

4. 诊断及鉴别诊断 有心悸、气短、活动受限的病史及典型的心脏杂音,即可做出初步诊断;确诊须经超声心动图检查。本病尚需与以下疾病进行鉴别。

(1)室间隔缺损:症状常出现较早且严重。心脏杂音多较粗糙,且位置相对较低。超声心动图检查可以明确诊断。

(2)部分性心内膜垫缺损:症状明显且出现早。在心尖部常可听到由于二尖瓣反流而引起的收缩期杂音。心电图多显示心电轴左偏,并有左前分支传导阻滞。超声心动图检查可以明确诊断。

(3)单纯的部分肺静脉畸形引流:多无明显症状,仅在体格检查时发现与房间隔缺损相似的杂音。超声心动图检查可以发现房间隔是完整的,并可以明确肺静脉回流入心房的位置。

【治疗】

1. 手术适应证 房间隔缺损诊断明确,辅助检查提示右心容量负荷增加,肺血增多,或心导管检查 Qp/Qs>1.5,需要手术治疗。血流动力学没有明显改变者,是否手术尚有争议。

2. 术前准备

(1)完成术前常规化验检查。

(2)所有患者应测量四肢血压,以除外可能合并的主动脉畸形,如主动脉弓中断和主动脉缩窄。

(3)合并呼吸道感染者应积极使用抗菌药物治疗,待感染控制后再考虑手术。在经积极的抗感染治疗后仍不能控制感染者,也可以考虑急诊手术。

(4)婴幼儿患者心肌酶增高时,应使用心肌营养药物治疗,待复查结果正常后再进行手术。

(5)重度肺动脉高压患者,术前给予间断吸氧治疗和应用血管扩张药,有利于降低全肺阻力,为手术治疗创造条件。

(6)有充血性心力衰竭者,首先考虑强心利尿治疗以改善心脏功能。

(7)病情严重的婴幼儿应注意术前的营养支持治疗。

(8)拟行经皮介入导管封堵术的患者,术前应进行食管超声检查。向患者和家属讲明,封堵术一旦失败,需手术治疗。

3. 手术方法

(1)直视下房间隔缺损修补术:多在正中切口下完成。为了美容的效果,可以选择右侧胸部切口。

(2)经皮介入导管房间隔缺损封堵术:中央型房间隔缺损、缺损边缘明确者效果较好。

(3)杂交技术:适用于婴幼儿。经胸部切口显露右心房,在食管超声心动图的引导下,直接将封堵器置于缺损处。

4. 手术并发症

(1)残余分流。

(2)室上性心律失常。

(3)迟发性心包积液。

5. 术后注意事项

(1)术后早期应用强心利尿治疗，并适当补钾。

(2)术后早期需要控制液体的入量，以减轻左心室的前负荷，并且可以预防迟发性心包积液的发生。

(3)术前心脏明显增大、有心衰表现的患者，术后需强心利尿治疗 3 个月以上。

Tips:

1. 如何预防先天性心脏病：做好产前检查；早孕期预防感冒，避免使用致畸胎药物，避免接触有毒有害物质。高龄产妇、先天性心脏病家族史、夫妻一方有严重疾病或缺陷者，应重点筛查。

2. 艾森门格综合征(Eisenmenger syndrome)：ASD、室间隔缺损、动脉导管未闭等左向右分流性先天性心脏病，随着分流量的增加，肺血容量增加，形成功能性肺动脉高压，肺小动脉反射性痉挛，血管壁平滑肌增生，逐渐硬化狭窄，形成解剖性肺动脉高压，肺动脉压力超过左心压力时左向右分流停止，甚至出现右向左分流，患者出现发绀表现，称为艾森门格综合征。单纯 ASD 引起艾森门格综合征罕见。

二、室间隔缺损

【背景知识】

室间隔缺损指室间隔上存在缺口。依据胚胎学和解剖学，室间隔缺损主要分为 4 种类型。

1. **动脉干下型** 位于右心室流出道漏斗部，肺动脉瓣的正下方，上缘与主动脉右冠瓣相连。缺损的上缘是肺动脉瓣环和主动脉瓣环，下缘是室上嵴。传导束远离室缺边缘。

2. **膜周部型** 最常见的类型。缺损位于室上嵴的后下方，上缘邻近主动脉瓣，向下延伸至圆锥乳头肌，传导束走行于其后下缘，右侧邻近三尖瓣隔瓣。

3. **流入道型**。

4. **肌部型** 多位于小梁部,可多发;也可位于肌性室间隔的任何部位。

5. **混合型** 存在上述两种类型以上的缺损。

室间隔缺损的分流量取决于缺损的大小和肺血管阻力。初生婴儿由于肺血管阻力较高,限制了左向右的分流量,症状较轻。数周后,肺血管阻力逐渐下降,分流量增加,杂音随之明显,可以出现充血性心力衰竭。长期大量的左向右分流,使肺小动脉中层增生,内膜增厚,肺血管阻力进一步增加,形成肺动脉高压。如果没有及时治疗,肺小动脉病变进行性加剧,形成不可逆性肺血管阻塞性病变,肺血管阻力甚至超过体循环的阻力,导致右向左分流,患者出现发绀,此即艾森门格综合征。此时,室间隔缺损已经成为右心室减压的通道,不能进行修补。患者最终会死于严重缺氧和右心衰竭。

【接诊要点】

1. **症状** 患者的症状取决于分流量的大小。小分流的室间隔缺损可能没有任何症状,仅在体格检查时发现心脏杂音。大分流的缺损,随着出生后肺血管阻力的下降,患者很快会出现症状,表现为多汗、呼吸急促、喂养困难、反复的上呼吸道感染、生长发育迟缓和活动量受限,甚至充血性心力衰竭。当肺动脉压力与主动脉压力接近时,左向右分流量减少,患者的症状可能反而会减轻。如病变进一步发展,出现右向左分流,患者逐渐出现发绀,甚至杵状指,并表现出缺氧的症状。

2. **体征** 当出现肺动脉高压、右心室肥厚时,可以出现心前区隆起。大分流的室间隔缺损左心室明显增大时,心尖冲动明显。典型杂音为胸骨左缘第3、4肋间Ⅲ级以上粗糙的全收缩期杂音。心前区可以触及收缩期震颤。随着肺动脉压力的增高,杂音将变短促、柔和,仅限于收缩早期,甚至杂音完全消失,同时伴随肺动脉瓣听诊区第二心音亢进。重度肺动脉高压者可以出现肺动脉瓣反流和三尖瓣反流的杂音。

3. 辅助检查

(1)心电图:心电轴左偏,常常表现为左心室肥厚。出现肺动脉高压后可以出现双心室肥厚,晚期严重肺动脉高压时表现为右心室肥厚。

(2)胸部 X 线片:肺血增多。肺动脉段突出,左心室增大。严重肺动脉高压者以右心室增大为主,此时的肺血减少,犹以双肺外带明显,双侧肺动脉呈残根样改变。

(3)超声心动图:此项检查可以明确诊断。二维彩色多普勒超声可以显示缺损的大小和部位,并可以明确分流的方向。同时,超声心动图可以估计肺动脉的压力,明确缺损与周围组织的解剖关系。

(4)右心导管检查:当患者出现严重的肺动脉高压,为了明确是否存在手术修补缺损的指征,需要做右心导管检查。此检查可以明确分流的方向及分流量的大小,测定肺动脉的压力,并计算肺血管阻力。根据肺动脉对血管扩张剂的反应,如吸氧试验,来判断是否具有手术适应证。

4. 诊断及鉴别诊断 有明显的呼吸急促、大汗、喂养困难、反复上呼吸道感染、活动量受限,甚至充血性心力衰竭的病史,以及典型的心脏杂音,心前区触及明显的收缩期震颤,即可做出初步诊断;确诊须经过超声心动图检查。

本病尚需与以下疾病进行鉴别。

(1)房间隔缺损:幼时多无明显症状。心脏杂音柔和,且位置相对较高,伴有第二心音固定分裂。超声心动图检查可明确诊断。

(2)完全性心内膜垫缺损:症状较室间隔缺损严重

且更早出现严重的肺动脉高压。在心尖部常可听到由于二尖瓣反流而引起的收缩期杂音。超声心动图检查可明确诊断。

(3)肺动脉瓣狭窄：虽然可以听诊到粗糙的收缩期杂音，但一般位置较高，肺动脉瓣听诊区第二心音低弱，胸片示肺血减少，没有明显的充血性心力衰竭的表现。超声心动图可明确诊断。

(4)法洛四联症：当患者肺动脉压力重度增高，出现艾森门格综合征时，应与此类发绀型先天性心脏病相鉴别。

【治疗】

1. **手术适应证** 诊断明确，辅助检查提示左心容量负荷增加，肺血增多，或心导管检查 Qp/Qs ≥ 1.5 者，需要手术治疗。对于存在严重的肺部感染，经严格的抗菌药物治疗仍然不能改善者，以及严重心力衰竭经强心利尿治疗不能改善者，应该考虑急诊手术。小于 3 个月的婴儿，多发室间隔缺损，合并顽固性左心衰竭，可选择肺动脉环缩手术，以后酌情行根治手术。限制性室间隔缺损的患儿，1 岁以内室间隔缺损自发闭合的可能性较大，5 岁以后自发闭合的可能性几乎不存在，对于这类患者是否手术仍有争议。

2. **术前准备** 同房间隔缺损术前准备。

3. **手术方法**

(1)直视下室间隔缺损修补术：多在正中切口下完成。为了美容的效果，可以选择右侧胸部切口。

(2)经皮介入导管室间隔缺损封堵术：对于肌部缺损，特别是多发肌部缺损和小的膜周部缺损应用此方法比较有优势。

(3)肺动脉束扎术：早期应用较多。近年来，由于技术的进步，即使是小婴儿一期修补术也取得了很满意的结果，已经不主张应用，除非是瑞士干酪型多发肌部室间隔缺损。对于部分机构,如果缺乏婴幼儿手术的经验,当患者出现严重的充血性心力衰竭或肺部感染,并且药物治疗的效果欠佳时,仍不失为一种合理的选择。

4. 手术并发症

(1)残余分流。

(2)主动脉瓣损伤引起的主动脉瓣关闭不全。

(3)Ⅲ度房室传导阻滞。

(4)三尖瓣关闭不全。

(5)肺高压危象。

(6)低心排血量综合征。

5. 术后注意事项

(1)对于存在严重肺动脉高压的患者,术后早期应充分镇静、吸入高浓度氧气、适当过度通气、及时纠正酸中毒、必要时吸入一氧化氮以预防肺动脉高压危象的发生,并且积极地控制肺部感染。

(2)其他同房间隔缺损术后注意事项。

三、动脉导管未闭

【背景知识】

动脉导管是胎儿赖以生存的肺动脉与主动脉之间的生理性血流通道,通常于生后 10~20 小时呈功能性关闭。多数婴儿在出生后 4 周左右动脉导管闭合,退化为动脉导管韧带。由于某种原因造成的婴儿动脉导管未能闭合,称为动脉导管未闭。

动脉导管组织结构与动脉不同,中层缺乏弹力纤维,主要为排列紊乱的呈螺旋排列的平滑肌细胞组成,内膜增厚并有许多黏液样结构,其收缩时有利于闭合管腔。婴儿出生后,肺血管阻力下降,动脉血氧含量增加,以及缓激肽组织等物质的产生,均促使动脉导管的闭合。上述因素如果发生改变,可影响动脉导管的闭合。

　　在胎儿时期血液中前列腺素维持动脉导管的开放。出生时呼吸使氧分压增高,抑制前列腺素合成酶,降低循环中前列腺素水平,引起动脉导管收缩。未闭导管是体肺循环的异常血流通道,从而产生主动脉向肺动脉的连续性左向右分流,分流量大小取决于导管的直径与主肺动脉间的压力阶差。左向右分流使肺循环血流增加,左心回血量增多,左心容量负荷增加;再加上体循环血流减少,左心室代偿性做功,可导致左心室扩大、肥厚,直至出现左心室衰竭。

　　长期的分流使肺循环血量增加,肺小动脉反射性痉挛,肺动脉压力增高,右心室排血受阻,后负荷增加,右心室逐渐肥厚。初期肺动脉高压为动力性,如果分流未能及时阻断,随着上述病理生理的改变加重,血管阻力增加,可导致肺小动脉发生硬化阻塞等器质性改变。当肺动脉压≥主动脉压时,可产生双向或右向左分流,成为艾森门格综合征,临床上出现差异性发绀。

　　【接诊要点】
　　1. 症状　患者的症状取决于导管的大小、肺血管阻力及合并的心内畸形。小的动脉导管未闭,患儿可以无症状。中等大小的动脉导管未闭,分流量随着出生后数月肺血管阻力下降显著增加,患儿常表现为发育迟缓、反复呼吸道感染、乏力。大的动脉导管未闭婴儿可在出生后数周内发生心力衰竭伴呼吸急促、心动过速和喂养困难。早产儿大的动脉导管未闭常伴有呼吸窘迫,并需要插管和呼吸机支持。个别患者可能并发感染性心内膜炎,伴有相应的临床表现。动脉导管未闭引起的肺动脉高压症状表现为劳力性气急,无左心衰竭表现。肺动脉扩张可压迫左喉返神经导致声音嘶哑,如患者常有咯血,则预后较差。

2. 体征 典型杂音为胸骨左缘第 1、2 肋间连续性机械样杂音,向左锁骨下传导。心前区心尖冲动增强,脉压增大。导管未闭所致的右向左分流,使患者出现差异性发绀。

3. 辅助检查

(1)心电图:小的动脉导管未闭患者的心电图可以完全正常。心电图改变取决于左心室负荷增加和右心室压力负荷增加的程度和时间。左心负荷增加,表现为左心室高电压或左心室肥厚;出现肺动脉高压时,表现为双心室肥厚;肺动脉高压严重时,表现为右心室肥厚。

(2)胸部 X 线片:升主动脉在婴儿期往往正常,年长后渐渐增粗,主动脉结增大,这与其他左向右分流的畸形不同。降主动脉形成漏斗征为本病的特征性改变。心脏的大小与分流量有关,大多数患者心脏轻度增大。分流量很大或肺动脉压增高的患者,肺动脉段突出,左右心室增大,在主动脉结与肺动脉干之间可看到动脉导管突出的阴影。

(3)超声心动图:二维超声自胸骨上窝探查,在降主动脉与肺动脉之间可以找到动脉导管,其粗细及长度均可测量。用多普勒检查可以显示分流的存在。

(4)心导管检查:只有当患者出现严重的肺动脉高压,为了明确是否存在手术指征时,才需要做右心导管检查。此检查可以明确分流的方向及分流量的大小,测定肺动脉的压力,并计算肺血管阻力。另外,检测肺动脉对血管扩张剂的反应,如吸氧试验,是判断手术适应证的重要依据。

4. 诊断及鉴别诊断 通过询问病史,了解症状及体格检查后,可以做出初步诊断;确诊必须经过超声心动图检查。超声检查可以判断动脉导管的大小、肺动脉压力情况及有无合并其他畸形。

本病需与以下疾病进行鉴别。

(1)主肺动脉间隔缺损:本病发病早期即发生严重肺动脉高压,杂音位置在胸骨左缘第3、4肋间,收缩期较响;超声、CT和/或磁共振成像可明确诊断。

(2)室间隔缺损合并主动脉瓣关闭不全:杂音为胸骨左缘第3、4肋间不连续双期杂音,舒张期杂音为叹气样,向心尖传导;超声可明确主动脉瓣反流及心室水平分流征象。

(3)冠状动脉瘘:连续性杂音位置较低且表浅,舒张期较收缩期响,X线胸片显示主动脉结正常或缩小;超声显示分流水平在右心房或右心室,并可见异常扩大的冠状静脉窦;升主动脉造影可见扩大的冠状动脉及瘘入的相应心室同时显影。

(4)主动脉窦瘤破裂:常有突发性胸痛病史,病程进展迅速,易发生心力衰竭;杂音位置较低,舒张期最响;超声可见高度扩张的主动脉窦突入某心腔,以右心室最多见。

【治疗】

1. **手术适应证**　诊断明确,辅助检查提示左心容量负荷增加,肺血增多,或心导管检查 Qp/Qs ≥ 1.5,需要手术治疗。

(1)1岁以内婴儿出现充血性心力衰竭应积极手术。

(2)成人患者只要肺血管继发性病理改变尚处于可逆阶段,血流动力学仍以左向右分流为主,考虑手术治疗。

(3)合并感染性心内膜炎者,一般需先经抗菌药物治疗4~6周后再行手术治疗。对少数药物治疗不能控制者,特别有赘生物脱落、发生动脉栓塞或有假性动脉瘤形成时,应及时手术治疗。

2. **术前准备**　全面细致地询问病史和进行有关检查,明确有无合并畸形和并发症,根据结果确定手术方案。

3. 手术方法

(1)导管结扎术:采用结扎术时应注意选择导管直径在1cm以下、导管壁弹性好、无中度以上肺动脉高压的婴幼儿病例。

(2)动脉导管切断缝合术:此方法畸形矫正效果确实,可避免术后导管再通或结扎线切透管壁而发生动脉瘤的危险。

(3)体外循环下导管闭合术:适用于动脉导管未闭合并严重肺动脉高压、年龄大的动脉导管未闭并发感染性心内膜炎、室间隔缺损或其他心脏畸形合并导管未闭、拟行一期手术,导管结扎术后再通者,或常规手术中可能发生意外大出血或急性心力衰竭的病例。

(4)经心导管封堵术:适用于大部分患者。

4. 手术并发症

(1)出血。

(2)喉返神经损伤。

(3)假性动脉瘤。

(4)术后高血压。

(5)乳糜胸。

(6)导管再通。

(7)肺膨胀不全。

5. 术后注意事项

(1)术后早期易出现高血压。血压轻度增高可给予镇静药、镇痛药;血压持续增高不降者,可限制静脉液体入量,并应用降压药物,如β受体阻滞药控制血压、心率。

(2)体外循环下行导管闭合术的患者,术后早期需要控制液体的入量,以减轻左心室的前负荷及维持电解质平衡。

(3)对于存在严重肺动脉高压的患者,术后早期应充分镇静、吸入高浓度氧气、适当过度通气，及时纠正酸中毒，必要时吸入一氧化氮以预防肺动脉高压危象的发生，并积极控制肺部感染。

四、法洛四联症

【背景知识】

法洛四联症是由于先天性右心室漏斗部发育不良，漏斗间隔及壁束向左前移位导致右心室流出道狭窄、室间隔缺损、主动脉骑跨和右心室肥厚。

胚胎期动脉圆锥偏移和漏斗部发育不良导致本病。有 4 个典型的特征：①室间隔缺损，多为嵴下型。②右心室流出道和肺动脉瓣膜或主干或其分支狭窄，本病几乎都合并右心室流出道狭窄。狭窄的位置分为岗位、中位、低位和广泛管状狭窄。约 75% 的患者有肺动脉瓣膜的狭窄，其中 2/3 为二瓣化。③主动脉骑跨。④右心室肥厚。

由于肺动脉狭窄致血流减少、氧合降低及主动脉骑跨、右向左分流等引起口唇及甲床发绀，发绀随狭窄程度的加重而逐渐明显。轻度狭窄的患者安静时可无症状而在活动时出现轻度发绀。右心室流出道局限肌性狭窄的患者可因流出道痉挛出现缺氧发作。但随着年龄的增长，由于内膜增生纤维化使狭窄处内径固定，缺氧发作逐渐减少。右心室流出道长段狭窄及流出道、肺动脉瓣或瓣环多处狭窄的患者可在出生时即出现发绀并逐渐加重，表现为喂食或用力时呼吸困难，但却较少发生心力衰竭或缺氧发作。发绀患儿在站立或行走后常喜蹲踞，通过增加外周阻力、减少右向左分流和增加肺动脉血流量来改善缺氧。少数室间隔缺损较大、单纯漏斗部狭窄且肺血偏多的患者易早期发生心力衰竭。严重发绀合并红细胞增多症患者，由于血液黏稠导致脑血栓形成，或来源于静脉系统的血栓或细菌栓子通过右向左分流造成脑动脉栓塞或脑脓肿导致偏瘫发生。支气管侧支血管破裂引起大咯血。

【接诊要点】

1. **症状**　轻者活动后才出现发绀,发绀常逐渐加重。严重的在出生时即有发绀,活动或喂食时出现呼吸急促,可有晕厥发作,常喜蹲踞;严重发绀的成年患者可发生大咯血,少数患者发生心力衰竭或偏瘫。

2. **体征**　小儿患者可发育差,有不同程度的发绀,较大儿童或成年患者可见杵状指/趾。肺动脉瓣听诊区第二音可为主动脉瓣关闭的单音。胸骨左缘第2~3肋间常可闻及收缩中期喷射性杂音,狭窄轻者杂音较响,狭窄越重杂音越轻,甚至完全消失,一般不伴有收缩期震颤。

3. **辅助检查**

(1)心电图:多为窦性心律,电轴右偏,右心房扩大,右心室肥厚。

(2)胸部X线片:肺血减少,心影呈典型的"靴形心",心腰凹陷,右心室增大。

(3)超声心动图:大多数患者可经此检查明确诊断,一般应确定室间隔缺损的位置和大小,主动脉骑跨的程度,右心室流出道或肺动脉的狭窄部位或程度,心室的发育及瓣膜情况,以及合并畸形等。

(4)心导管和造影检查:适用于①超声心动图不能明确诊断者;②疑有大的体肺侧支血管须确定其位置或拟行栓堵者;③疑冠状动脉异常者;④病变复杂者;⑤严重的肺动脉及其分支发育不良者。

4. **诊断及鉴别诊断**　通过询问病史、了解症状及体格检查后,可以做出初步诊断。确诊需经超声心动图检查。超声心动图检查不仅可以判断病情的轻重程度,还可以明确合并的心内畸形。但对病情复杂或超声不能明确诊断者,需经心导管及心室和主动脉造影明确诊断。本病需与以下疾病进行鉴别。

(1)发绀性心脏病:如右心室双出口,法洛四联症多有蹲踞现象。鉴别诊断要靠超声心动图检查,起声心动图不能明确诊断者需进行造影检查。

(2)艾森门格综合征:两者基础病变不同。

【治疗】

1. 手术适应证 本病确诊后即应考虑手术治疗。

(1)出生 3 个月以内,无症状的患儿根治手术可推迟至生后 3~12 个月进行。

(2)出生 1~2 个月内有严重症状者,先行分流术,再于第 1 次术后 12 个月内行根治术。

(3)当左冠状动脉前降支异常起源于右冠状动脉,根治手术可能需行跨肺动脉瓣环加宽补片时,对有症状的患者先行分流术,待患者 3~5 岁时再行根治手术,以便必要时可植入适当大小的外管道。

(4)多发室间隔缺损的患者,年龄太小时手术风险较大,故可先行分流术,待患儿足够大时首先采用介入法闭合肌部室间隔缺损,然后再行根治术,也可直接行根治术。

(5)严重的左、右肺动脉发育不良患者可先行姑息性手术,待患儿肺动脉发育后再行根治术。

2. 术前准备

(1)详细向患者及家属介绍可能采用的手术方式、手术成功率、可能的并发症、远期生存率等。

(2)间断给患者吸氧,每日至少 2 次。

(3)对红细胞增多症患者,应鼓励其多饮水,以降血液黏稠度,防止脑梗死。

(4)积极治疗身体任何部位的感染,以防止发生心膜炎或脑脓肿。

(5)反复晕厥发作者,应加强供氧,使用适量 β 受体阻滞药,并准备尽早手术。

3. 手术方法

（1）姑息手术：目前常用改良 Blalock-Taussig 分流术，主动脉与主肺动脉中心分流术，以及单纯解除右心室流出道或肺动脉瓣狭窄而不闭合室间隔缺损用来增加肺血流的姑息手术。

（2）根治手术：彻底解除右心室流出道狭窄，严密修补室间隔缺损，恢复左心室至主动脉及右心室至肺动脉的正常血流，并闭合动脉导管未闭、体肺分流管道或体肺侧支血管等异常交通，以及矫治合并的其他心内、心外畸形。

4. 手术并发症

（1）室间隔残余漏。

（2）Ⅲ度房室传导阻滞。

（3）三尖瓣反流。

（4）右心室流出道残余狭窄。

（5）肺动脉瓣反流。

（6）胸腔积液。

（7）低心排血量综合征。

（8）灌注肺或肺水肿。

5. 术后注意事项

（1）术后常规强心利尿治疗 3~6 个月，并注意补钾。

（2）心功能差的患儿应延长强心利尿治疗时间，并适量加用血管紧张素转化酶抑制剂等血管活性药物。

（3）本病需要长期随诊，建议每年进行 1 次心电图、X 线胸片和超声心动图检查。

第五节　心包疾病的外科治疗

一、慢性缩窄性心包炎

【背景知识】

慢性缩窄性心包炎是由于累及心包壁层和脏层

的慢性炎症,导致心包增厚,壁层、脏层融合、纤维化,限制心脏的正常舒张活动,降低心排血量,从而降低心脏功能,出现体循环淤血症状的慢性消耗性疾病。

病变常见的病因是结核感染,多数起病隐匿,缓慢发展。细菌学及病理学检查证实为结核感染的占30%,但约50%以上的病例不能明确致病因素。很多病例由于手术前长期抗结核治疗,结核病变的证据已消失。除结核外,化脓性感染、外伤和手术引起的心包积血、类风湿性病变、寄生虫病、纵隔放射治疗等也是引起心包炎的病因。心包受炎症累及后,渗出、增厚、壁层和脏层融合、纤维化,增厚的心包可与膈肌、胸膜粘连。早期心包脏层下心肌萎缩,晚期心肌广泛萎缩,厚度变薄。

由于缩窄的心包限制心室的正常活动,早期主要表现为心室舒张晚期心脏舒张受限,随病变进展,舒张中期也明显受限。心脏舒张期心室内压快速升高,左右心室血液回流受阻,静脉压升高,继而导致颈静脉怒张、肝大、腹水、胸腔积液及全身水肿。

缩窄性心包炎可根据心包增厚的程度、有无渗液分为三类,即心包增厚型、渗出型(缩窄同时合并有心包积液)、非增厚型。

【接诊要点】

1. **症状** 有近半数病例发病缓慢,不自觉地出现症状,病程长短不一,长者达十余年。多数患者在出现症状和确诊时,已有半年到2年的病史。主要表现为呼吸困难、腹胀、周围组织水肿、咳嗽、食欲缺乏、疲乏无力等症状。所有患者都存在程度不同的呼吸困难,严重者可表现为端坐呼吸。有的患者有心前区隐痛感。由于静脉血液回流受阻,静脉压升高,导致胸腔积液、肝大、腹水、内脏淤血及周围组织水肿。胸腔积液的原因除静脉回流受阻外,也常因心包炎症累及纵隔胸膜,胸膜炎渗出所致。

2. 体征　患者呈慢性病容,面部水肿,浅静脉充盈,颈静脉怒张,有的患者甚至表现出黄疸。胸腔积液、腹部膨隆、肝大、腹水征阳性、双下肢凹陷性水肿是这类患者的共同表现。约 10% 的患者出现脾大。但有部分患者,常见于年轻患者,可无双下肢水肿,原因难以解释。患者心界正常或稍增大,心率较快,听诊心音遥远,早期患者有的可闻及心包摩擦音。血压正常或偏低,表现为收缩压降低,脉压小,常有奇脉。多数患者肘静脉压超过 25cmH$_2$O。

3. 辅助检查

(1) ECG:QRS 波低电压,T 波低平或倒置。部分患者出现 P 波异常,P 波增宽或有切迹。有的患者有房性心律失常,多数表现为心房颤动。

(2) 超声心动图:可见心包壁层、脏层增厚,部分患者可见心包积液。心脏舒张受限,二尖瓣 E 峰吸气变化率 <25%,室间隔运动异常(抖动征),下腔静脉增宽,下腔静脉吸气变化率 >50%。

(3) 胸部 X 线:心影正常或稍大,心脏轮廓不规则、僵直,上纵隔增宽,为上腔静脉增大所致,周围肺野清晰,50% 以上的患者可见胸腔积液,可见心包钙化影。

(4) 胸部 CT:可明确显示心包增厚的程度,可见心包钙化部位、范围。

(5) 实验室检查:PPD 试验强阳性,大多数患者有低蛋白血症,并有贫血改变。多数患者胆红素高于正常,个别病例有肝功能异常。胸腔积液、腹水多数呈淡黄色、透明、不凝固,里瓦尔塔试验(Rivalta test)阴性,为漏出液表现。合并结核性胸膜炎,结核急性期,胸腔积液可表现为红色(血性),混浊,可自凝,为渗出液表现。

4. 诊断和鉴别诊断 依据患者有呼吸困难、肝大、腹水、静脉压升高、脉压减小、奇脉、周围凹陷性水肿等表现,结合 ECG、超声心动图、X 线、CT、实验室检查等辅助检查结果,一般可正确诊断。需要鉴别的疾病主要有以下几种。

(1)充血性心力衰竭:多有既往心脏病病史,心脏增大,下肢水肿重而腹胀较轻。应用利尿药后患者静脉压明显下降,而缩窄性心包炎应用利尿药对静脉压影响不大。超声心动图检查往往能提示心脏结构和功能的改变,有助于鉴别诊断。

(2)肝硬化形成的门静脉高压症:也可以有肝大、腹水表现,但上肢静脉压不高,不伴有胸腔积液,常有肝病面容、黄疸表现,实验室检查肝功能大多异常,易于鉴别。

(3)限制性心肌病:该病的临床表现和血流动力学表现与缩窄性心包炎很相似,较难鉴别。但限制性心肌病的超声心动图表现为心肌、心内膜特征性增厚和反射性增强,室腔缩小及心尖闭塞等特点,有助于鉴别。必要时可行 MRI、右心导管检查或心包活检进行鉴别。

【治疗】

1. 手术适应证及禁忌证

(1)缩窄性心包炎诊断明确,即应手术。

(2)患者一般情况差,血浆蛋白低下,心率 120 次 /min 以上,红细胞沉降率快,大量胸腔积液、腹水,应先保守治疗,待病情好转后再手术。

(3)病情严重,心包明显广泛钙化,心功能 4 级,恶病质,经治疗无改善者,应慎重考虑。

(4)老年患者伴有严重心肺疾病,不能耐受手术者,病情轻微,病情无进展者,应慎重考虑。

2. 术前准备

(1)多数患者营养不良,有低蛋白血症,应注意加强营养,口服高蛋白食品,必要时静脉补充白蛋白。

(2)伴有贫血者,可输血纠正贫血。

(3)合并胸腔积液、腹水的患者,术前尽可能抽放胸腔积液、腹水,加强利尿,以免术后潴留在组织间隙的液体大量回流,增加心脏负担。

(4)如患者一般情况较差,进食少,腹水严重,处于结核活动期,有低热、盗汗症状,红细胞沉降率快,应先保守治疗,待病情稳定好转后再择期行心包剥脱术。

3. **手术方法**

(1)胸骨正中切口:此入路是最常用的手术入路,可充分暴露心脏前面及右侧面,易于剥离腔静脉及右心缘部位增厚的心包。手术时需注意:①手术剥离顺序是先剥离松解流出道,后流入道,先解除左心室的缩窄,再解除右心室流出道及右心室、上下腔静脉的狭窄,以防肺水肿的发生。②心包切除的范围应根据患者的全身状况、术前心功能及术中循环而定。③左心室前壁、心尖、左心室侧壁、膈面心包应尽可能切除。向两侧可剥离至膈神经前方。④处理右心表面心包时,右心房部位一定要小心,因很容易撕裂出血。附近游离的心包片不必急于切除,以备心房或上腔静脉撕裂时修补。⑤下腔静脉入口处常有一瘢痕狭窄环,应充分松解。⑥术中有粘连紧密、不易剥除的部分时,不要强行剥离,可循周围易剥离处操作,往往可通过不同方向将其切除。如有钙化灶嵌入心肌,强行剥离可能导致局部心肌破损大出血,可旷置之。⑦对于心脏表面大片植入式瘢痕组织等确实无法剥离时,可将增厚的心包交错切开,如切菠萝样,以改善心脏受压情况。⑧在心包剥离后,如患者心肌萎缩明显,表面颜色较淡,或出现心律失常、循环不稳定者,操作应适可而止,主要部位(左、右心室表面,下腔静脉缩窄环)剥离完成即可。

(2)其他手术入路有左胸前外科侧切口、双侧胸前横切口等,各有优缺点,不再详述。

4. 手术并发症及预防处理措施

(1)低心排血量:在心包剥离过程中,由于心包剥除后心脏扩张,如术前利尿不充分,大量体静脉血液回流,心室急剧快速充盈、膨胀,可导致低心排血量。因此,术中应限制入量,在心室缩窄解除后,予呋塞米、毛花苷 C 等强心利尿治疗。术中应用肾上腺素、多巴胺等血管活性药物辅助心脏功能。如对药物反应差,必要时应用主动脉内气囊反搏,心排血量极差者可考虑应用体外膜氧合器(ECMO)。

(2)膈神经损伤:手术过程中应多进行钝性分离,特别是向两侧分离接近膈神经位置时。应用电刀切除组织接近膈神经时,膈神经受到电刺激,会出现明显的膈肌收缩,提示术者已到膈神经位置,可避免损伤。因此,提倡在剥离时使用电刀,易于止血,易于判断。膈神经损伤后影响呼吸功能,不利于呼吸道分泌物的排出,也不利于呼吸机的撤离。

(3)冠状动脉损伤:术者应熟悉心脏血管走行,特别在分离前室间沟时,一定要小心细致,避免损伤冠状动脉。如不慎损伤,可导致急性心肌梗死、低心排血量。

(4)心脏破裂:对于嵌入心肌的钙化灶,不必强行剥离,可予以旷置。如大片瘢痕组织植入心脏,确实无法剥离时,可行"井"字形切开。一旦心肌破损出血,可一手手指按压破口,利用游离的心包片缝盖修补破口,可挽救患者生命。

(5)胸膜破裂:常见,正好可借此吸出胸腔积液,裂口小时可直接缝合,裂口大时可放置胸腔引流。

5. 术后处理
因心脏长期受压,心肌萎缩,收缩无

力,术后易发生低心排血量和心力衰竭,故应注意以下情况。

(1)密切监测有创动脉血压,中心静脉压,末梢循环,血氧饱和度,心率、节律,呼吸状况。

(2)必要时可应用脉搏指示连续心排血量(pulse indicator continous cadiac output,PICCO)监测技术进行血流动力学监测,根据心脏指数(CI)、外周血管阻力指数(SVRI)、全心舒末容积指数(GEDI)、血管外肺水指数(ELWI)的结果调整血管活性药及容量。

(3)控制输入液量及输入速度,以免加重心脏负担。

(4)应用多巴胺、肾上腺素等血管活性药物辅助心脏功能,逐渐减量至撤除。继续利尿治疗,排出体内多余水分。应用洋地黄类药物纠正和治疗心力衰竭。

(5)呼吸机应待患者循环稳定、自主呼吸有力后再撤离。

(6)支持疗法:如患者贫血或渗血较多,可输血纠正。血浆蛋白低时,可输血浆或白蛋白予以改善。

(7)较为特殊的一个现象是术后患者的胆红素水平往往较术前要升高,升高的程度不等,术后3~4天达峰。应适当予保肝治疗。

(8)恢复要注意循序渐进,避免过早进行过量活动。

(9)结核性心包炎患者,术后仍应按规定抗结核治疗足够时间(累计抗结核治疗至少6~12个月。

Tips:

高危病例:心肌萎缩者;右心室舒张末压≥20mmHg者;放射所致缩窄性心包炎;术前肾衰竭;再次手术者。

二、急性心脏压塞

【背景知识】

急性心脏压塞又称为心包填塞,是由于短期内心包腔内大量积液,心脏受压,收缩及舒张均受限,循环抑制,进而发生心源性休克的临床病理生理状态。发生急性心脏压塞的常见原因有:心脏直视术后出血,心脏外伤,纵隔、肺部及其他恶性肿瘤侵犯心包,短期内大量渗液,结核性心包炎急性期大量渗出,急性化脓感染性心包炎大量渗出。数小时内 200ml 积液即可引起心脏压塞。

【接诊要点】

早期患者出现烦躁不安,随即血压下降,心率增快,呼吸急促、困难,不能平卧,颈静脉怒张,听诊心音遥远,出现奇脉。心脏直视术后患者往往由于麻醉未清醒,无情绪表现,但常表现为心包引流量增多,4~6 小时内每小时心包引流量 200ml,12 小时内出血达到 1 500ml。心包引流管持续有血性积液流出,管壁温热,管腔内出现血栓块,监护显示血压下降,心率增快,心房心室舒张压接近,中心静脉压(central venous pressure,CVP)明显升高,输血补液及应用正性肌力药难以维持血压,循环进行性恶化。胸片显示心影明显增大,超声心动图可探及大量心包积液或积血块。

【治疗】

急性心脏压塞一经确诊,应立即处理,否则患者会因短期内循环衰竭而死亡或导致其他不可逆损伤。

1. 对由于恶性肿瘤、结核、急性化脓感染等引起的心包积液填塞症状,由于积液多为不凝液体,且常会复发,可考虑采取在超声引导下穿刺抽置管引流术,具有操作简便、起效迅速的优点。穿刺失败可考虑行剑突下心包开窗引流术或行胸腔镜心包开窗引流术,将积液引流至胸腔,再经胸腔引流至体外。

2. 对由于外伤或术后出血导致的心脏压塞,应立即开胸止血,情况紧急时应床旁开胸,避免贻误时机,同时注意补充血容量。

第六节 原发性心脏肿瘤的外科治疗

一、心脏黏液瘤

【背景知识】

心脏黏液瘤是原发于心腔内最多见的一种肿瘤，一般认为属于良性，但也有学者认为是恶性程度较低的真性肿瘤。最常见者为左心房黏液瘤，其他心腔也可发生。

【接诊要点】

1. **症状** 根据黏液瘤所处心腔位置不同而表现不完全相同。位于左侧心腔者，尤其左心房者，由于瘤体可能阻塞二尖瓣而表现肺淤血症状，如心悸、气短等。瘤体脱落可引起相应体循环栓塞症状，如脑梗死、内脏栓塞或肢体栓塞。位于右心者，可由于瘤体堵塞三尖瓣口而导致三尖瓣相对狭窄，出现体循环淤血症状，如胸腔积液、腹水、肝大、下肢水肿等。也可因瘤体脱落而导致肺栓塞。除此之外，很多患者可有长期发热病史，抗生素治疗无效。可因瘤体出血、变性、坏死而引起自身免疫反应，可表现为血液异常，或者出现慢性消耗症状，如消瘦、全身衰竭等。

2. **体征** 可表现为心脏杂音，可出现在收缩期，也可出现在舒张期，或表现为双期杂音。较为特别的是约1/3患者的杂音可随体位而改变。

3. **辅助检查** ECG、胸片、胸部 CT 多无特异表现。超声心动图为最佳辅助检查手段，可确定肿瘤的位置、大小、形态、边缘、质地及蒂部情况，同时也可判断是否存在心脏继发改变，有助于了解病情。

4. **诊断和鉴别** 根据病史，如体循环栓塞、发热、心悸、气短等症状，以及随体位变动的杂音，尤其超声心动图检查结果,较易确诊。需与血栓和黏液化组织及黏液化的心脏间叶肿瘤进行鉴别,此种鉴别往往要等到术后通过病理检查才能鉴别,术前很难进行鉴别。

【治疗】

1. 手术适应证 心脏黏液瘤一旦确诊,即应手术治疗,以免脱落引起栓塞。

2. 术前准备

(1)对于一般情况较好者,不需要特殊准备,应尽早手术。

(2)对于一般情况较差者,要根据患者的身体状况进行调整,在身体状况好转后尽早手术。

(3)对于并发脑栓塞的患者,应请神经科会诊,确定手术时机,以免体外循环手术继发脑出血等脑部并发症,引起严重后果。

(4)对于并发肢体栓塞者,可先行或同期行取栓术。

3. 手术方法

(1)根据不同的生长部位确定手术的路径。

(2)最重要的原则为完整切除蒂部,避免复发。

(3)完整取出肿瘤,避免术后栓塞。因肿瘤质地较松脆,如未完整取出肿瘤,残留部分随血液流动可继发栓塞,故取出肿瘤后要尽可能冲洗心脏,避免残留。

4. 手术并发症

(1)脏器或肢体栓塞,可能为术中肿瘤脱落所致。

(2)术前并发脑栓塞者,术后易发生脑出血。

二、心脏嗜铬细胞瘤

【背景知识】

嗜铬细胞瘤起源于嗜铬细胞。胚胎期,嗜铬细胞的分布与身体的交感神经节有关。随着胚胎的发育成熟,绝大部分嗜铬细胞发生退化,其残余部分形成肾上腺髓质。因此,绝大部分嗜铬细胞瘤发生于肾上腺髓质。肾上腺外的嗜铬细胞瘤可发生于自颈动脉体至盆腔的任何部位,但主要见于脊柱旁交感神经节(以纵隔后为主),腹部主要见于分叉处的主动脉旁器。发于心脏者,肿瘤往往围绕主动脉根部生长,并非真正起源于心脏,其血供来源于冠状动脉。

【接诊要点】

1. **症状**

(1)心血管系统表现:阵发性高血压发作,或持续性高血压,血压波动很大。发作时伴剧烈头痛、心悸、气短、心前区痛、恶心、呕吐,同时伴体温升高、血糖升高、血及尿儿茶酚胺增多。发作终止时常大汗淋漓及极度衰弱。长期高血压可导致冠心病及脑血管疾病。

(2)代谢紊乱:由于肿瘤释放儿茶酚胺刺激胰岛素α受体,使胰岛素分泌下降,使糖异生及糖原分解增加,周围组织利用糖减少,因而血糖升高或糖耐量下降。儿茶酚胺还能促进垂体 TSH 及 ACTH 的分泌增加,使甲状腺素及肾上腺皮质激素的分泌增加,导致基础代谢增高,血糖升高,脂肪分解加速,引起消瘦。少数患者可出现低钾血症。

(3)除以上表现外,由于儿茶酚胺可松弛胃肠平滑肌,使胃肠蠕动减弱,故可引起便秘,有时甚为顽固。胃肠小动脉的严重收缩痉挛,可使胃肠黏膜缺血,偶有坏死穿孔等症状。

2. **体征** 无特殊体征,高血压发作时可表现为面部潮红、大汗等。由于代谢紊乱可表现为消瘦。

3. **辅助检查**

(1)心电图:左心室高电压。

(2)心脏超声:可发现主动脉根部占位性病变。

(3)CT：可发现主动脉根部占位性病变，尤其CT三维重建，非常有助于明确肿瘤的大小、位置及血供来源、与冠状动脉的关系。

(4)MIBI显像：对定位定性诊断非常关键。在经实验室检查确认儿茶酚胺水平高于正常后，MIBI显像有助于明确肿瘤的性质，以及定位肿瘤。

(5)冠状动脉造影：可显示肿瘤的血供，有助于准确判断病情，避免损伤冠状动脉或做好旁路移植的手术准备。

(6)实验室检查：血、尿儿茶酚胺的水平升高，有助于定性。

4. 诊断和鉴别诊断 患者有阵发性高血压发作，实验室检查证实儿茶酚胺水平高于正常，再经MIBI显像检查，既可定性，又可定位，即可明确诊断。需与原发性高血压及其他继发性高血压鉴别。更重要的是，发现高血压不能用常见原因解释时，一定要想到本病，以免误诊误治。

【治疗】

1. 手术适应证 心脏嗜铬细胞瘤一经确诊，即应手术治疗，其他治疗手段无法有效控制病情。

2. 术前准备 术前结合应用α受体阻滞药和β受体阻滞药，确保控制血压满意。

3. 手术方法及术中注意事项

(1)充分的麻醉准备及及时的术中处理。肿瘤切除前由于操作挤压，可能会出现血压剧升。肿瘤切除后可表现为低血压，往往需要去甲肾上腺素才能维持。

(2)手术操作要轻柔，避免挤压肿瘤导致大量儿茶酚胺释放而出现高血压危象。尽可能将肿瘤连同包膜完整切除，对于不能完整切除者，要做到囊内切除。肿瘤位于主动脉后壁者，需要体外循环下横断主动脉以显示肿瘤，方可达到切除的目的。合并冠心病者，同期行冠状动脉旁路移植术(coronary artery bypass grafting, CABG)。

4. 术后注意事项 继续应用去甲肾上腺素直至血管张力恢复正常。术后常需要糖皮质激素治疗,有助于恢复。

5. 手术并发症 可由于术中血压的急剧变动出现心搏骤停、急性心肌梗死、脑梗死、脑出血、急性肾衰竭、多器官功能衰竭等。

(刘剑州　审校:苗齐)

第一节 垂体腺瘤

【背景知识】

垂体腺瘤是常见的良性肿瘤,人群发病率一般为1/10 万,在颅内肿瘤中仅低于脑胶质瘤和脑膜瘤,约占颅内肿瘤的 10%。临床上虽然侵袭性垂体腺瘤比较常见,但是初发垂体腺癌或腺瘤恶变为腺癌极其少见。

垂体腺瘤主要从以下几个方面危害人体:①垂体激素过量分泌引起一系列代谢紊乱和脏器损害,如闭经 - 泌乳综合征、肢端肥大症、库欣综合征等;②肿瘤压迫使其他垂体激素低下,引起相应靶腺的功能低下,如发育迟缓、性欲低下、代谢异常等;③压迫蝶鞍区结构,如视交叉、视神经、海绵窦、脑底动脉、下丘脑、第三脑室,甚至累及额叶、颞叶、脑干等,导致相应功能的严重障碍,如头痛、视力障碍等。垂体腺瘤好发年龄为青壮年,对患者的生长、发育、劳动能力、生育功能有严重损害,并造成一系列社会心理影响。

根据激素分泌情况,垂体腺瘤的功能分型分为无功能型腺瘤和功能型腺瘤。功能型具体又分为 5 型,分别是催乳素(PRL)腺瘤、生长激素(GH)腺瘤、促肾上腺皮质激素(ACTH)腺瘤、促甲状腺激素(TSH)腺瘤和混合型腺瘤。

根据垂体腺瘤的大小,可分类为微腺瘤(直径<1cm)、大腺瘤(直径 1~3cm)、巨大腺瘤(直径 >3cm)。

【接诊要点】

1. 问诊及体格检查

(1)占位效应引起的症状:如头痛、头晕、视物模糊、视野缺损。

(2)内分泌学特征性症状

1)催乳素(PRL)腺瘤:女性患者闭经 - 泌乳综合征

(Forbes-Albright 综合征);男性患者性欲减退、阳痿及无生育功能。

2)促肾上腺皮质激素(ACTH)腺瘤:满月脸、水牛背、向心性肥胖、多血质、紫纹、锁骨上脂肪垫。

3)生长激素(GH)腺瘤:成人表现为肢端肥大症、手足增大、皮肤粗糙、前额隆起、巨舌、声音变粗、高血压、软组织肿胀、周围神经卡压综合征、头痛、出汗过多(尤其是手掌)及关节痛;儿童(在骨骺闭合前)可导致巨人症。

2. 辅助检查

(1)垂体及靶腺功能的检查

1)垂体功能检查:ACTH、GH、PRL、TSH、FSH、LH。

2)甲状腺功能检查:T_3、T_4、TSH。

3)肾上腺皮质功能检查:24 小时尿游离皮质醇;血浆总皮质醇水平。

4)性腺功能检查:睾酮、雌激素等。

5)其他内分泌功能试验:口服葡萄糖耐量试验、左旋多巴刺激试验、溴隐亭敏感试验等。

口服葡萄糖耐量试验(OGTT):GH ≥ 2.5ng/ml 时使用,口服 75g 葡萄糖,分别在 0 分钟、30 分钟、60 分钟、90 分钟及 120 分钟取血测定血糖及 GH 水平,如果 GH 谷值水平 <1ng/ml,判断为被正常抑制,肢端肥大患者无此抑制,此外,肝病、糖尿病及肾衰竭患者也可无 GH 抑制。

(2)影像学检查

1)鞍区 MRI(常规 / 增强 / 动态增强):为首选方法。T_1 像呈等 / 低信号,T_2 像呈等 / 高信号,肿瘤强化情况时间依赖性很强,MRI 必须在注药后 5 分钟成像才能显示微腺瘤。

2)头颅 X 线片:垂体微腺瘤蝶鞍大小正常,而大腺瘤多呈球形扩大,鞍底下陷,鞍底骨质变薄,鞍底倾斜呈双鞍底、后床突、鞍背骨质吸收、竖起后移或破坏。

3) 脑血管造影: 有助于明确或排除鞍内动脉瘤。

3. 鉴别诊断

(1) 颅咽管瘤: 小儿多见, 首发症状常为生长发育迟缓、多饮多尿等内分泌异常表现, CT 扫描显示鞍区肿瘤呈囊性、实性或囊实相间, 可伴周边钙化, 较大的钙化斑为其特征, MRI 可见垂体信号, 蝶鞍扩大不明显, 通常向鞍上生长。

(2) 脑膜瘤: 多见于成年人, 内分泌学检查正常, CT 及 MRI 检查为均匀密度或信号强度的病变, 明显强化, 可以见脑膜尾征, 囊性变少见, 可见垂体信号。

(3) 床突旁动脉瘤: 无明显内分泌障碍。CT 及 MRI 可见正常垂体信号, 鞍旁可以有或无钙化, 病变呈混杂信号。明确诊断需 DSA 或 CTA 检查。

(4) 视神经胶质瘤: 多见于少儿, 主要表现为视力下降明显, 无内分泌异常表现, 可以合并神经纤维病变的表现。

(5) 脊索瘤: 好发于颅底中线部位的肿瘤, 常有多数脑神经损害的表现, CT 及 MRI 示肿瘤主要位于斜坡, 可以侵及蝶窦, 但较少向鞍上生长, 可以见到骨质破坏及垂体信号。

(6) 表皮样囊肿: 常易于鉴别, 通常在 CT 及 MRI 分别表现为低密度及低信号强度病变, 边界锐利, 沿脑沟及脑池生长。

(7) 异位生殖细胞瘤: 多见于少儿, 首发症状为多饮多尿, 垂体激素水平正常或低下。

(8) 空泡蝶鞍综合征: 有时在临床表现上与垂体腺瘤无法鉴别。但 CT 及 MRI 可见与脑脊液样信号强度相同的病变局限于鞍内, 无鞍上发展。

(9) Rathke 囊肿: 系颅咽管的残留组织, 多表现为囊性病变, 内分泌异常表现少见。

(10)垂体脓肿:少见。CT或MRI可见明显的环状强化影像。可有或无手术史、全身感染史。

【治疗】

1. 治疗目的

(1)解除肿瘤压迫症状并控制肿瘤发展。

(2)将过多分泌的激素水平降至正常。

(3)保留残存垂体功能。

(4)有关激素缺乏的替代治疗。

(5)治疗因垂体腺瘤引起的其他系统并发症。

2. 治疗方式

(1)非手术治疗

1)密切观察:对于偶然发现的无临床症状的垂体微腺瘤,如内分泌检查无明显异常,可暂不治疗,密切观察。

2)药物治疗

A. 垂体PRL瘤的首选治疗方案是多巴胺受体激动药治疗,对腺瘤的作用是基于对催乳素mRNA生成的抑制,进而抑制催乳素的生成。能有效降低血清催乳素水平,抑制泌乳,纠正月经失调。主要药物为溴隐亭和卡麦角林。与溴隐亭相比,卡麦角林能更有效地降低血清催乳素浓度至正常水平,同时副作用小,患者的耐受性更好。妊娠前和妊娠妇女不推荐使用卡麦角林,这类患者的首选依然是溴隐亭。卡麦角林目前未在国内上市。

B. 目前治疗GH腺瘤的主要有三类药物:生长抑素受体类似物(SRLs)、生长激素受体拮抗药(GHRA)、多巴胺受体激动药(DAs)。

① SRLs主要作用于生长抑素受体亚型2和亚型5,减少肿瘤分泌生长激素。适应证:外科手术难以治愈的患者;术后未达到内分泌治愈;术前用药以避免立即手术可能发生的严重并发症;在放射治疗未起效的过程中控制病情。长效SRLs(善龙,sandostatin-LAR)是临床

上最常用的药物之一,长期随访表明,70% 患者 GH 可下降至 2.5ng/L 以下,IGF-1 正常,但一般 SRLs 治疗 10 年后才能达到最佳效果。

②目前临床上应用的 GHRA 只有培维索孟(pegvisomant)。适应证:其他药物治疗过程中 IGF-1 仍持续升高;单独或与 SRLs 联合用药,目前尚缺乏足够的证据比较两者优劣。

③临床上常用的 DAs,文献报道仅卡麦角林对 10% 的 GH 腺瘤患者有效。适应证:患者要求口服药物;部分患者术后 PRL 明显高于正常,GH 及 IGF-1 中度升高;SRLs 已达最高剂量但效果不佳者作为联合用药。高剂量、长时间用药有引起心脏瓣膜疾病的风险,应监测超声心动图。

3)放射治疗:目前主要作为辅助治疗手段,用于手术治疗后激素水平未达到正常水平或仍有肿瘤残余的患者,主要目的是抑制肿瘤细胞生长,同时减少分泌性肿瘤激素的分泌。放疗也可以作为首选治疗方法用于有明显手术禁忌证或拒绝手术治疗的患者。

A. 常规放射治疗:通常垂体腺瘤实施分次放射治疗,总剂量 4 000~5 000cGy,每周为 180cGy,持续 6 周。

B. 立体定向放射外科治疗:应用立体定向三维定位方法,把高能射线准确地汇聚在颅内靶灶上,可以在较短时间和有限范围内使放射达最大剂量,一次性或分次毁损靶灶组织,而对靶灶周围正常组织影响很小。目前常用的方法是 γ 刀和 X 刀。

(2)手术治疗

1)指征

A. 垂体肿瘤卒中并引起急性神经内分泌病变是急诊手术指征。

B. 垂体大腺瘤的占位效应逐渐加重。

C. 高内分泌功能的垂体腺瘤、ACTH 腺瘤、GH 腺瘤、TSH 腺瘤继发性甲亢的主要治疗手段,能够迅速且持久地缓解症状。

D. 药物治疗反应不佳,或耐受不佳的 GH 瘤、PRL 瘤。

E. 侵袭性肿瘤,目的为减轻肿瘤负荷,提高药物治疗、放射治疗效果。

2)禁忌证

A. 有凝血机制障碍或其他严重疾病者。

B. 对于经鼻经蝶垂体手术,有鼻部感染、蝶窦炎、鼻中隔手术史者(相对)。

C. 对于经鼻经蝶垂体手术,有巨大垂体腺瘤明显向侧方、向额叶底、向鞍背后方发展者(相对)。

3)术前准备:对垂体腺瘤来说,综合的术前评估尤为重要。评估患者高血压、心脏病、糖尿病及阻塞型睡眠呼吸暂停综合征(obstructive sleep apnea syndrome,OSAS)病情,调整垂体内分泌功能及甲状腺功能,进行视力视野评估。腺垂体功能低下者,术前进行糖皮质激素替代治疗。手术前数日让患者反复清洗鼻腔,定期滴入抗生素溶液。手术前 1 天剪除鼻毛,并进行清洗,滴入抗生素。

4)手术操作

A. 经颅垂体瘤切除术:包括经额下入路、经颞叶入路、经胼胝体 - 穹隆间入路、经翼点入路等,适用于较晚期较大的垂体瘤,或者垂体瘤复发的情况。如有经蝶入路垂体瘤切除术的禁忌证,也可采用该手术。

B. 经单鼻蝶窦垂体腺瘤切除术

①麻醉:全身麻醉,气管内插管,插管固定在左侧口角处,以免阻挡手术进路和操作。

②患者体位:平卧位,头略过伸位,以便手术显微镜垂直对准鞍内。

③以利多卡因及肾上腺素纱条浸湿鼻腔黏膜。切

开鼻中隔处黏膜,分离鼻前庭及鼻底的黏膜,放入扩张器。

④进入蝶窦:用骨凿在蝶窦腹侧壁开骨窗,切除蝶窦分割,清除蝶窦黏膜。于鞍底前下部做鞍底骨窗。

⑤探查鞍内硬膜张力,用细长针向鞍内穿刺抽吸,确认无动脉瘤后做"×"形或"+"形切开硬膜,即达垂体。

⑥切除肿瘤。可见正常垂体为橘红色,较韧且结实;后叶呈灰红色,质软。一般肿瘤无包膜,瘤组织呈灰白色鱼肉样,血供丰富的瘤组织是紫红色烂肉样,或胶冻样,予以切除或吸除。

⑦清理瘤床,仔细止血后用大量生理盐水冲洗。如有脑脊液漏或少许渗血,采取自体皮下脂肪或生物材料,填塞漏口及鞍内,行鞍底重建。

⑧拆除牵开器,鼻腔内用凡士林纱条 / 可吸收海绵(纳吸棉)填塞。

5)术后处理

A. 术毕鼻咽部尚渗血,仍需保留气管插管 1~2 小时,以免过早拔管后使咽部的渗血误吸入气管。

B. 密切观察患者意识、瞳孔、血压、脉搏、呼吸等生命体征及神经系统变化,及时发现和处理可能的并发症。

C. 注意垂体功能低下,适量补充肾上腺皮质激素。

D. 切实记录出入量,特别是每小时尿量,对尿崩症及水电解质紊乱需对症处理。

E. 防止颅内及伤口感染,必要时给予抗生素。

F. 术后 3 天拔除鼻腔填塞纱条。

G. 注意脑脊液漏,如果出现,应严格卧床,使用抗生素。必要时行手术修补。

Tips:

1. 经蝶入路垂体瘤切除术对大部分垂体腺瘤来说

是首选治疗方案,溴隐亭、卡麦角林是催乳素腺瘤的首选治疗方案。

2. 中度高催乳素血症(<150ng/ml)对于任何一种垂体或非垂体性鞍区占位来说都是常见的,不能据此得到催乳素腺瘤的诊断。

附1

垂体腺瘤侵袭性分级——Knosp 分级

Knosp 分级:采用测量海绵窦冠状位 MRI 上垂体腺瘤与颈内动脉海绵窦段(C_4)及床突上段(C_2)血管管径的连线,来判断垂体腺瘤与海绵窦的关系。

0 级(正常型):海绵窦形态正常,有海绵窦静脉丛的强化,肿瘤未超过 C_2~C_4 血管管径的内切连线。

1 级:肿瘤超过 C_2~C_4 血管管径的内切连线,但没有超过 C_2~C_4 血管管径的中心连线,海绵窦内侧部静脉丛消失。

2 级:肿瘤超过 C_2~C_4 血管管径的中心连线,但没有超过 C_2~C_4 血管管径的外切连线,可致海绵窦上部或下部静脉丛消失。

3 级:肿瘤超过 C_2~C_4 血管管径的外切连线,海绵窦内侧、上部和 / 或下部静脉丛消失,其外侧静脉丛也可消失。

4 级:海绵窦段颈内动脉被完全包裹,导致内径狭窄,各部静脉丛消失,海绵窦的上壁和外壁呈球形向外扩展突出。

(刘小海　张笑　审校:冯铭　王任直)

第二节　脑膜瘤

【背景知识】

脑膜瘤起源于脑膜及脑膜间隙的衍生物,可能来自硬膜成纤维细胞和软脑膜细胞,但大部分来自蛛网膜细胞。据统计其发病率约为 2/10 万,在原发性脑肿瘤中仅次于胶质瘤。脑膜瘤的好发部位与蛛网膜纤毛分布情况平行,多分布于矢状窦旁、鞍结节、筛板、海绵窦、桥小脑角、大脑凸面、小脑幕等。

脑膜瘤大多属于良性肿瘤,其生长慢,病程长,脑膜瘤呈球形生长,与脑组织边界清楚。瘤体剖面呈致密的灰色或暗红色组织,有时瘤内含砂粒体。常见的脑膜瘤有以下各型:内皮型、成纤维型、血管型、砂粒型、混合型、恶性脑膜瘤、脑膜肉瘤等。脑膜瘤中恶性的比例为 2%~10%。

脑膜瘤的临床表现有以下几个方面。

1. 局灶性症状 因肿瘤呈膨胀性生长,患者往往以头痛和癫痫为首发症状,还可出现视力、视野、嗅觉、听觉和肢体运动障碍。

2. 颅内压增高症状 包括头痛、恶心、呕吐、视盘水肿,但是大多不明显,肿瘤增长缓慢,老年患者多可以代偿。严重者可出现脑疝。

3. 脑膜瘤对颅骨的影响 邻近颅骨的脑膜瘤常可造成骨质的变化,甚至穿破骨板侵蚀至帽状腱膜下,头皮局部可见隆起。

【接诊要点】

1. 病史 有无头痛、头晕、抽搐等表现,有无视力、视野、嗅觉、听觉和肢体运动障碍,有无恶心、呕吐等症状,有无头颅局部隆起及肿物。既往有无类似表现。

2. 体格检查 神经系统全面检查,重点了解有无视盘水肿、脑神经障碍、运动感觉障碍、小脑共济运动障碍等;检查颅骨有无局部骨性隆起。

3. 辅助检查

(1)头颅 MRI:有必要进行增强磁共振成像,T_1 像 60% 脑膜瘤信号与灰质相同,少数稍低;T_2 像为等信号或高信号,也可为混杂信号,肿瘤边界清楚,类圆形。增强扫描显示肿瘤强化,肿瘤基底部脑膜可有"脑膜尾征",肿瘤周围可有不同程度水肿带。少数肿瘤可有囊性变。

(2)颅骨 X 线片:病理性钙化。骨质增生是脑膜瘤的一种特征性表现。

(3)颅脑 CT:肿瘤为均匀等密度或略高密度,肿瘤内部可有钙化。颅骨内板可有局限性骨质增生和破坏。增强可见肿瘤强化,注意肿瘤与小脑幕、矢状窦的关系,明确肿瘤的"基底"。

(4)脑血管造影:肿瘤由颈外动脉分支供血多见,同时可有颈内动脉分支供血。造影中可同时行动脉栓塞,以减少肿瘤血供和术中出血。

4. 鉴别诊断 需与相应部位的胶质瘤、转移癌、脑脓肿、海绵状血管瘤、生殖细胞瘤等相鉴别。

【治疗】

1. 手术治疗 手术切除是治疗脑膜瘤最有效的手段。手术切除肿瘤程度越高,术后复发的机会越低。脑膜瘤的解剖位置与其复发率有关。肿瘤手术全切除越困难,如蝶骨嵴脑膜瘤及矢状窦旁脑膜瘤,其复发的可能性越大。

(1)术前准备

1)影像学资料:所有脑膜瘤病例均应行增强 MRI 检查,以利于术前对肿瘤与周围组织的毗邻关系有所了解,对术后可能发生的神经系统功能损害有所估计。静脉窦旁或颅底脑膜瘤应进行头颅 MRA 及 MRV,对于血供丰富的脑膜瘤,脑血管造影可了解肿瘤的供应动脉,对术中可能遇见的血管有所准备,防止损伤。

2)对患者一般状态及主要脏器功能有充分了解,尤其是老年患者,尽量减少术中和术后的并发症。术中用药丙戊酸钠 800mg,预防性使用抗生素。

3)有癫痫发作的患者,要在术前服用抗癫痫药,以有效地控制癫痫发作。

(2)手术操作:根据肿瘤的部位,侧卧位、仰卧位、俯卧位都是常用的体位。为了减少术中出血,上述各体位头部应略抬高。切口的设计应使肿瘤恰位于骨窗的中心,周边包绕肿瘤即可。矢状窦旁脑膜瘤,在中线上钻孔,钻孔后以铣刀或线锯锯开颅骨后,注意处理剥离骨瓣内板与肿瘤的粘连。对硬脑膜可采取"U"形或"+"形切口。如硬脑膜已被肿瘤侵蚀,应切除被破坏的硬膜,关颅时以人工硬膜或帽状腱膜修补。硬脑膜的切口不可超出肿瘤边界过大,以防脑膨出。在手术显微镜下分离肿瘤,最大限度地保留正常脑组织及重要的神经血管。术中应止血确切,操作准确。对于体积较大的肿瘤,单纯沿肿瘤四周分离可能较困难,如一味追求完整全切,可能会造成对肿瘤周边脑组织过多的牵拉损伤。这种情况可以在瘤内反复分块切除,待瘤体缩小后再四周分离。术前可栓塞供血动脉或术中先处理肿瘤基底再行分块切除,从而减少术中出血。受累的颅骨和硬脑膜需一并切除。为防止术后硬膜外血肿,可以在骨瓣上钻出小孔,以丝线悬吊硬膜并固定在小孔中,从而使硬膜紧贴颅骨内板,不留残腔。

(3)术后处理

1)脑膜瘤术后患者最好在 NICU(神经重症监护病房)密切监测各项生命体征,观察术后恢复情况。

2)控制颅内压。脑膜瘤切除术后可能出现不同程度的脑水肿。术后可给予甘露醇脱水,必要时予以激素消除脑水肿。

3)抗癫痫治疗。幕上脑膜瘤切除术后需在围手术期抗癫痫治疗,对术前有癫痫发作的患者,抗癫痫治疗时间延长。

4)术后需随诊,明确脑膜瘤病理性质,警惕复发。

5)脑脊液耳、鼻漏。颅前窝底或颅中窝脑膜瘤术中彻底切除肿瘤,可能造成颅腔与鼻窦相通,术中可行封闭。如术后出现脑脊液鼻漏或耳漏,继发气颅和颅内感染,需给予抗生素。不能自行停止的脑脊液漏,需要二期手术行硬脑膜修补。

2. 非手术治疗

(1)放射治疗:无法全切的脑膜瘤和少数恶性脑膜瘤需要手术后予以放疗。另外,术后复发而再手术困难者,或者无法手术者亦可行放射治疗。

(2)伽马刀:该方法可使治疗靶点在短时间内获得大剂量的伽马射线,从而破坏肿瘤细胞,适用于直径<3cm的脑膜瘤。

(3)X刀(等中心直线加速器):可用于颅底及颅后窝的脑膜瘤,直径一般不宜 >3cm。

Tips:

1. 脑膜瘤是第二常见的颅内原发肿瘤。

2. 脑膜瘤患者的高颅压表现可能不明显,原因是肿瘤生长慢及老年人脑萎缩代偿。

3. 脑膜瘤增强 MRI 可见脑膜尾征。

(李炎 付极 审校:高俊)

第三节 胶质瘤

【背景知识】

胶质瘤为起源于神经胶质细胞的肿瘤,是最常见的原发性颅内肿瘤,其细胞学起源主要为中枢神经系统的支持细胞,包括星形胶质细胞、少突胶质细胞、室管膜细胞。WHO 中枢神经系统肿瘤分类中将胶质瘤分为Ⅰ~Ⅳ级,其中Ⅰ、Ⅱ级为低级别脑胶质瘤,Ⅲ、Ⅳ级为高级别胶质瘤(又称恶性胶质瘤),占所有胶质瘤的 77.5%,包括间变性星形胶质细胞瘤、间变性少突胶质细胞瘤、间变性室管膜瘤、胶质母细胞瘤。

我国脑胶质瘤年发病率为 5~8/10 万,5 年病死率在全身肿瘤中仅次于胰腺癌和肺癌。胶质瘤自出现症状至就诊时间一般为数周至数月,少数可达数年。高级别胶质瘤和颅后窝肿瘤病史较短,低级别胶质瘤或位于静区的肿瘤病史较长。肿瘤若有出血(瘤卒中)症状会突然加重,甚至有类似脑血管病的发病过程。胶质瘤的临床表现主要包括颅内压增高、神经功能及认知功能障碍、癫痫发作三大类。颅内压增高症状主要包括头痛、呕吐、视力减退、复视、精神症状等;还可有肿瘤压迫、浸润、破坏脑组织所产生的局灶症状,早期可表现为刺激症状,如局限性癫痫,后期表现为认知功能下降和神经功能缺失症状。

目前,临床诊断主要依靠计算机断层扫描(CT)及磁共振成像(MRI)检查等影像学诊断,磁共振弥散加权成像(DWI)、磁共振弥散张量成像(DTI)、磁共振灌注成像(PWI)、磁共振波谱成像(MRS)、功能磁共振成像(fMRI)、正电子发射断层显像(PET)等对脑胶质瘤的鉴别诊断及治疗效果评价有重要意义。

脑胶质瘤确诊需要通过肿瘤切除或活检获取标本,进行组织和分子病理学检查,确定病理分级和分子亚型。目前主要的分子病理标记物包括:异枸橼酸脱氢酶(IDH)突变、染色体 1p/19q 联合缺失状态(co-deletion)、O6- 甲基鸟嘌呤 -DNA 甲基转移酶(MGMT)启动子区甲基化、α 地中海贫血伴智力低下综合征 X 连锁基因(ATRX)突变、端粒酶反转录酶(TERT)启动子突变、人组蛋白 H3.3(H3F3A)K27M 突变、*BRAF* 基因突变、*PTPRZ1-MET* 基因融合、miR-181d、室管膜瘤 *RELA* 基因融合等。这些分子标志物对脑胶质瘤的个体化治疗及临床预后判断具有重要意义。

脑胶质瘤治疗以手术切除为主,结合放疗、化疗、靶向治疗和免疫治疗等综合治疗方法。手术可以缓解临床症状，延长生存期，并获得足够肿瘤标本用以明确病理学诊断和进行分子遗传学检测。手术治疗的原则是最大范围安全切除肿瘤，而常规神经导航、功能神经导航、术中神经电生理监测和术中 MRI 实时影像等新技术有助于实现最大范围安全切除肿瘤。放疗可杀灭或抑制肿瘤细胞，延长患者生存期，常规分割外照射是脑胶质瘤放疗的标准治疗。胶质母细胞瘤（GBM）术后放疗联合替莫唑胺（TMZ）同步并辅助化疗，已成为成人新诊断 GBM 的标准治疗方案。

【接诊要点】

1. **病史** 有无头痛、抽搐等表现，有无高级语言功能障碍，有无视力、视野、嗅觉、听觉和肢体运动障碍，有无恶心、呕吐等症状，有无认知功能下降及精神症状。既往有无类似表现。

2. **体格检查** 神经系统全面检查，重点了解有无高级语言功能障碍，有无视盘水肿、脑神经障碍、运动感觉障碍、小脑共济运动障碍、病理反射等。

3. **辅助检查**

（1）颅骨 X 线片：主要表现为颅内压增高的征象；肿瘤钙化及松果体钙化移位等亦可显现，目前已较少采用。

（2）颅脑 CT：不同类型肿瘤表现不同。星形细胞瘤平扫常表现为低密度为主的混合病灶，亦可表现为等密度病灶，与脑实质分界不清，占位效应及瘤周水肿多为轻至中度，增强扫描时可增强亦可不增强；毛细胞性星形细胞瘤边界清楚，增强扫描时均匀强化；间变性星形细胞瘤病灶可见中、重度瘤周水肿，占位效应明显，增强扫描见边界较清楚的不均匀增强病灶，部分病灶呈不规则环形或花圈形增强，累及胼胝体及其附近脑白质的肿瘤常侵及两侧，呈蝴蝶状生长；多形性胶质母细胞瘤边缘更不规则,占位效应、瘤周水肿及增强更为明显;少突胶质细胞瘤钙化发生率为 50%~80%,常见弯曲条带状钙化,具特征性。

(3)颅脑 MRI:MRI 较 CT 更为准确,影像更为清楚,可发现 CT 所不能显示的微小肿瘤。MRI 主要显示脑胶质瘤出血、坏死、水肿组织等的不同信号强度差异及占位效应,并且可以显示病变的侵袭范围。多模态 MRI 不仅能反映脑胶质瘤的形态学特征,还可以体现肿瘤组织的功能及代谢状况。

具体表现见表 13-3-1。

表 13-3-1　胶质瘤 MRI 表现

肿瘤类型	MRI 表现
星形细胞瘤	病灶呈圆形和椭圆形,多表现为低和等 T_1 信号,高 T_2 信号,多数边缘不清;多数无或轻度强化
少突胶质细胞瘤	T_1 像为低或等信号,肿瘤边界清楚,瘤周水肿及占位效应较轻;T_2 像为高信号,不均匀;增强多不明显,少数呈不均匀强化,发生在脑室时多有较明显强化
间变性星形细胞瘤	T_1 像肿瘤边界不清,多呈低、等混杂信号,T_2 像等、高混杂信号;增强后多呈不规则环形或花圈形强化,可见附壁结节
多形性胶质母细胞瘤	T_1 像多为不规则形态,少数为圆形或椭圆形,边界不清,信号不均匀,瘤周水肿中、重度,占位效应明显;T_2 像显示瘤周水肿及肿瘤范围更明显

(4)磁共振波谱(MRS):评估肿瘤或放疗后坏死与正常脑组织内代谢差异。

(5)磁共振灌注成像(PWI):测量肿瘤内脑血流容

积,对肿瘤分级有价值;可区分肿瘤术后瘢痕、肿瘤复发及放射性坏死;指导临床活检以及疗效评估。

(6)磁共振弥散成像及弥散张量成像(DWI 和 DTI):评价肿瘤的侵袭状况,对肿瘤分级有价值;能够准确术前评价脑肿瘤生长与邻近白质纤维束的空间解剖关系,对于白质纤维束受压移位或受侵情况的评价将为手术计划的制订,以及对患者预后提供重要的指导作用;DTI还可以区分肿瘤与瘤周水肿,对于决定放疗区域、手术边缘及穿刺活检部位等均具有重要的价值。

(7)BOLD-fMRI:进行脑肿瘤术前功能区的定位,明确肿瘤与重要功能区的关系,指导手术治疗,使得肿瘤最大限度切除并保留重要功能区。

(8)PET 或 SPECT 扫描:应用放射标记的示踪剂评价肿瘤和正常脑组织代谢活性,对肿瘤术前分级评定和术中活检定位及鉴别复发、放疗后坏死有辅助意义。目前广泛使用的 PET 示踪剂为 ^{18}F-FDG。低级别脑胶质瘤一般代谢活性低于正常脑灰质,高级别脑胶质瘤代谢活性可接近或高于正常脑灰质,但不同级别脑胶质瘤之间的 ^{18}F-FDG 代谢活性存在较大重叠(2 级证据)。氨基酸肿瘤显像具有良好的病变 - 本底对比度,对脑胶质瘤的分级评价优于 ^{18}F-FDG,但仍存在一定重叠。

4. 鉴别诊断 需与相应部位脑肿瘤性疾病,如转移瘤、不典型脑膜瘤、脑内脱髓鞘样病变、淋巴瘤等相鉴别,还应与非肿瘤性疾病,如脑脓肿、结核、血管瘤等相鉴别。

【治疗】

1. 手术治疗 脑胶质瘤手术治疗方式主要可分为肿瘤切除术和病理活检术。脑胶质瘤手术治疗原则是最大范围安全切除(maximal safe resection),其基本目的包括:解除占位征象和缓解颅内高压症状;解除或缓解因脑胶质瘤引发的相关症状,如继发性癫痫等;获得病理组织和分子病理,明确诊断;降低肿瘤负荷,为后续综合治疗提供条件。

(1)肿瘤切除术适应证和禁忌证

1)适应证:CT 或 MRI 提示颅内占位;存在明显的颅内高压及脑疝征象;存在由于肿瘤占位而引起的神经功能障碍;有明确癫痫发作史;患者自愿接受手术。

2)禁忌证:严重心、肺、肝、肾功能障碍及复发患者,一般状况差不能耐受手术;其他不适合接受神经外科开颅手术的禁忌证。

(2)病理活检术适应证和禁忌证

1)适应证:肿瘤位于优势半球,广泛浸润性生长或侵及双侧半球;肿瘤位于功能区皮质、白质深部或脑干部位,且无法满意切除;需要鉴别病变性质。

2)禁忌证:严重心、肺、肝、肾功能障碍及复发患者,一般状况差不能耐受手术;其他不适合接受神经外科手术的禁忌证。

(3)术前准备:有癫痫发作的患者,要在术前服用抗癫痫药,以有效地控制癫痫发作。颅内压增高和 / 或瘤周水肿明显者可以使用皮质醇药物及甘露醇,缓解症状。影像学资料应尽量齐全,如头颅 CT、头颅平扫 / 增强 MRI 及基于 MRI 导航的计划制订等,评估肿瘤的位置和毗邻。对患者一般状态及主要脏器功能有充分了解,尤其是老年患者,尽量减少术中和术后的并发症。

(4)术中操作:要求在神经导航下进行肿瘤显微外科切除术,鼓励使用超声刀等设备。

1)皮肤切开:根据肿瘤部位设计皮肤切口,形成皮瓣后翻开。

2)开颅:按常规方法行骨瓣开颅。

3)硬脑膜切开:按常规方法做硬脑膜瓣,"×"形切开或瓣状切开翻向静脉窦侧。如硬脑膜下张力大,切开硬膜前可静脉快速滴注脱水药物或穿刺肿瘤囊变区缓慢放出部分囊液。

4) 切开硬脑膜后,首先了解肿瘤的确切位置、大小和范围。肿瘤一般呈灰白色或黄白色。位于皮质下或脑深部时,可见相应区域皮质脑沟变浅或消失,脑回增宽,呈灰白色,局部血管变细,有时也可见有粗大的供血动脉或小血管网,肿瘤周边血管因受推挤而向外分离。触诊可能较硬,也可能较软或有囊性感。

5) 确定肿瘤的深度和范围后,选择离重要功能区较远、抵达肿瘤又较近的部位,显微镜下电凝并剪开蛛网膜,经脑沟或皮质造瘘,脑压板牵开脑组织,逐步接近肿瘤,直到见到肿瘤。

6) 根据肿瘤所在部位、性质、范围及有无边界,决定切除肿瘤的方式。如肿瘤位于非功能区,且脑组织边界较清楚,应争取做显微镜下所见的病灶全切除或脑叶切除。如肿瘤位于功能区附近,应在功能 MRI 导航辅助下,在唤醒麻醉及术中电生理监测下进行而该区肿瘤切除,并注意安全界限的保留。

7) 关闭颅腔:肿瘤切除、止血完毕后根据情况进行瘤床置管引流,可按常规方法缝合硬脑膜,骨瓣复位,分层缝合帽状腱膜及皮肤。术者可根据术中具体情况及术后继续治疗情况进行去骨瓣或颞肌下减压术。

(5) 术后处理

1) 术后患者最好在 NICU(神经重症监护病房)密切监测各项生命体征,观察术后恢复情况。

2) 控制颅内压。术后可给予甘露醇消除脑水肿,必要时给予激素。

3) 抗癫痫治疗。对术前有癫痫发作的患者,术后应及时给予抗癫痫药。术前无癫痫的患者亦可予抗癫痫药来预防癫痫发作。

4) 对于引流管道、引流液的细致管理。

5) 推荐及时进行术后 CT 检查,了解术野情况,保障围手术期安全。

6）对于胶质瘤切除术后患者，在重要生命体征稳定的条件下，应在术后 72 小时内进行增强 MRI 检查，以了解肿瘤切除情况。

7）对于存在血栓性疾病高风险人群，按照相关指南进行预防治疗。

8）如果患者在术前及术后存在神经功能障碍，应及时制订康复计划。

9）关注术后患者的精神心理状态，必要时请相关科室会诊进行干预治疗。

10）根据病理结果及分子病理结果评估患者预后，并提出胶质瘤术后患者的规范化及个体化治疗方案。

2. 非手术治疗

（1）放射治疗：放疗可杀灭或抑制残余肿瘤细胞，延长生存期，多分割外放射治疗已经成为新诊断恶性胶质瘤的标准疗法。恶性胶质瘤具有原位复发的特点，且 90% 发生在距原发灶 2cm 的范围内，优化局部放疗方案是治疗的焦点。近来，多种剂量分割方法、多种放疗方式（立体定向外科，三维适形放疗，调强放疗，间质内近距离放疗等）及新放疗设备的应用进一步提高了放疗效果。

（2）化疗：考虑尽量在化疗前减轻肿瘤负荷。绝大多数化疗药物作用于分裂活跃的肿瘤细胞，且细胞毒性抗肿瘤药物杀灭肿瘤细胞遵循一级药代动力学原则，即每次应用化疗药物化疗时只能杀灭一定数量的肿瘤细胞。当肿瘤体积较小时，分裂细胞的比例最大，化疗效果发挥较好。因为胶质瘤的不均质性，使一个实体病灶中含有对不同药物敏感性不同的亚克隆；通常选择药物作用机制不同及药物毒性不重叠的药物进行联合化疗，是杀灭肿瘤细胞的主要化疗方法。可根据化疗药物敏感试验或分子病理试验结果，指导化疗药物的选择。恶性胶质瘤的化疗一直采用多种化疗药物单独或联合应用的方案。替莫唑胺(TMZ)联合同步放疗后继以6个周期TMZ辅助化疗可延长生存期。TMZ同步放疗联合辅助化疗成为新诊断多形性胶质母细胞瘤的标准治疗方案。如果经济条件有限,亦可选用亚硝基脲类药物治疗(如ACUN+VM26方案)。如果在进行替莫唑胺标准治疗方案的过程中明确肿瘤复发,可以考虑进行替莫唑胺增强药物密度方案治疗、亚硝基脲类化疗、含有铂类的多药化疗。应用于胶质瘤治疗的药物还有卡莫司汀、伊立替康、依托泊苷、顺铂、卡铂、环磷酰胺等。在现有治疗条件下,确认胶质瘤复发后,鼓励患者参加治疗胶质瘤的规范的临床药物试验。

(3)电场治疗:肿瘤治疗电场(TTF)是一种通过抑制肿瘤细胞有丝分裂发挥抗肿瘤作用的治疗方法,用于脑胶质瘤的电场治疗系统是一种便携式设备,通过贴敷于头皮的转换片产生中频低场强肿瘤治疗磁场。目前研究显示电场治疗安全且有效,推荐用于新发GBM和复发高级别脑胶质瘤的治疗。

(4)靶向治疗:虽然靶向治疗已经发展了几十年,但是对胶质瘤的疗效并不十分乐观。虽然通过高通量检测能够确定个体肿瘤的表征,使靶向治疗成为可能。然而,由于胶质瘤存在异质性,大大降低了靶向治疗的疗效。贝伐单抗是目前胶质瘤治疗中应用最为广泛的靶向药物。虽然贝伐单抗不能显著延长复发胶质瘤患者的总生存期(OS),但是可以显著延长患者的无进展生存期(FPS)。因此,贝伐单抗已经被美国国家综合癌症网络(National Comprehensive Cancer Network,NCCN)发布的《NCCN中枢神经系统肿瘤指南》列为复发性胶母细胞瘤的首选用药。

(5)免疫治疗:近年来,免疫治疗的研究取得了巨大进展,给胶质瘤患者的治疗带来了新的希望。免疫治疗的种类繁多,各有利弊。目前有关胶质瘤免疫治疗的临床试验多集中于Ⅰ/Ⅱ期临床试验,仍需进一步大规模的前瞻性临床研究来验证。

(代从新　审校:王裕)

第四节　颅内动脉瘤

【背景知识】

颅内动脉瘤是由于局部血管异常改变而产生的脑血管瘤样突起,主要见于中年人(30~60岁),在脑血管意外患者中居于第三位,仅次于脑血栓及高血压脑出血。动脉瘤的形成原因十分复杂,可能与先天因素、动脉硬化、感染、创伤等有关。颅内动脉瘤80%发生于脑底大脑动脉环(Willis circle)前半部,是蛛网膜下腔出血(subarachnoid hemorrhage,SAH)的最常见原因。

小而未破裂的动脉瘤多无症状。颅内动脉瘤的症状可分为三类:出血症状、局灶症状和缺血症状。颅内动脉瘤破裂出血多会导致蛛网膜下腔出血,症状为突然头痛、呕吐、意识障碍、癫痫样发作、脑膜刺激征等。Willis动脉环(图13-4-1)后半的动脉瘤出血时,头痛可仅位于枕部,还可有眩晕、复视、一过性黑矇、共济运动失调及脑干症状。颅内动脉瘤的局灶症状由瘤体压迫的位置不同而异,如海绵窦综合征(海绵窦内颈内动脉瘤)、动眼神经麻痹(后交通动脉瘤、脉络膜前动脉瘤和大脑后动脉 P_1 段动脉瘤,前者最常见)、展神经麻痹尤其是双侧麻痹(基底动脉瘤);较巨大的Willis动脉环前半部动脉瘤还可引起视功能障碍(颈内动脉-眼动脉瘤、大脑前动脉水平段动脉瘤和前交通动脉瘤)、垂体和下丘脑功能紊乱,甚至颅内高压和偏瘫、失语等。颅内动脉瘤缺血症状的主要原因是破裂后发生的动脉痉挛,根据动脉供血范围及梗阻严重程度的不同,可出现不同的神经障碍。

根据动脉瘤直径大小分类:d<0.5cm 为小动脉瘤,0.5 ≤ d<1.5cm 为一般动脉瘤,1.5 ≤ d<2.5cm 为大型动脉瘤, ≥ 2.5cm 以上为巨型动脉瘤。

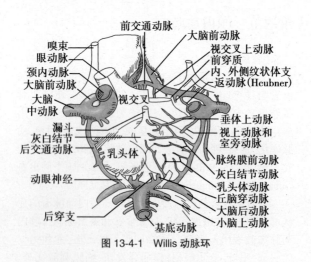

图 13-4-1　Willis 动脉环

【接诊要点】

1. **病史**　有无头痛、抽搐、意识障碍等表现,有无视力、视野、嗅觉、听觉和肢体运动障碍,有无恶心、呕吐等症状。既往有无类似表现,有无心脑血管疾病史等。

2. **体格检查**　神经系统全面检查,重点了解有无脑神经障碍、运动感觉障碍、小脑共济运动障碍、病理反射等;检查有无颅内压升高体征和脑膜刺激征。

3. **辅助检查**

(1)头颅 CT 平扫:急诊判断是否有蛛网膜下腔出血的首要检查,判断有无蛛网膜下腔出血、脑内血肿及出血范围、血肿大小,以及有无继发脑梗死、脑积水等情况。根据蛛网膜下腔出血的情况初步判断动脉瘤的位置。

(2)头颅 MRI：动脉瘤瘤腔内血流在 T_2 加权像中呈现低信号流空影，瘤腔内血栓在 T_1 加权像呈高信号影，与周围脑脊液对比明显，有助于显示血管造影阴性及未出血或出血基本吸收的疑似病例的诊断。

(3)CTA：既可以显示动脉瘤瘤体、瘤颈、瘤腔的三维结构，又可显示载瘤动脉和周围血管分支的三维解剖关系，特别是巨大动脉瘤造成的血管移位或被前床突遮盖时，可显示得更为清晰。在头颅 CT 平扫初步判断动脉瘤出血时，需进一步行该检查。

(4)DSA：诊断的金标准，如有可能皆应及早行此项检查。检查时的造影动态显示及三维重建，可更清楚地显示动脉瘤颈和载瘤动脉的情况。造影时行 Matas 试验有助于判断前交通动脉和后交通动脉开放情况，可作为术中能否暂时或永久阻断颈动脉或椎动脉的参考。

(5)腰椎穿刺脑脊液检查：如果临床疑似蛛网膜下腔出血而 CT 检查阴性，可行此项检查，一般出血 3 小时后脑脊液呈黄色或淡红色。已明确动脉瘤的情况下不行此检查，检查导致的蛛网膜下隙压力的变化可能导致动脉瘤再次出血。

4. 鉴别诊断　应与高血压性脑出血、脑血管畸形和脑底异常血管网病出血、颅脑损伤和颅内肿瘤出血等相鉴别。巨大的颅内动脉瘤有时可误诊为脑膜瘤、脑脓肿、实质性颅咽管瘤或垂体瘤等，应结合临床表现或其他检查方法予以鉴别。

5. 病情评估　Hunt 及 Hess 将颅内动脉瘤患者按照手术危险性分成五级（表 13-4-1）。若有严重的全身性疾病，如高血压、糖尿病、严重动脉硬化、慢性肺病及动脉造影，显示有严重的血管痉挛，其分级要加一级。

表 13-4-1　Hunt 和 Hess 分级

分级	症状
Ⅰ级	无症状,或轻微头痛及轻度颈强直
Ⅱ级	中度至重度头痛,颈强直,除有脑神经麻痹外,无其他神经功能缺失
Ⅲ级	倦睡,意识模糊,或轻微的灶性神经功能缺失
Ⅳ级	木僵,中度至重度偏侧不全麻痹,可能有早期的去脑强直及自主神经系统功能障碍
Ⅴ级	深昏迷,去脑强直,濒死状态

【治疗】

1. 非手术治疗

(1)指征:SAH 患者病情不适合手术或全身情况不能耐受开颅;诊断不明确需进一步检查;患者拒绝手术或手术失败;作为手术前后的辅助治疗手段。

(2)一般处理

1)密切观察病情变化,严重 SAH 患者尽量入住 ICU。

2)绝对卧床,头高位;防止发生深静脉血栓、压疮和失用性肌肉关节萎缩。

3)保持呼吸道通畅,定期予雾化和吸痰。

4)保持出入量平衡,注意营养支持。

5)镇痛、镇静等对症治疗;保持排便通畅,防止便秘。

(3)内科治疗

1)控制颅内压:125~250ml 甘露醇静脉快速输注,每日 2~4 次。可与呋塞米同用。

2)控制血压:血压应控制在 160/100mmHg 以下,尼莫地平最常用,可缓解蛛网膜下腔出血导致的脑血管痉挛,减少继发性脑缺血的发生。

3)防止癫痫发作:可用丙戊酸钠等抗癫痫药。

2. 手术治疗

(1)动脉瘤夹闭术

1)手术时机：Ⅰ~Ⅱ级患者争取在发病 3~4 天内手术，Ⅲ~Ⅳ级患者可根据患者的具体情况行早期(出血 3 天内)或晚期(出血 2 周左右)手术；若伴有脑血管痉挛或患者一般情况很差(Hunt 分级为Ⅴ级)，应延期至患者情况好转、脑血管痉挛消失后再手术。但动脉瘤破裂出血形成颅内血肿，并有明显的颅内压增高、脑功能障碍，甚至脑疝形成者，即使是Ⅴ级患者，经 DSA 证实后，均应立即手术，也可同时处理动脉瘤。

2)术前准备：行颅脑 CT、DSA 了解动脉瘤的大小、形状、位置、与周围血管的关系；详细体格检查，评估患者对手术的耐受能力；术前预防性使用抗生素；常规术前准备。

3)手术操作

A. 通常经翼点入路，切开头皮，翻转头皮及帽状腱膜瓣，显露颅骨。

B. 在颅骨上钻孔，以铣刀连通，将骨片游离取下。

C. 在硬脑膜上切开小孔，放出脑脊液与硬脑膜下积血，切开硬脑膜，予以悬吊。

D. 在显微镜下操作，通过脑部裂隙，显露动脉瘤并分离。

E. 分离出瘤颈的近、远侧壁后即可夹闭瘤颈。选好合适的瘤夹，张开瘤夹的叶片，伸到瘤颈的两侧，然后缓缓夹闭。叶片张开要够大，以免插破瘤颈，叶片尖端要超过瘤颈，以免夹闭不完全。

F. 关颅。硬脑膜严密缝合至不漏脑脊液。骨瓣复位，放置引流(未破裂动脉瘤可不放置)，缝合头皮。

4)术后处理

A. 切口引流于 24~48 小时后拔除。

B. 如有低血压可输血和给予提高血压的药物，使血压维持在原有或稍高的水平,以防发生低血压。

C. 术后复查脑血管造影,检验动脉瘤夹闭是否完全。

D. 术后如有意识障碍加重并出现局灶性神经症状,应立即进行 CT 扫描以排除颅内血肿,然后立即采取措施扩容、提高血压和降低颅内压。

(2) 血管内介入治疗

1) 采取经皮穿刺股(或颈)动脉,插入引导导管,再经引导导管插入微导管至动脉瘤内或载瘤动脉,经微导管送入栓塞材料(如可脱性球囊、可脱性微弹簧圈、固相液体栓塞剂),将动脉瘤或载瘤动脉闭塞。治疗方法有两种:直接选择性动脉瘤栓塞术、载瘤动脉闭塞术。

2) 适应证

A. 瘤颈清楚,动脉瘤瘤颈的直径与瘤体横径之比 ≤ 1/3、瘤颈直径 <4mm,可直接行选择性动脉瘤栓塞。

B. 无法直接进行手术夹闭或手术探查夹闭失败。

C. 全身情况差,不能耐受麻醉或手术的高危患者,反复出血的颅内动脉瘤。

D. 动脉瘤破裂出血后,一般情况差,有脑血管痉挛,病情分级为Ⅳ~Ⅴ级的患者,手术危险大。

E. 因动脉瘤解剖部位特殊不能手术或手术非常困难的,如海绵窦段动脉瘤,或解剖位置深,又在重要功能区,如后半循环的基底动脉分叉部和大脑后动脉 P_1 段动脉瘤。

F. 某些特殊的动脉瘤,如瘤颈宽、梭形动脉瘤、瘤壁厚、动脉壁硬化、巨大动脉瘤、复杂动脉瘤及手术夹闭后又增大的动脉瘤。

G. 患者不愿接受开颅手术者。

3) 禁忌证

A. 患者有多脏器功能损害。

B. 有严重脑损害表现者(包括有脑基底核区血肿、

脑干血肿、脑功能区大片梗死)。

C. 有继发性脑血管痉挛表现。

【操作】

MATAS 试验:一种经典的测试和训练大脑动脉侧支循环开放的方法,又名"压颈试验"。一般用手指压迫颈总动脉于第 6 颈椎横突上,时间从每次 10~15 分钟,逐渐延长到每次 30 分钟以上,每天 5~6 次,最后达到无头昏、眼花及肢体活动障碍时为合格。

(李炎 张笑 审校:高俊)

第五节 颅脑损伤

【背景知识】

颅脑损伤是因外界暴力作用于头部而引起,其发生与发展过程主要取决于两个基本条件,即致伤因素和损伤的性质。前者指机械性致伤因素,如暴力作用方式、力的大小、速度、方向及次数等;后者则为各不同组织和结构在接受暴力之后,所造成的病理损伤及病理生理变化。颅脑损伤分为原发性颅脑损伤和继发性颅脑损伤,前者包括头皮伤、颅骨骨折、脑震荡、脑挫裂伤、脑干伤、下丘脑损伤等;后者是致伤后一段时间逐步形成的脑损伤,如颅内血肿、脑水肿等。

颅脑损伤的临床表现因致伤机制、损伤部位和就诊时间而有差异。主要表现为:意识障碍(如嗜睡、蒙眬、浅昏迷、昏迷、深昏迷等)、头痛及呕吐、眼部征象(如瞳孔大小及反射异常、眼球活动异常、眼底改变等)、锥体束征、生命体征不稳定,严重者甚至会出现脑疝而危及生命。在某些严重情况下,颅脑损伤患者会合并一些特殊表现,如水盐平衡紊乱、高渗高血糖非酮症昏迷、脑性肺水肿等。

原发性颅脑损伤根据损伤的部位及性质可大致分为:头皮损伤(如头皮血肿、头皮裂伤、头皮撕脱伤等)、颅骨骨折(如线性骨折、凹陷骨折等)、闭合性颅脑损伤(如脑震荡、脑挫裂伤、脑干损伤、下丘脑损伤等)、开放性颅脑损伤(如火器性及非火器性损伤)。不同类型的颅脑损伤其严重程度不同。如颅脑损伤较重且出现继发性血肿或水肿,则需要非常重视,以免发生严重后果。

【接诊要点】

1. 病史 颅脑损伤患者通常伤情重、情况急、变化快,需要扼要问诊、迅速判断。如患者本人有逆行性遗忘或意识障碍,则需向家属及陪送人员了解情况。问诊内容包括:暴力的性质、大小、方向、着力点、着力次数,头颅在静止还是运动情况下受伤;伤后情况,包括伤后意识的改变,有无昏迷及昏迷的程度、持续时间,是否出现中间意识好转期和清醒的程度;有无头痛、呕吐、抽搐、瘫痪,有无瞳孔异常和耳鼻出血、溢液;伤后生命体征变化和曾经接受的治疗、检查结果,以及既往疾病史。

2. 体格检查 局部检查,包括头颅、颌面、五官及颈部,应注意头部着力点损伤情况,眼眶有无皮下淤血,耳鼻有无出血及溢液,颈部有无骨折、畸形或脱位等;全身检查,有无合并颈、胸、腹、四肢、脊柱的损伤;神经系统检查,包括意识状况、脑神经功能、躯体运动及感觉等。通常需要对患者进行格拉斯哥昏迷评分(GCS)。根据GCS评分,可将颅脑损伤分为轻度、中度和重度。一般认为,GCS 13~15分为轻度颅脑损伤,9~12分为中度颅脑损伤,8分及以下为重度颅脑损伤。

3. 辅助检查

(1)头颅CT平扫+颅骨像:脑震荡、脑挫裂伤、各类颅内血肿、脑室内出血、脑水肿、弥漫性轴索损伤、颅骨骨折等;急诊颅脑外伤首选检查。

(2)头颅X线片:可反映颅骨骨折情况,颅内异物形态、大小和数目,有无生理性或病理性钙化,颅骨缺损的形状、大小及颅颈损伤,在首选头颅CT的情况下已较少行 X 线片检查。

(3)头颅 MRI：对 CT 等密度的血肿、脑血管病，位于颅顶、颅底、颅后窝的病变或需要在冠状面和矢状面上显示的病损等。

(4)颈椎 X 线及颈椎 CT：怀疑颈椎损伤时需要加做。

(5)头颈 CTA，脑血管造影：蛛网膜下腔出血怀疑颅内动脉瘤。

4. 鉴别诊断 见表 13-5-1~ 表 13-5-3。

表 13-5-1 颅骨骨折鉴别

骨折类型	症状或体征
颅前窝骨折	眶周淤血（"熊猫眼"征） 球结膜下淤血 脑脊液鼻漏 可有嗅神经或视神经损伤
颅中窝骨折	脑脊液鼻漏或耳漏 可有 II~ VIII脑神经损伤 颈内动脉海绵窦因动静脉窦的形成而出现搏动性突眼和血管杂音 鼓室出血，鼻出血
颅后窝骨折	耳后淤血斑（巴特尔征，Battle sign） 可有后组脑神经（IX~ XII损伤

表 13-5-2 脑损伤鉴别

脑损伤 类型	症状或体征
脑震荡	短暂意识障碍，一般不超过半小时 逆行性遗忘 神经查体无特殊 头颅 CT 不可见颅内损伤性改变

续表

脑损伤类型	症状或体征
脑挫裂伤	意识障碍时间较长,一般超过半小时 局灶性神经功能症状和体征 可有脑疝表现 头颅 CT 可见脑组织呈混杂密度改变,周围可有水肿,可有中线移位和蛛网膜下腔出血
弥漫性轴索损伤	伤后持续昏迷 生命体征紊乱 瞳孔变化 四肢肌张力增高,锥体束征阳性 脑干生理性反射可消失 头颅 CT 和 MRI 可见大脑皮质和白质之间、脑室周围、胼胝体、脑干及小脑内有散在的小出血灶,无占位效应

表 13-5-3 颅内血肿鉴别

颅内血肿类型(图 13-5-1)	症状或体征
硬脑膜外血肿	意识障碍三种情况:进行性颅内压增高及意识障碍、昏迷—清醒—昏迷、伤后持续昏迷 颅内压增高 可有小脑幕切迹疝 头颅 CT 可见颅骨内板下凸透镜状高密度区
硬脑膜下血肿	多有进行性意识障碍 颅内压增高 可有小脑幕切迹疝及局灶性神经功能障碍 头颅 CT 可见颅骨内板下新月状高密度区

续表

颅内血肿类型(图 13-5-1)	症状或体征
脑内血肿	多有进行性意识障碍,且较持久 颅内压增高 可有小脑幕切迹疝及局灶性神经功能障碍 头颅 CT 可见脑内高密度区,周围可有水肿,脑室和脑池变窄,可有中线移位

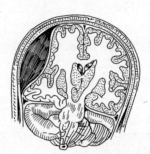

硬脑膜外血肿

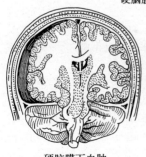

硬脑膜下血肿

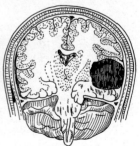

脑内血肿

图 13-5-1 颅内血肿

【治疗】

1. 非手术治疗 约 85% 的颅脑损伤患者不需要手

术治疗,其中包括绝大多数轻、中度及部分重度颅脑损伤患者。

(1)监测生命体征、血氧饱和度及神经系统功能,若神经系统功能恶化,及时复查头颅 CT。

(2)保持呼吸道通畅,必要时,可行气管插管;吸入氧气,避免低氧血症。

(3)降低颅内压:可保持头高卧位,予甘露醇、高渗盐水或呋塞米脱水。如高颅压症状明显,则该措施更应及时。

(4)如合并癫痫症状,可予抗癫痫药(如丙戊酸钠、左乙拉西坦等)。

(5)维持水、电解质平衡,适当限制液体入量。

(6)对症降温、镇静。

(7)如出血过多,可予输血补液治疗;如为开放性伤口,可积极应用抗生素治疗,伤后 24 小时内肌内注射破伤风抗毒素。

(8)病情稳定后,可开始康复治疗,包括高压氧、理疗、针灸、功能锻炼等。

2. 手术治疗

(1)指征

1)头皮损伤:紧急处理时压迫止血。早期清创缝合,一般在 24 小时内可行一期缝合。

2)颅骨损伤:粉碎性骨折合并开放性损伤时,应行手术清创,清除游离碎骨片,硬膜裂开缝合修补;凹陷性骨折片陷入颅腔 >1cm,可择期行骨折片复位或清除术;凹陷性骨折片压迫脑组织,引起癫痫发作或神经功能障碍,应尽早行骨折片复位或清除术;大面积骨折片陷入颅腔,引起颅内压增高,应急诊行骨折片清除减压术。

3)脑损伤:病情危急,已有脑疝者;CT 显示幕上血肿 >30ml,幕下血肿 >10ml,中线结构有移位者;病情进行性加重,并出现意识障碍加重、瞳孔变化或局灶性神经系统症状和体征者。

(2)术前准备:做好生命体征监测,保持呼吸道通畅,通过影像学检查充分明确颅脑损伤的范围和性质。明确有无其他损伤及其他基础疾病。

(3)手术操作:标准外伤大骨瓣开颅术(standard large trauma craniotomy)。

1)手术切口:手术切口始于颧弓上耳屏前1cm,于耳郭上方向后上方延伸至顶骨正中线,然后沿正中线向前至前额部发际下。若颅脑伤患者术前病情急剧恶化,出现脑疝症状时,应首先采取紧急颞下减压术。在颞部耳郭上方迅速切开头皮,分离颞肌,颅骨钻孔,用咬骨钳扩大骨窗,放出部分硬脑膜外血肿。若为硬脑膜下血肿,则应迅速切开硬脑膜,放出并吸出部分血肿。紧急颞下减压术能暂时有效地降低颅内高压,缓解病情。其后,应选择标准外伤大骨瓣开颅术。

2)骨瓣:采用游离骨瓣或带颞肌骨瓣,顶部骨瓣旁开正中线矢状窦2~3cm。

3)切开硬脑膜:对于已采用紧急颞下减压术的患者,从原来颞部硬脑膜切开处做"T"字形硬脑膜切开。若未采用紧急颞下减压术患者,应从颞前部开始切开硬脑膜,再做"T"字弧形切开硬脑膜。硬脑膜切开后可以暴露额叶、颞叶、顶叶、颅前窝、颅中窝。

4)硬脑膜切开后,采取冲洗、吸引、杯状钳等轻柔去除硬脑膜下血肿。血肿清除后,仔细寻找出血来源予以止血。对于肉眼可见的挫裂伤坏死脑组织应予以吸除,但重要功能区的挫裂伤脑组织应慎重处理。对于脑深部血肿应慎重处理,如其造成颅内高压、脑移位或神经功能障碍,则应予以清除。

5)颅内手术完毕后,应尽可能缝合硬脑膜,对于去骨瓣患者需要使用人工硬脑膜材料进行减张缝合。

6)可放置术区引流管,出血破入脑室者留置脑室外引流管。

(4)术后处理:适时换药,观察生命体征及神经功能,监测颅内压;复查头颅 CT 及 MRI;病情稳定后,可开始康复治疗。

【操作】

头皮清创缝合术:剃光裂口周围至少 8cm 以内的头发,在局麻或全麻下,用灭菌清水冲洗伤口,然后用消毒软毛刷蘸肥皂水刷净创部和周围头皮,彻底清除可见的毛发、泥沙及异物等,再用生理盐水至少 500ml 冲洗肥皂泡沫。继而用灭菌干纱布拭干创面,以聚维酮碘、生理盐水冲洗伤口周围皮肤,对活跃的出血点可用压迫或钳夹的方法暂时控制,待清创时再一一彻底止血。常规铺巾后由外及里分层清创,创缘修剪不可过多,以免增加缝合时的张力。其后缝合帽状腱膜和皮肤。若直接缝合困难时可将帽状腱膜下疏松层向周围分离,施行松解术后缝合;必要时亦可将裂口做"S"形、三叉形或瓣形延长切口,以利缝合,一般不放皮下引流条。若出现头皮缺损,则需联系整形外科行皮瓣转移。

Tips:

1. 老年人慢性硬膜下出血因症状可能较为轻微,常被忽视,需予以警惕。

2. 颅脑外伤患者伤后 6 小时、24 小时、72 小时需复查头颅 CT 以排除迟发性脑出血。

3. 对颅脑外伤急诊患者的处理,最好在神经外科专科医师的指导下进行。

(李炎　张笑　审校:高俊)

第六节　椎管内肿瘤

【背景知识】

椎管内肿瘤是指生长于脊柱和脊髓相邻组织,如神经根、脊膜、血管、脂肪组织及胚胎残余组织等的原发或转移性肿瘤。其发病率国外报道约为 2.5/10 万。

1. 根据肿瘤与脊柱水平部位的关系分为颈段、胸段、腰段及骶尾段肿瘤。

2. 按肿瘤的性质与组织学来源分为良性肿瘤与恶性肿瘤。前者有神经鞘瘤、脊膜瘤、血管瘤、皮样囊肿、表皮样囊肿、脂肪瘤及畸胎瘤等。后者有胶质瘤、转移性肿瘤等。

3. 根据肿瘤与硬脊膜的关系分为两大类：硬脊膜外肿瘤和硬脊膜内肿瘤，后者又分为髓内肿瘤和髓外肿瘤。

(1)硬脊膜内肿瘤

1)髓内肿瘤：主要为神经胶质瘤，约占椎管内肿瘤的 10%。组织学类型大致包括：①室管膜瘤，来自脊髓中央管表面的室管膜细胞，质地较硬，常有明显分界。②星形细胞瘤，恶性程度较低，但往往浸润生长，与脊髓组织无明显分界。③神经胶质母细胞瘤，少见，恶性程度高，浸润性生长。

2)髓外肿瘤：较常见，绝大部分为良性，手术切除效果良好。常见有：①发自脊神经根的神经鞘瘤/神经纤维瘤，与脊髓分界清楚，肿瘤有光滑的包膜，以硬脊膜内者最常见，也可发生于硬脊膜外，约有 8.5% 的神经纤维瘤同时生长于硬脊膜内、外与椎旁，称为哑铃形神经纤维瘤。②脊膜瘤，常为单发，也可多发，多位于脊髓蛛网膜之外，与硬脊膜内面常有粘连。

(2)硬脊膜外肿瘤：约占椎管内肿瘤的 25%，以恶性肿瘤居多，也可为身体其他部位肿瘤转移至此。硬脊膜外也可发生良性肿瘤，常见的有神经纤维瘤、脊膜瘤和脂肪瘤等。

一般椎管内肿瘤发展较缓慢，病程多在 1~3 年，转移癌多在半年以内。其特异性的临床表现主要取决于肿瘤部位。上颈椎和枕骨大孔肿瘤常位于腹侧,表现为枕颈部疼痛及上肢远端肌力弱、肌萎缩及手指运动笨拙。任何水平髓外肿瘤均可能导致颅内压增高,颈髓肿瘤甚至可能出现脑积水。节段性运动减弱和锥体束征是中下段颈髓肿瘤的特征。早期不对称症状与体征是一侧硬膜内肿瘤最为典型的表现,布朗 - 塞卡综合征(Brown-Séquard syndrome,又称脊髓半切综合征)亦较为常见。在胸髓肿瘤中,锥体束征比较突出。早期易产生肌强直及乏力,后期易导致肌肉痉挛。力弱通常起源于远端,特别是踝部及拇指背侧最明显,感觉性共济失调主要与背侧中线处肿瘤压迫双侧后柱相关。膀胱及直肠功能早期影响不大,直到临床后期方产生。终丝室管膜瘤最常见表现为腰背疼痛,在不同的时段产生不对称性的放射至双腿的疼痛,静卧时疼痛加剧,尤其在较大的马尾神经肿瘤患者更为常见。

【接诊要点】

1. **病史** 应详细了解有无脊神经根痛及其放射部位,有无感觉、运动和二便障碍及发生的节段和先后次序。既往有无基础疾病及肿瘤疾病史。

2. **体格检查** 全面的神经查体,了解有无疼痛(尤其是神经根痛),有无感觉平面、运动及反射异常,有无自主神经功能异常等。

3. **辅助检查**

(1)MRI 扫描:能显示肿瘤的大小、数目和位置,并可显示肿瘤与脊髓的关系及肿瘤内部组成,是最为重要且必不可少的影像学检查。

(2)CT 扫描:可详细了解骨性结构关系及骨质破坏程度,指导手术重建脊柱的稳定性。

(3)脊柱 X 线片:动力像便于了解脊柱的曲度变化、有无潜在不稳。

(4)腰椎穿刺:可用于神经系统疾病的诊断和治疗,

可行脑脊液常规生化检验、脑脊液动力学试验、测量颅内压及行脊髓造影；如有炎症、恶性肿瘤或颅高压症状时，可用来引流脑脊液或鞘注药物。

(5)脊髓造影：可以提示蛛网膜下隙是否有梗阻，并能确定梗阻平面及梗阻程度。目前临床上基本不采用。

(6)脊髓血管造影：可显示肿瘤病理性血管及其供血动脉和引流静脉情况，对手术操作有指导意义，对于血管瘤、血管网织细胞瘤及其他血管性病变的诊断和手术切除有指导意义。

(7)泌尿系超声：胸腰段及骶尾部椎管内病变，术前常规行膀胱残余尿检查，了解膀胱功能。

4. 鉴别诊断 应与脊髓蛛网膜炎、脊髓血管畸形、椎间盘突出、脊髓空洞症、脊柱结核和脊柱原发或继发性肿瘤相鉴别。

【治疗】

1. 非手术治疗 临床观察、药物对症，仅适用于肿瘤占位效应不明显、临床症状不严重、对手术风险顾虑大的患者。放射治疗不作为一线治疗，仅适用于无法全切的恶性肿瘤。

2. 手术治疗（以髓内肿瘤切除术为例）

(1)指征：确诊为脊髓髓内肿瘤并有进行性加重的神经功能障碍者。

(2)禁忌证

1)年迈体弱、心血管功能不佳，难以耐受手术者。

2)严重高血压、糖尿病急需先行治疗者。

3)全身或手术部位有急性炎症者。

4)完全性截瘫已历时 3 个月以上，手术无恢复希望者。

5)对手术有顾虑或对手术疗效抱有极大希望的患者。

(3)术前准备

1)全身性一般准备:积极改善患者全身情况,有便秘者给予缓泻药。

2)颈部病变影响呼吸者,术前应进行呼吸锻炼,并予雾化吸入。

3)术后需俯卧者,应提前进行俯卧位训练,使患者能适应此卧位。

4)术前日备皮,颈部手术应剃去枕部头发。

5)术前应根据体表标志,对手术范围予以定位。从枕骨结节向下,第一个触及的骨性突起是第2颈椎棘突,约与第2颈椎椎体在同一水平。第7颈椎棘突位于颈胸椎交界位置,颈前屈时更为明显。两侧肩胛下角连线,通过第7胸椎棘突,约平第8胸椎椎体。双侧髂嵴最高点连线,通过第4腰椎棘突或第4、5腰椎间隙。

6)术前需测量相应部位的支具,利于术后佩戴。

(4)手术操作

1)手术体位:椎管内肿瘤手术入路以后正中入路为主,体位可选择侧卧位或俯卧位。髓内肿瘤建议采用侧俯卧位,利于术者精细操作。大多数椎管内肿瘤的切除可选择俯卧位或侧卧位。对于脊柱稳定性破坏较大的患者,需在肿瘤切除同期行内固定和植骨融合,则应选择俯卧位。

2)切口:根据体表标志进行定位,根据 MRI 显示的肿瘤长度,决定手术切口和椎板切除的数目。

3)术中定位:椎管内肿瘤的定位,尤其是胸椎管肿瘤的定位,有定位偏移的可能。术中采用 C 形臂机、O 形臂等手段定位,可使定位更加精准。

4)椎板切除:传统方式为先用小咬骨钳咬开突破口,避免因器械插入椎板下过深而损伤脊髓,然后改用大咬骨钳或椎板咬骨钳扩大骨窗,直至显露出肿瘤的上下边界，但不宜超出关节突，以保持脊柱的稳定性。现在随着超声骨刀的应用，可以完整切开椎板，肿瘤切除后再以钛板连接复位固定，即椎板成形术，其对减少硬膜外瘢痕组织及粘连效果较好。

5）神经电生理监测：主要可监测脊髓的体感诱发电位（SEPs）和运动诱发电位（MEPs），是确保椎管内肿瘤，尤其是髓内肿瘤安全切除的重要辅助手段。

6）肿瘤切除：根据肿瘤病理性质不同，手术操作方法和切除程度亦不同。一般来说，应既尽可能多地切除瘤组织，又不增加脊髓功能障碍。对于难以全切的肿瘤，如脂肪瘤、Ⅱ级以上星形细胞瘤和上皮样囊肿等，要求在不加重脊髓损伤的情况下做到肿瘤切除适度，防止肿瘤未能全切而脊髓功能又遭受严重损害或完全丧失。

7）切口缝合：肿瘤摘除后，手术野中的出血点用双极电凝彻底止血。对肿瘤完全切除者可严密缝合硬脊膜，肿瘤部分切除者硬脊膜可敞开减压，将其边缘缝吊于周围的肌肉上。良性肿瘤可考虑还纳椎板，恶性肿瘤考虑有水肿加重的可能性者，可予切除椎板减压。肌肉、深筋膜、皮下组织、皮肤分层缝合。如果术前患者凝血功能障碍或手术范围较广，渗血明显，建议放置术区引流管。

（5）术后处理

1）术后仰卧或侧卧，最好卧硬板床。翻身时应使身体平直，避免扭曲，保持轴线翻身。

2）术后应严密观察有无肢体功能障碍加重，感觉平面有无上升下降，如有上升，表明脊髓功能有进一步损害，需找出原因，及时处理。如考虑到有术后血肿压迫的可能，需尽早打开切口进行相应处理。颈椎手术者应密切观察呼吸情况。

3）注意术区引流量的多少，有无新鲜出血。如引流液颜色逐渐变淡,可考虑及时拔除,并予以引流管口缝合。

4)高颈段手术后,有时可发生中枢性高热,应及时处理。

5)手术切口每2~3天更换敷料1次,如有红肿渗出,及时予以康复理疗。

6)术前如无大小便功能障碍,术后通常2~3天拔除尿管。

(李智敏　审核:高俊)

第七节　癫痫

【背景知识】

国际抗癫痫联盟(International League Against Epilepsy,ILAE)1989年推荐的癫痫和癫痫综合征分类方案将癫痫分为局灶性和全面性,沿用至今。局灶性癫痫发作仅累及一部分脑,通常为一侧大脑半球1个脑叶的部分结构。局灶性癫痫发作可伴有意识障碍(既往称为复杂部分性癫痫发作),或者没有意识障碍(既往称为单纯部分性癫痫发作)。局灶性癫痫发作可在数秒内演变为双侧强直-阵挛性癫痫发作,也称为继发性全面性癫痫发作。颞叶癫痫是最常见的局灶性癫痫。颞叶癫痫分为内侧型和外侧型,大多数可以进一步定位到内侧颞叶(海马、杏仁核和海马旁回)。海马硬化是内侧颞叶癫痫最常见的基础病因,也是接受手术的内侧颞叶癫痫患者最常见的病理改变。

【接诊要点】

1. 颞叶癫痫的发作时常见的临床表现

(1)大多数患者会有"先兆(aura)",常见特征包括上腹部有上升感、似曾相识、幻味、幻嗅。先兆可单独出现,也可出现后接着发生伴意识或知觉损害的局灶性癫痫发作。

(2)复杂部分性癫痫发作,通常表现为动作停止和凝视,持续 30~120 秒。在此期间,患者一般无意识且无反应。

(3)自动症较常见,为重复、刻板、无目的动作。颞叶癫痫中的自动症通常是轻度的,涉及手(采摘、摆弄、摸索)和口(咀嚼、咂嘴)。

(4)单侧自动症通常发生在癫痫发作灶的同侧,而失张性姿势几乎总是发生在对侧。癫痫发作开始时的偏头动作往往是偏向发作灶的同侧,之后发生的偏头动作则是偏向对侧。

(5)发作过后的意识模糊一般在几分钟内好转。发作过后在癫痫发作灶对侧可出现轻偏瘫,在优势半球的癫痫发作过后可出现失语。用癫痫起源灶同侧的手擦鼻子是内侧颞叶癫痫发作后常见的事件。发作后徘徊也常见。

2. 辅助检查

(1)脑电图:发作间期的脑电图如有异常,一般是显示颞区癫痫样尖波。发作期脑电图显示出相对明确的节律性和扩展性放电的特征性组合,通常的放电频率在 θ 波范围内。发作后经常可观察到一侧的脑电活动变慢。

(2)海马 MRI:海马萎缩(T_1WI 海马体积变小)和海马硬化(T_2FLAIR 信号增强)。

(3)功能性和代谢性影像学技术,包括 PET、SPECT 和功能 MRI,往往用于外科评估,以帮助确定内侧颞叶癫痫发作在哪一侧及其具体位置。

【治疗】

1. 手术指征

(1)药物难治性癫痫:世界范围内仍对此缺乏统一的标准,目前普遍接受的是观察至少 2 年和至少 2 种适合的药物治疗。一般情况下,每月1次以上发作(特别是全面性发作)可考虑为难治,但要同时考虑不同类型发作对患者造成的不同影响。

(2)继发性癫痫:脑部有占位病变伴癫痫的患者,如低级别胶质瘤或海绵状血管瘤,特别是对于一些小的、局灶的、高度致痫的病变。

2. 手术方法 包括前颞叶切除术、选择性海马杏仁核切除术、前颞叶离断术、大脑半球切除术、大脑半球离断术、多软膜下横切术、迷走神经刺激术、脑深部电刺激术、立体定向脑电图等。

(刘琦 审核:郭毅)

第八节 运动异常疾病

【背景知识】

运动异常疾病(movement disorders)又称锥体外系疾病(diseases of extrapyramidal system)主要表现为随意运动调节功能障碍,肌力、感觉及小脑功能不受影响。本组疾病源于基底核功能紊乱,通常分为肌张力增高-运动减少和肌张力降低-运动过多。前者主要包括帕金森病及其他病因导致的帕金森综合征,后者包括震颤、肌张力障碍、舞蹈症、共济失调、肌阵挛等。在运动异常疾病的诊断过程中,临床表现是关键,需要临床实践和临床经验的积累。

帕金森病(Parkinson disease,PD)的基本特征是运动徐缓、震颤、肌强直、姿势不稳。帕金森病诊断的首要核心标准是明确帕金森综合征,定义为:出现运动迟缓,并且至少存在静止性震颤或强直这两项主征的一项。一旦明确诊断为帕金森综合征,则按照表13-8-1标准进行诊断。

表 13-8-1 帕金森病诊断标准

1. 临床确诊的帕金森病

需要具备：①不存在绝对排除标准；②至少存在 2 条支持标准；③没有警示征象

2. 临床很可能的帕金森病

需要具备：①不符合绝对排除标准；②如果出现警示征象则需要通过支持标准来抵消：如果出现 1 条警示征象，必须需要至少 1 条支持标准抵消；如果出现 2 条警示征象，必须需要至少 2 条支持标准抵消；如果出现 2 条以上警示征象，则诊断不能成立

支持标准

1. 多巴胺能药物的治疗明确且显著有效

在初始治疗期间，患者的功能可恢复或接近至正常水平。在没有明确记录的情况下，初始治疗的显著应答可定义为以下两种情况：①药物剂量增加时症状显著改善，剂量减少时症状显著加重。以上改变可通过客观评分（治疗后 UPDRS- Ⅲ 评分改善超过 30%）或主观描述（由患者或看护者提供的可靠而显著的病情改变）来确定；②存在明确且显著的开 / 关期症状波动，并在某种程度上包括可预测的剂末现象

2. 出现左旋多巴诱导的异动症

3. 临床体检观察到单个肢体的静止性震颤（既往或本次检查）

4. 辅助检测

以下辅助检测阳性有助于鉴别帕金森病与非典型性帕金森综合征：存在嗅觉减退或丧失，或头颅超声显示黑质异常高回声（>20mm²)，或心脏间碘苄胍闪烁显像法显示心脏去交感神经支配

绝对排除标准

出现下列任何 1 项即可排除帕金森病的诊断（但不应将有明确其他原因引起的症状算入其中，如外伤等）

1. 存在明确的小脑性共济失调，或者小脑性眼动异常（持续的凝视诱发的眼震、巨大方波跳动、超节律扫视）

2. 出现向下的垂直性核上性凝视麻痹，或者向下的垂直性扫视选择性减慢

3. 在发病后 5 年内,患者被诊断为高度怀疑的行为变异型额颞叶痴呆或原发性进行性失语

4. 发病 3 年后仍局限于下肢的帕金森样症状

5. 多巴胺受体拮抗剂或多巴胺耗竭剂治疗诱导的帕金森综合征,其剂量和时程与药物性帕金森综合征相一致

6. 尽管病情为中等严重程度(即根据 MDS-UPDRS,评定肌强直或运动迟缓的计分 >2 分),但患者对高剂量(不少于 600mg/d)左旋多巴治疗缺乏显著的治疗应答

7. 存在明确的皮质复合感觉丧失(如在主要感觉器官完整的情况下出现皮肤书写觉和实体辨别觉损害),以及存在明确的肢体观念运动性失用或进行性失语

8. 分子神经影像学检查突触前多巴胺能系统功能正常

9. 存在明确可导致帕金森综合征或疑似与患者症状相关的其他疾病,或者基于全面诊断评估,由专业医师判断其可能为其他综合征,而非帕金森病

警示征象

1. 发病后 5 年内出现快速进展的步态障碍,以致需要经常使用轮椅

2. 运动症状或体征在发病后 5 年内或 5 年以上完全不进展,除非这种病情的稳定与治疗相关

3. 发病后 5 年内出现延髓麻痹症状,表现为严重的发声困难、构音障碍或吞咽困难(需进食较软的食物,或通过鼻胃管、胃造瘘进食)

4. 发病后 5 年内出现吸气性呼吸功能障碍,即在白天或夜间出现吸气性喘鸣或频繁的吸气性叹息

5. 发病后 5 年内出现严重的自主神经功能障碍,包括:①直立性低血压,即在站起后 3 分钟内,收缩压下降至少 30mmHg(1mmHg=0.133kPa)或舒张压下降至少 20mmHg,并排除脱水、药物或其他可能解释自主神经功能障碍的疾病;②发病后 5 年内出现严重的尿潴留或尿失禁(不包括女性长期存在的低容量压力性尿失禁),且不是简单的功能性尿失禁(如不能及时如厕)。对于男性患者,尿潴留必须不是由前列腺疾病所致,且伴发勃起障碍

续表

6. 发病后 3 年内由于平衡障碍导致反复(>1 次 / 年)跌倒

7. 发病后 10 年内出现不成比例的颈部前倾或手足挛缩

8. 发病后 5 年内不出现任何一种常见的非运动症状,包括嗅觉减退、睡眠障碍(睡眠维持性失眠、日间过度嗜睡、快动眼期睡眠行为障碍)、自主神经功能障碍(便秘、日间尿急、症状性直立性低血压)、精神障碍(抑郁、焦虑、幻觉)

9. 出现其他原因不能解释的锥体束征

10. 起病或病程中表现为双侧对称性的帕金森综合征症状,没有任何侧别优势,且客观体检亦未观察到明显的侧别性

PD 的治疗药物包括复方左旋多巴、多巴胺受体激动剂(DA)、单胺氧化酶(MAO-B)抑制剂、儿茶酚 -O- 甲基转移酶(COMT)抑制剂、抗胆碱能药物、金刚烷胺等。DA 引起的运动症状波动可能比左旋多巴更少,并且有证据表明年轻时发病的 PD 患者中左旋多巴相关异动症的发病率较高,所以在开始治疗时对较年轻患者(<65 岁)可优先使用 DA,对年龄较大患者(≥ 65 岁)使用复方左旋多巴。MAO-B 抑制剂司来吉兰和雷沙吉兰可能对早期 PD 患者有用,但单药治疗对症状的改善仅为轻度。COMT 抑制剂可以延长左旋多巴的作用时间,必须与复方左旋多巴合用,不能单独使用。对于年龄 <65 岁、受震颤困扰并且不伴明显运动徐缓和步态障碍的患者,抗胆碱能药物作为单药治疗是最有用的,对于经左旋多巴或 DA 治疗后仍有持续性震颤的更晚期 PD 患者也可能有益,年龄较大或痴呆的患者及不伴震颤的患者禁用抗胆碱能药物。

对于中晚期 PD,规律药物治疗中出现较为明显的运动并发症,如开关现象、剂末现象、异动症等,可以考虑进行手术治疗,目前脑深部电刺激术已逐步取代传统的毁损手术。

【接诊要点】

1. 病史

(1)起病时间,起病时的症状、部位。

(2)病情随时间的进展。

(3)病程中用药情况,药物的效果。

(4)既往是否有外伤、脑梗死等其他脑部疾病。

(5)家族中是否有类似疾病亲属。

2. 体格检查

(1)是否有眼震。眼震的方向、频率。

(2)四肢肌力、肌张力。四肢腱反射及病理反射。

(3)步态。双侧指鼻试验、轮替试验、跟-膝-胫试验,龙贝格征(Romberg sign)。

3. 辅助检查

(1)头 MRI 平扫,需要包括三维 MRI 扫描。

(2)泌尿系 B 超,膀胱残余尿。

(3)心脏交感神经显像(MIBG)检查。

(4)嗅觉测定。

(5)术前行头 CT 平扫 + 三维重建。

【治疗】

1. 手术步骤

(1)准备工作:于病房固定头架,固定后即刻行头 CT+ 三维重建,与术前导航 MRI 进行融合,并根据靶点计算数据。

(2)局麻行放置电极,行术中微电极(MER)监测,并进行测试。若患者不能配合局麻手术,该步骤可改为全麻。

(3)全麻下前胸部放置脉冲发生器。

2. 若采用局麻手术,手术前停用一个周期的药物,使得手术中放置电极后可进行测试。

3. 靶点选择主要依据患者症状及用药情况(表13-8-2)。

表 13-8-2 患者症状与靶点选择关系

	震颤	僵直	运动迟缓
Vim	+++	+	–
GPi	+	+++	+++
STN	++	++	+++

（刘琦 审校：郭毅）

参考文献

［1］H RICHARD WINN, MICHEL KLIOT, L DALELUNSFORD, 等. 尤曼斯神经外科学 [M]. 5 版. 王任直, 译. 北京：人民卫生出版社, 2009.

［2］SCHMIDEK H H. 神经外科手术学 [M]. 4 版. 王任直, 译. 北京：人民卫生出版社, 2003.

［3］王忠诚. 王忠诚神经外科学 [M]. 湖北：湖北科学技术出版社, 2005.

［4］吴孟超, 吴在德. 黄家驷外科学 [M]. 7 版. 北京：人民卫生出版社, 2008.

［5］中华医学会. 临床诊疗指南：神经外科学分册 [M]. 北京：人民卫生出版社, 2006.

［6］谭启富, 李龄, 吴承远. 癫痫外科学 [M]. 北京：人民卫生出版社, 2006.

［7］李勇杰. 功能神经外科学 [M]. 北京：人民卫生出版社, 2018.

第十四章

血管外科

第一节　单纯性下肢浅静脉曲张

【背景知识】

单纯性下肢浅静脉曲张指病变范围仅限于下肢浅静脉,包括大隐静脉、小隐静脉及其分支,表现为浅静脉伸长、迂曲而呈曲张状态,不伴有深静脉病变或其他先天性畸形的下肢浅静脉曲张多发生于从事持久站立工作、体力活动强度高,或久坐少动的人。

解剖:下肢浅静脉系统由大隐静脉、小隐静脉及其分支组成。大隐静脉是人体最长的静脉,起自足背静脉网内侧,沿小腿和大腿内侧上行,位于深筋膜浅面,在大腿根部隐静脉裂孔处穿过筛筋膜,汇入股总静脉。大隐静脉在进入深静脉之前,一般有五个属支,即旋髂浅静脉、腹壁下浅静脉、阴部外静脉、前副大隐静脉、后副大隐静脉。小隐静脉始于跟腱外侧,在小腿下 2/3 段于皮下脂肪中上行,然后穿入肌肉筋膜,行于腓肠肌内、外侧头之间,一般在膝部皮肤皱纹近侧 4~6cm 处,汇入腘静脉,少数直接汇入大隐静脉。

病因:静脉壁薄弱、静脉瓣功能缺陷及浅静脉内压力升高。

【接诊要点】

1. 病史

(1)患肢久坐或行走后沉重,酸胀或胀痛,易疲劳,平卧休息或抬高患肢后症状可减轻。

(2)曲张静脉局部红、肿、热、痛,可扪及红肿的索条,有压痛。好发因素:①长时间站立或坐位;②体形高大和肥胖;③妊娠和腹压增高;④遗传和习惯性便秘等。

(3)深静脉有无阻塞。

(4)浅静脉和交通静脉瓣膜功能检查(表 14-1-1)。

表 14-1-1　深静脉有无阻塞、浅静脉和交通静脉瓣膜功能检查

试验名称	方法	临床意义
深静脉通畅试验（佩尔特斯试验，Perthes test）	嘱患者站立，用止血带阻断大隐静脉主干，嘱患者用力踢腿或做下蹲活动连续 20 次左右	如浅静脉曲张加重，表示深静脉回流不畅，如浅静脉曲张消失，表示深静脉回流通畅
大隐静脉瓣膜功能试验（布罗迪 - 特伦德伦堡试验，Brodie-Trendelenburg test）	患者平卧，下肢抬高，使静脉排空，在大腿根部扎止血带，压迫大隐静脉。然后让患者站起，10 秒内释放止血带	如出现自上而下的静脉逆流充盈，提示瓣膜功能不全（阳性）
交通静脉瓣膜功能试验（Pratt 试验）	患者仰卧，抬高受检下肢，在卵圆窝处扎止血带。然后，从足趾向上至腘窝缠缚第一根弹力绷带，再自止血带处向下，扎上第二根弹力绷带。让患者站立，一边向下解开第一根弹力绷带，一边向下继续缠缚第二根弹力绷带	如果在二根绷带间隙内出现曲张静脉，即意味着该处有功能不全的交通静脉

2. 鉴别诊断

（1）原发性下肢深静脉瓣膜功能不全：本病比单纯性下肢静脉曲张各种临床症状严重。最可靠的检查方法是下肢深静脉造影。

（2）下肢深静脉血栓形成后综合征：在深静脉血栓形成早期，浅静脉扩张属于代偿性表现，伴有肢体肿胀明显。在深静脉血栓形成再通过程中，由于瓣膜遭破坏，静脉血液逆流及静脉压升高导致浅静脉曲张，并伴

有活动后肢体肿胀。鉴别主要靠静脉造影。

(3)动静脉瘘:该病患者肢体皮温升高,局部有震颤和血管杂音,浅静脉压力明显升高,静脉血含氧量增高。如果是先天性的,患侧肢体通常比健侧粗。

3. CEAP(clinical etiology anatomic pathophysiologic)临床表现分级 见表14-1-2。

表 14-1-2 CEAP 临床表现分级

分级	临床表现
C_0	有症状无静脉病体征
C_1	毛细血管扩张
C_2	浅静脉曲张(蚓状突起)
C_3	静脉性水肿
C_4	皮肤色素沉着、湿疹、脂质硬皮症、白色萎缩
C_5	皮肤改变 + 已愈合的溃疡
C_6	皮肤改变 + 活动性溃疡

【治疗】

1. 非手术治疗

(1)适应证

1)C_0、C_1级病变。

2)妊娠期。

3)全身情况差,无法耐受手术。

(2)非手术治疗方法

1)循序减压弹力袜:作用是对下肢血管加压以减少浅静脉内血液淤积,改善活动时腓肠肌血液回流。

2)硬化剂注射:原理是用硬化剂刺激静脉内膜造成炎症粘连,使血管腔闭塞。硬化剂注射治疗复发率高,不宜大范围硬化剂注射治疗,更适合手术后作为残留曲张浅静脉的辅助治疗。硬化剂注射治疗有注射液外渗（可引起皮肤坏死）、持久性疼痛性血栓、过敏反应和深静脉血栓等并发症。

2. 手术治疗

（1）适应证：C_2级以上的单纯性大隐静脉曲张，只要能耐受手术，均应施行手术治疗。

（2）手术方法

1）大隐静脉曲张高位结扎和剥脱术：经典手术方式，适用于大多数情况，但目前随着各类微创治疗方式的发展，有被替代的趋势（具体流程及方式见附1）。

2）腔内射频治疗：在大隐静脉主干腔内通过射频导管产生的热能，导致静脉炎症粘连闭合，膝下曲张的浅静脉同时行切除或结扎。

3）曲张静脉切除术：先进行大隐静脉高位结扎＋近心端分支结扎，然后通过刨切设备在皮下将曲张的浅静脉予以切除并吸出体外。相比传统的大隐静脉高位结扎＋剥脱术，本术式切口小，并发症少。

4）腔内激光治疗：与射频治疗类似，在大隐静脉主干腔内通过激光产生的热能，导致静脉炎症粘连闭合。

5）CHIVA手术：CHIVA为法文缩写，意为非卧床曲张静脉血流动力学重塑治疗。通过超声确定曲张静脉的血液反流源头，定向切除结扎，从而降低隐静脉及其属支中静脉血液的静水压，改变下肢静脉血流动力学，从而缓解和治疗下肢静脉曲张。特点是保留大隐静脉，微创，但目前尚未大量普及。

（3）术后管理

1）整个下肢均应应用弹力绷带或弹力袜套加压包扎，以防剥离部位出血，也可预防静脉炎。

2）抬高患肢15°~30°。以利于下肢静脉回流，降低下肢静脉压。

3)鼓励早期起床活动,使深静脉在肌肉的挤压下加速向心回流。

(4)术后并发症及处理

1)血栓性浅静脉炎:浅静脉内血栓形成后出现的急性无菌性炎症,表现为浅静脉走行区的红肿热痛。可局部热敷、理疗,应用小剂量肝素,穿弹力袜,维持日常活动,不必使用抗生素。

2)出血:曲张静脉离断后可能出现出血,需抬高患肢,加压包扎,因浅静脉压力较低,大多都可自行止血,必要时可缝扎止血。

Tips:

1. 单纯性下肢浅静脉曲张是一种发病率很高的常见疾病。

2. CEAP临床分级非常重要。

3. 手术是治疗的主要方法。

4. 微创治疗逐渐成为主流手术方式。

附1

大隐静脉曲张高位结扎和剥脱术手术步骤

1. **切口** 在股动脉内侧,自腹股沟韧带向下做弯向内侧的纵形或斜形切口,长约6cm。

2. **分离大隐静脉** 切开皮肤、皮下组织,在股动脉内侧切开浅筋膜,显露卵圆窝,即可发现大隐静脉与股静脉的汇合处。用弯止血钳分离出大隐静脉主干。

3. **切断大隐静脉分支** 沿静脉干分离,找出旋髂浅、腹壁浅、阴部外浅、腹外侧和股内侧静脉等分支,并一一结扎、切断。这些分支的位置和数目有较大变异,所以手术时应尽量显露该部,仔细寻找各个分支,直至大隐静脉进入股静脉处。

4. **结扎大隐静脉** 从大隐静脉后方引起一根粗丝线,在距离股静脉0.5~1.0cm处结扎大隐静脉。在结扎线的远端钳夹两把止血钳,在钳间切断静脉,在近端钳的近端加作缝扎。

5. 插入、推进大隐静脉剥离器 自切断的静脉远端向下插入硬式或软式静脉剥离器,沿静脉向下推进。如遇到阻力,表示可能已达静脉曲折部位或已达深静脉交通支平面,在皮肤外触摸到剥离器圆柱状金属头后,在相应处的皮肤另做一小切口,显露该处静脉,在剥离器头部的上、下两端结扎血管,并于两结扎线间切断静脉。

6. 抽出静脉 将剥离器自卵圆窝切口处均匀用力拉出,边抽边压迫止血,整条大隐静脉可随之而出。亦可将大隐静脉用相同方式自下部切口拉出。

7. 继续分段切除 继续从下段切口以同样方法向下分段抽出曲张的静脉,直至踝部。曲张静脉的主干剥脱后,对仍然显现的粗大分支,亦要仔细分离、剥脱。

8. 切除瓣膜功能不全的交通支 在抽剥主干或分支过程中,如遇到阻力并见该处皮肤在抽拉时出现凹陷,常常提示该处有较粗的交通支,应另做小切口,将血管分离后,予以结扎、切断。

9. 缝合 缝合各切口,整个下肢用弹力绷带或弹力袜均匀用力包扎,以防剥脱部位出血(图 14-1-1)。

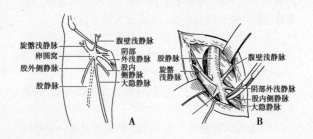

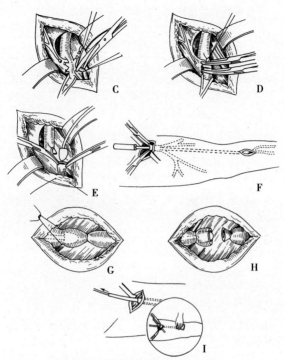

图 14-1-1 大隐静脉高位结扎和剥脱术

A. 切口;B. 分离大隐静脉;C. 切断大隐静脉分支;D. 结扎后切断大隐静脉;E. 插入剥离器;F. 推进剥离器;G. 结扎上、下端静脉;H. 切断远端静脉;I. 抽出静脉后加压包扎。

（来志超　审校：刘暴）

第二节　下肢深静脉血栓形成

【背景知识】

深静脉血栓形成（deep venous thrombosis，DVT）的三大因素为静脉血流滞缓、静脉壁损伤和血液高凝状态。

深静脉血栓形成的危险因素见表 14-2-1。

表 14-2-1 DVT 的危险因素

原发性因素		继发性因素	
抗凝血酶缺乏	异常纤溶酶原血症	损伤/骨折	血小板异常
先天性异常纤维蛋白原血症	蛋白 S 缺乏	脑卒中	手术
血栓调节蛋白	XII 因子缺乏	高龄	制动
高同型半胱氨酸血症		中心静脉插管	恶性肿瘤化疗
抗心磷脂抗体		下肢静脉功能不全	肥胖
纤溶酶原激活物抑制剂过多		吸烟	心功能衰竭
凝血酶原 20210A 基因变异		妊娠/产后	长途旅行
蛋白 C 缺乏		克罗恩病	口服避孕药
V 因子 Leiden 突变（活化蛋白 C 抵抗）		肾病综合征	狼疮抗凝物
纤溶酶原缺乏		血液高凝	人工材料表面

静脉血栓形成所引起的病理生理改变，主要是静脉回流障碍所发生的各种影响。静脉血液回流障碍的程度取决于受累血管的大小和部位，以及血栓形成的范围和性质（表 14-2-2）。

表 14-2-2 下肢深静脉血栓形成分类及临床表现

分类	特点	临床表现
小腿深静脉血栓形成	术后最易发生血栓的部位	①小腿部疼痛及压痛,轻度肿胀或肿胀不明显 ② Homans 征*可阳性
股静脉血栓形成	绝大多数继发于小腿深静脉血栓,少数也可单独存在	①内收肌管部位、腘窝部和小腿深部均有压痛 ②患肢小腿及踝部常轻度水肿 ③ Homans 征阳性或阴性
髂股静脉血栓形成	大多继发于小腿深静脉血栓,产后妇女、骨盆骨折、盆腔手术和晚期癌症患者易发生,左侧较右侧多 2~3 倍,起病急骤	①股部内侧疼痛和压痛,常可扪及触痛的条索状物,淤血可致胀痛 ②患肢肿胀严重,皮肤颜色常发紫,浅静脉常曲张 ③血栓逆行扩展可累及整个下肢静脉系统,顺行扩展可侵犯下腔静脉,如脱落可造成肺栓塞
股青肿/股白肿	血管延伸至肢体大部或整个静脉系统,尤其是股深静脉,使下肢静脉出现严重的回流障碍,此时出现动脉痉挛,即股青肿。如肢体肿胀压迫股动脉造成肢体缺血,即股白肿,是最严重的类型	①股上部及同侧下腹壁浅静脉曲张。发病急骤,数小时内整个患肢出现疼痛、压痛及明显肿胀。患肢皮色呈青紫 ②患肢疼痛肿胀广泛,皮肤张力高,皮温改变,足背、胫后动脉搏动消失或明显减弱 ③全身反应明显,体温升高,可出现休克,晚期发生坏疽

续表

分类	特点	临床表现
肺栓塞	深静脉血栓形成的严重并发症,右侧下肢深静脉血栓形成者常见,多于静脉血栓发病3周内出现	突发呼吸困难、胸痛、咯血,甚至休克和死亡

*Homans 征:将足急剧跖屈,腓肠和比目鱼肌迅速伸长而引发疼痛,称 Homans 征阳性。

【接诊要点】

1. 接诊五要素

(1)症状(红、肿、热、痛、缺血)。

(2)病程长短(急性、亚急性、慢性)。

(3)是否接受抗凝治疗。

(4)是否有 DVT 发生危险因素。

(5)是否合并可疑的肺栓塞表现。

2. 体格检查 了解患肢情况。

3. 辅助检查

(1)顺行静脉造影:金标准,少用。

(2)下肢深静脉超声:常用,简便,可确定血栓位置,髂静脉或下腔静脉检查时可能受肠气干扰。当深静脉血栓形成时,静脉腔内多普勒血流信号消失或见充盈缺损,用探头对静脉施压时,静脉不能被压扁。

(3)D- 二聚体(dimer):是交联的纤维蛋白的降解产物,因为急性凝血块中同时存在凝血和纤溶,所以 D- 二聚体升高。阴性预测值高,阳性预测值低,D- 二聚体正常则不太可能有 PE/DVT,实践应用时需结合高危因素及临床表现综合考虑。

(4)CTV 检查:CT 静脉造影可用于下肢及髂静脉、

下腔静脉阻塞的判断,可同时行肺动脉造影检查,对中心型血栓诊断及判断血栓是否为外压性很有意义。

4. 诊断要点 下肢肿痛症状 + 超声发现血栓 +D-二聚体升高基本可以明确诊断。需注意 D- 二聚体升高但下肢深静脉超声未见血栓,需警惕髂静脉、下腔静脉等其他位置血栓形成,以免漏诊。

DVT 诊断临床评分见表 14-2-3。

表 14-2-3　下肢 DVT 诊断的临床评分

临床特征	分值
肿瘤	1
瘫痪或近期下肢石膏固定	1
近期卧床 >3 天,或大手术后 12 周内	1
沿深静脉走行的局部压痛	1
整个下肢水肿	1
与健侧相比,小腿肿胀 >3cm(胫骨粗隆下 10cm 处测量)	1
既往有 DVT 病史	1
凹陷性水肿(有症状,腿部更严重)	1
有浅静脉的侧支循环(非静脉曲张性)	1
其他诊断(可能性大于或等于 DVT)	-2

临床可能性:低度 ≤ 0 分;中度 1~2 分;高度 ≥ 3 分。若双侧下肢均有症状,以症状严重的一侧为准。

5. 鉴别诊断

(1)急性下肢弥散性淋巴管炎:起病急,肢体肿胀,常伴有寒战、高热,局部皮肤发红,皮温升高。超声检查无静脉血栓证据。

(2)淋巴水肿:以浅层软组织肿胀为主,早期为可凹性,后期为非可凹性,但多无疼痛、压痛症状,Homans 征和 Neuhof 征阴性,超声检查显示静脉内无血栓。

【治疗】

1. 卧床休息、抬高患肢　急性髂股静脉漂浮血栓患者,建议绝对卧床 2 周,其他患者患肢尽量避免剧烈运动,防止血栓脱落致肺栓塞。卧床时患肢抬高,膝关节处安置于稍屈曲位。

2. 抗凝治疗　DVT 的基础治疗,除外抗凝禁忌的急性 DVT 均应接受抗凝治疗,疗程 3 个月,根据复查病情决定是否延长抗凝时间。

3. 抗凝血药

(1)肝素:首选持续静脉泵入,起始剂量 5~15U/(kg·h),监测 APTT,维持 APTT 为基础值 1.5~2 倍。或皮下注射,首次 5 000~10 000U,以后每 8 小时 8 000~10 000U。过量可通过鱼精蛋白拮抗。监测血小板,警惕肝素诱导的血小板减少。

(2)低分子肝素:100U/kg,每 12 小时 1 次,皮下注射。无法常规监测,无有效拮抗剂,监测血小板,警惕肝素诱导的血小板减少。肾功能不全按说明书减量。

(3)利伐沙班:15mg,每日 2 次,3 周后改为 20mg,每日 1 次。无法常规监测,无有效拮抗剂。肾功能不全按说明书减量。

(4)华法林:一般不作为急性 DVT 的初始抗凝血药,常用于肝素/低分子肝素抗凝治疗 3 天后的口服替代治疗,每日 2.5~5mg,服用华法林期间继续使用肝素,监测 INR 为 2~3 后停用肝素,调整口服剂量,维持 INR 稳定在 2~3。过量可用维生素 K 拮抗。

4. 全身静脉溶栓　急性 DVT 患者不推荐常规溶栓治疗。如注重预防血栓后综合征,不在意溶栓治疗复杂性、成本及出血风险者,可选择溶栓而非单纯抗凝治疗。

5. 手术疗法 急性 DVT 患者不推荐常规取栓治疗。但股青肿、股白肿需急诊手术取栓，目前主要手术方式均为介入微创治疗。

6. 下腔静脉滤器植入 对于可以接受抗凝治疗的 DVT 患者，不推荐常规应用腔静脉滤器；对于抗凝治疗有禁忌、出现并发症、抗凝治疗无效的腘静脉及腘静脉以上 DVT 患者，可放置下腔静脉滤器。

7. DVT 的预防 DVT 与多种手术（尤其是骨科或妇科手术）关系密切，建议在手术开始便采取预防静脉淤滞和高凝状态的措施。穿着抗血栓弹力袜或使用可充气泵，使下肢间歇受压，加强腓肠肌舒缩运动，从而加速静脉回流。对条件许可的患者建议酌情使用低分子肝素（100U/kg，每天 1 次）治疗，建议术前 7 天左右开始，术前 1 天停用。

Tips：

1. DVT 治疗的首要目的在于预防致死性肺栓塞的发生。

2. 怀疑 DVT 的患者体格检查时需谨慎，勿过于用力或反复多次挤压患肢，以免血栓脱落。

3. 对于大多数 DVT 患者，推荐不常规应用腔静脉滤器。

4. 由于术后短期内患者 D- 二聚体几乎都呈阳性，因此对于 DVT 的诊断或鉴别诊断价值不大，但可用于术前 DVT 高危患者的筛查。

（来志超　审校：刘暴）

第三节　下肢动脉硬化闭塞症

【背景知识】

动脉硬化闭塞症（arteriosclerotic obliterans，ASO）是一种因动脉粥样斑块形成导致动脉管腔狭窄，形成血栓和管腔闭塞,从而使组织出现缺血症状的疾病。

ASO 最常见于主 - 髂、股 - 腘、膝下等下肢动脉,其中以股 - 腘动脉发病率最高。

下肢动脉硬化闭塞症最常见的临床表现为下肢缺血,多为慢性缺血,偶尔可见急性缺血。

【接诊要点】

1. 临床症状(从轻到重,应掌握慢性下肢缺血的 Fontaine 分级,表 14-3-1)

表 14-3-1　慢性下肢缺血的 Fontaine 和 Rutherford 分级

Fontaine 分级	Rutherford 分级	临床表现
0	0	初发症状
I	1	轻度间歇性跛行(跛行距离 >500m)
	2	中度间歇性跛行(跛行距离 200~500m)
	3	重度间歇性跛行(跛行距离 <200m)
II	4	静息痛
III	5	轻微组织缺损(第 1 跖骨以远)
	6	大量组织缺损(第 1 跖骨以上)

(1)初发症状:肢体畏寒、发冷,寒冷刺激可产生温差性疼痛。行走后肢体酸痛、沉重、发冷、麻木等,容易被忽视。

(2)间歇性跛行期:本病典型症状。活动后患肢肌肉疼痛或无力,休息数分钟后症状迅速缓解,可继续行走,行走后再次出现症状。从开始行走到出现疼痛的距离称为跛行距离。

(3)静息痛期:由于动脉狭窄或闭塞严重、侧支循环不足,使患肢在休息时也感到疼痛、麻木和感觉异常。由于平卧时肢体动脉灌注压降低,患肢缺血症状更为严重。患者常需站立或抱足而坐，彻夜难眠。

(4)组织溃疡、坏死期：在肢体慢性缺血、组织营养不良的基础上可以发生经久不愈的缺血性溃疡或干性坏疽，合并感染时可有湿性坏疽。

2. 既往史　本病患者多合并高血压、高脂血症、糖尿病和吸烟等动脉硬化高危因素。

3. 体格检查（非常重要）

(1)视诊：缺血肢体皮肤苍白、皮肤变薄、汗毛脱落、指甲增厚等，甚至有缺血性溃疡、坏疽。

(2)触诊：皮温降低。常规触诊双侧股、腘、足背、胫后动脉搏动。病变远端动脉搏动应减弱或消失。

(3)听诊：动脉狭窄段可闻及血管杂音。

(4)Buerger试验：患者平卧，患肢抬高，髋关节屈曲45°~90°，3分钟后观察足部颜色变化，足部皮肤呈苍白或蜡黄色，特别是足趾和足掌部分，自觉麻木和疼痛，为阳性。

(5)下垂试验：上述动作后，让患者坐起，下肢自然下垂于床边，皮色恢复时间由正常的10秒左右延长到45秒以上，且颜色不均，呈斑片状，为阳性。

4. 辅助检查

(1)踝/肱指数(ankle brachial index, ABI)：即踝部动脉收缩压与肱动脉收缩压之比。正常人ABI为0.9~1.3；间歇性跛行者ABI多在0.5~0.9；而静息痛患者的ABI常低于0.5。[注：ABI计算方位为下肢踝部压力(胫后或足背动脉压力的更高者)除以臂部的收缩压(双臂中更高的一个压力)]

(2)节段动脉压测定：利用多普勒超声测量髂、股、腘、胫动脉不同节段压力和波形，以确定闭塞性病变的部位。

(3)彩色多普勒超声检查：通过超声显像和多普勒血流测定可以直接观察到动脉狭窄或闭塞病变的程度

及范围,是一种较准确的无创检查方法。

(4)下肢 CTA:CTA 可以提供三维重建血管影像,可直观了解病变部位和钙化程度等,但有假阳性,不能取代动脉造影。

(5)动脉造影:金标准,为有创检查。

5. 鉴别诊断 下肢动脉硬化闭塞症主要引起慢性下肢缺血,临床上还有几类疾病,同样会引起慢性下肢缺血,在病因上须与其进行鉴别。

(1)血栓闭塞性脉管炎:又称 Buerger 病,多见于男性青年,是一种慢性、持续进展性血管炎性病变,患者常有大量吸烟史,病变主要累及四肢远端中小动、静脉,以下肢动脉多见,30%~40% 患者在发病早期或发病过程中有小腿或足部反复发生的游走性血栓性浅静脉炎。鉴别要点见表 14-3-2。

表 14-3-2 动脉硬化闭塞症与血栓闭塞性脉管炎的鉴别要点

鉴别要点	动脉硬化闭塞症	血栓闭塞性脉管炎
性别	男女均可,男性多	绝大多数为男性
好发年龄	中老年	青壮年
病变部位	主、髂、股、腘动脉为主	腘及胫等中小动静脉
游走性静脉炎	无	有
溃疡或坏疽	缓慢而广泛	突然且局限
疼痛	进展慢,较 Buerger 病轻	疼痛剧烈
营养变化	皮肤无光泽、脱毛、趾部变厚	改变不明显

(2)糖尿病性下肢缺血:又称糖尿病足,是由糖尿病引起的肢体远端中小血管病变,造成下肢缺血,尤其表现为足、趾、小腿的缺血性溃疡和合并感染等。患者多合并全身性动脉硬化,但近端大、中血管供血尚好。需

要强调的是,糖尿病性下肢缺血常合并动脉硬化闭塞症。单纯糖尿病足经严格控制糖尿病和改善末梢血供可使患肢溃疡愈合,而合并动脉硬化闭塞症时多需要行下肢动脉重建来改善下肢缺血症状,挽救肢体。

此外,下肢跛行还要与神经源性跛行鉴别。腰椎管狭窄、腰椎间盘脱出、坐骨神经痛及多发性神经炎等也可表现出间歇性跛行的症状,但临床检查下肢动脉搏动好,踝/肱指数正常。神经源性跛行的特点是在行走出现症状后常需要蹲位或坐位休息一段时间使症状缓解,而缺血性跛行则在停止行走后站立很短时间症状即可缓解或消失。

【治疗】

1. 一般治疗　适用于所有Ⅰ期、Ⅱ期及部分Ⅲ期患者。包括严格戒烟,适当锻炼(如散步,每次 30 分钟,每周至少 3 次),注意患肢保暖及避免皮肤破损感染。

2. 药物治疗

(1)动脉硬化二级预防治疗:抗血小板药物＋降脂药物已被明确证实对下肢动脉硬化闭塞症患者的预后有改善作用,因此目前是该病的基础治疗方案。常用药物为阿司匹林配合他汀类药物。

(2)改善循环、扩张血管类药物:此类药物可部分改善下肢缺血引起的症状。非一线治疗方案,不建议独立于动脉硬化二级预防药物使用。常用药物有沙格雷酯,100mg,每日 3 次,口服;西洛他唑,100mg,每日 2 次,口服;前列地尔,10μg,每日 1 次,入壶注射等。

3. 手术治疗

(1)对于重度间歇性跛行及以上临床分期的患者,如保守治疗无效,严重影响生活质量,则有手术治疗指征,但目前对下肢动脉闭塞性疾病手术而言,远期再狭窄等问题尚未有效解决,所以手术疗效有限,故而选择合适的患者和适应证非常重要。

(2)手术方式：对于下肢动脉闭塞性病变的手术方式，主要有传统的开刀动脉重建手术和腔内介入手术两类。目前，腔内介入手术由于创伤小、恢复快速、便于多次干预等优势已逐步成为大多数病变的首选手术方式。但对于下肢动脉的长段闭塞病变、跨关节病变等不适于腔内干预的情况，旁路移植手术仍有其不可替代的地位。

(3)目前常见的腔内介入手术方式包括球囊扩张成形、支架植入、药物球囊扩张、斑块旋切等。常见的开刀动脉重建手术方式包括内膜剥脱术、解剖旁路移植术等。

(4)此外，如患者肢体大片坏疽无法挽救，应考虑截肢手术。

Tips：

1. 下肢动脉硬化闭塞症可通过病史和体格检查结果诊断，可用踝/肱指数确诊。

2. 严重间歇性跛行、静息痛的患者可考虑手术治疗。

3. 短而单发的狭窄性病变应首选介入治疗，长或多发的闭塞性病变首选动脉旁路移植手术，对于介于二者之间的病变可考虑外科手术与血管腔内技术联合的方法。

4. 对年轻的下肢缺血患者，男性应警惕血栓闭塞性脉管炎，女性应警惕多发性大动脉炎。

（来志超　审校：刘暴）

第四节　腹主动脉瘤

【背景知识】

动脉瘤的定义：动脉管壁永久性局限性扩张，超过正常血管直径的50%。因此，如果精确定义腹主动脉瘤

(abdominal aortic aneurysm,AAA),需要计算同一个人正常腹主动脉的直径和扩张动脉的比例。通常情况下,腹主动脉直径超过 3cm 可以诊断 AAA。

95% 以上的 AAA 发生于肾动脉以下。病因包括动脉硬化、血管炎症等导致的动脉退行性变。危险因素为高龄、高血压、高脂血症、吸烟和家族史等,男性发病率为女性的 5 倍。

AAA 的自然发展过程是瘤体逐渐增大和瘤腔内血液持续湍流而形成附壁血栓,因此,最常见的并发症为瘤体破裂、远端脏器栓塞和邻近脏器受压。瘤体直径越大,破裂风险越大,瘤体直径超过 5cm,破裂风险明显增加。

【接诊要点】

1. 临床表现

(1)大多数 AAA 无症状,体检时发现。

(2)部分患者可触到腹部搏动性包块。

(3)如出现腹痛提示动脉瘤有破裂风险,如压迫周围器官,可能有腰痛等表现。

2. 影像学检查

(1)彩色多普勒超声:特点是无创、便捷、费用低廉,是 AAA 筛查的首选方式,敏感性可达 90% 以上。

(2)主动脉 CTA:AAA 诊断的一线检查,可准确反映动脉瘤形态及其与各主动脉分支血管的关系,是目前主动脉腔内治疗手术方案制订的主要依据。

(3)其他:MRA 同 CTA 相比,可以显示严重钙化的血管,且造影剂用量小,对心脏和肾功能影响小。因此,对肾功能不全患者,MRA 是首选影像诊断手段。其缺点是扫描时间长,不适用于体内放置金属移植物及有幽闭恐惧症的患者,而且成像质量与 CT 相比尚有差距。

【治疗】

1. 保守治疗

(1)监测:若瘤体直径 <4cm,建议每年进行 1 次超

声检查;若瘤体直径 >4cm 而不到 5cm,需严密监测,建议至少每半年 1 次超声或每年 1 次 CT 血管造影检查。

(2)药物治疗:AAA 确诊后,应严格戒烟,同时注意控制血压、血糖、血脂及其他动脉粥样硬化的危险因素。应口服 β 受体拮抗药,将心率降至 ≤ 65 次 /min,以降低动脉硬化引起的 AAA 的扩张速度,有效降低破裂率,降低围手术期不良心脏事件导致的病死率。

2. 手术指征

(1)无症状患者,若瘤体超过 5cm,或瘤体增长速度过快(≥ 0.5cm/6 个月,或 ≥ 1cm/ 年),需尽早手术治疗。

(2)有症状的 AAA 患者都应手术治疗。

(3)腹主动脉腔内隔绝术(EVAR)是治疗 AAA 的首选治疗方式,解剖条件不适合行 EVAR 手术的患者可考虑行腹主动脉人工血管置换手术。

(4)腹主动脉瘤破裂的患者应急诊手术。

(5)有经验的医师也可考虑采用腹腔镜手术治疗腹主动脉瘤。

3. 开放手术(open surgical repair,OSR)　对于全身状况良好,可以耐受手术的低危险因素 AAA 患者,开放手术因其近期及远期效果确切,仍然是治疗的标准术式。

(1)术前评估:AAA 患者同时也是心血管疾病的高危人群,因此,手术前的心脏评估显得尤为重要。研究证明,AAA 开放手术的围手术期病死率与术前患者心脏功能明显相关,如果患者术前心脏功能差,病死率会明显增加。因此,术前需要详细心脏评估,进行心电图和心脏超声检查,必要时需要行冠状动脉造影检查以充分评估冠状动脉狭窄程度。除此以外,术前还应进行肺功能及肝肾功能的仔细评估。

(2)切口选择:经典的 AAA 开放手术切口选择腹部正中切开,逐层进入腹腔,打开后腹膜暴露 AAA。也有学者尝试左侧腹膜外切口入路,认为该入路适用于肥胖患者及曾行多次腹部手术、腹腔粘连重的患者。但目前还没有确切的循证医学证据表明两种切口入路在围手术期并发症及远期治疗效果方面存在明显差异,血管外科医师应该熟悉这两种入路。

(3)围手术期病死率:综合文献报道,AAA择期开放手术病死率为2%~8%,各医疗中心由于经验差别,结果有所不同。破裂性AAA手术病死率则要高很多,各医疗中心都为40%~70%。患者年龄越高,围手术期病死率越高;女性患者病死率明显高于男性。术前患者的心脏功能、肺功能和肾功能都是影响围手术期病死率的独立因素。

(4)长期生存率及并发症:AAA择期手术5年生存率为60%~75%,10年生存率为40%~50%。累及肾动脉的AAA由于需要行肾动脉移植,预后和长期生存率低于普通的肾动脉下AAA,5年生存率不到50%。AAA开放手术并发症主要包括:吻合口出血,假性动脉瘤,结肠缺血,移植物闭塞,移植物感染,合并十二指肠瘘等,发生率为0.5%~5%。

4. 腔内修复术(endovascular aneurysm repair, EVAR)　即在腹股沟处行小切口暴露股总动脉,从股总动脉置入支架并在瘤体内释放,从而隔绝动脉瘤。由于EVAR避免了腹部长切口,大大减少了手术创伤;可以用区域阻滞麻醉或局部麻醉,尤其适用于合并严重心肺功能不全及其他高危因素的患者。

英国国家卫生与临床优化研究所(National Institute for Health and Clinical Excellence, NICE)发布的《NICE指南》指出,对于未破裂的肾动脉以下AAA,在上述两种治疗方式都适合的情况下,推荐使用腔内修复治疗;对无法接受开放手术的高危患者也推荐用EVAR。

EVAR的缺点是可能有内漏形成,内漏指在支架外、血管瘤腔内持续有持续血流。行开放手术的患者不需要密切随访,而行 EVAR 的患者需要定期复查增强 CT 或血管超声以明确有无内漏发生。另外,如果行 EVAR 过程中操作失败或出现并发症,即使这些患者术前评估并不适合行外科手术,也应立即改行开放手术。

(1)术前评估:EVAR 对患者全身状况影响小,只相当于中到低等外科手术创伤,其围手术期病死率和并发症发生率都明显低于传统开放手术。但术前仍然需要评估心脏功能,了解患者既往是否有急性心肌梗死或心力衰竭病史。同时还应该评估其他器官功能,尤其注意肾功能,防止术后造影剂肾病的发生。

(2)围手术期病死率:比较开放手术和 EVAR 围手术期病死率的论文大多为非随机对照研究,这是因为选 EVAR 的多为高危患者,但 EVAR 后围手术期病死率只有不到 3%,低于开放手术。另外,EVAR 围手术期致命并发症发生率低,术后恢复快,ICU 治疗时间和住院时间都大大缩短。

(3)术后并发症:EVAR 后并发症主要有内漏、支架移植物异位、扭转、移植物闭塞、感染等。有研究表明,术前瘤体直径越大,术后内漏、支架移位及其他并发症发生率越高。

5. 腹主动脉瘤破裂的诊治

(1)术前处理:当患者出现低血压、腹痛/背痛、腹部搏动性包块或有动脉瘤病史等情况时,应警惕腹主动脉瘤破裂,应予液体复苏以维持器官灌注,并避免血压过高以防止再出血。病情不稳定的患者应立即转运至手术室接受手术探查,病情稳定的患者应行急诊 CT 扫描以明确诊断。

(2)治疗:首要目的是快速止血。在切皮前开始麻醉诱导,在膈肌裂孔水平快速钳夹或压迫主动脉,打开腹膜后血肿,找到动脉瘤体近端并钳夹。也可以在介入下从股动脉置入球囊控制腹主动脉出血。

Tips：

1. 65 岁以上男性 AAA 发病率为 7%~8%，因此可对该人群进行筛查（腹部查体＋腹主动脉彩超）。

2. 95% 的 AAA 发生于肾动脉以下。

3. AAA 患者应戒烟，严密控制血压、血糖、血脂，并口服 β 受体拮抗药控制心率。

4. 未破裂的 AAA 患者可以根据患者情况和医师的经验考虑开放手术或腔内修复术。

5. 患者在腔内修复术后需要定期复查 CT 或血管超声以明确有无内漏发生。

6. 剧烈腹痛／腰背痛伴血压下降的患者一定要警惕腹主动脉瘤破裂！

（来志超　审校：刘暴）

第五节　颅外段颈动脉狭窄

【背景知识】

颅外颈动脉狭窄与脑卒中关系密切，约 30% 的缺血性脑卒中是由颅外段颈动脉狭窄引起。

颅外段颈动脉狭窄的主要病因是动脉硬化。其他病因包括纤维肌性发育不良、动脉迂曲、外部压迫、创伤性闭塞、内膜分离、炎性血管病、放射性血管炎及淀粉样变性等。

动脉粥样硬化的病变形式是颈动脉形成硬化斑块造成狭窄，颅外段颈动脉狭窄的好发部位主要是颈总动脉的分叉处，特别是颈动脉球。

颅外段颈动脉硬化病变引起脑缺血症状主要通过下述两种机制：①斑块或血栓脱落形成栓子，造成颅内动脉栓塞；②狭窄造成远端脑组织血流低灌注，既往认为颅外颈动脉直径减少 50% 时可以使压力降低，流向同侧半球的血流量减少,引起脑缺血症状。近年来研究表明,颈动脉管腔狭窄引起缺血、低灌注导致脑卒中的发生率极低,绝大多数脑缺血病变为斑块成分脱落引起脑梗死所致。

【接诊要点】

1. 临床表现

(1)短暂性脑缺血发作(transient ischemic attacks,TIA):是脑血管某一供应部位或视网膜血管的局灶性缺血引起的症状,如短暂的偏瘫、短暂性单眼失明或单眼黑矇(一过性黑矇,amaurosis fugax)、失语、头晕、肢体无力和意识丧失等,临床症状持续时间在24小时内,通常小于1小时,无脑梗死迹象,能完全消退。

(2)可逆性缺血性脑疾病(reversible ischemic neurologic deficit,RIND):指神经功能缺损持续在24小时以上,但于1周内完全消退的脑缺血发作。

(3)缺血性卒中(ischemic stroke):脑缺血性神经障碍恢复时间超过1周或有卒中后遗症,并具有相应的神经系统症状、体征和影像学特征。

2. 体格检查　部分患者颈动脉区可闻及血管杂音。神经系统检查可有卒中的体征,偶可发现精神和智力异常。

3. 辅助检查

(1)数字减影血管造影(digital subtraction angiography,DSA):是诊断颈动脉狭窄的"黄金标准",但已不作为检查的常规手段。

(2)颈动脉彩色多普勒超声:作为无创检查手段,通过多普勒血流测定和B超实时成像检测颈动脉斑块的狭窄程度和形态学特征,具有安全、简便和费用低等特点,多应用于对颅外颈动脉狭窄病变的筛选和随访。

(3)CTA:借助特殊的计算机软件对目标血管进行三

维重建和成像,提供颈动脉狭窄病变的解剖学和形态学信息,亦可通过颅内脑动脉系统显像了解颅内血管和脑实质病变,在临床上可部分替代 DSA 检查。

4. 颈动脉狭窄程度的测量 目前评价颈动脉狭窄程度的方法主要有两种(图 14-5-1),一是欧洲颈动脉外科试验法(ECST),二是北美症状性颈动脉内膜剥脱试验法(NASCET)。

ECST 狭窄度 =(1- 颈内动脉最窄处血流宽度 / 颈内动脉膨大处模拟内径)× 100%。

NASCET 狭窄度 =(1- 颈内动脉最窄处血流宽度 / 狭窄病变远端正常颈内动脉内径)× 100%。

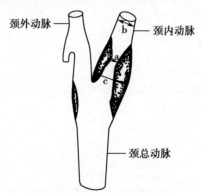

图 14-5-1 颈动脉狭窄程度判断方法
a. 颈内动脉最窄处血流宽度;b. 狭窄病变远端正常颈内动脉内径;c. 颈内动脉膨大处模拟内径。
NASCET 狭窄度 =(1-a/b)× 100%;ECST 狭窄度 =(1-a/c)× 100%。

两者采用相同的狭窄分度方法,根据血管造影图像将颈内动脉的狭窄程度分为 4 级。①轻度狭窄:动脉内径缩小 <30%;②中度狭窄:动脉内径缩小 30%~69%;③重度狭窄:动脉内径缩小 70%~99%;④完全闭塞。

闭塞前状态(preocclusive stenosis)指 NASCET 测量狭窄度 >90%。

【治疗】

1. 非手术治疗

(1)抗血小板药物

1)抗血小板聚集是非手术治疗的核心内容,对没有禁忌证的患者,无论手术与否都应给予抗血小板聚集药物。

2)目前常用的抗血小板聚集药物包括阿司匹林和氯吡格雷。与单用阿司匹林相比,阿司匹林联合氯吡格雷虽能更有效地抗血小板聚集,但有增加出血的风险。

3)推荐用法用量:拜阿司匹林 100mg,每日 1 次。

4)如患者拟行颈动脉支架植入术,则在拜阿司匹林的基础上,加用氯吡格雷 75mg,每日 1 次,术后持续使用 1 年。

(2)他汀类药物(表 14-5-1)

1)他汀类药物能起到降低血脂水平、恢复内皮功能和稳定斑块的作用。

2)对无禁忌证患者应给予他汀类药物,无脂质代谢紊乱的患者亦能获得益处,应常规给予。

表 14-5-1 常用他汀类药物

药物名称	初始剂量 / (mg·d⁻¹)	剂量范围 / (mg·d⁻¹)
阿托法他汀(立普妥)	10~20	10~80
普伐他汀(普拉固)	40	10~80
辛伐他汀(舒降之)	10~40	5~80

(3)危险因素的控制

1)高血压:推荐对伴有血压升高患者进行降压治疗,收缩压 / 舒张压分别降低 10mmHg/5mmHg 即能获得益处。应根据患者的具体情况确定目标降压值和选择降压药物。

2)糖尿病:控制血糖接近正常水平以降低微血管并发症发生率,治疗期间糖化血红蛋白(HbA1c)应<7%。

2. 手术治疗

(1)手术指征

1)有症状颈动脉狭窄(6个月内发作 TIA 或卒中),犯罪血管侧颈动脉狭窄度≥50%。

2)无症状性颈动脉狭窄度≥70%。

(2)手术方式

1)颈动脉内膜切除术(carotid endarterectomy,CEA):包括外翻式内膜切除术(eCEA)和标准式内膜切除术(sCEA)2 种(图 14-5-2)。前者不需要切开颈动脉窦,避免纵形切开缝合后引起的狭窄,遇过长的颈动脉可以同时截短,但不适合颈动脉远端有钙化性狭窄和颈动脉分叉过高的患者。后者对颈动脉分叉的位置要求较低。

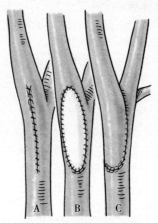

图 14-5-2 颈动脉内膜剥脱术
A. 标准式内膜切除术(sCEA);B. sCEA+ 补片;
C. 外翻式内膜切除术(eCEA)。

2)颈动脉支架(carotid artery stent,CAS)植入术:根据现有指南,CEA 是治疗颈动脉狭窄的首选手术方式,对于部分特殊情况,CAS 可作为替代方案进行选择。但目前随着腔内技术的进步,越来越多的患者首选 CAS 治疗并获得了良好的预后。

CAS 指征:当患者存在以下心脑血管并发症或特殊情况时,并且术者具备足够 CAS 操作技巧时,可选择 CAS 作为手术方式。

A. 心脑血管并发症:①充血性心力衰竭(纽约心脏协会分级 Ⅲ/ Ⅳ)和 / 或各种已知的严重左心功能不全;②6 周内需行开胸心脏手术;③近期的心肌梗死史(4 周以内);④不稳定型心绞痛(加拿大心血管协会分级 Ⅲ/ Ⅳ);⑤对侧颈动脉阻塞;⑥继发于肌纤维发育不良的颈动脉狭窄。

B. 对侧喉返神经麻痹。

C. 颈部放疗史或颈部根治术后。

D. CEA 术后再狭窄。

E. 外科手术难以显露的病变,颈动脉分叉位置高 / 锁骨平面以下的颈总动脉狭窄。

F. 严重的肺部疾病(COPD、FEV_1<20%)。

G. 患者拒绝行 CEA 术。

(3)颈动脉狭窄术中及术后并发症和防治

1)CEA 并发症

A. 术中并发症:①卒中,与斑块脱落和阻断时缺血相关,有适应证患者可应用转流管;②脑神经损伤:包括面神经的下颌缘支(单侧口角下垂)、舌咽神经(吞咽困难)、舌下神经(伸舌偏斜)、喉上神经和迷走神经损伤等,术中应仔细操作,注意保护神经。

B. 术后并发症:①卒中,术后根据具体情况可给予选择性抗凝治疗,同时口服抗血小板聚集药物;②高灌注综合征,术后注意控制血压,应用脱水药物减轻脑水肿；③颈部血肿，发生后应防止窒息；④喉头水肿，术后注意血氧饱和度；⑤血栓形成和再狭窄，术后口服抗血小板聚集等药物。

2）CAS 并发症

A. 术中并发症：①心率、血压下降，明显者给予升压药和阿托品治疗；②急性脑缺血，与球囊扩张相关，严重颈动脉狭窄者，支架植入前可球囊预扩张；③血管痉挛，术中遇到血管痉挛时给予罂粟碱等解痉药物；④斑块脱落，应用 EPD；⑤血栓形成，术中全身肝素化，一旦形成给予溶栓治疗。

B. 术后并发症：①低血压和心率降低，术后可给予多巴胺等药物升高血压、阿托品等药物维持心率；②卒中，术后可选择性抗凝，口服抗血小板聚集药物；③高灌注综合征，术后注意控制血压，应用脱水药物减轻脑水肿；④支架内急性血栓形成，可行溶栓治疗；⑤支架移位、成角和断裂，术前选择合适的患者和支架；⑥支架内再狭窄，术后口服抗血小板聚集等药物；⑦动脉穿刺并发症，防治方法同其他介入操作。

Tips

1. 重度狭窄（≥ 70%）者需行手术治疗。

2. 应根据患者情况、病变形态与治疗者的经验选择手术或介入治疗。

3. 围手术期血压管理与神经症状监测是术后管理的要点。

4. 如患者憋气需警惕颈部血肿压迫气道。

（来志超　审校：刘暴）

参考文献

[1] 吴孟超, 吴在德, 等 . 黄家驷外科学 [M]. 7 版 . 北京：人民卫生出版社, 2008.

［2］ 中华医学会.临床诊疗指南外科学分册 [M].北京：人民卫生出版社，2006.

［3］ 中华医学会外科学分会血管外科学组.深静脉血栓形成的诊断和治疗指南(第 2 版)[J] 中华外科杂志，2012, 50 (7): 611-614.

［4］ L NORGREN, W R HIATT, J A DORMANDY, et al. Inter-society consensus for the management of peripheral arterial disease [J]. J Vasc Surg, 2007, 45 (Suppl S): S5-S67.

［5］ SANJAY GANDHI, IDO WEINBERG, RONAN MARGEY, et al. Comprehensive medical management of peripheral arterial disease [J]. Prog Cardiovasc Dis, 2011, 54 (1): 2-13.

［6］ 刘昌伟，叶炜.下肢动脉硬化性闭塞症的规范化治疗探讨 [J].中国医学科学院学报，2007, 29: 12-15.

［7］ 中华医学会外科学分会血管外科组.腹主动脉瘤诊断与治疗指南 [J].中国实用外科杂志，2008, 28 (11): 916-918.

［8］ D BERGQVIST. Pharmacological interventions to attenuate the expansion of abdominal aortic aneurysm (AAA)-a systematic review [J]. Eur J Vasc Endovasc Surg, 2011, 41: 663-667.

［9］ CHARLES J SHANLEY, JEFFREY B WEINBERGER. Acute abdominal vascular emergencies [J]. Med Clin N Am, 2008, 92 (3): 627-647.

［10］ WALKER T G, KALVA S P, YEDDULA K, et al. Clinical Practice Guidelines for Endovascular Abdominal Aortic Aneurysm Repair: Written by the Standards of Practice Committee for the Society of Interventional Radiology and Endorsed by the Cardiovascular and Interventional Radiological Society of Europe [J]. Journal of Vascular & Interventional Radiology Jvir, 2010, 21 (11): 1632-1655.

［11］ F L MOLL, J T POWELL, G FRAEDRICHC, et al. Management of abdominal aortic aneurysms clinical practice guidelines of the European Society for vascular surgery [J]. Eur J Vasc Endovasc Surg, 2011, 41: S1-S58.

［12］ ELLIOT L CHAIKOF, DAVID C BREWSTER, RONALD L DALMAN, et al. SVS practice guidelines for the care of patients with an abdominal aortic aneurysm: Executive summary [J]. J Vasc Surg, 2009, 50 (4): 880-896.

[13] 苻伟国.《颅外段颈动脉狭窄治疗指南》解读 [J]. 中国临床医生 , 2009, 2: 63-66.

[14] ADNAN I QURESHI. Textbook of interventional neurology [M]. Cambridge UK: Cambridge University Press, 2011.

整形外科

第一节 外伤及手术创面处理

【背景知识】

创面（wound surface），包括外伤创面和手术创面，都是外科医师的常见问题。创面修复分为三个阶段：炎症期（2~3 天）、增生期（约 3 周，成纤维细胞增生并合成胶原）、重塑期（6 个月 ~1 年，胶原合成和分解均较活跃）。伤口在 2~3 周较脆弱（炎症期及增生期），之后进入重塑期，瘢痕强度增加。瘢痕的最大强度约为正常组织的 75%。

影响创面愈合的因素可分为局部因素和全身因素。局部因素包括：动脉供血不足、静脉回流受阻、水肿、感染、压力、放射线、异物和坏死组织等。全身因素包括：糖尿病、营养不良、维生素缺乏、化疗、吸烟、高龄及免疫抑制（如应用糖皮质激素）等。

【接诊要点】

1. 现病史 受伤时间、机制，以及周围环境。6~8 小时以上的伤口直接缝合后较易感染，大多选择二期缝合。面部皮肤血供丰富，可适当延长清创缝合的时间，一般 24 小时内如果伤口无明显污染，仍可尝试一期关闭，以减少瘢痕的形成。创伤机制有助于判断组织损伤程度。受伤环境可提示伤口污染程度。

2. 既往史 糖尿病、血管疾病、免疫抑制、恶性肿瘤、凝血异常、营养不良、瓣膜病等均可影响伤口愈合。既往手术史：手术瘢痕、血管分流术、陈旧未愈创面、有无植入物。用药史：激素及免疫抑制药可影响伤口愈合。过敏史：尤其有无磺胺类药物及青霉素过敏史，指导抗生素应用。

3. 体格检查 检查伤口有无活动性出血、异物及周围组织损伤程度；通过运动、感觉、动脉搏动和末梢血液循环情况,确定有无神经、血管、骨及肌肉的损伤并详细记录神经血管检查的结果;如怀疑鼻泪管或腮腺导管损伤,应予以探查;记录伤口的长度、深度、软组织损伤程度和污染程度。

4. 影像学检查 评估有无骨折、血肿、积气等。

【治疗】

1. 非手术治疗 注意:抢救生命永远比处理伤口重要!

(1)易发生破伤风感染的伤口:受伤超过6小时、伤口较深、挤压伤伴感染征象、组织失活或异物存留。应予破伤风抗毒素血清注射,注射前需皮试,若过敏可肌内注射破伤风免疫球蛋白。

(2)应用抗生素的指征:急性创伤,伴蜂窝织炎或伤口污染;人或动物咬伤;免疫抑制或糖尿病患者的污染伤口:广谱抗生素,覆盖厌氧菌;面中部外伤,需应用抗生素避免感染累及海绵窦;瓣膜病,需预防感染性心内膜炎,避免细菌种植于人工瓣膜;肢体淋巴水肿;捻发音、恶臭,提示厌氧菌感染。

(3)初始治疗:应用广谱抗生素(头孢类或耐酶青霉素),根据细菌培养及药敏结果调整。软组织感染通常为革兰氏阳性细菌(如葡萄球菌或链球菌)导致,可在密切临床监测下根据经验性选用窄谱抗生素。

2. 手术治疗 基本原则为无痛清创、无创缝合、解剖对位。

(1)清创(debridement):将污染的创口,经过清洗、消毒,然后切除创缘、清除异物,切除坏死和失去活力的组织,使之变成清洁的创口。清洗的顺序一般为生理盐水—聚维酮碘—生理盐水—过氧化氢溶液—生理盐水。清创前应有良好的麻醉,尽量无痛清创。

急诊清创往往很难区分可逆损伤与不可逆损伤,但延迟清创将会导致更多组织坏死及感染。清创时需去除所有坏死组织、污染组织及异物。

如为挤压伤、大面积损伤，或怀疑重要组织受损，可大致清除坏死组织后加强换药，直至创面界限清楚时再彻底清创。在术后早期应用负压创面治疗技术（negative pressure wound therapy，NPWT），可有效促进肉芽生长，并及时清除坏死组织及渗出物，同时保证伤口的湿性环境，促进局部血供的改善。清创时应尽可能保留重要组织结构，如神经、血管、肌腱、骨。当上述结构发生严重感染或无法挽救时，清除后予以重建。大量生理盐水冲洗伤口可有效减少细菌并清除表面坏死组织。

不同清创技术联合应用有互补作用：器械清创可锐性及钝性去除失活组织；敷料清创即用湿纱布逐渐去除伤口的坏死物质及纤维碎屑（清洁伤口禁用）；化学清创则是应用生物酶消化失活组织。

（2）关闭创面：清洁创面在充分清创、去除异物、冲洗并止血后，可在 6~8 小时内关闭。血供丰富部位（如面部、手部）抗菌力强，一期关闭的时间窗可超过 8 小时。人畜咬伤的创面往往含有大量致病菌，不宜一期关闭。

一期关闭：就诊时即刻缝合创面。二期关闭：不缝合，等待创面自行愈合。三期关闭（延期关闭）：创面旷置一段时间（3~5 天）后再缝合。

细菌含量超过 $10^5/g$ 称为感染创面，如不清创往往难以愈合。β 溶血性链球菌少于 $10^5/g$ 时即可影响创伤愈合。污染伤口应充分清创并加强换药以减少细菌，保证安全的延期关闭。愈合时间超过 4~6 周的伤口称为慢性创面。

【手术创面处理】

1. **切口**　切口的方向应沿松弛皮肤张力线（relaxed skin tension line，RSTL）设计。沿松弛皮肤张力线的创面张力小，瘢痕也较小。松弛皮肤张力线又称为皮纹、面部表情线或最小张力线等,垂直于其深面肌肉的长轴。在微笑、皱眉、紧闭双目等情况下,面部肌肉收缩,表情线特别明显。例如额肌在额部垂直走行,而松弛皮肤张力线呈水平走行,与其深面的额肌垂直。面部手术时可通过面部肌肉收缩确定 RSTL 的方向。颈部、躯干和四肢手术时,若 RSTL 不明显,可通过在不同方向比较皮肤的伸展性确定 RSTL 的方向,RSTL 与皮肤伸展性最好的方向垂直。

皮肤切口还可选择不明显或看不到的位置,如乳房手术可选择乳晕、腋窝或乳房下皱襞切口,面部除皱术的切口可选在发际线处。

在保证手术顺利完成的前提下,切口尽量短,又要尽量避免形成"猫耳"。四肢切口应与肢体长轴平行,避免瘢痕挛缩导致关节功能障碍。头皮切口应斜形平行于毛囊以避免瘢痕性秃发。前胸从双肩到剑突的三角区易形成增生性瘢痕。足底切口术后可能会长期疼痛。

2. 手术操作 熟悉解剖结构、术前仔细计划可以避免不必要的切开及分离。术前及术中对血管蒂行多普勒超声,术中应用额式放大镜及双极电凝可以保护组织。粗暴的操作会挤压组织导致缺血、坏死及延迟愈合。牵拉皮肤时可用皮钩或齿镊。术中用湿纱布及盐水冲洗防止组织干燥。应沿解剖层次进行分离,避免对筋膜、血管、肌肉及神经造成不必要的损伤。过度牵拉神经可能导致神经失用。

出血可导致局部缺血及血肿形成,血肿可成为细菌的培养基导致感染,影响伤口愈合及皮瓣成活。细小血管可用止血钳直接钳夹止血。电凝可通过热效应止住小血管的出血。单极电凝需要负极板,直接穿透组织,对周围组织损伤较大。双极电凝对周围组织损伤很小,只对双极电凝之间的组织起作用,可用于置入起搏器的患者。大血管应结扎或缝扎止血。局部止血药可用于创面广泛渗血及血管吻合处,如纤维蛋白胶、凝血酶、吸收性明胶海绵等。手术区可放置引流减少局部血清及血液聚积,应及时拔除引流管。引流并不能预防血肿形成!

3. **缝合材料** 缝合材料包括缝线、皮肤粘合剂和皮钉等。缝线可分为天然和合成、不可吸收(表 15-1-1)和可吸收(表 15-1-2)、单股或多股(编织)缝线等。

人体对天然缝线的炎症反应比合成缝线大。对儿童和不合作的成年人,常用可吸收缝线缝皮,以避免拆线。不可吸收缝线常用于缝皮,或用于需要提供永久组织连接的深部缝合部位(如血管吻合)。

单股缝线表面光滑,较易穿过组织,组织损伤小、反应轻,不易定植细菌。缺点是摩擦力小,不易操作,线结不牢固,需要增加线结数量以固定线结。

多股缝线对组织损伤较大,组织反应较重,容易定植细菌。优点是摩擦力大,容易操作,线结较牢固。

表 15-1-1 不可吸收缝线列表

缝线种类	缝线性质	缝线强度	线结稳定性	组织反应	常用范围
丝线	多股	低	非常好	大	缝皮
聚丙烯(Prolene)	单股	中等	非常差	小	血管吻合、皮内缝合
尼龙	单股	中等	差	小	皮内缝合
聚酯纤维(Ethibond)	多股	非常高	一般	一般	心血管外科、神经外科
不锈钢	–	最高	非常好	很小	骨骼、肌腱

表 15-1-2 可吸收缝线列表

缝线种类	缝线性质	强度维持时间	线结稳定性	组织反应	常用范围
肠线		1 周	差	很大	口腔黏膜、儿童
薇乔(Vicryl)	多股	2~3 周	一般	一般	泌尿、普通外科
单乔(Monocryl)	单股	2~3 周	好	小	皮内缝合
Dexon	多股	2~3 周	好	小	泌尿、普通外科
普迪思(PDS)	单股	4 周	差	小	缝合腹膜

皮钉:金属材料制成,优点是能迅速关闭伤口,强度大,且组织反应小。缺点是对合不精确,拆除时间过迟会留下明显印痕。应避免用于外露部位,如面部、颈部,常用于头皮创口。

皮肤粘合剂:可用于闭合和保护张力较小的创口。可单独使用,也可与缝线合用。优点是较美观,且速度较快。缺点是无法保证精确对合。

4. 缝合原则 缝合的原则是解剖对位、分层缝合、不留死腔。缝合的顺序是"先两头后中间",即先缝合伤口的两端,然后每次从两条缝线的中点进针,这种方法可以保证伤口较精确对合,避免猫耳形成。缝合后皮缘应外翻,使真皮精确对合、促进创口愈合、且瘢痕较小。

主要依靠真皮层的缝线完成创面对合,这也能减轻表皮的缝线张力。肌肉常用 0 号线或 3-0 丝线间断缝合,皮下组织用 3-0 丝线间断缝合,皮肤用 6-0 单丝尼龙缝合。

若感觉伤口张力较大,可在皮下脂肪层进行皮下游离以减小张力。皮下游离可通过锐性分离或钝性分离进行。若术者经验较少,为避免搞错解剖层次及损伤血管神经等重要结构,建议行钝性皮下游离;若术者经验丰富,可采用锐性皮下游离以加快手术,优点为分离精确,减少不必要的组织损伤。头皮部位可切开帽状腱膜,在帽状腱膜下游离。

缝合真皮层时(图 15-1-1),深度应达真皮网状层,从真皮乳头层出针,把线结埋在深处,防止缝线外露。这种方法可以保证精确对合,且皮缘外翻。若创面边长度不一致,在较长一侧缝线应浅,较短一侧缝线应深,这可使伤口缝合后长度基本一致。

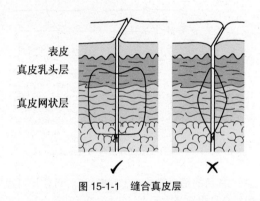

表皮
真皮乳头层

真皮网状层

图 15-1-1 缝合真皮层

缝合表皮时(图 15-1-2),为使皮缘外翻,可使缝线在切面上呈底边在深处的三角形。若三角形的底边在浅处,会使皮缘内翻。为保持两侧高度一致,进针和出针的深度需要保持一致。

若两侧创面高度不一致,在低侧进针层次应深(低侧低),高侧进针层次应浅(高侧高),这样可以使创面两侧高度基本一致(图 15-1-3)。

因为线结侧创面相对略高,所以可调整线结位置精细调节两侧创面的高度。

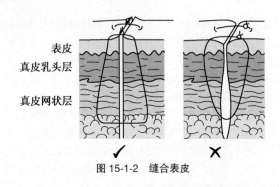

图 15-1-2 缝合表皮

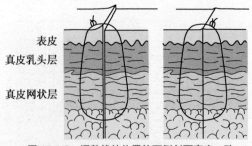

图 15-1-3 调整线结位置使两侧创面高度一致

5. 常用的缝合方法 ①间断缝合:可使切口边缘精确对合且组织张力最小,耗时较长。②垂直或水平褥式缝合:增加了切口边缘的外翻,但是边缘易发生缺血(尤其垂直褥式缝合)。③皮下连续或间断缝合:缝线在真皮内,皮肤表面无缝线,愈合后瘢痕形态较好。可使用不可吸收或可吸收的单股缝线。如线头太长突出皮肤,则可在组织愈合后拆除缝线。④连续缝合:可在张力较小的部位代替间断缝合,操作快捷。连续锁边缝合可以增加止血效果。

6. 拆线 拆线的时间取决于缝线的吸收率、解剖部位、伤口愈合情况、切口张力及预期外观。缝线保留

7~10 天后可形成线痕。面部缝线应在 5~7 天后拆除,四肢及躯干部位的缝线可在术后 1~2 周拆除。

7. 手术瘢痕 手术瘢痕的大小受许多因素的影响,如伤口部位、张力、是否发生感染、患者体质等。手术技巧仅是其中一个因素。预防瘢痕过度增生的方法如下。

(1)免缝胶布:可单独使用,也可与缝线合用以对合、保护并隐藏手术创口。若局部张力过大,皮肤会出现水疱。可保留在创口上,直至其自动脱落。一般术后用 1 周。

(2)硅胶膜/硅凝胶:一线预防方法。应在切口完全上皮化之后使用,一般在伤口拆线、完全上皮化后尽早应用,建议使用至瘢痕稳定成熟。硅胶膜每天至少要用12 小时,最好一天 24 小时应用(可每日清洗)。硅凝胶更适合用在面部和颈部等部位。

Tips:

1. 抢救生命永远比处理伤口重要!

2. 清创前要充分麻醉,要酌情应用破伤风抗毒素及抗生素。

3. 缝合伤口要注意解剖对位、分层缝合、不留死腔。

(俞楠泽 审校:黄久佐)

第二节 皮片移植术和皮瓣移植术

【背景知识】

创面的关闭需要遵循从简单到复杂的重建阶梯,即直接关闭、皮片移植、局部皮瓣及远位皮瓣。若创面较小,且局部血供好、细菌少,可直接关闭。若创面较大,则需要进行皮片移植。若局部创面缺损较多,且局部血供较差,可考虑局部皮瓣。若局部皮瓣无法覆盖,则可以从远隔部位选取皮瓣,采用显微外科技术与受区的动脉和静脉进行吻合,即远位皮瓣/游离皮瓣。

【皮片移植术】

皮片移植术(free skin grafting),或称植皮术,是指通过手术的方法,切取皮肤的部分厚度或全部厚度,移植到身体的其他部位,重新建立血液循环并保持活力,以达到整形修复的目的。

1. **适应证** 皮肤缺损面积较大,无法直接缝合关闭时可考虑皮片移植;缺少邻近组织覆盖;不明确肿瘤切缘是否干净;应用其他复杂方法可能导致严重并发症,甚至死亡;其他因素,如营养状况、年龄、伴发疾病、吸烟史及依从性。

2. **禁忌证** 严重感染创面;有骨、肌腱、神经暴露的创面;放射治疗后的组织;异物外露的创面;长期不愈的压疮;陈旧性肉芽组织。

3. **根据皮片形状分类** 主要可以分为网状植皮、片状植皮和邮票植皮。网状植皮可以用较小的皮片覆盖较大面积的受区,适用于不规则创面的植皮,能够确保皮片下方积液流出,减少血肿或血清肿的形成,会导致继发的创面收缩,可以减少创面的面积,但是不适用于关节部位。片状植皮恢复后的外观更好,因此,面部及手部需应用片状植皮。将移植皮片剪成 2.0~3.0cm^2 邮票状大小进行移植,间距为 0.5~1.0cm。一般在大面积烧伤自体皮源不足时采用,异体皮临时覆盖创面的移植有时也采用邮票植皮。

4. **根据皮片厚度分类** 分为刃厚皮片、中厚皮片、全厚皮片(full-thickness skin graft,FTSG)。刃厚与中厚皮片因仅从一定的层面切取部分皮肤,因此又称为断层皮片(spilt thickness skin graft,STSG)(图 15-2-1)。

(1)刃厚皮片:刃厚皮片是移植皮片中最薄的一种,仅含表皮层,带少量真皮乳头组织,厚度一般约 0.3mm。由于移植的皮片较薄,缺乏真皮组织,术后瘢痕增生显著,后期收缩性较大,不耐磨,色泽改变最显著。刃厚皮

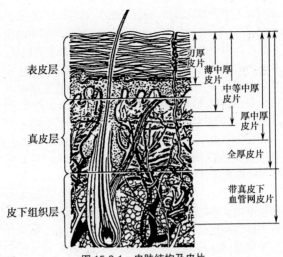

图 15-2-1 皮肤结构及皮片

片切取后在供区几乎不留下明显的瘢痕,因此供区范围较广,一般在皮肤完整的躯体均可取材。主要用于肉芽创面、大面积烧伤及撕脱伤皮肤缺损的覆盖。

刃厚皮片一般用滚轴式或电动取皮刀切取,小面积的皮片也可直接用刀片切取。刃厚皮片切下后,供区区呈针刺样点状出血;如出血点较大,说明可能切取较深,需要调整深度。受区清创干净,止血彻底,皮片移植覆盖创面后,缝合固定,用抗生素纱布或油纱覆盖,再垫以多层无菌敷料,打包堆、加压包扎。术后 3~5 天,打开包堆,检查植皮成活情况。在此期间如有感染,应及时打开包堆、换药,处理术区。

(2)中厚皮片:中厚皮片包含表皮层及部分真皮,又可分为薄的中厚皮片(含 1/3 真皮层,厚度 0.3~0.49mm)、中等中厚皮片(含 1/2 真皮层,厚度 0.5~0.6mm)、厚的中厚皮片(含 2/3 真皮层,厚度 0.7~0.9mm)三种。中厚皮片的特点介于刃厚皮片与全厚皮片之间,存活较容易,术后又近乎全厚皮移植,瘢痕挛缩小,弹性较好,色素沉着轻,供区创面也可自行愈合,因此在整形外科中的应用最广。但中厚皮片供区遗留的瘢痕较刃厚皮片明显,移植后的效果也较全厚皮片稍差。

中厚皮片多选择于较隐蔽的部位,但应宽敞有足够的供皮面积,最常选择在大腿上外侧,以及侧胸部、腹部、腰背部等部位。为了控制好皮片的厚度与深度,可采用徒手取皮,或采用滚轴式、鼓式或电动取皮刀取皮,操作熟练后可以取下完整均匀的中厚皮片。

中厚皮片移植的受区创面要求比刃厚皮片高,需要基本控制感染,彻底止血,创面处理符合要求后,将取下的中厚皮片平铺于创面上,大小在轻度牵拉的状态,较所需覆盖的创面稍大,保持一定的弹性与张力,但不可过于紧张,太过松弛又可能影响皮片的存活;皮片周缘与创区周围缝合,结扎线留长线;缝合完毕后,用庆大霉素溶液冲洗皮下创面,清除积血块。用凡士林油纱或网状敷料覆盖于皮面,再加细小的碎纱布或棉片,打包堆、加压包扎。术后9~11天即可打开包堆、拆线。在此期间如有感染,应及时打开包堆、换药,处理术区。

刃厚皮片和中厚皮片的供区是无菌创面,凡士林油纱覆盖创面后用无菌纱布加压包扎,术后观察纱布渗透情况酌情更换敷料。保持创面湿润可使供区愈合速度加快,一般在术后14~21天内完全上皮化。愈合后的供区需行弹力包扎,既可避免机械性损伤,又可减轻局部瘢痕增生。

(3)全厚皮片:全厚皮片包含表皮层及真皮全层,成人全厚皮片一般约1mm,最厚可达2~3mm。全厚皮片移植后瘢痕挛缩小,外观良好,色素沉着轻,移植效果最好。供区创面不可自行愈合,需要将创面缝合后再以刃厚或中厚皮片覆盖。

1)适应证:面部、颈部、眼睑等外露部位缺损的修复;手掌、足底、关节等功能部位缺损的修复;头皮缺损需要全层头皮移植。

2)禁忌证:感染或污染创面;血供不良的肉芽创面;骨、肌腱及材料外露;大面积的皮肤缺损。

全厚皮片移植的供区常选择下腹部、上臂内侧,耳后及锁骨上区皮肤。

全厚皮片一般直接用手术刀切取,皮片取下后将脂肪层修剪干净。供区创面缝合后再以刃厚或中厚皮片覆盖。一般均用整张植皮,行打包堆、加压包扎。术后14天左右即可打开包堆、拆线。在此期间如有感染,应及时打开包堆、换药,处理术区。

5. 皮片移植前准备 皮片移植前,需要了解患者的全身系统情况和局部病变情况。完善术前常规辅助检查和照相。根据受区大小、位置确定供区位置、取皮的大小。受区的选择一般遵从就近原则。严格掌握适应证和植皮的种类。皮片移植术后,可根据患者体温、受区敷料的渗出情况,来判断皮片的成活情况及有无感染。

6. 皮片移植的血供 皮片移植的血供建立分为血浆营养期与血管营养期。血浆营养期是在移植后的头2~3天,受区血管芽长入皮片,但血管中没有血液,营养维持是靠从受区创面的渗出液吸收。血管营养期是移植2~3天后,血管在皮片与受区间活跃生长,有的受区血管芽长入皮片,有的为受区血管和皮片内血管吻接形成新的血管网。尽管血管内有血液流动但没有稳定的血液循环。术后4~5天血管化充分,有活跃的血液流动,7天后血液循环建立,皮片成活。

7. 皮片移植术术后常见并发症 血肿、血清肿、感染、皮片移动等。血肿和血清肿是植皮失败的最常见原因。术后一旦发现感染表现,应及时处理。

【皮瓣移植术】

皮瓣(skin flap)是指自身带有血供,包含皮肤与皮下组织或更深层次组织在内的活的组织块。皮瓣移植是整形外科最基本、最常用的技术之一。在皮瓣形成与转移过程中,其血供来源的位置称为蒂部,其他面及深面均与供区分离,转移到另一创面(受区)。皮瓣移植的早期由蒂部血供供应营养,受区创面新生血管长入皮瓣,建立新的血供后,才完成皮瓣转移的全过程。

1. 分类

(1)按供受区的远近与转移方式分为局部皮瓣(local flap)和远位皮瓣(distant flap)。局部皮瓣又分为推进皮瓣(advancement skin flap)和枢轴皮瓣(pivot flap)(图 15-2-2)。枢轴皮瓣包括旋转皮瓣、易位皮瓣和插入皮瓣。

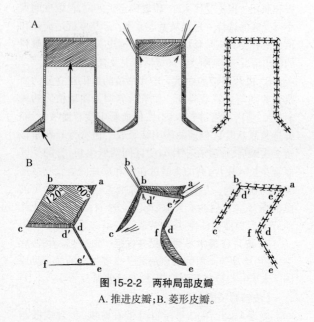

图 15-2-2　两种局部皮瓣
A. 推进皮瓣;B. 菱形皮瓣。

(2)按血供类型分为随意型皮瓣(random pattern skin flap)与轴型皮瓣(axial skin flap)。轴型皮瓣中又有直接皮肤动脉、肌皮动脉、动脉干网状血管及肌间隙或肌间隔血管等类型。后三种血管供应若在手术时不能将深部的血管干包含在皮瓣内,则只能作为任意皮瓣应用。

(3)按组成分为单纯皮瓣、筋膜皮瓣、肌皮瓣、骨肌皮瓣、肌瓣加皮片等。

(4)其他可根据形状分为管形皮瓣(皮管)、菱形皮瓣等;根据蒂部分为单蒂皮瓣、双蒂皮瓣等。

2. **适应证** 有肌腱、骨、关节、大血管、神经干等组织裸露的新鲜创面或陈旧性创伤,而周围又无局部组织直接缝合覆盖时应用皮瓣修复;有的缺损尽管没有深部组织缺损外露,但为了获得好的外形和功能效果,可以选择皮瓣修复;器官再造时,为重塑器官的三维形态,如鼻、唇、眼睑、眉毛、耳、阴茎、手指的再造等,皆以皮瓣为基础,再配合其他支持组织(如软骨、骨、筋膜等)的移植;面颊、鼻等部位的洞穿性缺损修复,除制作衬里外亦常需要具有丰富血供的皮瓣覆盖;各种原因所致的局部溃疡、压疮或局部营养贫乏所致的难治性创面等,可通过皮瓣输送血液,改善局部营养状态。

3. **皮瓣的设计及原则**

(1)缺损的判断:根据缺损处的情况,包括部位、形状、大小、有无严重挛缩情况、周围的皮肤条件、创基条件等进行综合分析,选择适当的供皮瓣区和大小。

(2)供皮瓣区与皮瓣类型的选择:选择皮肤质地、颜色近似的相对隐蔽部位为供皮瓣区;以局部、邻近皮瓣,安全简便的方案为首选;应尽可能避免不必要的"延迟"及间接转移;皮瓣长宽比一般不宜超过 1.5∶1,但在头面部等血供丰富的部位有时可达 3∶1;皮瓣设计面积大小,应大于受区创面 10%~15%,避免转移缝合时张力过大;应尽量多选用血供丰富的轴型皮瓣或岛状皮瓣移植。

(3)逆行设计(planning in reverse):又称"试样",是皮瓣设计必不可少的步骤。其程序大致如下:先在皮瓣供区绘出缺损区所需皮瓣大小、形态及蒂的长度;用纸(或布)按上述图形剪成模拟的皮瓣;再将蒂部固定于供皮瓣区,将纸型(或布型)掀起、试行转移一次,视其是否能比较松弛地将缺损区覆盖,这种根据患者的实际情况和可以耐受的体位模拟比试的设计方法叫逆行设计,也叫皮瓣逆转设计法。逆行设计是防止设计脱离实际情况行之有效的措施,在手术前讨论时是不可忽视和省略的,因为只有通过这种逆行设计,才能检验所设计的皮瓣大小、位置、形状能否与缺损区吻合,患者对这种体位能否耐受等。逆行设计中应注意的是供区皮瓣大小应略超过实际缺损区,避免转移过程中因组织的损耗导致有效皮瓣面积减少。

4. 术后处理 术后早期临床观察主要有移植皮瓣的皮肤颜色、温度、毛细血管充盈试验、血管搏动及出血特点等。应耐心细致地全面观察,综合判断,及早发现问题,以求早期处理。术后的监测内容主要包括:观察皮瓣色泽及温度的变化;观察皮瓣肿胀情况,一般4日后开始消肿,皮瓣肿胀严重时,应及时处理;观察毛细血管充盈反应,它是判断皮瓣回流情况的重要指标,是早期发现静脉危象的简便而有效的监测手段。

5. 常见并发症 包括皮瓣血供障碍,皮瓣下血肿,皮瓣撕脱,感染等。以血供障碍最为常见。

Tips:

1. 创面的关闭需要遵循重建阶梯,即从简单到复杂的修复方法:直接关闭、皮片移植、局部皮瓣及远位皮瓣。

2. 无深部重要组织外露的创面可考虑用皮片移植

的方法关闭。

3. 有深部重要组织外露的创面可考虑用皮瓣移植的方法关闭。

（俞楠泽 审校：黄久佐）

第三节 皮肤软组织扩张技术

【背景知识】

皮肤软组织扩张技术（skin soft tissue expansion）是将组织扩张器置于正常皮肤软组织下，然后通过注射壶向扩张器囊内注入生理盐水使其逐渐膨胀，表面皮肤扩张伸展，以提供与受区形态和功能极为相似的皮肤软组织，用于修复软组织缺损或器官再造。常用于头皮、前额、鼻、耳及乳房等部位的重建。

组织扩张的突出优点为：可获得与缺损部位的颜色、质地和毛发最接近，且多数能保存感觉神经的组织；供区继发畸形小；可在门诊局麻下完成。

【扩张器】

扩张器由注射壶、扩张囊和连接导管三部分组成。注射壶通过不同长度的导管连接在囊上。扩张囊为扩张器的主体部分，主要功能为接受注入的生理盐水，通过不断往扩张囊腔注入生理盐水达到组织扩张的目的。连接导管是连接注射壶与扩张囊之间的硅胶管。导管不宜过短或过长，否则影响手术时扩张器注射壶的放置。

扩张器可有各种不同的形状。长方形扩张器常用于躯干、四肢及头皮，增加的组织量较多。圆形扩张器常用于头颈部及乳房再造。肾形扩张器的中心部分扩张程度高于外周部分，常用于耳再造等。另外，还有一些特殊形状的扩张器，如眶周的"C"形、下颌的马蹄形、指背的长条形扩张器等。

【基本原则】

通常头皮、面部、乳房及躯干前方对组织扩张的耐受性较好。扩张器的位置常靠近缺损区,方向与缺损的长轴平行,且应避免扩张过程中会受到关节运动冲撞的位置。供区应无污染及感染,血供良好,且无不稳定的瘢痕组织。

术前应告知患者,应用组织扩张需 2 次手术,且置入扩张器后会有一段时间外观畸形,且无法精确预计组织扩张完成的时间。对于瘢痕组织、放疗后组织,以及糖尿病、血管疾病和结缔组织病患者,应慎用组织扩张。中面部缺损不能应用扩张器,以免出现浴盆样畸形。

扩张器的大小应根据所修复区域的面积大小和可扩张部位的局部条件而定。一般情况下,修复 $1cm^2$ 的头皮缺损所需头皮扩张器的容积为 3~4ml,修复颈部 $1cm^2$ 的缺损所需颈部扩张器的容积为 4.5~6.0ml(扩张效率较低),躯干和四肢所需扩张器的容积介于上述两者之间。在供区组织允许的情况下,尽可能选用大的扩张器。对于面积较大的病灶,可将其分解为几个小的病灶,置入多个扩张器,因此选择扩张器的个数应随机应变。

扩张器置入的切口要根据扩张器置入的部位而定,整形外科医师在设计切口之前应该先考虑该把瘢痕放在什么位置。切口位置尽量隐蔽,一般选择在缺损的边缘,此处形成的瘢痕在扩张皮瓣推移时即被切除。如果缺损来自一个痣,则可将切口选在痣内,正常皮肤既无瘢痕也无浪费。切口的方向通常与扩张器的长径平行。额部扩张宜在额顶部发际内做切口,外耳再造宜在乳突后发际内,面颊部宜在耳前做纵向切口,乳房部的切口宜在腋窝、侧胸乳房下皱襞或原乳腺切除的瘢痕处。

扩张器的注射壶放置在扩张器置入部位的另一侧或病变中,如瘢痕里,注射壶埋于皮下较浅的部位或在扩张囊置入的浅层,必要时亦可注射壶外置。

扩张器置入的层次在不同部位有不同的选择,头皮在皮下或帽状腱膜下,面部在皮下与 SMAS 筋膜之间,耳后位于耳后筋膜的深面,颈部在颈阔肌的浅面和深面,躯干、四肢则在深筋膜的浅面,需预扩张的轴形皮瓣在剥离腔隙时应将血管带上且避免损伤血管蒂,而只需提供皮源的扩张器置入的深度在皮下脂肪层即可。

使用前需要检查扩张器是否有破损,可通过注射壶注入 10~20ml 生理盐水,挤压检查是否有渗漏。扩张器置入术中即可注水,适当充盈扩张器放置的腔隙,以减少血肿及血清肿的形成。术中的注水量应视扩张器的容量、表面皮肤张力和切口张力的大小而定,一般为扩张器额定容量的 10%。术后注水宜早不宜晚,一般可于术后 1~2 周开始注水(伤口拆线后 1~2 天),最初速度可稍快,每 2~3 天注水 1 次,注水量可稍多些,一般为扩张器容积的 10%~20%。每次注水时以扩张囊对表面皮肤产生一定压力而又不阻断皮肤血流为度。患者自觉疼痛或局部皮肤颜色变白是注水量过大的标志。扩张量要超过预期的组织需要量,超过后仍需再继续注水数次。

扩张器注水时间一般为 6~12 周,注水完成后须"养皮" 2~3 周后再进行 Ⅱ 期手术。经过扩张器的顶部测量其弧长,然后减去扩张器的宽度,其差值即为可推移的估计值,该值必须大于或等于缺损的宽度。

【手术操作】

1. Ⅰ 期手术

(1)手术设计:应用亚甲蓝标记根据切除病灶后所需修复创面而确定的扩张器置入部位的剥离范围,置入切口和注水壶埋置的位置。

(2)麻醉:分为全麻和局部麻醉。全麻时,在麻醉生效后,根据扩张器置入的不同部位,应用肿胀液在扩张囊置入部位分别注入不同的层次,有止血和剥离的功效。当局部麻醉时,切口应用 0.5% 利多卡因浸润,剥离范围同样应用肿胀液。

(3)剥离:按设计要求,切开皮肤、皮下至不同部位不同层次,边剥离腔隙边止血,剥离的腔隙稍大于扩张囊边界 1cm,一般采用钝性分离。手术时术者必须熟悉局部解剖层次、组织结构及重要血管神经分布。剥离完毕后,用稀释 1 倍的过氧化氢溶液、生理盐水冲洗,电凝彻底止血。

(4)置入:将扩张器置入剥离的腔隙,扩张囊的底放置于基底,尽可能将扩张囊展平,以免将来扩张囊折叠形成的锐角刺破皮肤囊外露影响扩张效果;同时注意注射壶埋植时勿放反,阀门位置不可距扩张囊太近,以免穿刺注液时误扎扩张囊;扩张导管勿折叠以防止注水不畅。

(5)缝合:从基底、皮下和皮肤分三层缝合以防切口裂开,影响将来的注水。缝合时应在直视下进行,注意保护扩张囊和导管,以免扎破,影响扩张。

(6)其他处理:缝合前,每一个置入扩张器腔隙必须放置负压引流,预防血肿。术后即刻分别向扩张器注入生理盐水或含庆大霉素的生理盐水,注水量为扩张器容积的 10% 或扩张皮瓣稍有压力。一方面注水后可将扩张器舒展平,另一方面通过给扩张器注水可检查注射壶的位置是否合适、导管是否打折等。

2. Ⅱ期手术 在局麻或全麻下进行。沿置入扩张器的原切口切开皮肤、皮下取出扩张器,将扩张皮瓣的周边完全松解,再根据扩张皮瓣的松弛度,估计能修复的缺损或病变面积,并结合术前拟定皮瓣切口和大小,切除病变,转移皮瓣修复创面。

皮瓣推移时,常用手术刀切开皮肤,然后以尖端圆钝的电刀切开皮下组织和包囊。除鼻、耳再造外,大部分情况下没有必要切除在扩张器周围形成的包膜。

Ⅱ期手术前1天,可以事先放水,降低扩张器内部压力,避免术后出现静脉淤血等并发症。

【常见并发症】

1. 血肿和血清肿　血肿多发生于Ⅰ期扩张器置入术后24~48小时,主要原因为术中止血不彻底、术后引流不通畅,少数病例为血清肿。临床表现为术区出现胀痛,表面张力增加,扩张器表面的皮肤出现青紫。预防措施为术前检查患者的凝血情况、术中彻底止血、术后留置负压引流、适度加压包扎。由于扩张器置入后组织间不能形成粘连,出血不易自行停止。因此,治疗血肿最有效的方法为二次手术,清除血肿、寻找出血点、彻底止血。

2. 感染　多发生Ⅰ期扩张器置入术后及扩张器的注水过程中,可为原发性,也可继发于血肿、扩张器外露后。临床表现为局部红肿热痛,可出现发热、血白细胞升高等。预防措施为术中严格无菌操作,防止血肿形成,注水量适度,防止因扩张皮瓣张力过高引起皮肤破溃。一旦感染发生,早期还可通过引流管应用含抗生素的盐水边冲洗边引流,及时抽出扩张器已注入的盐水降低扩张皮肤的张力,同时全身应用抗生素,经上述积极处理后无效则必须取出扩张器,大多可在2~3个月后重新置入。

3. 皮瓣血供障碍　多见于Ⅱ期手术行皮瓣转移后发生,主要原因为皮瓣长宽比例不合适、皮瓣转移后蒂部扭曲受压和扩张本身所致皮瓣血供障碍。应遵守皮瓣的设计原则,随意型皮瓣设计的长宽比值一般部位不超过2:1,面颈部不超过3:1,轴型皮瓣不能超越其血管蒂所能携带的最远处;避免蒂部扭曲受压;扩张皮瓣在转移前行延迟术能有效预防扩张本身所致的皮瓣血供障碍。

4. 静脉回流障碍的处理 术前 2 周延迟;术前 1~2 天,扩展器放水,量为总容积的 10%~20%,避免蒂部扭转、受压;术后皮瓣打包;术后及时观察,有问题及时处理;术后按摩、挤压、放血。

5. 扩张器外露 一般出现在 Ⅰ、Ⅱ 期手术之间,主要原因为扩张器置入后切口愈合不良,其次为注水扩张过程中因表面皮肤受压血液循环差而引起坏死,或扩张囊皱褶尖角刺破皮肤致扩张器外露。扩张器外露后严重影响扩张器的注水,因此扩张器外露是皮肤软组织扩张术中最严重并发症之一,必须十分重视。预防措施如下:在选择切口时,应选择在瘢痕与正常组织交界偏正常组织上,在切口缝合时将扩张囊与切口在皮瓣下离边缘 1cm 处缝合数针隔离,再做皮下、皮肤的间断缝合;在扩张器置入时严格按照不同部位在不同的层次剥离,且剥离时一定要在一个平面、一个层次,剥离的腔隙应稍大于扩张囊的范围,并且可以在切口关闭后通过向扩张器注水将扩张囊展平;扩张器注水量,一般控制在扩张部位皮瓣稍有张力,或皮瓣颜色发白时再回抽至皮瓣颜色正常为止。

6. 扩张器不扩张 原因可能是腔隙与置入的扩张器大小不相符、注射壶及导管漏水、导管打折或注射壶翻转。预防措施为:在置入扩张器前注入生理盐水检验是否渗漏;明确注射壶位置后注水;使用 23 号针头穿刺注水,保持针头角度基本与注射壶基底垂直;放置导管时将导管方向与注射壶或扩张囊的连接方向一致,不成较大角度,并使注射壶与扩张囊保持一定距离,避免导管过长盘曲放置而引起打折。

7. 伤口裂开 三层缝合,边距不要太窄。

Tips：

1. 扩张器置入前应检查有无破损、渗漏。

2. 用 23 号头皮针垂直穿刺入注射壶注水。大号针头可能导致注射壶渗漏。

3. 扩张后的组织在 3~6 个月后可以再次扩张。

（俞楠泽　审校：黄久佐）

第四节　乳房再造

【背景知识】

乳房再造（breast reconstruction）是通过手术的方法修复由于先天或后天的原因造成的乳房缺失，恢复乳房的形态。造成乳房缺失的原因，可以是良性或恶性肿瘤，或者是先天的原因，如波伦综合征（Poland syndrome），亦可是外伤或烧伤等原因。本节主要介绍乳腺癌术后的乳房再造。

【接诊要点】

术前需要与乳腺外科、肿瘤化疗科和放疗科医师沟通，了解患者的全身情况、肿瘤学情况、手术情况、辅助治疗情况和供受区条件。需要与患者详细交代病情，讲明不同手术方式和手术时机的优缺点，了解患者的偏好。在与患者充分沟通的前提下制订最适合患者的个性化治疗方案。

【治疗】

乳腺癌术后乳房再造，按手术时机可分为：即刻乳房再造术、二期乳房再造术。按手术所用材料可分为自体组织移植法、置入材料（扩张器和乳房假体）法，自体组织和置入材料可联合应用。术中可酌情使用脱细胞异体真皮。

自体组织移植法的优点是：再造乳房与自体乳房的形态和手感相似，可随年龄变老而下垂，尤其适用于不想置入异物的患者,肥胖患者若使用腹部组织行乳房再造还可同时改善腹部外形。缺点是:若出现皮瓣坏死,可能需要再次手术;手术创伤较大,手术时间和恢复时间较长,术后可能出现供区并发症。

1. 即刻乳房再造 在乳腺癌手术的同时行乳房再造,称即刻乳房再造。此时,患者胸部解剖结构正常,通常是乳房再造的最佳时机。

(1)适应证:早期(Ⅰ期和Ⅱ期)乳腺癌患者理想的乳房再造术式。

(2)禁忌证:进展期乳腺癌(Ⅲ期或以上乳腺癌为相对禁忌);术后放疗(相对禁忌证);并存其他疾病(重度肥胖、心肺疾病)。

(3)优点:一次手术同时完成肿瘤切除和乳房再造;减少心理上的伤害;费用较低;不增加局部复发率;可保留充足的皮肤组织量,术后外形优于二期再造。

(4)缺点:若术后出现并发症,可能延迟术后辅助治疗;肿瘤外科手术可能会影响再造手术(如乳房切除术皮瓣太薄、血管蒂受损/痉挛)。

2. 二期乳房再造术 又称择期乳房再造术,适用于乳腺癌根治手术后2年以上,经过了系统的放、化疗等辅助治疗后,局部无复发症状,远位无转移者。

(1)优点:避免术后放疗对皮瓣的不良影响;最终病理诊断已经明确,可针对疾病情况制订最合适的手术方案。

(2)缺点:整个治疗过程延长;有时技术上难度更大,如当胸背动脉血管蒂被瘢痕组织包绕,可能为手术带来困难。

一般来讲,二期乳房再造更复杂,且结果往往不如即刻再造。二期再造时胸部皮肤和软组织通常较硬或已发生纤维化,缺损的组织量较即刻乳房再造更多,因而需要采用组织量丰富的肌皮瓣或皮瓣,或者需要长期扩张。因为放疗可能会对皮瓣造成不良影响,所以乳腺癌术后需要放疗的患者往往采用二期乳房再造。

3. 延迟即刻乳房再造术　即在进行保留皮肤的乳腺癌改良根治术后即刻于肌肉下方置入扩张器,并注水达到患者原有乳房体积。病理结果明确后,若患者无须放疗,则直接通过假体置换扩张器,完成乳房再造;若需要放疗,则进行扩张器放水,在放疗后重新注水扩张,然后再行乳房再造术。

4. 常用的乳房再造方法　置入皮肤扩张器后二期更换为乳房假体、腹直肌肌皮瓣转移、背阔肌肌皮瓣转移、腹壁下动脉深穿支皮瓣转移。

(1)局部皮瓣加乳房假体置入法:最常用的方法,在美国70%~80%的乳房再造采用此法。包括Ⅰ期假体置入法(一般不推荐)和Ⅰ期软组织扩张Ⅱ期假体置入法。后者适用于不愿接受供区损伤、希望快速恢复且乳房较小的患者,扩张器可埋置于胸大肌下,不破坏乳房下皱襞的形态,3~6个月后置入假体。大多在乳腺癌术后即刻置入扩张器。

假体有硅胶假体和盐水假体,硅胶假体形态更美观,但破裂后不易发现,因此此后需定期随访;盐水假体的优点是破裂后乳房外形变化较大,因此容易发现,缺点是形态不如硅胶假体美观。

1)适应证:适用于乳腺单纯切除手术后、胸大肌完整、局部可利用的软组织较充裕者,即:患者坐位标记健患两侧乳房下皱襞,从锁骨中点经乳头至乳房下皱襞,健患侧相差4cm以内;从胸骨中线经乳头平面至腋前线,健患侧相差3cm以内者。

2)绝对禁忌证:缺乏足够用于包裹假体的皮肤及软组织。相对禁忌证:吸烟、肥胖、高血压。

3)优点:创伤小,无供区损伤;双侧再造术后对称性好;适合乳房较小的患者;适用于保留乳头乳腺癌根治术后的患者；适用于之前做过隆乳术的患者。

4）缺点：单侧乳房再造时不但术后即刻对称性差，而且远期双侧乳房外观也不对称；术后可能出现包膜挛缩影响外观；假体有破裂风险，可能需二次手术置换假体。

（2）背阔肌肌皮瓣法（latissimus dorsi myocutaneous flap）：背阔肌及其表面的皮肤可形成范围很大的肌瓣或肌皮瓣，因此是乳房再造术的一个良好的组织供区。背阔肌肌皮瓣供养血管为胸背动脉，所携带的皮肤可用来修复乳房皮肤的缺损，还可利用其丰富的皮下组织、肌肉来覆盖乳房假体，利用肌瓣修复大范围的胸部肌肉缺损，修复乳腺癌手术后的锁骨下区凹陷及重建腋前皱襞。

1）适应证：患侧乳房缺损组织量及缺损皮肤量不是很大；不适于采用腹部皮瓣进行再造或之前曾接受腹部皮瓣乳房再造术失败；下腹部组织量非常有限；术后希望妊娠、不接受腹部皮瓣乳房再造；应用假体进行乳房再造后，假体表面组织厚度及皮肤面积不足。

2）缺点：供区瘢痕明显，术后常形成血清肿，自体组织量较少常需在肌瓣下置入乳房假体或组织扩张器。

（3）腹直肌肌皮瓣法：自 1982 年 Hartrampf 首先报道应用单蒂横形腹直肌肌皮瓣（transverse rectus abdominis myocutaneous flap，简称 TRAM 瓣）行乳房再造以来，现已成为欧美国家自体组织乳房再造最常用的术式。

临床应用时一般是用对侧腹直肌携带脐以下的横形下腹部皮瓣，以腹壁上动静脉为血供来源，为防止血管蒂受损，需将腹直肌与腹壁上、下动静脉共同构成皮瓣的蒂。腹直肌肌皮瓣带蒂移植时可形成单蒂、双蒂、同侧蒂、对侧蒂，并可根据乳房皮肤缺损的形状和大小及所采用的蒂转移不同的角度，也可以腹壁下动静脉为血管蒂行游离移植。

  TRAM 瓣可提供丰富的皮肤及皮下脂肪用来再造乳房,手术时操作方便,手术中不需要变换体位,供瓣区可拉拢缝合,同时达到腹壁整形的效果;手术后乳房形态、手感好,不需要置入乳房假体,能耐受放疗,因此较易被患者接受。缺点是手术创伤大,并发症较多(血肿、血清肿、皮瓣坏死、腹壁疝、脐坏死,以及出现脂肪坏死影响癌症监测)。

  手术步骤(图 15-4-1):沿设计线切开皮肤、皮下至深筋膜表面。由两侧向中央分离,至腹直肌外缘切开腹直肌前鞘。

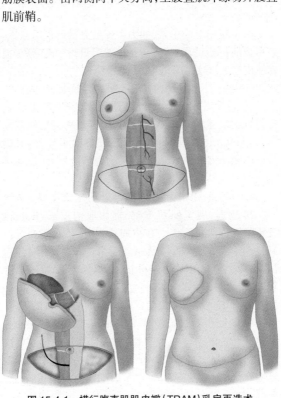

图 15-4-1 横行腹直肌肌皮瓣(TRAM)乳房再造术

如以腹壁上动脉为蒂,从皮瓣下缘切开腹直肌前鞘,显露、结扎并切断腹壁下动静脉及腹直肌,将皮瓣连同该侧腹直肌及部分前鞘一并掀起,切开同侧皮瓣上缘腹直肌前鞘,向上解剖腹直肌至肋缘水平。

如以腹壁下动脉为蒂,切断皮瓣上缘腹直肌,向下解剖腹直肌,根据需要可以切断皮瓣下缘腹直肌,只保留腹壁下动脉。将皮瓣适当修整,沿胸部的皮下隧道转移至患侧乳房。在弓状线以下无腹直肌后鞘,因此,需对前鞘加强缝合或采用补片,以防术后发生疝。

通常应用对侧单蒂,如为了保证血供可采用双蒂。在形成肌皮瓣过程中,应防止皮肤组织与肌肉分离,损伤肌皮穿支,导致肌皮瓣坏死。

(4)显微外科乳房再造:手术难度较大,在成功与失败之间没有中间道路可供选择,令术者及患者在选择此类手术时顾虑重重。但是,游离皮瓣选择范围广,血供可靠,组织量充足,乳房塑形效果好,同时吻合的血供直径均在 2mm 左右,吻合难度不大,成功率较高。

自体组织移植游离乳房再造的术式包括:游离 TRAM 皮瓣、臀大肌肌皮瓣、髂腹股沟皮瓣(Rubens 皮瓣)、股薄肌皮瓣等。在皮瓣选择过程中,既要考虑到皮瓣本身的特性,以及患者自身的条件,同时还应注意术者本人的显微外科技术,以及对皮瓣的熟悉程度。

游离 TRAM 皮瓣最为常用。传统的带蒂 TRAM 皮瓣由腹壁上动脉供血。但解剖学证实,该供区优势血管是腹壁下动脉,而不是腹壁上动脉。游离 TRAM 皮瓣应用腹壁下动脉,血供充足,与带蒂 TRAM 皮瓣相比,皮瓣远端缺血坏死明显减少,同时游离 TRAM 皮瓣切取时腹直肌切取量也较少,对腹壁功能损害减小,腹壁并发症减少。且皮肤颜色、皮下脂肪厚度和质地与乳房相近，组织量充足，无须辅助假体置入，尤其适用于经产妇及中年妇女，腹壁较胖并且松弛，在进行乳房再造的同时，又进行了腹壁整形，且供区伤口可直接缝合，手术后瘢痕隐蔽，患者易于接受。供区和受区可由两组医师同时进行手术，节约手术时间。目前较推崇的术式为保留部分腹直肌的游离 TRAM 皮瓣乳房再造术，可有效避免供区创伤。

穿支皮瓣是显微外科手术的最新进展。穿支皮瓣由肌皮瓣改良而来，腹壁下动脉深动脉穿支皮瓣（deep inferior epigastric artery perforator flap，简称 DIEP 皮瓣）将肌皮穿支血管从肌肉组织中分离出来，避免了供区肌肉组织的损伤，在一定程度上降低了供区并发症的发生率，是乳房再造中最常用的穿支皮瓣。腹壁浅动脉（superficial inferior epigastric artery，SIEA）皮瓣对供区损伤更小，但因血管变异较大，仅约 30% 的患者适用于该手术。

乳房再造显微外科手术常用的受区血管是胸廓内动静脉和胸背动静脉。一般认为，延迟再造时首选胸廓内动静脉，因为该血管位于胸壁，对皮瓣血管蒂的长度要求不高，且再造乳房定位较灵活，可塑性大，易与对侧乳房相对称，但是胸部曾行放疗的患者应慎用。

胸背动静脉较适用于即刻乳房再造，腋窝淋巴结清扫时可同时解剖胸背动静脉供吻合，但如用于延迟再造，在腋窝瘢痕中解剖胸背动静脉非常困难，曾行腋窝放疗者更应慎用。另外，肩胛下血管、旋肩胛血管、腋动静脉也可作为受区血管。

（5）乳头乳晕再造术：可在乳房再造的同时或乳房再造术后 6 个月以上、乳房完全定型后进行，在乳房再造中起"画龙点睛"的作用。其要点为：与健侧对称；与健侧颜色、质地相近;有适当的乳头凸起。

Tips:

1. 乳房再造为择期手术,按手术时间,可分为即刻再造和延期再造。

2. 乳房再造的是为了让患者双侧乳房形态相对正常且对称,因此有时需同时行对侧乳房的整形手术。基本目标为穿衣后对称,最高目标为不穿衣时对称。

3. 完整的乳房再造常需要2~3次手术,整个过程可能长达1年。

4. 乳房再造不影响乳腺癌患者的生存率和局部复发率。

(俞楠泽　审校:黄久佐)

参考文献

[1] WEINZWEIG J. Plastic surgery secrets plus [M]. Philadelphia: Mosby, 2010.

[2] THORNE C H, CHUNG K C, GOSAIN A K, et al. Grabb and Smith's plastic sugery [M]. 7th ed. Philadelphia: Lippincott Williams & Wilkins, 2013.

[3] LEE K K. Color atlas of cutaneous excisions and repairs [M]. New York: Cambridge, 2008.

[4] MCGREGOR A D, MCGREGOR I A. Fundamental techniques of plastic surgery-And Their Surgical Applications [M]. 10th ed. Edinburgh: Wiley, 2015.

[5] RICHARDS A M, DAFYDD H. Key notes on plastic surgery [M]. 2nd ed. Hoboken, NJ: Wiley-Blackwell, 2014.

[6] BROWN D L, BORSCHEL G H, LEVI B. Michigan Manual of plastic surgery [M]. 2nd ed. Philadelphia: Lippincott Williams & Wilkins, 2014.

[7] SERLETTI J M, FOSNOT J, NELSON J A, et al. Breast

Reconstruction after Breast Cancer [J]. Plast Reconstr Surg, 2011, 127 (6): 124e-135e.

[8] JANIS J E. Essentials of Plastic Surgery [M]. 2nd ed. Boca Raton: CRC Press, 2014.

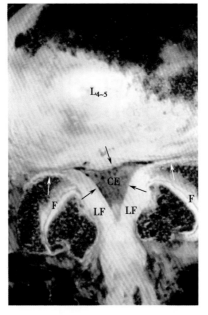

图 9-4-1　L$_{4-5}$椎间盘层面腰椎管狭窄轴位切片
CE. 马尾，cauda equina；F. 关节突关节，facets；
LF. 黄韧带，ligamentum flavum。

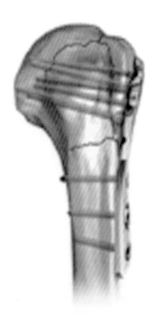

图 9-12-12 肱骨近端骨折的接骨板螺钉固定

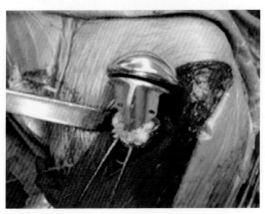

图 9-12-13 人工肱骨头置换术

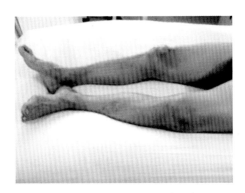

图 9-14-12 患肢明显短缩、外旋畸形

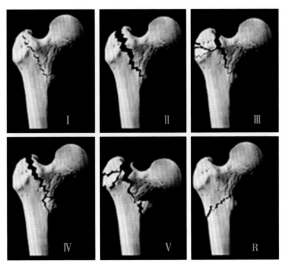

图 9-14-14 股骨转子间骨折的 Evans 分型

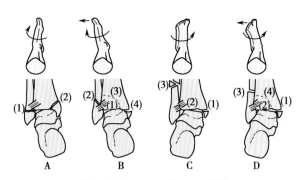

图 9-14-23 Lauge-Hansan 分型

A. 旋后内翻型:(1)外踝骨折;(2)内踝骨折。B. 旋后外旋型:
(1)下胫腓联合损伤;(2)外踝骨折;(3)后踝骨折;(4)内踝骨折。
C. 旋前外展型:(1)内踝骨折;(2)下胫腓联合损伤;(3)外踝骨折。
D. 旋前外旋型:(1)内踝骨折;(2)下胫腓联合损伤;(3)外踝骨
折;(4)后踝骨折。

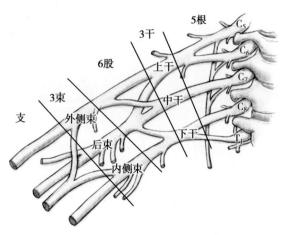

图 9-15-1 上肢周围神经

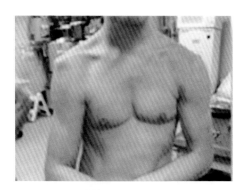

图 9-16-4　肩关节前脱位后,可见"方肩"畸形

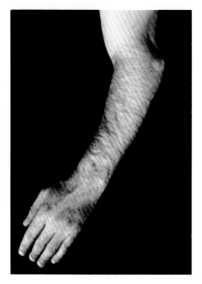

图 9-16-11　肘关节后脱后,弹性固定于
半伸直位,尺骨鹰嘴明显突出畸形

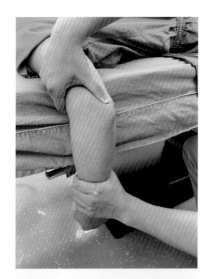

图 9-16-13　俯卧位单人操作肘关节脱位复位

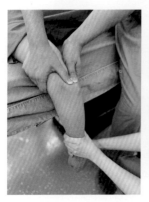 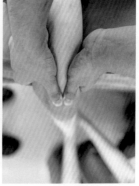

图 9-16-14　俯卧位双人操作肘关节脱位复位

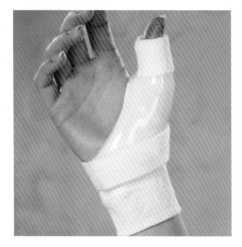

图 9-16-29　拇指掌指关节脱位复位后制动

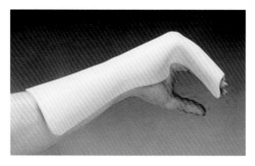

图 9-16-30　第 2~5 指掌指关节脱位复位后制动

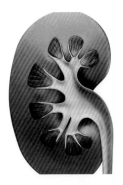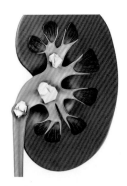

图 10-1-1 泌尿系结石

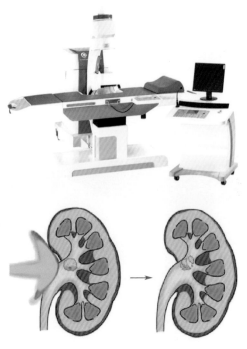

图 10-1-2 ESWL 操作示意图

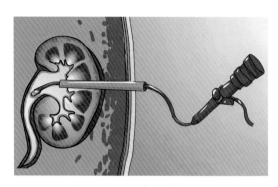

图 10-1-3 经皮肾镜操作示意图

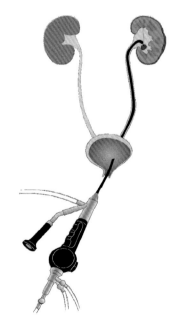

图 10-1-4 输尿管镜技术操作示意图

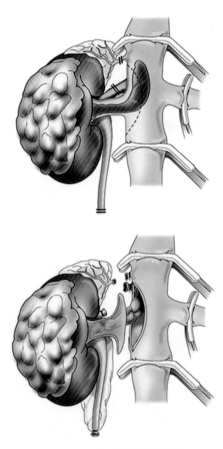

图 10-2-1　伴肾癌瘤栓的肾蒂处理

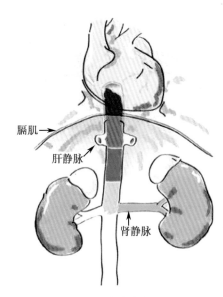

膈肌

肝静脉

肾静脉

图 10-2-2 肾癌瘤栓分级

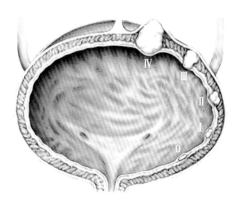

图 10-6-1 膀胱癌分期

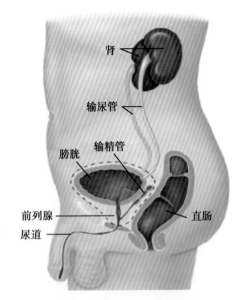

图 10-6-2　膀胱癌根治性切除术

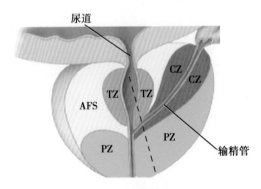

图 10-7-1　前列腺分区
CZ. 中央区；TZ. 移行区；PZ. 外周区；
AFS. 纤维肌肉基质区

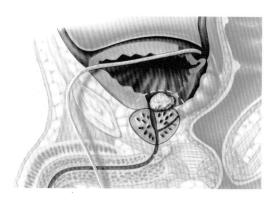

图 10-8-1 前列腺癌根治术示意图

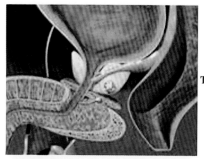

T_1期

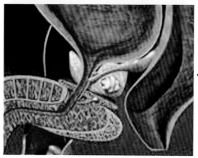

T_2期

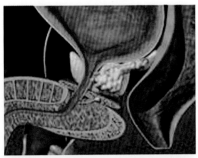

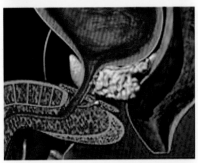

图 10-8-2　前列腺癌分期示意图

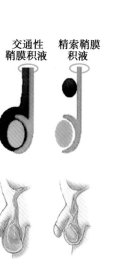

图 10-9-2 鞘膜积液的鉴别诊断

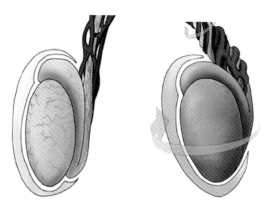

图 10-9-3 正常睾丸与精索扭转示意图

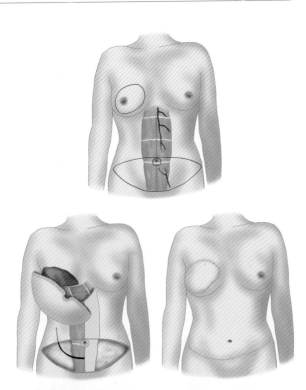

图 15-4-1　横行腹直肌肌皮瓣（TRAM）乳房再造术

48检